实用全科护理学

武士敏等◎主编

吉林科学技术出版社

图书在版编目（CIP）数据

实用全科护理学 / 武士敏等主编． － － 长春：
吉林科学技术出版社，2017．4
ISBN 978-7-5578-2101-2

Ⅰ．①实… Ⅱ．①武… Ⅲ．①护理学 Ⅳ．①R47

中国版本图书馆 CIP 数据核字(2017)第 077457 号

实用全科护理学
SHIYONG QUANKE HULIXUE

主　　编　武士敏等
出 版 人　李　梁
责任编辑　孟　波　朱　萌
封面设计　长春创意广告图文制作有限责任公司
制　　版　长春创意广告图文制作有限责任公司
开　　本　889mm×1194mm　1/16
字　　数　699千字
印　　张　32.75
印　　数　1—1000册
版　　次　2017年4月第1版
印　　次　2018年3月第1版第2次印刷

出　　版　吉林科学技术出版社
发　　行　吉林科学技术出版社
地　　址　长春市人民大街4646号
邮　　编　130021
发行部电话/传真　0431-85635177　85651759　85651628
　　　　　　　　　　　　　　85652585　85635176
储运部电话　0431-86059116
编辑部电话　0431-86037565
网　　址　www.jlstp.net
印　　刷　永清县晔盛亚胶印有限公司

书　　号　ISBN 978-7-5578-2101-2
定　　价　95.00元

实用全科护理学

编委会

前　言

　　护理学科是一门主要学习相关的人文社会科学知识和医学基础、预防保健的基本理论知识，接受护理学的基本理论、基本知识和临床护理技能的基本训练，具有对服务对象实施整体护理及社区健康服务的基本能力。随着护理学的发展，各科室对护理服务的要求的提高，近些年来，多种护理模式在临床中运用而生，使得护理学得到了快速发展。

　　《实用全科护理学》从整体架构上将全科护理知识进行了归类，包括内科护理、外科护理、妇科护理、产科护理、儿科护理等内容，以"必需、够用"为原则，力求精简实用，详略得当，其不仅可以作为临床护理人员的使用工具书，也可以作为护士在职培训和护理专业学术的指导用书，还可以作为考评护理人员操作技能水平的实用书籍。

　　本书参考大量书籍和文献，在此感谢广大学者研究成果给予的支持，书中难免有不足之处，敬请广大读者批评指正。

目　　录

第一篇 中国护理学发展简史

护理学由简单的医学辅助学科发展成为现代化的、独立的护理学。是由人类生活、生产和人民保健事业对护理工作越来越高的需求所决定的。研究护理学发展史实质上是纵观护理事业的发展过程和发展规律，探讨护理事业的发展方向，同时介绍历史上中外护理学家的成就和贡献，以此激励护理人员的积极性，振奋精神，为祖国的现代化护理事业而奋斗。

一、中国传统医学与护理

广义地说，护理有着极为悠久的历史，其起源可追溯到原始人类，巴甫洛夫说过："有了人类，就有医疗活动。"同样的道理，也可以说，自从有了人类，就有护理活动，这是有考古学根据的。《礼纬·含文嘉》："燧人氏始钻木取火，炮生而熟，令人无腹疾。"说明人类自发明"用火"手段后，开始吃熟食，同时认识到饮食与胃肠病的关系。另外，在中国、印度、埃及、希腊等古老国家，很早就出现了泥敷、包扎、固定骨位等项护理技术，原始时代的护理工作多半由妇女或母亲担任，可以说这就是现代护理的萌芽。

中国医学在发生和发展过程中，一直保持着医、药、护不分的状态。在祖国医学的发展中，护理理论和知识也在不断地提高，并且得到重视。当时虽然没有形成系统的护理学和护理专业，却不能否定护理的存在和它的重要作用，祖国医学当时强调"三分治、七分养"，这"七分养"实质上就是护理。护理学的内容中，很大一部分是研究这"七分养"的科学。从祖国医学发展史和丰富的医学典籍中，以及历代名医传记中，经常可以看到护理理论知识和技术。有的内容对现代护理仍有指导意义。如《史记·扁鹊仓公列传》（扁鹊是当时的名医，主病情观察）就讲道："切脉、望色、听声、写形、言病之所在。"这不仅为创立脉学做出了重大贡献，而且提出了观察病情的方法和意义。又如《黄帝内经》这部祖国医学的经典著作，内容极为丰富。它不仅详细记载医学理论，也阐述了不少护理内容，如《内经·素问》提到："病热少愈，食肉则复，多食多遗，此其禁也。"这说明了热病的反复与调节饮食有很大关系。又如书中记载了引起疾病的多种因素，其中包括精神、生活失常、五味失调、醉酒等。这些病因学的理论，符合现代护理学提出的要求，即护士应了解不同患者的不同致病因素，因人而异地进行心理护理、生活护理，更应注意自然环境和社会环境的影响而给予个别护理。

中国医学十分重视人体对疾病的自身防御能力，称之为"正气"，而引起疾病的内、外因素谓之"邪气"。提倡加强自身防御，"扶正祛邪"。19 世纪，南丁格尔也十分强调人的自身能力。她说过："只有患者的自身能力才能治愈伤病。外科从肢体中取出了子弹，去掉了治疗的障碍，然后人的自身能力进行修补和治疗，使伤口愈合了。"她还说过："在任何情况下，护理都是帮助患者，使他处于最佳状态，以使他的自身能力去更好地治疗他的疾病。"更值得提出的是：《内经》积极号召预防疾病。书中载有"圣人不治已病治未病"，还要求做到防微杜渐，不要等到病入膏肓再治。所谓"上工救其萌芽"，即早防早治的意思。这岂不是与我国现行的卫生政策"预防为主"的精神相一致吗？

秦汉三国时期，著名的外科专家华佗，他在医治疾病的同时，竭力宣传体育锻炼，他说过："人体欲得劳动，但不当使极耳。动摇则谷气全消，血脉流通，病不得生。"这就是说，只有坚持适当运动，才能促进血液循环，增益消化功能，增强体质，抵抗疾病，他模仿虎、鹿、熊、猿、鸟五种动物的动作姿态，创制"五禽之戏"，以利活动头、腰、四肢及各个关节。

唐代孙思邈所著的《备急千金药方》一书，不仅论述了各科医学理论和总结了实践经验，而且阐述了医务人员应该具备的道德品质。他提出了医护人员的自身道德修养和服务态度，"夫为医之法。不得多语调笑，谈谑喧哗，道说是非，议论人物，炫耀声名，自矜己德。"还宣传隔离知识，凡衣服、巾、枕、镜不宜与人同之，并首创导尿法。

宋代《医说》一书中记有"早漱口，不若将卧而漱，去齿间所积。牙亦坚固。"明清之际，瘟疫流行，出现一批研究传染病防治的专家，如胡正心医生提到，用蒸汽消毒法处理传染患者衣物的方法。当时还流行燃烧艾叶，喷洒雄黄消毒空气和环境的方法。

总之，从中国医学发展史和大量医学典籍的记载中，可以看出祖国医学历史悠久，内容丰富，是历代劳动人民和医学家们长期与疾病作斗争的智慧结晶。也可以看到，自古以来医、药、护不分，许多医学家在治疗用药的同时，十分重视护理。他们将护理工作结合医学理论，使之在防治疾病中协同发挥作用，所以在中国古代虽然没有护理这门学科，但是大量护理工作和护理理论确实存在，并广为运用。那时由学识渊博的中医师及患者家属中的母亲、姐妹们执行护理任务。

二、西方早期的护理

19世纪中叶，英国的南丁格尔（1820～1910）首创了科学的护理专业，护理学理论也逐步形成和发展。国际上称这个时期为"南丁格尔时代"。这是护理工作的转折点，也是护理专业化的开始。

南丁格尔以她渊博的知识、远大的目光和高尚的品德投身护理工作，开创了科学的护理专业，功绩卓著。为了纪念她，目前在英国的伦敦和意大利的弗洛伦斯城都铸有她的铜像，英国还建立了南丁格尔基金社，专供各国护士留学英国之用。1907年，国际红十字会在伦敦召开的大会上，决定设立南丁格尔奖章，作为各国优秀护士的最高荣誉奖，每两年颁发一次（到1983年，已向21个国家的优秀护士颁发了29次奖章）。

三、中国护理事业发展概况

我国护理事业的兴起是在鸦片战争前后，随着各国的军队、宗教和西方医学进入中国而开始。1887 年，一名美国护士在上海妇孺医院成立护训班。1888 年，在福州成立了我国第一所护士学校。1895 年和 1905 年先后在北京成立了护训班和护士职业学校。1907 年以后，在苏州、南京、福州、德州等地医院，陆续开办护士学校。这时护校渐渐增多并趋向正轨。1934 年教育部成立护士教育专门委员会，将护士教育改为高级护士职业学校，招收高中毕业生，学制为 3～4 年。护士教育遂被纳入国家正式教育系统。北京协和医学院与燕京大学、金陵女子文理学院、东吴大学、岭南大学、齐鲁大学等几所大学合办了高等护士专科学校，学制 5 年，毕业后授予学士学位。自 1920 年至 1952 年，协和高等护士专科学校曾为国家培养了一批水平较高的护理师资和护理管理人才。

1936 年全国有医院办小型护士学校 174 所，毕业人数很少。由于很多护士学校的校长或医院护理部负责人多由外国护士担任，不可避免地形成了欧、美式带有浓厚的宗教色彩的中国护理专业。

随着国内政治变动和帝国主义的侵略，我国护理事业的发展屡受挫折。

抗战期间（1938 年 1 月～1945 年 8 月），有的医院和护校迁至后方，继续招生。如北京协和医学院护士专科学校在聂毓禅校长和王瑛老师等人的带领下，迁往成都办校，继续招生，培养高级护理人才。

自新民主主义革命到全国解放，在革命队伍中，我国护理工作受到高度重视。1931 年底在江西开办了中央红色护士学校。1933 年先后在延安办起了中央医院、和平医院、边区医院等。在这些医院里曾造就大批革命的护理工作者。

在抗日战争和解放战争时期，我医护人员与战士并肩前进，转战各地，在炮火纷飞下抢救伤员。在后方医院精心护理伤员，她们的工作保持了部队的战斗力，为革命战争贡献了力量。

1941 年 5 月 12 日护士节庆祝会上，沈元晖理事长两次接过毛泽东同志的亲笔题词："护士工作有很大的政治重要性"和"尊重护士、爱护护士"。解放前 100 多年的旧中国，全国仅有护校 180 所，护士 3 万名左右。

1949 年新中国诞生后，护理事业在党的重视下进入了迅速发展阶段。1950 年第一届全国卫生工作会议将护士教育列为中等专业教育之一，纳入正规教育系统，并由中央卫生部领导制订统一的教学计划、教学大纲，并编写各科教材。

建国后 17 年中，护理事业有了很大的发展，而十年浩劫使护理事业受到很大的摧残和破坏。

1976 年以后，尤其是自党的十一届三中全会以来，护理专业再一次获得新生。为了迅速改善护理工作状况，卫生部在 1979 年先后发出了"关于加强护理工作的意见"和"关于加强护理教育工作的意见"两个通知。大力扶持护理工作和护理教育事业。1982 年，卫生部医政司成立了城市护理处，以加强对护理工作的领导。

到 1988 年，全国已恢复和建立了许多护士学校，其中包括独立护校和大批设有护士专业的卫生学校，总数为 496 所（其中护士学校 61 所）。已培养出大批新生力量，现全国共有护士、护师 92.5 万余人（1990 年），比解放初期增长了 28 倍。目前城乡各级医疗机构的护理骨干力量绝大多数是建国以后培养起来的。广大护理工作者承担着全国 6 万多所医院、卫生院的 250 多万张病床的临床护理任务及大量的防病保健任务。有力地配合了医疗、预防、康复、教学工作的开展。

停办多年的高等护理教育得到恢复和发展。1983 年，天津医学院建立了护理系，培养具有学士学位的护师，学习期限为 5 年。1984 年 1 月，中央教育部和卫生部在天津召开了护理专业教育座谈会，决定恢复高等护理教育，确立了技术职称系列，拨正了护理专业的发展方向，这些措施正在对护理学科的发展与提高产生了深远的影响。

自 1984 年开始，北京、上海、广州、沈阳、济南、西安、天津等地区共建立 11 个护理系，学习年限 4～5 年（自 1989 年起一律改为 5 年）。1988 年，天津医学院首届毕业生已分配到各教学医院做护师工作，还分配到各大学、大专、中专院校护理专业任教。

1986 年卫生部召开的全国首届护理工作会议及会后下发的文件，在加强护理工作的领导、理顺管理体制、发挥护理部作用及多层次、多渠道培养护理人才、加强进修教育等方面做了若干规定。这次会议对我国护理事业的发展起了很大的促进作用。

我国护理管理体制的现状如下：

中央：卫生部医政司设护理处负责全国城市医疗的护理管理，制订有关政策法规，如管理条例、工作制度、职责和技术质量标准等。有关护士的教育、人事管理，分别由教育司、人事司负责，医政司密切配合。

地方各级：省、自治区、直辖市卫生厅（局）负责所管辖范围的护理管理。一般在医政处配备专职护理干部具体负责。多数地（市）卫生局和部分县卫生局也配备了护士专管或兼管护理工作。

医院：县和县以上医院设护理部，实行院长领导下的护理部主任（或总护士长）负责制，有的医院设护理副院长专职领导护理工作。

全国各地加强了对护理工作的领导，建立健全护理指挥系统和各项护理制度、质量标准、操作规范等。在改革中，许多医院落实了岗位责任制，开展了责任制护理，提高了护理质量，护理管理水平也有了明显提高。

随着临床医学的发展，护理专业水平也相应地提高，护理技术范围有所扩大，如大面积烧伤、器官移植、断肢再植、重症监护等专科护理及中西医结合护理等方面进展都很快。

有关护理机构和组织如下：

卫生部护理中心：为加强对全国护理工作的业务技术管理，建立卫生部护理中心，负责进行护理工作的质量控制、技术指导和咨询，培训在职护理骨干，开展科学研究和科技情报交流。

中华护理学会是我国护理科技工作者的学术性群众团体，是受中国科学技术协会和卫生部的双重领导，主要任务是组织国内外护理学术交流，促进护理学科的发展，协助搞好高、中等护理教育，开展在职护士培训，编辑出版期刊和专业书籍等。80 年代以来，中华护理学会为中国创建护理专业、提高护理教育水平、培养合格护理人才、繁荣护理学术活动、开展对外友好往来以及争取国内外荣誉地位等方面发挥了很大作用，为振兴中华护理事业、促进护理学科的发展作出了积极的贡献。例如学会恢复后，不断召开全国性或地方性学术会议，学会还召开过两次国际会议（1986 年 3 月在北京召开了第一次中美护理学术会议，1989 年召开了第二次国际学术会议），交流和总结护理经验。还组织各种学习班，学习国内外医护领域中的新进展、新知识。卫生部和学会还多次组派护士代表团赴美国、英国、澳大利亚、日本、新西兰、菲律宾等国考察访问，邀请国外护理专家来华讲学或办班及选派护士出国学习等。《中华护理杂志》自 1981 年 4 月开始与国外期刊交流，目前护理学方面的杂志已由 1 种发展到 5~6 种。

我国护理事业的发展过程坎坷曲折。现虽然阔步前进，但还存在大量问题，开发祖国医药学宝库是我国国策，但是与之相应的中国护理学却还是薄弱环节。护理工作除护理只占人口总数 6% 的住院患者外，更要为 94% 的社会人群提高保健服务。我国护士与全国人口相比还显得不足，若以每千人口占 2 名护士计算，我国 11 亿人口，应有护士 220 万人，而截至 1988 年统计，我国仅有护士 82.9 万人。由于高级护理人才的缺乏，护理界骨干力量严重短缺，未来还需要护理工作者进一步加强学习，团结战斗，为加速发展我国的护理事业积极贡献力量。

（康建蓉）

第二篇　常用的基础护理技术

第一节　物品消毒灭菌法

消毒法是指杀灭微生物繁殖体所采用的物理或化学方法；灭菌法是指杀灭物品上所有致病的和非致病的微生物（包括细菌芽孢）所采用的物理或化学方法，以防止交叉感染。

（一）物品的终末处理

未直接接触患者的物品，使用后可清洗还原。直接接触患者的物品，使用后先消毒，再清洗备用。一次性物品，使用后先消毒，再作进一步处理。输液器、注射器、橡胶手套等先行毁形后，于消毒液中浸泡消毒，再集中销毁。传染患者使用后的物品，严格按照消毒、清洗、再消毒的原则处理。

（二）物理消毒灭菌法

1. 煮沸灭菌法

凡不怕潮湿可耐高热的物品均可采用此法。

（1）用物：炉、煮锅、碳酸氢钠、待消毒物品。

（2）操作要点：煮沸消毒灭菌时，物品必须刷洗干净，全部浸没在水中。器械的轴节及容器的盖要打开，不能重叠；玻璃类物品须用纱布包好，温水或冷水时放入；橡胶类用纱布包裹，空腔导管应先在腔内注水，水沸后放入，3~5min 取出。

物品在100℃下煮沸 5~10min 可达消毒目的，1~3h 可杀灭芽孢。如在水中加入碳酸氢钠配至1%~2%浓度，可提高沸点至105℃，且可去污和防锈。煮沸消毒灭菌于水沸后开始计时，若中途加入物品。则于第二次水沸后重新计时。煮沸消毒灭菌的物品可保存24h，过期须重新灭菌。

2. 高压蒸汽灭菌法

凡耐高热的物品，如金属类、玻璃类、布类等均可采用此法。

（1）用物：容器或包裹，灭菌指示卡，化学指示胶带，待消毒物品。

（2）操作要点：包裹不宜过大、过紧，放置时各包之间要有空隙，便于蒸汽流通。布类物品放在金属、搪瓷类物品之上，以免包裹受潮，影响灭菌效果。根据物品大小、性质决定所需气压、温度及时间。灭菌后物品有效期为 7~14d，过期须重新灭菌。清点物品后打包或置于贮槽内，于包的中央放置灭菌指示卡，包外贴化学指示胶带，注明物品名称、灭菌日期及责任者，送供应室高压蒸汽灭菌处理。灭菌后烤干，按灭菌日期先后顺序置于干燥固定处备用。

3. 燃烧法

已污染且无保留价值的物品，如带芽孢敷料、培养瓶或培养试管、某些金属器械、搪瓷盆等，急用时可采用此法。

（1）用物：搪瓷盆、95%乙醇或酒精灯、火柴、待消毒物品。

（2）操作要点：注意安全，远离易燃或易爆物品。在燃烧过程中，不可添加乙醇，以免造成烧伤或火灾。

①金属器械、搪瓷盆等

清洗器械或盆，将器械放入盆内，倒入95%乙醇少许后缓慢转动使乙醇分布均匀，点火燃烧至熄灭；

②培养瓶或试管

点燃酒精灯，当开启及关闭瓶塞时，在火焰上烧灼瓶（试管）口和塞子，来回2~3次。

4. 日光曝晒消毒法

不宜浸泡、蒸煮的物品均可采用此法消毒。

（1）衣物：晒衣架，待消毒物品。

（2）操作要点：物品摊开直接暴露在日光下曝晒6h，被褥可搭在架上，每2h翻面1次。

5. 紫外线消毒法

适于空气和某些物品表面消毒。

（1）用物：紫外线灯，待消毒物品。

（2）操作要点：采用紫外线照射时，环境应清洁，室温20℃~40℃，相对湿度<60%。空气消毒的有效距离不超过2m，消毒时间1~2h；物品消毒有效距离为25~60cm，消毒时间为20~30min。保持灯管表面清洁，每周用乙醇棉球擦拭1~2次。物品须摊开直接照射。使用时须保护眼睛及皮肤，可戴墨镜或用纱布遮挡。照射时，从灯亮后5~7min开始计时；关灯后须间歇3~4min后再开启。每3~6个月进行紫外线灯管照射强度测定1次，如灯管强度低于70bcw/cm^{2}时，应予更换。

6. 生物净化（层流）法

采用生物洁净技术，通过三级空气过滤器，除掉空气中0.5~5μm的尘埃，选用合理的气流方式，达到空气洁净的目的。

（三）化学消毒灭菌法

化学消毒灭菌剂的使用原则：根据物品性能及各种病原微生物，选择适用的化学药品。严格掌握各种消毒剂的有效浓度、消毒时间、使用方法及有效期限。消毒剂应定期更换，挥发性的要加盖，并定期检测、调整浓度。消毒物品要洗净擦干，浸没在消毒液内，打开轴节及盖，管腔内须充满消毒液。在使用前用无菌生理盐水冲洗，避免消毒剂刺激人体组织。

1. 消毒剂的配制

（1）用物：容器，500～1000ml 量杯（或注射器），10ml 量杯，消毒剂。

（2）操作程序：用 10ml 量杯（或注射器）量取所需量消毒剂，倒入 500～1000ml 量杯内：用 10ml 量杯接水后倒入 500～1000ml 量杯内（以保证消毒剂剂量准确）；用 500～1000ml 量杯量取所需量水，倒入容器内。高浓度溶液配制低浓度溶液的换算法：

$$高浓度溶液量 = \frac{消毒液用量 \times 消毒液浓度}{高浓度溶液浓度}$$

2. 浸泡消毒法

凡不怕潮湿的物品均可采用此法。

（1）用物：盛有消毒溶液的容器，待消毒物品。

（2）操作要点：将物品浸没于消毒溶液中，在标准浓度与时间内达到消毒灭菌效果。

3. 喷雾消毒法

用于墙壁、地面的消毒。

（1）用物：喷雾器、消毒剂。

（2）操作要点：用喷雾器均匀喷洒消毒剂，进行空气和物品表面的消毒，在标准的浓度内达到消毒效果。

4. 擦拭消毒法

常用于地面、墙壁、床、桌椅的消毒。

（1）用物：消毒剂，抹布。

（2）操作要点：用消毒剂擦拭物品表面，在标准的浓度内达到消毒效果。

5. 熏蒸消毒灭菌法

常用于空气消毒及精密仪器、医疗器械、棉制品、化纤织物、塑料制品、书报、皮革类的消毒灭菌。

（1）用物：熏蒸柜、容器、消毒剂、氧化剂。

（2）操作要点：将消毒剂加热或加入氧化剂，使消毒剂呈气体，在标准的浓度与时间里，达到消毒灭菌效果。

（3）空气消毒法：消毒前密闭门窗，将消毒剂加热（或加入氧化剂）熏蒸，按规定时间保持密闭，消毒毕再开门、窗通风换气。常用消毒剂为：

①纯乳酸

每立方米空间用 0.12ml 加等量水，加热熏蒸，密闭门、窗 30～120min；

②37%～40% 甲醛

每立方米用 2～10ml，加水 4～20ml，加热熏蒸；也可用高锰酸钾气化，每立方米用 2～10ml 甲醛加高锰酸钾 1～5g，先将高锰酸钾倒入盆内，加等量水拌成糊状，再将甲醛倒入，密闭门、窗 6～12h；

③2%过氧乙酸

每立方米用8ml加热薰蒸，密闭门、窗30～120min；

④食醋

每立方米用5～10ml，加热水1～2倍，加热薰蒸，密闭门、窗30～120min。

（4）物品消毒法：常用甲醛，每立方米用甲醛40～80ml，加入高锰酸钾20～40g，密闭薰蒸6～12h。

常用化学消毒剂见表2－1。

表2－1　常用化学消毒剂

消毒剂名称	消毒效力	使用范围	注意事项
乙醇	中效	1. 7%乙醇用于皮肤消毒 2. 95%乙醇用于燃烧灭菌	1. 易挥发，需加盖保存，要定期测定，保持有效浓度 2. 有刺激性，不宜用于创面消毒 3. 易燃，应存放于阴凉、避火处
碘酊	高效	2%碘酊用于皮肤消毒，擦后20s，再用70%乙醇脱碘	1. 不能用于黏膜消毒 2. 皮肤过敏者禁用 3. 对金属有腐蚀性
碘伏（PVP－1），是碘与表面活性剂的不稳定性络合物	中效	1. 5%溶液（含有效碘250mg/L）用于皮肤消毒 2. 2%溶液（含有效碘1000mg/L）用于体温计消毒，前后2次各浸泡30min，用冷水冲净，擦干	1. 碘伏稀释后稳定性差，因此宜现配现用 2. 避光笔迷保存，放阴凉处 3. 皮肤消毒后留有色素，可用水清洗
戊二醛	高效	2%戊二醛溶液加入0.3%碳酸氢钠，成为2%戊二醛，用于器械、内窥镜的消毒灭菌等，需浸泡30～60min，灭菌需浸泡10h	1. 每周过滤1次，每2～3周更换消毒剂1次 2. 浸泡金属类物品时，加入0.5%亚硝酸钠作为防锈剂 3. 灭菌后的物品，再使用前用无菌蒸馏水冲洗 4. 内窥镜连续使用需间隔消毒10min，每天使用前后各消毒30min，消毒后用冷开水冲净
甲醛（37%～40%）（福尔马林）	高效	熏蒸消毒空气和某些物品	1. 熏蒸穿透力弱，因此，衣服应挂起消毒 2. 温、湿度对消毒效果有明显影响，要求室温在18℃以上，相对湿度80%～90% 3. 对人有一定毒性和刺激性，使用时注意防护过氧乙酸

消毒剂名称	消毒效力	使用范围	注意事项
过氧乙酸（PAA）	高效	1. 0.2%溶液用于手的消毒，侵泡1~2min 2. 0.5%溶液用于餐具消毒，浸泡30~60min 3. 0.2%~0.5%溶液用于物体表面的擦拭，或浸泡10min 4. 1%~2%溶液用于室内空气消毒	1. 对金属有腐蚀性 2. 易氧化分解而降低杀菌力，故需现配现用 3. 原液太浓有刺激性和腐蚀性，配制时戴口罩或橡胶手套 4. 存放于阴凉处，放高温引起爆炸
含氯消毒剂（有漂白粉、漂白粉精、氯胺T、二氯异氰尿酸钠等）	高效	1. 0.5%漂白粉溶液及0.5%~1%氯胺溶液用于浸泡餐具、便具等，浸泡30min 2. 1%~3%漂白粉液、0.5%~3%氯胺溶液喷洒或擦拭地面、墙壁及物品表面 3. 排泄物消毒：干粪6份加漂白粉1份搅拌，放置2h；尿液100ml加漂白粉1g，放置1h	1. 消毒剂保存在密闭容器内，置于阴凉、干燥、通风处，减少有效氯的丧失 2. 配制的溶液性质不稳定，应现配现用 3. 有腐蚀及漂白作用，不宜用于金属制品、有色衣服及油漆家具的消毒 4. 3天调换1次消毒液苯扎溴铵
苯扎溴铵（新洁尔灭）	低效	1. 0.05%溶液用于黏膜消毒 2. 0.1%溶液用于皮肤消毒，也用于浸泡金属器械，加入0.5%亚硝酸钠可防锈	1. 是阳离子表米娜活性剂，对阴离子表面活性剂（如肥皂）有拮抗作用 2. 有吸附作用，会降低药效，因此，溶液内勿投入纱布、毛巾等 3. 对铝制品有破坏作用，故不可用于铝制容器盛装
苯扎溴铵酊（新洁尔灭酊）	中效	·用于皮肤、黏膜消毒	配制：苯扎溴铵1g+曙红0.4g+95%乙醇700ml+蒸馏水至1000ml 双氯苯双
双氯苯双胍乙烷（洗必泰）	中效	1. 0.02%溶液用于手的消毒，浸泡3min 2. 0.05%溶液用于黏膜消毒 3. 0.1%溶液用于器械消毒，浸泡30min	同苯扎溴铵

（康建蓉）

第二节 无菌技术的基本操作

应用无菌技术操作，可以避免污染无菌物品或区域；防止病原微生物侵入或传播给患者。无菌技术的操作规程是根据科学原则制定的，如果违反操作原则，就可导致医院内感染，给患者和社会带来不应有的痛苦和危害。因此，每一名医务工作者都必须加强无菌操作观念，熟练地掌握无菌技术，严守操作规程以保证患者的安全。

（一）无菌技术概念

1. 无菌技术　在执行医疗护理过程中，防止发生感染和交叉感染的一项操作技术。

2. 无菌物品　经过理化方法灭菌后，未被污染的物品。

3. 无菌区域　经过灭菌处理而未被污染的区域。

（二）无菌技术操作原则

1. 环境清洁　进行无菌操作前 30min，通风，停止清扫地面，避免不必要的人员走动，防止尘埃飞扬。治疗结束开窗通风，紫外线消毒，治疗室每日 1 次紫外线消毒。

2. 衣帽整洁　帽子应遮住全部头发，口罩须遮住口、鼻，修剪指甲，洗手。必要时穿无菌衣，戴无菌手套。

3. 有效日期　无菌包在未污染的情况下，可保存 7~14 日，过期或包布受潮应重新灭菌。无菌包外应注明失效日期（或消毒日期）。

4. 保持无菌　无菌物品不可暴露在空气中，必须存放于无菌包内或无菌容器内。从无菌容器内取出的物品虽未使用，也不可再放回无菌容器内。无菌物品须放在固定的地方，与非无菌物品分别放置，并按失效日期的顺序排列放置。

5. 取用物品　取用无菌物时，应面向无菌区，须用无菌钳，手臂保持在腰部水平以上，注意不可跨越无菌区域。

6. 无菌操作　进行无菌操作时，不可面对无菌区域谈笑、咳嗽、打喷嚏，用物疑有污染或已被污染，应予更换或重新灭菌。

7. 一物一人　一套无菌物品只能供 1 位患者使用，以免发生交叉感染。

（三）无菌技术的基本操作

无菌技术的基本操作法包括无菌持物钳的使用法、无菌容器的使用法、取用无菌溶液法、无菌包使用法、铺无菌盘法、戴无菌手套法。

1. 无菌持物钳的使用法

无菌持物钳是取用无菌物品的器械。常用的持物钳有卵圆钳、三叉钳和长短镊子三种。无菌持物钳应浸泡在消毒溶液的大口容器内，容器底部垫以无菌纱布（若选用 0.1% 新洁尔灭消毒液时，容器内不能存放纱布。因纱布是有机物，对新洁尔灭有吸附作用，可降低消毒液的效果）。液面需超过持物钳的轴节以上 2~3cm 或镊子的 2/3。

取放无菌持物钳时，应将钳端闭合，不可触及液面以上的容器内壁和容器口缘，钳端保持向下。若到远处夹取物品时，应连容器一起搬移，就地取物。

无菌持物钳只能取无菌物品，不可用于换药或消毒皮肤，不可夹取油纱布，因粘于钳端的油污可形成保护层，使消毒液渗透不进去，影响消毒效果。另外，油污还可污染其他物品及消毒液。无菌持物钳及其浸泡容器每周清洁消毒一次，并更换消毒溶液。门诊部或使用较多的部门应每日清洁消毒、更换。

2. 无菌容器的使用法

盛放无菌物品的容器称为无菌容器。常用的有无菌盒、罐、贮槽等。打开无菌容器时，盖的内面（无菌面）朝上。持无菌容器时，手托底部，手指不可触及容器边缘及内面。取出物品后，即将容器盖盖严，尽量缩短无菌容器开盖状态的时间。无菌容器清洁消毒每周1次。

3. 取用无菌溶液法

先核对标签、检查瓶子有无裂缝、瓶口有否松动及无菌溶液的澄清度，确信质量完好才能使用。

倾斜溶液时标签朝上，不可将无菌物品伸入无菌溶液瓶内，以蘸取或直接接触瓶口倒液，以免污染瓶内溶液。

（1）取用密封瓶装溶液法：用双手拇指将橡胶塞边缘翻起，用食指和中指套住橡胶塞拉出，先倒少量溶液于污染弯盘内，以冲洗瓶口，再由原处倒出溶液于无菌容器中，倒后即将橡胶塞塞好。

（2）取用烧瓶装溶液法：先解开系带，握持盖布外面（盖布内面为无菌面），倾倒溶液的方法同密封瓶。

4. 无菌包的使用法

（1）包扎法：将物品放在双层包布的中央，把包布的一角盖在物品上，然后折盖左右两角（左右角尖端向外翻折），最后一角折盖后，用带扎紧。包布外注明无菌物品的名称，如玻璃容器，应用棉垫包裹。

（2）打开法：核对无菌包的名称及失效期；将无菌包放在清洁、干燥、平坦处，解开系带，卷放在包布下面；用拇指和食指先揭开包布外角，再揭开左右两角，最后揭开内角，手不可触及包布的内面；用无菌持物钳夹取所需物品，放在事先备好的无菌区域内。如包内用物一次用不完，则按原折痕包起扎好，并注明开包时间。24h后仍未用完，则重新消毒。如不慎污染了包内物品或无菌包受潮，外面微生物可渗入包内造成污染，也需重新消毒；如需将包内物品全部取出，可将包托在手中打开，另一手将包布四角抓住，稳妥地将包内物品放入无菌容器中或无菌区域里。

5. 铺无菌盘法

在进行无菌操作前，将无菌巾铺在洁净干燥的治疗盘内，形成无菌区域，其中放置无菌物品以供治疗和护理操作用。有效时限不超过4h。

（1）无菌治疗巾折叠法：同一方向对折两次，垂直方向对折两次，形成十六开的长方块。

（2）半幅铺、半幅盖单层治疗巾铺法：先打开无菌包，用无菌钳取出一块治疗巾，放在治疗盘内；双手握住治疗巾两角的外面，轻轻摊开，双折（开口向操作者）铺于治疗盘上，内面为无菌区；握住上层两角外面，呈扇形折向对面，开口边向外；放入无菌物品后，展平上层治疗巾，上下层边缘对齐盖好，开口处向上翻折两次，两侧边缘向下翻折一次，以保持无菌。

6. 戴无菌手套法

（1）戴手套前先将手洗净擦干或烘干。核对无菌手套袋外注明的号码及消毒日期。

（2）打开手套袋，取出滑石粉袋，将粉擦手双手掌、手背和指间。

（3）以一手掀起口袋开口处，另一手握住手套翻折部分（手套内面），取出手套，对准五指戴上。

（4）掀起另一只袋口，以戴着无菌手套的手指插入另一只手套的翻边内面（手套外面），对准五指戴上。

（5）双手调整手套位置，然后分别托起两手套的翻折部分，套在工作衣袖外面。

一旦发现手套破裂，立即更换。脱下手套时，先翻下手套口，握住双层脱下。不可用力强拉单层手套口或手指部分，以免损坏。

（康建蓉）

第三节　隔离技术

隔离是指将传染源传播者（传染患者和带菌者）和高度易感人群安置在指定地方，暂时避免和周围人群接触，对前者采取传染源隔离，防止传染病病原体向外传播，对后者采取保护性隔离，保护高度易感人群免受感染。

（一）口罩的使用

防止交叉感染。

1. 用物　清洁的纱布口罩或一次性口罩。

2. 操作要点　洗手后戴口罩，要罩住口、鼻，戴上口罩后不可用污染的手触摸口罩。口罩用毕应用清洁的手取下，握住两侧带子将污染面向内折叠，放入胸前小袋或清洁小塑料袋内，不可挂在胸前。一般情况下，纱布口罩使用4~8h应更换；每次接触严密隔离的传染患者后应立即更换。使用一次性口罩不能超过4h，用毕丢入污物桶。

（二）手的消毒

避免感染和交叉感染；避免污染无菌物品或清洁物品。

1. 刷手　用于接触感染源后的双手消毒。

（1）用物

治疗碗内盛10%肥皂水及手刷，纸巾或小毛巾。

（2）操作要点

用手刷蘸10%肥皂液依次刷洗前臂、腕部、手背、手掌、手指、指缝、指甲，每只手刷30s，然后用流水冲净，再重复刷洗1次（共刷2min），擦干双手。刷手时身体勿靠水池，以免污染水池或弄湿工作服。流水洗手时腕部要低于肘部，使污水从前臂流向指尖。肥皂液每天更换1次，手刷每天煮沸或高压蒸汽消毒。

2. 泡手　无刷手设备时可采用此法。

（1）用物：消毒液1盆（内有小毛巾或手刷），清水1盆，清洁毛巾。

（2）操作要点：将双手浸泡在盛有消毒液的盆中刷洗1～2min，再在清水内洗净后擦干。注意定期更换消毒液。

3. 卫生洗手　用于各种操作前后清洁双手。

（1）用物：皂液或肥皂，清洁毛巾，洗手池设备。

（2）操作要点：取皂液或肥皂，按刷手法顺序，以环形动作用力搓揉以产生泡沫，搓揉时间至少10～15s，然后用流水冲净，擦干。

（三）穿脱隔离衣

保护工作人员和患者，防止交叉感染。

1. 用物　清洁隔离衣及挂衣架；盆内盛消毒溶液，手刷或小方巾；洗手池设备及清洁毛巾。

2. 隔离衣的使用要求　隔离衣衣领及内面为清洁面，外面为污染面；保护性隔离时内面为污染面，外面为清洁面。穿脱隔离衣时，周围环境应宽敞。隔离衣长短要合适，须全部遮盖工作服，有破洞不可使用。保持衣领清洁，系领子时污染的袖口不可触及衣领、面部和帽子。穿隔离衣后不得进入清洁区。隔离衣如挂在半污染区，清洁面向外；如挂在污染区，则污染面向外。隔离衣每天更换，如有潮湿或污染应立即更换。

3. 穿隔离衣步骤

（1）备齐操作用物，戴好帽子、口罩，取下手表，卷袖过肘。

（2）手持衣领，清洁面向自己，穿上隔离衣。

（3）扣好领扣，再扣肩扣及袖扣。

（4）双手在背后将隔离衣边缘对齐，向一侧折叠。解开腰带活结，将腰带在背后交叉，到前面打一活结。

（5）扣上隔离衣后缘下部扣子。

4. 脱隔离衣步骤

（1）松开后缘下部扣子，解开腰带，在前面打一活结。

（2）解开袖口、肩部扣子，将衣袖上拉塞入肘部袖内。消毒双手。

（3）解开领扣，脱下隔离衣（注意手不可触及污染面）。

（4）手持衣领，将衣两边对齐，挂在衣钩上。

（5）不再穿的隔离衣，脱下后清洁面向外，卷好投入污衣袋中。

（四）避污纸的使用

避污纸即清洁的纸片。用避污纸垫着拿取物品或做简单操作，保持手或物品不被污染，以省略消毒手续。用清洁的手拿取污染的物品，或用污染的手拿取清洁的物品，均可用避污纸。使用时从页面抓取，不可掀页撕取，以保持清洁。避污纸用后弃于污物桶内，定时焚烧。

（康建蓉）

第四节　生命体征的观察

生命体征是机体内在活动的一种主要客观反应，是衡量机体身心健康的基本指标。生命体征包括体温、脉搏、呼吸、血压及瞳孔。

正常人的生命体征相对稳定，有一定的范围。各生命体征之间也有内在的相互联系，当机体出现异常时，体温、脉搏、呼吸、血压等生命体征均可发生不同程度的变化。因此，正确观察生命体征可以为临床上的诊断、预防、治疗、护理提供第一手资料和依据。所以，观察生命体征是护理工作中重要的基本技能。

（一）体温的观察

人的体温调节是一个极其复杂的过程，它涉及许多器官的功能。人之所以恒温，是因为大脑和丘脑下部的体温调节中枢及神经体液的调节，使机体的产热与散热保持动态平衡。产热主要由机体对摄入食物中的糖、脂肪、蛋白质氧化而来，散热则通过辐射、传导、对流、蒸发四种途径。

1. 正常体温

测量体温常以口腔、直肠或腋下温度为标准，温度以 C（摄氏）和 F（华氏）来表示。C 与 F 的换算公式为：$C = (F-32) \times \frac{5}{9}$，$F = C \times \frac{5}{9} + 32$。体温是指机体深部的平均温度。口腔、直肠、腋下等三个部位测量所得的温度和机体深部体温相近，其变动一般不超过平均值 $\pm 0.5℃$。正常体温不是指一个具体的温度点，而是一个温度范围。其正常值口腔舌下测温为 37℃（范围在 36.3℃ - 37.2℃），直肠温度为 37.5℃，范围比口腔温度高出 0.3℃～0.5℃左右；腋下温度为 36.5℃，范围比口腔温度低 0.3℃～0.5℃左右。

2. 体温的生理变动

体温可随年龄、运动、情绪等变化出现生理性波动。温度的改变往往在正常范围内。

（1）环境：外界温度会影响体内温度，室内温度高或天气炎热可使体温上升，而寒冷的环境可使体温下降，婴儿及老年人尤甚。

（2）年龄：新生儿因体温调节功能发育不全，体温易受环境温度的影响并随之波动；儿童由于机体代谢率较高，体温多高于成人；老年人则由于机体代谢率低下，体温往往在正常范围的低值。

（3）昼夜：一般情况下，人体清晨 2~6 时体温最低，下午 2~8 时最高，其变动范围不超过平均值的 ±0.5℃。这种昼夜的节律活动可能与人体活动、代谢、血液循环及肾上腺素的昼夜分泌规律有关。

（4）情绪：心理和生理的紧张都会影响体温，通常神经和激素的作用可使体温变化。如交感神经兴奋，分泌肾上腺素和去甲肾上腺素，致使机体代谢增快，体温上升。

（5）睡眠：睡眠时由于机体产热减少，代谢降低，肌肉活动减少而散热增加，因而睡眠时体温较低。

（6）内分泌：妇女的体温常随月经周期而波动。因为孕激素有使体温轻度升高的作用。因此妇女在月经期体温降低 0.2℃ ~0.5℃，直至排卵期体温开始升高 0.2℃ ~0.5℃，到第二次月经来潮前止；甲状腺素的分泌增加也会使体温升高，如甲状腺机能亢进者可出现高热。

（7）过度运动：运动时由于肌肉收缩增加致使产热增加也可使体温上升，增加的幅度取决于活动的强度和所做功的大小。运动结束后 30min 体温即可恢复正常。

3. 异常体温的观察及处理

（1）发热：产热的增加或散热的减少所导致的体温高于正常范围，称为发热。

1）发热的病理生理：发热过程可分为三个阶段，体温上升期、高热持续期及退热期。体温上升期的特点为产热大于散热，患者可表现出畏寒、皮肤苍白、无汗。这是由于皮肤血管收缩、皮温下降所致。有时患者还可出现寒战。寒战是人体在致病因子作用下通过肌肉的收缩来增加产热。寒战后体温多呈骤升，即数小时内体温迅速升至高峰，见于肺炎球菌性肺炎。而畏寒之后体温多呈渐升，即数小时内逐渐上升，常见于伤寒。高热持续期的特点为产热与散热在较高水平上的平衡，因而体温维护在较高状态。此时患者可表现为颜面潮红、皮肤灼热、口唇干燥、呼吸和心率较快。此期持续时间可因疾病及治疗效果而异，可持续数小时至数天或更长。退热期的特点为散热增加而产热趋于正常，体温恢复至正常的调节水平，表现为大量出汗及皮肤温度降低。退热方式有骤退与渐退两种。骤退为温度急剧下降至正常，渐退为温度逐渐下降至正常。在体温下降时，由于大量出汗、体液大量丢失、年老体弱及心血管疾病患者易出现血压下降、脉搏细速、四肢冰冷等休克现象或称虚脱，应加强观察。

2）发热的原因：发热的原因大致可分为感染性和非感染性两大类。前者多见，如各种急慢性传染病和全身或局部的感染；非感染性发热常见于血液病、恶性肿瘤、中暑、脑出血等。此外手术后、外伤后持续的疼痛也可导致发热。

3）发热的分类

①根据发热程度的高低，可分为低热、中度热、高热及超高热。以口腔温度为例，低热不超过 38℃，中度热在 38℃ 到 39℃ 之间，高热在 39℃ 到 40℃ 之间，超高热指体温达 40℃ 以上；

②根据患者体温变动的特点，又可分为稽留热、间歇热、弛张热与不规则热四种类型。

a. 稽留热：多为高热，体温升高达 39℃ ~40℃ 左右，持续数日或数周，24h 温差不超过

1℃,常见于急性传染病如伤寒、肺炎;

b. 间歇热:高热与正常或正常以下体温交替、有规律地反复出现,间歇时间有数小时、1日、2日等不同,多见于疟疾与回归热;

c. 弛张热:体温可上升到39℃以上,波动幅度大,日差可达2℃以上,最低体温仍高于正常,多见于败血症、肺结核等病;

d. 不规则热:发热无一定规律。持续时间不定,常见于流行性感冒与肿瘤性发热。

4)高热患者的观察及护理

①观察:高热患者需每4h测量体温1次,待体温恢复正常3日后,逐渐递减为每日2次,同时需加强观察患者的面色、脉搏、呼吸和血压及出汗等体征。如有异常及时通知医师。用退热药物或物理降温须在30min后测量体温1次,并做好交班记录;

②降温:如体温高达40℃且持续不退,应采取降温措施。较好的方法是物理降温。若体温超过39℃,用冰袋冷敷头部;体温超过39.5℃,给予患者酒精擦浴或大动脉处冷敷;

③营养、水分的补充:高热时由于迷走神经的兴奋性降低,使胃肠蠕动减弱,消化液分泌减少而影响消化吸收。另一方面,分解代谢增强,三大营养物质及维生素大量消耗,因此应给患者营养丰富又易消化的流质或半流质饮食,鼓励少食多餐;高热还可导致水分大量丧失,因为高热时患者呼吸加快,蒸发水分增多,皮肤出汗增多也丧失很多水分,因此需鼓励患者多饮水。必要时可通过静脉补充水分、营养物质及电解质;

④口腔护理:长期发热患者唾液分泌减少,口腔粘膜干燥,有利于细菌繁殖;同时还由于维生素缺乏和机体抵抗力下降极易并发口腔炎和粘膜溃疡。应在患者晨起、饭后和睡前帮助患者漱口或用棉球清洁口腔。口唇干裂者还应涂油保护;

⑤皮肤清洁:高热患者退热时会大量出汗,需及时擦干汗液,更换衣服甚至床单位,保持皮肤清洁干燥;

⑥休息:高热患者机体代谢率增快,体温每增高1℃,代谢率增快7%,致使机体消耗多、进食少、体质虚弱,故应卧床休息。同时注意调整高温环境,使患者感到舒适。

(2)体温过低:体温在35℃以下者称为体温过低,常见于早产儿及全身衰竭的危重患者。前者由于体温调节中枢尚未发育成熟,对外界的温度变化不能自行调节;后者则因末梢循环不良,尤其在低温环境中,机体散热大于产热而使体温下降。

护理此类患者时,首先设法提高室温(24℃~26℃为宜),室内避免有促进散热作用的空气对流,其次可采取局部保暖措施如用热水袋保温,但对老人、小儿及昏迷患者要注意热水袋温度不可过高。

4. 测量体温的方法

(1)体温计:体温计有玻璃水银式体温计、半导体体温计、便携式电子体温计、可弃式化学体温计等。我国目前最常应用的是玻璃水银式体温计,但电子与化学体温计也日渐增多。

玻璃水银式体温计:分口表、肛表与腋表。由一种有刻度的真空毛细管构成,其末端有贮液槽,口表的贮液槽较细长,肛表的水银槽则较粗,贮液槽内贮有水银。体温表的毛细管下端和水银槽之内有一凹陷处,使水银柱遇冷不致下降,当水银槽受热后,水银膨胀而沿着毛细管上升,其上升高度与受热程度成正比。摄氏体温计的刻度为35℃~42℃,每1度之内分成10小格,在0.5℃和1℃的地方用较粗且长的线标记,在37℃处则染以红色,华氏温度计刻度为92°F~106°F,每2°F之间分成10小格。

便携式电子体温计(充电式):它采用电子感温探头来测量温度,测得的温度直接由数字管显示,读数直观,测温准确,灵敏度高。使用时,将探头放入外套内,外套使用后丢弃,注意探头须插入外套顶端,让患者张嘴,放入探头至舌下后部,维持60s即可读出数字管上的温度。

可弃式化学体温计:此温度计内有若干化学单位,在45s内能按特定的温度来改变体温表上点状的颜色。当颜色点从白变为墨绿色或蓝色时,最后出现的墨绿点或蓝点即为所测的体温。该体温计使用后即丢弃,无交叉感染及污染的危险。

(2)测量方法:一种方法是将体温计的水银管一端置于患者舌下,即舌下与口腔底部之间;另一种方法是将体温计的水银管一端置于舌后靠近臼齿处,称热袋,是口腔中温度最高的部位。

(3)体温计的清洁、消毒与检查:电子体温计的探头外套与化学体温计均是可弃式的。而玻璃水银体温计是反复使用的,需严格消毒,防止交叉感染。

浸泡体温计的消毒溶液需每日更换,体温计存放容器每周用肥皂水擦洗并消毒处理。

体温计应定期检验以保持其准确性。将所有温度计的水银甩至35℃以下,于同一时间放入已测好40℃以下的温水内,3min后取出检查,若体温表之间相差在0.2℃以上或水银柱有裂缝,则不能继续使用。

(二)脉搏的观察

随着心脏的收缩与舒张,在表浅动脉上可摸到一次搏动称为脉搏。当心室收缩时,动脉内压力增加,管壁扩张,心脏舒张时,动脉内压力下降,管壁回缩,大动脉壁的这种有节律的舒缩,向外周血管传导,就产生了脉搏。因此正常情况下脉率和心率是一致的,脉率是心率的指示,但当脉率微弱难以测量或脉率和心率不一致时,应分别测量脉率和心率。

1. 正常脉搏

脉搏应包括搏动的频率脉率,搏动的节律脉律,搏动的强弱,搏动的紧张度等。

脉率:即每分钟搏动的次数,成人安静时每分钟60~100次。

脉律:即脉搏的节律性。正常时搏动均匀,间隔时间相等。

脉搏的强弱:取决于动脉的充盈程度和脉压的大小。

脉搏的紧张度:正常的动脉壁光滑柔软,有一定的弹性。

2. 脉搏的生理变化

脉搏可随年龄、性别、运动、情绪等因素而变化。一般幼儿比成人快,同年龄女性比男性快;进食、运动、情绪激动时增快;同一人在卧位时最慢,坐位时其次,立位时最快;日间较快,休息和睡眠时较慢。

3. 异常脉搏的观察与护理

（1）频率异常

1）速脉：安静状态下成人脉率每分钟超过 100 次称为速脉，见于发热、甲状腺机能亢进、大出血的患者。

2）缓脉：安静状态下成人脉率每分钟低于 60 次称为缓脉，见于颅内压增高、房室传导阻滞的患者。

（2）节律异常：脉搏的搏动不规则，间隔时间时长时短，称不整脉。

不整脉可分为：

1）间歇脉：指不影响基本脉率的不整脉，即在一系列正常均匀的脉搏中出现一次提前而较弱的搏动，其后有一较正常延长的间歇，亦称期前收缩。

2）二联律、三联律：指有一定规律的不整脉，即每隔一个或两个正常波动出现一次期前收缩。前者称为二联律，后者称为三联律。

3）绌脉（脉搏短绌）：指无规律的不整脉，即在单位时间内脉率少予心率，脉细、数且极不规则。发生机制是由于心率快慢不一，心肌收缩力强弱不等，有些心输出量少的搏动可发生心音，但不能引起周围血管的搏动，造成脉率低于心率。绌脉见于心房纤维颤动的患者，绌脉越多，心律失常越严重。当病情好转时，绌脉可以消失。临床上遇心房颤动有绌脉的患者应由两名护士同时分别测量其心率与脉率。

（3）脉搏强弱的改变

1）洪脉：当心输出量增加，动脉充盈度和脉压较大时．脉搏强大有力，称洪脉，见于高热患者。

2）丝脉：当心输出量减少，动脉充盈度降低，脉搏细弱按之如细丝，称丝脉。见于大出血、休克及全身衰竭患者。

（4）脉搏紧张度的改变：动脉硬化时管壁可以变硬，失去弹性而且呈迂曲状，用手触摸有紧张条索感。

（5）异常脉搏的护理

1）若诊脉不能准确反映心脏搏动的次数时，需同时听诊绌脉。需两人同时分别听心率与数脉率。

2）若患者首次出现脉搏异常时，视病情与条件尽量给予做心电图。

3）诊脉不满意时，可改变局部肢体的姿势，保持放松或局部垫软垫以突出局部的动脉管壁。

4）偏瘫患者患肢的脉搏较难测得，应改为测健侧肢体。

5）对于脉搏异常的患者，提供针对性的心理安慰。

4. 测量脉搏的方法

（1）部位：凡浅表且靠近骨骼大动脉处都可以用来诊脉，最常用的是桡动脉，其次是颞动脉、颈动脉、肱动脉、腘动脉、足背动脉、胫后动脉及股动脉等。

（2）方法：食、中、无名指的指端按于桡动脉上。一般患者测量 15～30s，重病号测 60s，绌脉患者由二人同时进行，一人测脉搏，一人听心率。

（三）呼吸的观察

呼吸是人体内外环境之间的气体交换，主要是吸人氧气，呼出二氧化碳，呼吸主要是受神经系统及化学、物理因素调节。

1. 正常呼吸

正常呼吸速率成人在安静状态下每分钟为 16～20 次，深度较均匀，有一定的节律。吸气较呼气略长，吸与呼之比为 1∶1.5～1∶2。

2. 呼吸的生理变化

呼吸频率及深浅度可随年龄、活动、情绪、意志等因素影响而改变。如小儿快于老人、女性快于男性；活动和情绪激动时快于休息和睡眠时。意志也能控制呼吸的频率和深浅度。

3. 异常呼吸的观察与护理

（1）频率异常：

1）呼吸增快：成人每分钟呼吸超过 24 次，称呼吸增快；常见于高热、缺氧患者，这是由于机体需氧增加，血氧不足和氧化碳增多，刺激了呼吸中枢，使呼吸加快所致。

2）呼吸徐缓：成人每分钟呼吸少于 10 次称呼吸徐缓。常见于颅内疾病所致颅内压增高或药物抑制呼吸中枢所致。

（2）节律异常：

1）潮式呼吸：一种周期性呼吸异常。其周期约 30s 至 2min，特点是开始呼吸浅慢，以后逐渐加深加快，达高潮后又逐渐变浅变慢，然后呼吸暂停，5～30s 后又出现上述状态的呼吸，如此周而复始，其呼吸运动如潮水涨落，故称潮式呼吸。潮式呼吸多见于脑出血、酒精中毒、全身衰竭与临终患者。其发生机理是由于呼吸中枢兴奋性减弱或高度缺氧时，血中正常浓度的二氧化碳不能通过化学感受器刺激呼吸中枢兴奋，故呼吸逐渐减弱以至暂停，由于呼吸暂停，血中二氧化碳分压增高至一定程度后，通过颈动脉窦和主动脉弓的化学感受器反射性地刺激呼吸中枢，引起呼吸。随着呼吸的进行，二氧化碳的排出，使二氧化碳分压降低呼吸再次减慢，以至暂停，从而形成周期性呼吸。

2）间断呼吸：又称毕氏（Biol's）呼吸，表现为呼吸和呼吸暂停交替进行，其特点是有规律的呼吸几次后，突然停止呼吸，随即又开始呼吸，如此反复交替。部分毕氏呼吸可表现为深、浅和节律呈不规则性改变，可伴有短暂的呼吸暂停，呈不规则性间歇性呼吸。二者多见于颅内病变或呼吸中枢衰竭患者。间断呼吸的发生机理同潮式呼吸一样，均是中枢兴奋性显著降低的表现，但比潮式呼吸更为严重，多在呼吸停止前出现。

（3）呼吸深浅度的改变

1）深度呼吸：又称库氏呼吸，是一种深而规则的大呼吸。多见于代谢性酸中毒，如糖尿病酮症酸中枣。

2）表浅呼吸：一种呼吸幅度小的浅表而又不规则的呼吸。有时呈叹息样，多见于濒死患者。

（4）呼吸音响的改变

1）蝉鸣样呼吸：即吸气时有一种高音调的音响，多由于声带附近阻塞，使空气进入发生困难。此种呼吸多发生于喉头水肿、痉挛、异物等。

2）鼾声呼吸：由于气管或支气管内有较多的分泌物蓄积，使呼气时发生粗糙的鼾声。多见于深昏迷患者。

（5）呼吸困难：指呼吸频率、节律、深浅度均发生改变。患者自感空气不足呼吸费力，胸闷烦躁，不能平卧，口唇指（趾）甲紫绀，鼻翼煽动。主要是气体交换不足，机体缺氧。根据呼吸困难时的不同表现又可分为吸气性、呼气性与混合性呼吸困难。

1）吸气性呼吸困难：吸气费力，吸气时间显著长于呼气，辅助呼吸肌显著的收缩增强，出现"三凹征"（胸骨上窝、锁骨上窝、肋间隙均呈极度凹陷）。见于喉头水肿、喉头异物。

2）呼气性呼吸困难：呼气费力，呼气时间显著长于吸气，多见于哮喘与阻塞性肺气肿。

3）混合性呼吸困难：吸气和呼气均感费力，呼吸频率增加而呼吸幅度减小，多见于肺部感染及休克患者。

（6）异常呼吸的护理

1）调整室内空气：为了使患者能更舒适地呼吸，应注意调节室内温度、湿度，并应保持室内空气新鲜。病室内禁止吸烟。

2）调节体位：卧床患者可抬高头部20°左右，使患者胸部得以充分扩张，亦可用枕头使上身略抬高，但应避免仅垫高头部，否则胸部不能充分扩张，而颈部前倾、气道不够通畅反而加剧呼吸困难，还可视病情变化帮助患者改为半卧位或端坐位。

3）保持呼吸道通畅：首先要防止食物、饮料等误入气管，当患者神志不清时不可经口摄食；吞咽困难、咳嗽剧烈患者进食时要慢慢喂食，停留片刻；其次须防止气管分泌物、呕吐物或舌后坠所致气道阻塞。对麻醉尚未清醒患者、衰弱、病重的患者及吐血、咯血的患者取仰卧、头侧向一边或侧卧位，还可采取体位排痰、吸引器吸取分泌物等方法及时清除呼吸道分泌物。

4）精神安慰：护士应守候在呼吸异常的患者身边，采取针对性的护理措施同时给予语言安慰，使患者增加心理上的安全感。

5）各种呼吸护理技术的运用：如吸氧、人工辅助呼吸及机器辅助呼吸、气管内吸引及呼吸复苏技术。

4. 测量呼吸方法

在测量桡动脉脉搏后，手指仍放原处，观察患者胸部或腹部的起伏，避免患者因主观意念控制的呼吸而改变呼吸频率。观察方法是看胸腹的起伏，一起一伏为一次呼吸。

（四）血压的观察

血压是血液在血管内流动时对血管壁的侧压力。一般指动脉血压，如无特别注明，均指肱动脉的血压。

当心脏收缩时，血液射入主动脉，此时动脉的压力最高，称为收缩压；当心脏舒张时，动脉管壁弹性回缩,此时动脉管壁压力最低,称为舒张压。收缩压与舒张压之差称为脉压差。

1. 正常血压

安静状态下,正常成年人(小于 40 岁)收缩压力 90～140mmHg,40 岁以后每增加 10 岁,收缩压提高 10mmHg。舒张压为 60～90mmHg,无年龄界限。脉压差为 30～40mmHg。

2. 血压的生理性变动

(1)年龄和性别影响:中年以前,女子血压比男子偏低 10mmHg 左右;中年以后差别较小;40 岁以后成年人收缩压不应高于 140mmHg。

(2)昼夜和睡眠的影响:一般傍晚高于清晨。过度劳累与睡眠不佳时血压稍有升高,睡眠与休息后可略有下降。

(3)环境的影响:寒冷环境中血压可上升,高温环境中血压可略下降。

(4)体位的影响:收缩压在卧位时最高,坐位其次,立位时最低;舒张压立位时最高,坐位其次,卧位时最低。对于长期卧床初次起床患者尤为明显,侧卧位时上面手臂的血压低于下面手臂的血压。

(5)进食:进食后收缩压可升高 10mmHg,约 1h 可复原,对舒张压影响明显。

(6)不同部位影响:约有25%的人右上肢血压高于左上肢约5mmHg,因右侧肱动脉来自主动脉产的第一大分支无名动脉,而左侧肱动脉来自主动脉产的第二大分支左锁骨下动脉,在血液运行中能量稍有消耗,压力有所下降故右侧血压稍高于左侧;大多数人下肢血压比上肢血压高 20～40mmHg,因股动脉的管径大于肱动脉,血流量也多,故下肢血压高于上肢。

(7)精神状态:紧张、恐惧、兴奋及疼痛都可引起精神状态的改变而致收缩压升高,舒张压无变化。

3. 异常血压的观察与护理

异常血压有高血压、低血压、临界高血压及脉压差的变化。

(1)高血压:收缩压在 140mmHg 以上或舒张压在 90mmHg 以上者称为高血压。

(2)临界高血压:血压值在正常和高血压之间,收缩压高于 130mmHg 而低于 139mmHg,或舒张压高于 85mmHg,而低于 89mmHg,均属临界高血压。

(3)低血压:收缩压低于 90mmHg,舒张压低于 60mmHg。

(4)脉压差异常:脉压差增大常见于主动脉病变如主动脉关闭不全、主动脉硬化;脉压差减小可见于心包病变及休克早期。

(5)异常血压的护理:遇血压异常时首先要排除外界因素,如袖带过松使橡胶袋呈球状,而使有效的测量面积变窄,致使测出的血压偏高;袖带过紧可使血管在未注气前已受压致使测出的血压值偏低。袖带宽窄不合适如袖带过宽则使大段血管受压使搏动在达到袖带下缘之前已消失,故测出的血压偏低;袖带太窄,需用较高的空气压力才能阻止动脉血流,使测出的血压偏高。小儿最合适的袖带宽度为上臂直径的1/2～1/3。

当听得舒张压有变音与消失音之间有差异时可记录两个读数即变音/消失音数值。按世界卫生组织统一规定应以动脉搏动音消失的值为舒张压。

当发现血压听不清或异常时,除了检查上述因素以外还应重复测量一次。重复测量时先将袖带内气体驱尽,汞柱降至 0 点,稍等片刻再进行第二次测量。而连续加压时间过长可使机体循环受阻而影响测量数值准确性。

测得血压异常时,不要表现出焦虑,而要与病变基础血压相对照后给再患者合理的解释。同时还须观察患者的伴随症状与体征并对照其他生命体征,作出正确的判断。

血压过高患者迅速让其平卧;血压过低者迅速使其呈休克体位(平卧位或下肢抬高,头部微抬),作应急处理并通知医师。

4. 测量血压的方法

(1)血压计:血压计是根据血液通过狭窄的动脉管道形成涡流时发出响声的原理来设计的,能用来间接地测量动脉压力。

血压计有两种:一种为弹簧式,一种为汞柱式。

测定血压时,以血压和大气压作比较,用血压高于大气压的数值表示血压的高度,其单位用毫米汞柱(mmHg)表示,1986 年 9 月我国正式使用法定计量单位千帕(kPa)。

(2)测量步骤与方法:先让患者安静休息片刻,以消除劳累及紧张因素对血压的影响;被检者手臂应放在与右心房同高(坐位时放在第四肋软骨水平,卧位时在腋中线水平),并外展 45°将袖带(宽度为 12 ~ 14cm)展平,气袋中部对着肱动脉,缚于上臂,袖带下缘要距肘窝 2 ~ 3cm,不可过紧或过松,以免影响准确性;将听诊器放在肘部肱动脉上,然后向袖带内打气,待肱动脉搏动消失,再将汞柱上升 2.6 ~ 3.9kPa(20 ~ 30mmHg),使汞柱缓慢下降,以便正确读出结果。听到第一个声音所示的压力值为收缩压:此音逐渐增强后转为柔和的杂音,压力再降低后又出现不带杂音的声音,并逐渐减弱,当该音的性质突然变为低沉,然后则很快消失,一般取动脉音消失前突然变为低沉时的压力值为舒张压。测血压时,一般应连测 2 ~ 3 次,取其最低值。

(五)瞳孔的观察

瞳孔变化是颅内疾病、药物中毒等病情变化的一个重要指征。认真细致地观察瞳孔变化,对疾病的诊断、治疗以及重危病患者的抢救都有极其重要的意义。

1. 正常瞳孔

正常瞳孔在自然光线下其直径平均为 2.5 · 4mm,两侧等大、等圆,边缘整齐,亮光下可缩小,暗环境下可略大。用拇指和食指分开上、下眼睑,露出眼球.用手电筒光照射瞳孔,瞳孔立即缩小,移去光源或闭合眼睑后,瞳孔迅速复原。

正常瞳孔收缩和扩张是由虹膜平滑肌(收缩平滑肌和舒张平滑肌)组成,受植物神经支配和调节。瞳孔有环形走向的瞳孔括约肌(副交感神经支配)以及较薄的瞳孔开大肌(交感神经支配)调节瞳孔的大小。正常时瞳孔受这二组相对抗的肌群控制。当交感神经兴奋时,瞳孔扩大;当副交感神经兴奋时,瞳孔缩小。

2. 瞳孔的生理变化

正常瞳孔大小与年龄、屈光、生理状态、外界环境等因素有关。1 岁以内的婴儿瞳孔最小,儿童和青少年期瞳孔较大,以后逐渐变小;近视眼瞳孔大于远视眼;交感神经兴奋时(如惊恐、疼痛等)瞳孔扩大,副交感神经兴奋时(如深呼吸、脑力劳动、睡眠等),瞳孔缩小。

3. 异常瞳孔的观察

(1)瞳孔扩大:瞳孔直径 >5mm 称瞳孔扩大。常见有青光眼、颠茄类药物中毒、中枢性损害。还有某些滴眼剂,如肾上腺素、麻黄素、阿托品、东莨菪碱可使瞳孔扩大。

(2)瞳孔缩小:瞳孔直径 <2mm 称瞳孔缩小。常见于有机磷中毒、吗啡、氯丙嗪等药物中毒、葡萄膜炎、中枢性损害。还有某些滴眼剂,如毛果芸香碱、乙酰胆碱、麦角胺等可使瞳孔缩小。当桥脑出血时,可出现针尖样瞳孔,具有诊断价值。

(3)两侧瞳孔大小不等:提示颅内病变,如脑肿瘤、颅内出血、脑疝等。

(4)瞳孔对光反应改变:当用手电筒照射瞳孔时,其变化很小,而移去光源后瞳孔仅略增大,称为瞳孔对光反应迟纯。当瞳孔对光照射刺激毫无变化,称为对光反应消失。多为病情急剧变化或临终期的表现。

(康建蓉)

第五节　排便患者的护理

一、患者排便观测

(一)一般概念

1. 便秘

排便次数减少,每 2～3d 或更长时间 1 次,无规律性,粪质干硬,常伴有排便困难。

2. 腹泻

肠蠕动增快,排便次数增多,粪质稀薄不成形。

3. 大便失禁

肛门扩约肌不受意识控制而不自主地排便。

(二)粪便的观察

1. 正常粪便

成人每日排便 1～2 次,平均量 150～200g,粪便柔软成形,呈黄褐色。

2. 异常粪便

(1)形状:当消化不良或急性肠炎时,排便次数增多,呈糊状或水样便;当便秘时,粪便干结坚硬,有时呈粟子样;直肠、肛门狭窄或部分肠梗阻时,粪便呈扁条状或带状。

(2)颜色:柏油样便见于上消化道出血;暗红色便见于下消化道出血;陶土色便见于胆道完全阻塞;果酱样便见于阿米巴痢疾或肠套叠;粪便表面鲜红或排便后有鲜血滴出,见于肛裂或痔疮出血。

(3)气味:酸臭味见于消化不良;腐臭味见于直肠溃疡、肠癌;腥臭味见于上消化道出血。

（4）混合物：粪便中混有大量黏液常见于肠炎；伴有脓血常见于痢疾、直肠癌；肠道寄生虫患者的粪便中可查见蛔虫、蛲虫等。

（三）护理措施

1. 便秘

（1）心理护理：了解患者的心态和排便习惯，给予耐心解释和指导。

（2）提供排便的环境。

（3）取适当的体位和姿势。

（4）腹部按摩，刺激肠蠕动，帮助排便。

（5）按医嘱给予口服缓泻剂。

（6）保健指导

①向患者讲解有关排便的知识，养成定时排便的习惯；

②建立合理的食谱，多吃含膳食纤维多的食物，多饮水，适当摄取油脂类食物；

③安排适量的活动；

④对于某些特殊患者，有计划地训练其床上使用便器；

⑤使用简易通便剂，软化粪便、润滑肠壁、刺激肠蠕动，促进排便；

⑥上述方法无效时，遵医嘱给予灌肠。

2. 腹泻

（1）卧床休息。

（2）饮食护理：鼓励患者饮水，给予清淡的流质或半流质饮食。腹泻严重时暂禁食。

（3）防治水和电解质紊乱，及时补充水分及电解质。

（4）肛周护理：便后用温水清洗，肛门周围涂油膏。

（5）观察粪便的次数和性质，及时记录，需要时留取标本送检。

（6）疑为传染病时，按隔离原则护理。

3. 大便失禁

（1）心理护理和室内环境：同尿失禁护理。

（2）皮肤护理：床上铺橡胶单及中单，每次便后用温水洗净肛门周围及臀部皮肤，保持清洁干燥，预防褥疮的发生。

（3）观察排便反应，帮助患者重建排便的控制能力。

（4）保健指导：教会患者进行盆底肌收缩运动锻炼，以逐步恢复肛门扩约肌的控制能力（同尿失禁护理）。

二、患者灌肠护理程序

（一）相关知识

1. 不保留灌肠

将一定量的溶液由肛门经直肠灌入结肠，刺激肠蠕动，清除肠腔粪便和气体。包括大量不保留灌肠、小量不保留灌肠、清洁灌肠。

2. 保留灌肠

自肛门灌入药液，保留在直肠或结肠内，通过肠黏膜吸收，达到治疗目的。

（二）护理程序

1. 护理评估

（1）衰弱的老幼患者、妊娠、急腹症、消化道出血、各种严重疾病晚期患者均不宜做不保留灌肠。

（2）肛门、直肠、结肠手术后以及排便失禁患者不宜作保留灌肠。

（3）肝昏迷患者忌用肥皂水灌肠。

（4）心衰或钠潴留患者禁用生理盐水灌肠。

2. 护理问题

肠道清洁不彻底有影响手术如期进行的可能；有肠穿孔的潜在危险。

3. 护理措施

（1）灌肠过程中尽量少暴露患者的肢体，防止受凉。

（2）随时观察病情变化，如患者出现脉速、面色苍白、出冷汗、剧烈腹痛、心慌气急等情况，应立即停止灌肠，与医生联系及时处理。

（3）环境：根据季节关门窗，大房间用屏风遮挡患者，有患者进餐时应不做此操作或在治疗室完成操作。

（4）大量不保留灌肠应根据医嘱准备灌肠液，注意液体的温度、浓度、压力和量。常用灌肠溶液为 0.1% ～0.2% 肥皂水、生理盐水。成人每次用量为 500～1000ml（腹部与骨盆手术患者不超过 300ml）；老年人 500～800ml；小儿 200～500ml；新生儿 50～100ml；伤寒患者少于500ml。溶液温度以 39℃～41℃为宜，降温时用 28℃～32℃，中暑患者用 4℃等渗盐水。

患者取左侧卧位，屈膝（上腿弯曲向前与腹部呈 90°，下腿与腹部呈 135°），肛门括约肌松弛患者可取仰卧位，腰下放一橡皮软枕，臀下置便盆。

肛管插入深度成人 7～10cm，小儿 3～6cm。灌肠筒液面高于肛门 40～60cm，清洁灌肠小于40cm，伤寒、慢性阑尾炎患者以及保留灌肠时均不能超过 30cm。操作中如液体流入受阻，可稍移动肛管，必要时检查有无粪块阻塞，如果患者有便意应将压力适当放低，并嘱患者深呼吸。

灌肠后嘱患者尽量保留 5～10min 后排便。降温灌肠保留 30min 后排便，排便后 30min 再复测体温，并记录。

（5）小量不保留灌肠：常用溶液为"1、2、3"灌肠液（50% 硫酸镁 30ml + 甘油 60ml + 温开水 90ml）或甘油加温开水各 60～90ml。一般保留 10～20min 后排便。

（6）保留灌肠：常用溶液为镇静解痉剂、肠道杀菌剂。溶液量不超过 200ml。

保留灌肠患者卧位与病变部位有关，灌肠时臀部抬高 10cm，使液体易于保留。细菌性痢疾病变在乙状结肠处，应左侧卧位；阿米巴痢疾病变在回盲部，应右侧卧位。

保留灌肠宜在睡前进行,肛管插入深度为 10~15cm。灌入镇静剂及退热剂时,溶液不可加温。灌肠后嘱患者尽量保留 1h 后排便。

(7)用物:治疗盘内盛灌肠筒一套,遵医嘱准备溶液,注洗器,大、小量杯,水温计,治疗碗内盛合适肛管 2 根、无菌纱布 2 块、血管钳、棉签、润滑剂、弯盘、卫生纸、一次性手套(或指套)。保留灌肠另备治疗碗内盛 15~20ml 温开水或生理盐水。

另备屏风、灌洗架、便盆,必要时备绒毯。

4. 操作步骤

(1)携用物至床旁,向患者解释,以取得合作。

(2)做好周围环境准备,嘱患者排尿,保留灌肠的患者嘱其先排便(必要时协助)。

(3)协助患者取合适卧位,脱裤至膝部,侧卧位时将患者臀部移近床沿,将卫生纸垫于臀下,弯盘置于臀旁。

(4)将灌肠筒挂于灌洗架上,肛管前端涂润滑剂,排气后夹紧皮管,显露肛门,请患者做排便动作,将肛管轻缓插入至所需深度,固定肛管使溶液缓缓流入,注意流速及患者情况。

(5)溶液即将完毕,夹紧皮管,用卫生纸包住肛管缓缓拔出。擦净肛门,协助患者平卧,嘱其按要求保留一定时间后再排便。不能下床的患者助其坐上便盆,将卫生纸和信号灯开关放在易取处;重症患者守至便毕。

(6)便毕及时取出便盆,并观察大便性状、颜色及量,必要时留取标本送检。整理床单位,协助患者洗手。清理用物,开窗换气。

(7)记录灌肠结果:1/E 表示灌肠后排便 1 次;0/E 表示灌肠后无排便;$1\frac{1}{E}$ 表示自行排便 1 次,灌肠后又排便 1 次。

5. 效果评价

达到清洁肠道及治疗目的,无肠出血、肠穿孔等并发症发生。

(康建蓉)

第六节　排尿患者的护理

(一)尿的形成

尿是由肾单位和集合管协同活动而形成的。流经肾小球的血浆通过滤过膜的滤过,除了血细胞和绝大部分血浆蛋白以外的成分都被滤入肾小囊的囊腔,此滤过的液体称为原尿。据测算,人两侧肾脏 24h 的原尿约为 180L,其晶体渗透压与血浆渗透压完全相等。原尿进入肾小管后经肾小管、集合管的选择性重吸收处理,约 94% 水分被重吸收,只有 1% 水分成为终尿被排出体外。因此,肾小球的滤过、肾小管与集合管的分泌(或排泄)是尿生成过程的三个相联系的环节。

肾脏的泌尿功能是排除机体大部分尾产物以及进入体内的异物;调节细胞内外液量和

血液的渗透压;保留体液中的重要电解质;如钠、钾、碳酸氢盐以及氯离子等;排出过剩的电解质,尤其是氢离子。

（二）排尿生理与排尿反射

排尿是使肾脏滤过的废物经输尿管贮存在膀胱达到一定量时引起反射动作,经尿道排空膀胱的过程。

膀胱的逼尿肌和括约肌受交感和副交感神经支配。主要有以下三种神经,包括:盆神经,其中含副交感神经纤维,兴奋时使逼尿肌收缩,内括约肌松弛,促进排尿;由腰髓发出的交感神经纤维经腹下神经达到膀胱。兴奋时使逼尿肌松弛,内括约肌收缩,阻抑尿的排放;阴部神经支配膀胱括约肌,兴奋时可使外括约肌收缩,这一作用受意识控制。在正常情况时,成年人膀胱平均容量为 300～500ml。膀胱逼尿肌受副交感神经兴奋冲动的影响处于轻度收缩状态,使膀胱内压经常保持在 0.98kPa（10cmH$_2$O）以下。即使膀胱内尿量增加,由于膀胱粘膜上皱襞有较大伸展性,膀胱内压虽略有上升但不会超过 0.98kPa（10cmH$_2$O）。当膀胱内尿量增加到 400～500ml 时,膀胱内压才明显升高。膀胱内尿量增加到 700ml 时,膀胱内压可增至 3.43kPa（35cmH$_2$O）,此时排尿欲明显增加,但可有意识地控制排尿。直至膀胱内压达 6.85kPa（70cmH$_2$O）时,排尿反射无法被控制,而不得不排尿。因膀胱充盈到一定程度贮尿约 400～500ml 时,膀胱壁的牵张感受器受到刺激兴奋性增高,冲动沿盆神经传入到达骶髓的排尿反射初级中枢;冲动也达到脑干和大脑皮层的排尿反射高级中枢,产生尿欲。排尿反射进行时,冲动沿盆神经传出,引起逼尿肌收缩,内括约肌松弛,尿液进入后尿道。此时尿液也可以刺激尿道感受器使冲动再次沿盆神经传到骶髓排尿反射初级中枢,以加强排尿并反射性抑制阴部神经,使膀胱外括约肌开放,于是尿液被强大的膀胱内压驱出。在排尿时腹肌、膈肌、尿道海绵体肌的收缩均有助于尿液的排出。

（三）影响正常排尿的因素

除泌尿道本身的因素外,影响正常排尿的主要因素有以下几点:

1. 心理因素

当无排尿的合适环境和机会时,脊髓的初级排尿中枢会受到大脑皮层的抑制,控制排尿反射活动。排尿也受暗示的影响,任何听、视或躯体感觉的刺激,均能引起排尿反射的加强或抑制。焦虑、紧张即可引出排尿又可阻碍排尿,如出现尿急、尿频或尿潴留。

2. 个体差异

个体的排尿习惯如姿势,可帮助排尿反射,当习惯受到影响后排尿即可受阻;自动的排尿训练可影响到成年后排尿习惯;文化素养也可影响排尿,如排尿最重要的文化规则是需要遮挡,否则不能正常排尿。

3. 液体的摄入

肾脏的功能之一是维持体液平衡,机体的体液状况是影响排尿的重要因素。若液体平衡的所有其他变量不变,产尿量直接与摄入量有关,与摄入液体的种类有关,如饮入咖啡、茶、酒类饮料有助于利尿,高盐食物及饮料使其保留液体而致产尿减少。摄入液体的时间可决定或妨碍正常排尿习惯,睡前饮入大量液体或含水量高的水果,必然导致夜尿次数增加。大量排汗必然以尿量减少来调节体液平衡。

4. 手术与创伤

外科手术过程患者处于缺水状态,术中可有更多的液体丢失,因此产尿量减少;手术中使用的麻醉剂既可减少肾小球的滤过率又干扰排尿反射的进行,有些患者会出现尿潴留;手术或创伤损伤泌尿系统或周围组织,使通路受阻妨碍排尿。

5. 其他因素

内分泌的改变如在妇女月经周期前保留液体使尿量减少,月经周期开始后有一个时期多尿;妊娠时胎儿可压迫膀胱使母体排尿次数增加;男性前列腺肥大渐渐压迫尿道,可出现排尿困难,尿排不尽之感觉。

（四）对排尿异常的观察

排尿或贮尿任何一方发生障碍时,均可出现排尿异常。临床常见多尿、少尿或无尿、尿频、尿急、尿痛、尿潴留、尿失禁等。24h 尿量经常超过 500ml 时称为多尿,可由内分泌代谢障碍、肾小管浓缩功能不全、精神因素引起。24h 尿量少于 400ml 称为少尿。24h 尿量少于 100ml 或 12h 内完全无尿称为无尿。少尿或无尿可由肾小球滤过率或肾小管重吸收量发生异常引起,分为肾前性、肾性、肾后性三类。排尿次数过多者为尿频,病理性尿频常由膀胱炎性反应或机械性刺激引起。有尿意即迫不及待要立即排尿者为尿急,起因于膀胱三角或后尿道的刺激。排尿时病损处受刺激所产生的痛感称尿痛。膀胱中尿液充盈过多而不能自动排出称尿潴留,多为腰骶部脊髓损伤使排尿反射初级中枢活动发生障碍所致,也可因尿液流出受阻引起尿潴留。当脊髓受损,初级中枢与大脑皮层失去功能联系时,使排尿失去意识控制可出现尿失禁。

对上述排尿异常患者既要肉眼观察尿量、尿的次数、尿的颜色、透明度、比重、酸碱度、气味,又要随时留取尿标本进行尿的生化和细胞学检查,以监测患者排尿异常的程度。

（五）排尿异常的护理

1. 一般护理

（1）解除思想顾虑:教育患者,使其了解除必须限制液体摄入量的疾病外,每人每天平均摄入 1200～1500ml 液体,某些疾病还需增加液体入量以保证机体的正常需要量。解除患者因怕增加排尿次数而减少摄入液体量的顾虑。

（2）保持习惯性排尿模式:患者住院后改变了以往的生活环境,会出现很多不适应情况,故保持患者习惯的排尿时间、方式、体位、姿势,采取必要的遮挡,促使患者放松,有助于排尿。

2. 尿潴留患者的护理

尿路机械性梗阻、腹部手术后起床过晚、液体摄入过少以及某些心理因素均可引起尿潴留。其症状主要是膀胱充满无尿液排出,并伴有下腹胀痛、烦躁、紧张、焦虑。

解除尿潴留的措施:

（1）促使患者思想放松:采取适当体位,热敷,建立排尿条件反射。如听流水声、温水冲洗会阴,采用针刺关元、中极、气海、曲骨、三阴交或艾灸关元、中极穴等方法。

（2）按摩法与按压法协助排尿:若患者一般情况好,术者可将手置于下腹部,轻轻推揉膀胱10～20次,使腹肌松弛。然后再用手掌自膀胱底向尿道方向推移按压,力量由轻到重逐渐加压,切忌用力过猛损伤膀胱,另一手掌按压关元、中极穴以促进排尿。若有尿液排出待尿液排空后再放松按压。无尿液排出时可重复此法,但不得强行按压。年老体弱、高血压患者慎用此法。

按压"利尿穴"（约在神阙穴与曲骨穴的中点）治疗尿潴留的效果较好。方法是拇指按压穴位后逐渐加压自尿排出至排尿结束。

（3）导尿术:上述方法均不能解除尿潴留时可采用导尿术。

1）尿道的解剖特点:男性尿道平均长18cm,管径平均5～7mm,全长可分为前列腺部、膜部、海绵体部。在行程中有三个狭窄:即尿道内口、膜部和尿道外口;三个膨大:即前列腺部、尿道球部和尿道舟状窝;两个弯曲:即耻骨前弯为可变弯曲,耻骨下弯为恒定不变弯曲。女性尿道长3～5cm,起于尿道内口,开口于阴蒂与阴道之间。置导尿管时应根据尿道解剖特点实施操作,方能提高导尿术成功率。

2）用物:无菌物品:大持物钳1把、0.1%新洁尔灭溶液、手套,导尿包内有导尿管2根（型号、质地根据需要而定）、弯血管钳2把、治疗碗2只、弯盘1只、孔巾1条、纱布2块、润滑油棉球瓶1个、无菌标本瓶1个、棉球8个;一般物品治疗盘、弯盘、橡皮布、杂用巾各1个（块）;必要时备留置尿瓶（袋）全套、大量杯、便器、备皮用具等。

3）女患者导尿法:导尿术前须清洗外阴部。病情较轻者嘱患者自理,病情较重者由护士给予会阴冲洗。

护士按要求着装,洗手后准备导尿盘,携用物至床旁,查对,向患者说明来意,遮挡患者,脱去远侧裤腿盖于近侧腿上,远侧腿用被盖好,取仰卧屈膝位,铺橡皮布、杂用巾于患者臀下,导尿盘竖置于两腿间,取出消毒用物（包括弯盘、治疗碗内盛消毒液浸泡棉球7个、血管钳1把、纱布1块）,用纱布包裹左手拇、食指,分离大阴唇,右手持血管钳夹棉球,按中两侧中两侧中的顺序消毒会阴部,污物移至床尾。打开治疗盘半覆盖的治疗巾铺于两腿间,戴无菌手套后铺无菌孔巾,润滑导尿管,将治疗碗置于会阴前,分离小阴唇再次消毒尿道口后,将导尿管缓慢插入尿遭4～6cm,即见尿后,再插入1～2cm。必要时留取标本。尿潴留时每次放尿量在750ml以内,超过1000ml时会因膀胱内压迅速下降引起膀胱粘膜急剧充血导致血尿及腹腔内压力突然下降产生虚脱。放出尿流后根据需要留置尿管或拔出尿管。需要留置尿管时接好留置尿瓶或袋,脱手套,固定导尿管,擦净外阴,整理用物及床单位,记录尿量,协助患者取舒适体位。

4）男患者导尿法:与女患者导尿法不同点是取出消毒用物后,左手持纱布包裹阴茎并提起。右手持血管钳夹棉球从尿道口环形向上消毒至冠状沟以上。共3～4次,再将阴茎到阴囊分别消毒;插入导尿管前,戴无菌手套,左手持无菌纱布包裹阴茎并提起约与腹壁呈60°。再次消毒尿道口,将导尿管缓慢插入尿道20～22cm,即见尿后再插入1～2cm。

导尿术常可引起医源性感染,在可能情况下尽量避免这一操作,必须采用时要严格执行无菌技术,以防医源性感染。

（4）导尿术常见的问题

1）尿道口异位:常见异位在阴道口左上方、右上方处、阴道口平行处或阴道上方紧贴阴道口处。有的被小阴唇边缘遮盖很难辨认。故在导尿时若找不到尿道口,应考虑尿道异位的可能。可在阴道口周围仔细观察,若发现与正常粘膜不同的突起、凹陷或裂隙,可在此处重新消毒试插。

2）尿道括约肌痉挛:常见于未婚女患者,由于羞涩、恐惧、精神过度紧张所致。当尿管插入2~3cm时,主诉疼痛难忍,插入困难。此时应做好解释工作,嘱其配合治疗外,可向部分已插入尿管内注入2%普鲁卡因或利多卡因1~2ml,然后将尿管拔出。更换无菌导尿管后重新插入。

3）尿道异常:常见有先天性尿道畸形,获得性尿道狭窄等,此种情况一般需外科处理。

4）前列腺肥大:前列腺中叶肥大容易阻塞尿道内口,引起排尿困难。两侧叶肥大可使前列腺部尿道弯曲、伸长并受挤压而变形、狭窄。也可造成排尿困难。此种患者插入导尿管出现困难时,泌尿外科可用尿道探子扩张尿道,然后用金属导尿管导尿。另外,有人报道可采用将食指插入肛门。于前列腺中间沟处触及导尿管前端,轻轻用力向前上方顶按,徐徐向前推进,导尿管可顺利插入膀胱。但瘢痕性尿道狭窄或狭窄严重者不宜采用此法,以免损伤直肠粘膜。

（5）耻骨上膀胱穿刺术:急性尿潴留导尿未成功者、小儿、年老体弱不宜施导尿术者均可采用此法做临时急救措施解除尿潴留。膀胱充盈时下腹部皮肤常规消毒,在正中线耻骨联合上缘一横指处行局部麻醉后用长穿刺针向后下倾斜刺入膀胱,抽吸尿液即可。过多膨胀的膀胱抽吸宜缓慢,以免膀胱内减压过速产生血尿及虚脱。也可用粗针头或套管针穿刺后,经穿刺针将细塑料管或硅胶管送入膀胱进行引流。

3. 尿失禁患者的护理

膀胱内的尿液失去控制而随时流出称尿失禁。尿失禁可分为:

（1）真性尿失禁:即为尿道括约肌损伤或神经功能失调,控制尿的能力丧失,尿液淋漓,膀胱内无存尿。

（2）假性尿失禁:尿道梗阻或膀胱收缩无力,排尿障碍导致尿潴留,待膀胱过分膨大,尿液被迫外溢。

（3）压力性尿失禁:尿道括约肌松弛,当腹压骤然增加时,造成少量尿液外溢,多见于女性。

尿失禁患者心理创伤严重,精神苦闷,伤害自尊,尿液淋漓给生活带来不便,所以此类患者除应进行内外科的治疗加以矫正外,护理工作应注意以下几点:

1）膀胱功能训练程序:包括使患者树立信心,确信治疗会解决尿失禁的问题。若病情允许应维持每天液体摄入量,液体可在白天间隔时间摄入,睡前要限制液体摄入。增加腹肌、膈肌及有关肌肉运动。协助定时排尿。

2）皮肤护理：尿液长期浸润皮肤，使皮肤角质层变软而失去正常防御机能，加之尿中氨对皮肤的刺激，患者容易出现皮疹和褥疮。所以可使用尿布以免尿湿衣服；皮肤经常保持清洁干燥，勤换衣、裤、床单；局部皮肤可外涂油膏以保护皮肤。

3）尿液引流：尿失禁的男性患者可定时置尿壶接尿，也可用阴茎套体外引流。用阴茎套体外引流时固定阴茎用的胶布勿过紧以免影响血流，每天要定时取下阴茎套清洗阴茎并暴露于空气中。

（康建蓉）

第七节　危重患者的护理

一、危重患者常见的护理问题

1. 有误吸的危险　与意识障碍、咳嗽及吞咽反射减弱或消失等有关。

2. 有皮肤完整性受损的危险　与长期卧床、营养不良、意识障碍等有关。

3. 营养失调　低于机体需要量，与机体分解代谢增强、摄入量减少有关。

4. 自理缺陷　与患者体力及耐力下降、意识障碍等有关。

5. 有受伤的危险　与意识障碍有关。

6. 尿潴留　与膀胱逼尿肌无力、缺乏隐蔽环境有关。

7. 完全性尿失禁　与意识障碍等有关。

8. 便秘　与摄入量减少、不活动等有关。

9. 排便失禁　与意识障碍、直肠括约肌失控、认知受损等有关。

10. 焦虑　与面临疾病威胁有关。

二、危重患者的支持性护理

1. 严密观察病情变化，做好抢救准备

护士须密切观察患者的生命体征、意识、瞳孔及其他情况，随时了解心、肺、脑、肝、肾等重要脏器的功能及治疗反应与效果，及时、正确地采取有效的救治措施。

2. 保持呼吸道通畅

清醒者应鼓励定时做深呼吸或轻拍背部，以助分泌物咳出；昏迷患者常因咳嗽、吞咽反射减弱或消失，呼吸道分泌物及唾液等积聚喉头，而引起呼吸困难甚至窒息；故应使患者头偏向一侧，及时吸出呼吸道分泌物，保持呼吸道通畅。并通过呼吸咳嗽训练、肺部物理治疗、吸痰等，预防分泌物淤积、坠积性肺炎及肺不张等。

3. 加强临床基础护理

（1）眼部护理：对眼睑不能自行闭合者应注意眼睛护理，可涂眼药膏或覆盖油性纱布，以防角膜干燥而致溃疡、结膜炎。

（2）口腔护理：保持口腔卫生，增进食欲。对不能经口腔进食者，更应做好口腔护理，防止发生口腔炎性反应、口腔溃疡、腮腺炎、中耳炎、口臭等。

（3）皮肤护理：做到"六勤一注意"，即：勤观察、勤翻身、勤擦洗、勤按摩、勤更换、勤整理，注意交接班。

4. 患者肢体被动锻炼

病情平稳时，应尽早协助患者进行被动肢体运动，每天 2～3 次，轮流将患者的肢体进行伸屈、内收、外展、内旋、外旋等活动，并同时作按摩，以促进血液循环，增加肌肉张力，帮助恢复功能，预防肌腱、韧带退化、肌肉萎缩、关节僵直、静脉血栓形成和足下垂的发生。

5. 补充营养和水分。

6. 维持排泄功能

协助患者大小便，必要时给予人工通便及在无菌操作下行导尿术。留置尿管者执行尿管护理常规。

7. 保持导管通畅

危重患者身上有时会有多根引流管，应注意妥善固定、安全放置，防止扭曲、受压、堵塞、脱落，保持其通畅，发挥其应有的作用。同时注意严格执行无菌操作技术，防止逆行感染。

8. 确保患者安全

对谵妄、躁动和意识障碍的患者，要注意安全，合理使用保护具，防止意外发生。牙关紧闭、抽搐的患者，可用牙垫、开口器，防止舌咬伤，同时室内光线宜暗。工作人员动作要轻，避免因外界刺激而引起抽搐。准确执行医嘱，确保患者的医疗安全。

9. 心理护理

（1）态度要和蔼、宽容、诚恳、富有同情心；语言应精练、贴切、易于理解；举止应沉着、稳重；操作应娴熟认真、一丝不苟，给患者充分的信赖感和安全感。

（2）在进行任何操作前均应向患者做简单清晰的解释，取得配合。

（3）语言沟通障碍者，应注意患者的非语言行为，并与患者建立其他有效的沟通方式，鼓励患者表达其感受，保证与患者的有效沟通。

（4）多采取"治疗性触摸"，以引起患者注意，传递关心、支持或接受的信息给患者，并能帮助患者指明疼痛部位，确认其身体的完整性和感觉存在。

（5）减少环境因素刺激，如病室光线宜柔和，夜间降低灯光亮度，使患者有昼夜差别感，防止睡眠剥夺；病室内应安静，工作人员应做到"四轻"，即说话轻、走路轻、操作轻、关门轻；在操作检查治疗时，应注意保护患者隐私。

（康建蓉）

第八节　静脉输液的护理

静脉输液是利用液体静压的物理原理,将一定量的无菌溶液、药液直接滴入静脉内的方法。

(一)相关知识

1. 静脉输液的目的

纠正水电解质失调,维持酸碱平衡;补充营养,供给热量;输入药物,治疗疾病;增加血容量,维持血压;利尿消肿。

2. 输液速度计算方法

(1)已知每小时输液量,计算每分钟滴数:

$$每分钟滴数 = \frac{每小时输入量 \times 每毫升相当滴数(15 滴)}{60(min)}$$

(2)已知每分钟滴数,计算每小时输入量:

$$每小时输入量 = \frac{每分钟滴数 \times 60(min)}{每毫升相当滴数(15 滴)}$$

3. 输液不滴的处理方法

(1)针头滑出血管外:重新穿刺。

(2)针头斜面紧贴血管壁:调整针头位置或变换体位,至点滴通畅为止。

(3)针头阻塞:更换针头重新穿刺。勿挤压,因易将针头内的血栓挤入静脉内。

(4)压力过低:抬高输液瓶的位置。

(5)静脉痉挛:热敷注射部位上端血管,以解除静脉痉挛。

4. 滴管内液面过高的处理方法

(1)取下输液瓶,倾斜液面,使插入瓶内的针头露于液面上,等溶液缓缓流下,至滴管露出液面,再将瓶挂于输液架上。

(2)夹住滴管上端输液管,开放滴管侧孔,待液面自行下降后,封闭侧孔,松开输液管。

5. 滴管内液面过低

折叠夹紧滴管下端输液管,同时挤压塑料滴管,至液面升高至滴管1/2处。

6. 滴管内液面自行下降

检查滴管及滴管上端输液管有无漏气或裂隙,必要时更换输液器。

7. 小儿头皮静脉的特点

小儿头皮静脉分支多,互相沟通,交错成网,浅表易见,不易滑动,便于固定。与动脉的鉴别方法见表2-2。临床常选择颞浅静脉、额静脉、耳后静脉、枕静脉进行注射。

表 2－2　小儿头皮静脉与动脉的鉴别

类型	头皮静脉	头皮动脉
外观	微蓝色	正常肤色或浅红色
搏动	无	有
管壁	薄,易被压瘪	厚,不易被压瘪
活动度	不易滑动	易滑动
血流方向	向心	离心

8. 注意事项

根据病情需要,合理安排输液,以尽快达到输液目的,同时注意配伍禁忌。长期输液者注意保护和合理使用静脉,一般从远心端小静脉开始。输液前应尽量排尽空气,药液滴尽前要按需及时更换溶液瓶或拔针,严防造成空气栓塞。输液过程中加强巡视,了解患者有无不适及输液通畅情况。需 24h 连续输液者,应每天更换输液器。根据病情、药物性质、浓度和年龄调节输液速度,一般成人 40～60gtt/min;儿童 20～40gtt/min;年老体弱、婴幼儿、心肺功能差者,速度宜慢;严重脱水、血容量不足、心肺功能好者,速度可酌情加快;高渗盐水、含钾药物、血管活性药等,滴入速度宜慢。进行静脉高价营养输液,需特别注意配制药液无菌及用过滤器将空气过滤。

9. 输液反应及护理

(1)发热反应

1)原因:输入含致热源物质,输入的溶液或药物制品不纯,消毒保存不良。

2)症状:发冷、寒战、发热。重者可伴有恶心、呕吐、头痛、脉速等症状。

3)护理:严格检查药液质量、输液用具的包装及灭菌的有效期等,防止致热源进入体内;减慢输液滴速或停止输液,及时与医生联系;对症处理,寒战时保暖,高热时给予物理降温。

4)按医嘱给予抗过敏药物或激素治疗。

5)保留余液和输液器做细菌培养。

(2)循环负荷过重(肺水肿)

1)原因:输液速度过快,短时间内输入过多液体,使循环血容量急剧增加,心脏负荷过重。

2)症状:患者突然出现呼吸困难、气促、咳嗽、咯粉红色泡沫样痰,严重时痰液从口鼻涌出,两肺可闻及湿啰音。

3)护理:严格控制输液速度和输液量,对心、肺疾患及老人、儿童尤应慎重。发现肺水肿症状应立即停止输液,及时与医生联系进行紧急处理。患者取端坐位,两腿下垂,以减少回心血量,减轻心脏负担。加压给氧,同时给予 20%～30% 乙醇湿化吸氧,改善肺部气体交换,迅速减轻缺氧症状。按医嘱给予镇静剂、扩血管药物和强心剂等。必要时进行四肢轮流结扎,以阻断静脉血流,但动脉血流仍通畅。每隔 5～10min 轮流放松一侧肢体的止血带。对无贫血的患者,可通过静脉放血200～300ml,以减少回心静脉血流。

（3）静脉炎

1）原因:长期输入高浓度、刺激性强的药液,或静脉内长时间放置刺激性大的塑料管,引起局部静脉壁的化学炎性反应;输液过程中,未严格执行无菌操作而导致局部静脉的感染。

2）症状:沿静脉走向出现条索状红线,局部组织发红、肿胀、灼热、疼痛,有时伴有畏寒、发热等全身症状。

3）护理

①严格执行无菌操作,对血管壁有刺激性的药物应充分稀释后应用,并防止药物溢出血管外。有计划地更换注射部位,以保护血管;

②患肢抬高并制动,局部用95%乙醇或50%硫酸镁行热湿敷。超短波理疗。根据医嘱给予抗生素。

（4）空气栓塞

1）原因:各种原因使空气进入静脉内,随血流经右心房到右心室,如空气量少,则被右心室压入肺动脉,最终被肺的毛细血管吸收;如空气量大,则阻塞在肺动脉口,使血液不能进入肺内,引起严重缺氧,甚至立即死亡。

2）症状:患者感到胸部异常不适,随即出现呼吸困难和严重紫绀,听诊心前区可闻及一个响亮的、持续的"水泡声"。

3）护理:输液前排尽空气.输液过程中密切观察,加压输液或输血时应专人守护,防止空气栓塞的发生。如有上述症状,应立即置左侧卧位和头低足高位。氧气吸入。

（二）操作步骤

1. 密闭式输液法

（1）用物同静脉注射法。治疗盘内加备:无菌容器盛无菌纱布数块,一次性输液器1个,网套,必要时备夹板、绷带。另备:输液架、按医嘱备药液、输液卡。

（2）携输液架至病房,向患者解释,取得合作,协助患者排便。

（3）准备用药,将瓶上浮尘擦净,备好胶膏。操作者洗手,戴口罩。

（4）核对瓶签上药名、浓度、剂量、有效期。

（5）检查瓶口封盖有无松动,瓶体有无裂隙,溶液内有无沉淀,浑浊,变色。

（6）打开溶液瓶盖中央,套上网套。

（7）常规消毒瓶塞,将输液管与通气管插入瓶内,塑料袋不取下,一同放于输液盘内。

（8）将输液用物携至床旁,核对床号、姓名,并将输液瓶挂于输液架上(液平面离床高度60～100cm)。

（9）排尽空气,并检查皮管内有无气栓。

（10）同静脉注射法程序（2）～（3）。

（11）穿刺成功后,松止血带,嘱患者松拳,松活塞。

（12）固定针头,用无菌纱布覆盖针眼,调节滴速并填写输液卡（时间、速度、签名），挂于输液架上。再次查对。

（13）经常观察患者输液情况，及时添加药液。

（14）输液毕，带拔针盘（棉签、止血带、弯盘）拔针，用棉签稍压针眼片刻。

（15）清理用物，整理病床单位。

2. 开放式静脉输液法

（1）同密闭式输液法操作步骤(1)~（5）。

（2）打开溶液瓶盖，消毒瓶塞及瓶颈。取出输液瓶并折叠输液管，按取用无菌溶液法倒入30~50ml溶液，冲洗输液瓶及输液管。倒入所需溶液，盖好瓶盖，待液体流入滴管的1/3处时，排尽管内空气，接针头备用。

（3）按密闭式输液法进行输液。

（4）经常观察患者输液情况，及时添加药液（注意溶液瓶勿污染输液瓶口），如需在输液瓶中加药，应用注射器抽吸药液，取下针头，在距输液瓶口约1cm处注入，并轻轻摇匀药液。

（三）终末评价

一次性穿刺成功，患者满意；液体无外渗、外漏；无并发症发生。

（康建蓉）

第三篇 神经内科护理

第一章 脊髓疾病的护理

第一节 概 述

【脊髓解剖】

1. 外部结构

脊髓是中枢神经系统组成部分之一，全长 42 ~ 45cm 占据椎管上 2/3。脊髓自上而下共发出 31 对脊神经，即颈（8 对）、胸（12 对）、腰（5 对）、骶（5 对）和尾（1 对）神经，分别用 C、T、L、S 符号表示。脊髓也分为 31 个节段，但表面并无节段界线。脊髓各节段位置比相应脊椎为高，颈髓节段较颈椎高 1 节椎骨，上、中段胸髓节段较相应胸椎高 2 节椎骨，下胸髓则高 3 节椎骨，腰髓相当于第 10 ~ 12 胸椎水平，骶髓相当于第 12 胸椎到第 1 腰椎水平。腰骶段神经根几乎垂直下降形成马尾，其由 L_2 至骶尾段共 10 对神经根组成。

脊髓呈微扁圆柱形，有颈膨大（相当于 C_5 ~ T_2 水平）和腰膨大（相当于 L_1 ~ S_2 水平）两个膨大部分，由此分别发出支配上肢与下肢的神经根。腰膨大以下逐渐细削，即为脊髓圆锥，圆锥尖端伸出终丝，终止于第 1 尾椎的骨膜。

脊髓由三层结缔组织的被膜包裹，由外到内依次为硬脊膜、蛛网膜和软脊膜，硬脊膜外面与脊椎骨膜之间的间隙为硬膜外腔，其中有静脉丛与脂肪组织，硬脊膜在第 2 骶椎水平形成盲端；最内层紧贴脊髓表面，称为软脊膜；硬脊膜与软脊膜之间为蛛网膜，蛛网膜与硬脊膜之间为硬膜下腔，其间无特殊结构；蛛网膜与软脊膜之间为蛛网膜下腔，与脑内蛛网膜下腔相通，其间充满脑脊液。

脊髓表面有 6 条纵行沟裂，前正中裂深达脊髓前后径的 1/3，后正中沟伸入脊髓后索将其对称地分为左右两部分，前外侧沟与后外侧沟左右各一，脊神经的前根由前外侧沟离开脊髓，后根由后外侧沟进入脊髓。

2. 内部结构

脊髓横切面上可见由白质和灰质两种组织组成。灰质主要由神经细胞核团和一部分胶质细胞组成，呈蝴蝶形或"H"形排列在脊髓的中央，其中心有中央管；白质主要由上下行传导束及大量的胶质细胞组成，包绕于灰质的外周。

（1）"H"形灰质中间的横杆称为灰质连合，两旁的灰质分为前角和后角，C_8 ~ L_2 及

$S_{2\sim4}$ 尚有侧角（表 3 - 1）。

表 3 - 1　脊髓灰质

灰质	组成	发出的纤维	功能
前角	含有前角细胞下运动神经元	组成前根	支配各有关肌肉
后角	含有后角细胞痛、温及部分触觉的第二级神经元	接受来自背根神经节发出的后根纤维的神经冲动	
$C_8 \sim L_2$ 侧角	是交感神经细胞	经前根、交感神经径路	支配和调节内脏、腺体功能
C_8、T_1 侧角	交感纤维	①一支沿颈内动脉壁进入颅内；②另一支	①支配同侧瞳孔扩大肌、睑板肌、眼眶肌；②支配同侧面部血管和汗腺
$S_{2\sim4}$	脊髓的副交感中枢		支配膀胱、直肠和性腺

（2）白质分为前索、侧索和后索三部分。主要由上行（感觉）和下行（运动）传导束组成。例如皮质脊髓束（锥体束），传递对侧大脑皮质的运动冲动至同侧前角细胞，支配随意运动。薄束和楔束（在 T_4 以上才出现）分别传递同侧下半身、上半身深感觉与识别性触觉；脊髓小脑前后束参与维持同侧躯干与肢体的平衡与协调。

（3）脊髓的血液供应：主要有三个来源（表 3 - 2）。

表 3 - 2　脊髓的血液供应

名称	位置	供应区域	临床特征
脊髓前动脉	两侧椎动脉卢布内部分在延髓腹侧合并成一支，沿脊髓前正中裂下行，每 1cm 左右即分出 3～4 支沟连合动脉，不规则地左右交替深入脊髓。	脊髓横断面前 2/3 区域	①动脉系统末支，易发生缺血性病变；②T_4 与 L_1 两个部位是相邻两支根动脉的交界处。
脊髓后动脉	同侧椎动脉颅内部分，左右各一根，沿脊髓全长后外侧沟下行，其分支供应；脊髓后动脉并未形成一条完整连续的纵行血管。	脊髓横断面的后 1/3 区域	①血管略呈网状，分支间吻合较好；②极少发生供血障碍
根动脉	颈部椎动脉、甲状腺下动脉、肋间动脉、腰动脉、髂腰动脉和骶外诸动脉的分支沿脊神经根进入椎管，供应脊髓各段，故称根动脉。它们进入椎间孔后分为前后两股，即大多根动脉较细小，在 C_6、T_9、L_4 三处的根动脉较大。	根前、根后动脉，分别与脊髓前、脊髓后动脉吻合，由此构成围绕脊髓的冠状脉环，它们分出的分支供应脊髓表面结构及脊髓实质周部分的供血。	根动脉补充血供，使脊髓动脉不易发生缺血。

脊髓灰质前角、中央管周围和灰质后角的前半部、白质前索、前连合及侧索的深部的

血液供应主要由脊髓前、根前动脉提供；而脊髓灰质后角的表浅部分、白质后索和白质侧索的表浅部分血液供应则由脊髓后动脉、根后动脉与冠状动脉提供。

脊髓的静脉。其回流经根前静脉与根后静脉引流至椎静脉丛，再由椎静脉向上与延髓静脉相通，在胸段与胸腔内奇静脉及上腔静脉相通，在腹部与下腔静脉、门静脉及盆腔静脉多处相通。

【脊髓损害的临床表现】

1. 运动障碍（表3-3）

表3-3 运动障碍

受累部位	表现形式
皮质脊髓束	上运动神经元瘫痪
脊髓灰质前角/前根	下运动神经元瘫痪，多见于脊髓灰质炎、髓外肿瘤压迫
均有	混合性瘫痪

2. 感觉障碍（表3-4）

表3-4 感觉障碍

受累部位	表现形式
后根损害	深、浅感觉均有损害
后角损害	节段性分享性感觉障碍（同侧痛温觉障碍，深感觉及部分触觉仍保留），常见于脊髓空洞症
后索损害	同侧深感觉及部分发触觉减退或缺失，常见于脊髓结核
脊髓丘脑束	对侧痛温觉减退或缺失，深感觉保留
白质前连合	对称性节段性痛觉丧失而触觉仍保留，"感觉分离现象"，常见于脊髓空洞症、髓内肿瘤、脊髓血肿等

3. 脊髓半侧损害

引起一组临床症状称脊髓半切综合征（Brown-Sequard syndrome）。病变同侧损害节段以下上运动神经元性瘫痪，同侧深感觉障碍及病变对侧损害节段以下痛温觉减退或丧失，而触觉保持良好，病变侧损害节段以下血管舒缩功能障碍是其主要特征。需要注意的是由于后角细胞发出的纤维先在同侧上升2～3个节段后再经白质前连合交叉至对侧组成脊髓丘脑束，所以产生对侧传导束型感觉障碍的平面较脊髓受损节段的水平低。

4. 脊髓横贯性损害

临床特征是受损节段以下双侧感觉、运动全部障碍、大小便障碍及自主神经功能障碍。当脊髓受到急性严重的横贯性损害时，早期呈现脊髓休克（spinal shock），出现肌肉松弛、肌张力低、腱反射消失、病理征阴性和尿潴留等现象，一般持续1～6周；以后逐渐进入高反射期，表现为肌张力增高、腱反射亢进、病理征阳性和反射性排尿等。

5. 脊髓各节段横贯性损害

脊髓受损节段的判断主要是依据节段性症状，如节段性肌萎缩、与这一节段有关的腱反射消失、它支配的区域出现根痛或根性分布的感觉障碍，此外感觉障碍的平面及反射改变对病变节段定位也有极大的帮助。脊髓的五个主要节段损害的表现是：

（1）高颈段（$C_{1\sim4}$）：损害平面以下各种感觉缺失，四肢呈上运动神经元性瘫痪，括约肌功能障碍，四肢躯干多无汗，根痛位于枕及颈后部，咳嗽、转颈时加重。$C_{3\sim5}$损害可出现膈肌瘫痪、呼吸困难。位于颈髓内的三叉神经脊束核亦可受损，出现同侧面部外侧痛温觉丧失；副神经核受累则可出现同侧胸锁乳突肌及斜方肌瘫痪，头颈活动及提肩胛运动无力及肌肉萎缩。有些病变可由枕骨大孔波及后颅凹，引起延髓小脑症状，如吞咽困难、饮水反呛、共济失调、眩晕及眼球震颤，甚至波及延髓的心血管运动和呼吸中枢，引起呼吸循环衰竭而死亡。占位性病变可阻塞小脑延髓池而引起颅内压增高。

（2）颈膨大（$C_5 \sim T_2$）：双上肢呈周围性瘫痪，双下肢呈中枢性瘫痪，病变平面以下各种感觉缺失，括约肌障碍，上肢有节段性感觉减退或消失，可有向肩部及上肢放射性根痛。$C_8 \sim T_1$侧角受损时产生同侧 Horner 综合征，表现瞳孔缩小、眼球内陷、眼裂变小及面部出汗减少。病变节段的定位可通过上肢腱反射改变来进一步确定。例如肱二头肌反射减弱或消失而肱三头肌反射亢进提示病变在颈5或颈6，肱二头肌反射正常而肱三头肌反射减弱或消失，提示病变在颈7。

（3）胸髓（$T_{3\sim12}$）：双上肢正常，双下肢呈上运动神经元性瘫痪（截瘫），病变平面以下各种感觉缺失，出汗异常，大小便障碍，伴相应胸腹部根痛或束带感。病损的部位可通过感觉障碍水平来帮助判断，例如T_4相当于乳头水平，T_6齐剑突水平，T_8齐肋缘水平，T_{10}平脐，T_{12}与腹股沟水平。上、中、下腹壁反射对应的脊髓反射中枢分别位于$T_{7\sim8}$、$T_{9\sim10}$、$T_{11\sim12}$，故腹壁反射消失有助于定位。病变在T_{10}时，下半部腹直肌无力，上半部肌力正常，患者仰卧用力抬头时，可见脐孔被上半部牵拉而向上移动，称为Beevor征。

（4）腰膨大（$L_1 \sim S_2$）：受损时出现双下肢下运动神经元性瘫痪，双下肢及会阴部感觉丧失，大小便功能障碍，损害平面在$L_{2\sim4}$时膝反射消失，在$S_{1\sim2}$时踝反射消失，$S_{1\sim3}$受损出现阳痿。腰膨大上段受损时神经根痛区在腹股沟或下背部，下段受损时根痛表现为坐骨神经痛。

（5）脊髓圆锥（$S_{3\sim5}$）和尾节：真性尿失禁（脊髓圆锥为括约肌功能的副交感中枢）、无下肢瘫痪及锥体束征，肛门周围及会阴部皮肤感觉缺失，呈鞍状分布，髓内病变可有分离性感觉障碍，肛门反射消失和性功能障碍。

（6）马尾：损害症状及体征可为单侧或不对称，根性痛多见且严重，位于会阴部、股部或小腿，下肢可有下运动神经元性瘫痪，大小便功能障碍常不明显或出现较晚。

（武士敏）

第二节　急性脊髓炎的护理

【概述】

急性脊髓炎（acute myelitis）是脊髓白质脱髓鞘或坏死所致的急性横贯性损害。本病包括不同的临床综合征，可分为感染后脊髓炎、疫苗接种后脊髓炎、脱髓鞘性脊髓炎（急性多发性硬化）、坏死性脊髓炎和副肿瘤脊髓炎等。

【病因】

病因不清，多数患者出现脊髓症状前 1~4 周有上呼吸道感染、发热、腹泻等病毒感染症状，但脑脊液未检出抗体，神经组织亦未分离出病毒，其发生可能为病毒感染后诱发的异常免疫应答，而不是感染因素的直接作用。故亦称非感染性炎症型脊髓炎或急性横贯性脊髓炎。

【病理】

本病可累及脊髓的任何节段，但以胸段（$T_{3~5}$）最为常见，其次为颈段和腰段。病损多为局灶性和横贯性，多灶融合或散在于脊髓的多个节段，病变较少见。肉眼观察受损节段脊髓肿胀、质地变软、软脊膜充血或有炎性渗出物，切面可见受累脊髓软化、边缘不整、灰白质界限不清。镜下可见软脊膜和脊髓内血管扩张、充血，血管周围炎性细胞浸润，以淋巴细胞和浆细胞为主；灰质内神经细胞肿胀、碎裂、消失，尼氏体溶解，白质中髓鞘脱失、轴突变性，病灶中可见胶质细胞增生。

【诊断要点】

1. 临床表现

急性横贯性脊髓炎的临床特点是急性起病，病变水平以下运动、感觉和自主神经功能障碍，病变常局限于数个节段；如脊髓内有 2 个以上散在病灶称为播散性脊髓炎；如病变迅速上升波及延髓，称为上升性脊髓炎。

（1）可发病于任何年龄，青壮年较常见，无性别差异，散在发病。病前数天或 1~2 周常有发热、全身不适或上呼吸道感染症状，或有过劳、外伤及受凉等诱因。

（2）急性起病，常在数小时至 2~3d 内发展到完全性截瘫。双下肢麻木无力、病变部位根痛或病变节段束带感常为首发症状，进而发展为脊髓完全性横贯性损害，最常受累的是胸段脊髓。以下为典型表现（表 3-5）。

表 3-5　急性脊髓炎的典型临床表现

分类	临床表现
运动障碍	①早期常呈脊髓休克表现，受损平面以下肢体肌张力低、腱反射消失、病理反射阴性、腹壁反射阴性、腹壁反射及提睾反射消失，多为 2~4 周；②恢复期肌张力逐渐增高，腱反射活跃，出现病理反射，肢体肌力由远端开始逐渐恢复。

分类	临床表现
感觉障碍	病变节段以下所有感觉丧失，可在感觉消失平面上缘有一感觉过敏区或束带样感觉异常
自主神经功能障碍	①早期为大、小便潴留，出现充盈性尿失禁；②恢复期出现反射性神经源性膀胱；③损害平面以下无汗或少汗、皮肤脱悄及水肿、指甲松脆和角化过度等。

（3）上升性脊髓炎：脊髓受累节段呈上升性，起病急骤，病变常在 1 ~ 2d 甚至数小时内上升至延髓，瘫痪由下肢迅速波及上肢或延髓支配肌群，出现吞咽困难、构音不清、呼吸肌瘫痪，甚至可致死亡。

（4）脱髓鞘性脊髓炎：即急性多发性硬化脊髓型，其临床表现与感染后脊髓炎相同，但临床进展较缓慢，可持续 1 ~ 3 周或更长时间；大多数患者前驱感染不确定或无感染史。其典型临床表现是，一侧或双侧麻木感从骶部向足部和股前部或躯干扩展，并伴有该部位无力及下肢瘫痪，进而膀胱受累，躯干出现感觉障碍平面。诱发电位及 MRI 检查可发现 CNS 其他部位损害。

2. 辅助检查（见表 3 - 6）

表 3 - 6　辅助检查

检查项目	检查结果
脑脊液检查	压颈试验通畅，少数病例脊髓水肿严重可有不完全梗阻；CSF 压力正常，外观无色透明，白细胞数正常或增高，淋巴细胞为主；蛋白含量正常或轻度增高
脊柱 X 线	正常
电生理检查	①视觉诱发电位正常；②下肢体感觉诱发电位为可阴性或波幅明显减低；③运动诱发电位异常；④肌电图呈失神经改变。
MRI	病变部脊髓增粗，病变节段髓内斑点状或片状，长 T_1、长 T_2 信号，常为多发，或有融合，强度不均

【治疗】

1. 药物治疗

皮质类固醇激素急性期大剂量甲泼尼松龙短程冲击疗法，停药后可改用泼尼松口服，1 ~ 2 个月后逐步减量停用。

（1）免疫球蛋白 15 ~ 20g，静脉滴注，每日 1 次，连用 3 ~ 5 次为一疗程。

（2）抗生素：预防和治疗泌尿道或呼吸道感染。

（3）B 族维生素：有助于神经功能恢复。

（4）血管扩张剂：烟酸、尼莫地平、丹参。

（5）神经营养药：ATP、CDP、细胞色素 C。

（6）甲基酪氨酸（AMT）：预防出血性坏死。

2. 康复治疗

早期进行、被动活动、主动活动

病情不同预后的差异较大。若无合并症通常3~6个月可基本恢复，生活自理；肢体完全性瘫痪者发病6个月后EMG仍为失神经改变，MRI显示髓内广泛性信号改变，病变范围多于10个节段或下肢MEP无电反应者预后不良；合并压疮、肺或泌尿系统感染时常影响病情恢复，遗留后遗症，部分患者可死于合并症。上升性脊髓炎预后较差，可在短期内死于呼吸循环衰竭。

【护理】详见本章第七节。

（武士敏）

第三节　脊髓压迫症的护理

【概述】

脊髓压迫症是由于椎管内的占位性病变而引起的脊髓受压的一组疾病，由于病变进行性发展，脊髓、脊神经根及脊髓血管不同程度受累，出现不同程度的脊髓横贯性损害和椎管阻塞。

【病因】

1. 肿瘤

最常见，占1/3以上，起源于脊髓组织及邻近结构者占绝大多数，其次为来自肺、乳房、肾和胃肠道等的转移瘤，多为恶性肿瘤、淋巴瘤和白血病等。

2. 炎症

如化脓性、结核和寄生虫血行播散，邻近组织蔓延及直接种植（医源性）引起椎管或脊柱急性脓肿、慢性肉芽肿、脊髓蛛网膜炎及蛛网膜囊肿等。

3. 脊柱外伤

如骨折、脱位及椎管内血肿形成。

4. 脊柱退行性病变

如椎间盘脱出症、后纵韧带钙化和黄韧带肥厚等。

5. 先天性疾病

如颅底凹陷症、环椎枕化、颈椎融合畸形等，脊髓血管畸形可造成硬膜外及硬膜下血肿。

脊髓受压早期可通过移位、排挤脑脊液及表面静脉的血液得到代偿，外形虽有明显改变，但神经传导径路并未中断，可不出现神经功能受损；后期代偿可出现骨质吸收，使局部椎管扩大，此时多有明显的神经系统症状与体征。

脊髓受压的病因和速度影响其代偿机制的发挥，急性压迫通常无充分代偿的时机，脊髓损伤严重；慢性受压时能充分发挥代偿机制，病情相对较轻，预后较好。此外，病变部位亦有影响，如髓内病变直接侵犯神经组织，症状出现早；髓外硬膜外占位性病变由于硬脊膜阻挡，对脊髓压迫比硬膜内病变轻。如动脉受压而供血不足，可引起脊髓变性萎缩；静脉受压淤血引起脊髓水肿。

【诊断要点】

1. 临床表现

急性脊髓压迫症病情进展迅速，脊髓功能可于数小时至数日内完全丧失，多表现脊髓横贯性损害，常有脊髓休克；慢性脊髓压迫症呈缓慢进行性发展，通常表现三期（表3-7）。三期的表现并非绝对孤立，常可相互重叠。

表3-7　慢性脊髓压迫症

分期	临床表现
根痛期	神经根痛及脊膜刺激症状
脊髓部分受压期	表现脊髓半切综合征
完全受压期	出现脊髓完全横贯性损害

（1）神经根症状：表现为根痛或局限性运动障碍。病变刺激引起后根分布区自发性疼痛，常如电击、烧灼、刀割或撕裂样，用力、咳嗽、排便等，加胸、腹腔压力动作可触发或加剧疼痛，体位改变可使症状减轻或加重，有时可表现相应节段的"束带感"，神经根症状可随病情进展由一侧性、间歇性变为两侧性、持续性。检查可发现感觉过敏带，后期为节段性感觉障碍。脊髓腹侧病变使前根受压，早期出现运动神经根刺激症状，表现其支配肌群肌束颤动，以后出现肌无力或肌萎缩。根性症状对于判定病变水平很有价值。

（2）感觉障碍：脊髓丘脑束受损产生对侧较病变水平低2~3个节段以下的躯体痛、温觉减退或缺失，由于脊髓各节段感觉传导纤维在髓内有一定的排列顺序，故髓内、髓外病变感觉障碍的水平及发生次序不同，髓内病变早期为病变节段支配区分离性感觉障碍，累及脊髓丘脑束时感觉障碍自病变节段向下发展，鞍区（$S_{3~5}$）感觉保留至最后才受累，称为"马鞍回避"；髓外病变感觉障碍常自下肢远端开始向上发展至受压节段，此特征有助于髓内外病变的鉴别。后索受压可产生病变水平以下同侧深感觉缺失。晚期出现脊髓横贯性损害，病变水平以下各种感觉缺失。

（3）运动障碍：一侧或双侧锥体束受压引起病变以下同侧或双侧肢体痉挛性瘫痪，表现肌张力增高、腱反射亢进及病理征阳性。初期双下肢呈伸直样痉挛性瘫，晚期多呈屈曲样痉挛性瘫痪。脊髓前角及前根受压可引起病变节段支配肌肉弛缓性瘫痪，伴有肌束颤动和肌萎缩。急性脊髓损害早期表现脊髓休克，病变水平以下肢体呈弛缓性瘫痪。

（4）反射异常：受压节段因后根、前根或前角受累而出现病变节段腱反射减弱或消失，锥体束受损则损害水平以下同侧腱反射亢进、病理反射阳性、腹壁反射和提睾反射消失。脊髓休克时各种反射均不能引出。

（5）自主神经症状：髓内病变较早出现括约肌功能障碍，病变在圆锥以上早期出现尿潴留和便秘，晚期出现反射性膀胱；马尾、圆锥病变出现尿便失禁。病变水平以下因血管运动和泌汗功能障碍，可见少汗、无汗、皮肤干燥及脱屑。

（6）脊膜刺激症状：多由硬膜外病变引起，表现为脊柱局部自发痛、叩击痛，活动受限如颈部抵抗和直腿抬高试验阳性等。

2. 辅助检查（表3-8）

表3-8 辅助检查

检查项目	检查结果
脑脊液检查	在阻塞水平以下测压力很低，甚至测不出；部分阻塞或未阻塞者，压力正常甚至增高。一般梗阻越完全、时间越长、梗阻平面越低，蛋白含量越高
脊柱X线摄片	可发现脊柱骨折、脱位、错位、结核、骨质增生及椎管狭窄，肿瘤可出现椎弓根间距增宽、椎弓根变形、椎间孔扩大、椎体后缘凹陷或骨质破坏等
脊髓造影	可显示脊髓梗阻界面，枪管完全梗阻时，上行造影只显示压迫性病变的下界，下行造影显示病变的上界
CT及MRI	能清晰显示脊髓压迫的影像

【治疗】

治疗原则是尽快去除脊髓受压的病因，能行手术者应及早进行，如切除椎管内占位性病变、椎板减压术及硬脊膜囊切开术等，恶性肿瘤或转移瘤可酌情进行手术、放疗或化疗等。硬脊膜外脓肿应紧急手术并给予足量抗生素，脊柱结核在根治术同时进行抗结核治疗。

瘫痪肢体应积极进行康复治疗及功能锻炼，长期卧床者应防治肺炎、压疮、泌尿系感染和肢体挛缩等并发症。

【护理】

详见本章第七节。

（武士敏）

第四节　脊髓空洞症的护理

【概述】

脊髓空洞症是一种慢性进行性脊髓变性疾病，病变多位于颈、胸髓；亦可累及延髓，称为延髓空洞症，可单独发生或与脊髓空洞症并发。典型临床表现是节段性分离性感觉障碍、病变节段支配区肌萎缩及营养障碍。

【病因】

确切病因及发病机制尚不清楚，目前较普遍的观点是：脊（延）髓空洞症是由多种致病因素所致的综合征，并非单一病因引起的疾病。

1. 先天性发育异常

由于本病常合并扁平颅、小脑扁桃体下疝、脊柱裂、脑积水、颈肋、弓形足等畸形，故认为脊髓空洞症是脊髓先天性发育异常所致。也有人认为由于胚胎期脊髓神经管闭合不全或脊髓内先天性神经胶质增生导致脊髓中心变性所致。

2. 机械因素

颈枕区先天性异常影响 CSF 从第四脑室进入蛛网膜下腔，因脑室内压力搏动性增高并不断冲击脊髓中央管，使之逐渐扩大，最终导致与脊髓中央管相通的交通型脊髓空洞。

3. 脊髓血液循环异常

可引起脊髓缺血、坏死、软化形成空洞。

4. 脊髓肿瘤囊性变、脊髓损伤、脊髓炎、蛛网膜炎等所致的继发性脊髓空洞症多为非交通型。

【病理】

脊髓外形呈梭形膨大或萎缩变细。基本病理改变是空洞形成和胶质增生，空洞壁不规则，由环形排列的胶质细胞及纤维组成；空洞内有清亮液体填充，成分与 CSF 相似，也可为黄色液体，蛋白含量增高。空洞最常见于脊髓颈段，可向脑干或胸髓扩展，腰髓较少受累，偶有多发空洞而互不相通。大多数病变首先侵犯灰质前连合，然后对称或不对称地向后角和前角扩展，呈"U"字形分布，最后扩展到该水平的绝大部分。如空洞形成已久，周围胶质增生及肥大星形细胞形成 1~2mm 厚的致密囊壁；空洞周围有时可见异常血管，管壁呈透明变性。延髓空洞通常呈纵裂状，多为单侧，有些可伸入脑桥，空洞可阻断内侧丘系交叉纤维，累及舌下神经核、迷走神经核。

【诊断要点】

1. 临床表现

（1）发病年龄通常 20~30 岁，偶尔发生于儿童期或成年以后，男女性比例 3:1。

（2）起病及进展缓慢。因空洞常始于中央管背侧灰质一侧或双侧后角底部，最早症状常为相应支配区自发性疼痛，继而出现节段性分离性感觉障碍，表现痛温觉减退或缺失，深感觉相对保存；患者常在损伤后发现无痛觉而就诊。痛温觉缺失范围可逐渐扩大至双上肢及胸背部，呈短上衣样分布。晚期当空洞扩展至后索和脊髓丘脑束，则出现空洞水平以下传导束性各种感觉障碍。

（3）前角细胞受累出现相应节段肌萎缩、肌束颤动、肌张力减低和腱反射减弱，颈膨大区空洞双手肌萎缩明显。空洞水平以下出现锥体束征，病变侵及侧索交感神经中枢（C_8~T_2 侧角）出现同侧 Horner 征。

（4）常见神经源性关节病和皮肤营养障碍。关节痛觉缺失可引起关节磨损、萎缩和畸形，关节肿大，活动度增加，运动时有摩擦音而无痛觉，即夏科关节。皮肤营养障碍可见皮肤增厚、过度角化，痛觉消失区的表皮烫伤、割伤可造成顽固性溃疡及瘢痕形成，甚至指、趾节末端无痛性坏死、脱落，称为 Morvan 征。晚期可有神经源性膀胱和尿便失禁。

（5）延髓空洞症很少单独发生，常为脊髓空洞的延伸，多不对称，故症状和体征多为单侧性。三叉神经脊束或束核受累出现面部痛温觉减退或缺失，呈洋葱皮样分布，从外侧向鼻唇部发展；病灶累及疑核使吞咽困难、呛咳、腭垂偏斜；舌下神经核受累则伸舌偏向患侧、同侧舌肌萎缩及肌束颤动；累及面神经核出现周围性面瘫；前庭小脑通路受累出现小脑性眩晕、眼震和步态不稳。

（6）脊髓空洞症常合并脊柱侧弯或后突畸形、隐性脊柱裂、颈枕区畸形、小脑扁桃体下疝、颈肋和弓形足等先天畸形。

2. 辅助检查（表 3 - 9）

表 3 - 9　辅助检查

检查项目	检查结果
脑脊液检查	多无异常，空洞较大时偶可致脊髓腔部分梗阻、CSF 蛋白增高
X 线检查	可发现 Charcot 关节、颈枕区畸形、脊柱畸形等
CT 及 MRI 检查	显示空洞的位置、大小、范围，以及是否 Amold - Chian 畸形合并等

【治疗】

1. 对症处理

可给予镇痛剂、B 族维生素、ATP、辅酶 A、肌苷等；痛觉消失者应防止外伤、烫伤或冻伤，防止关节挛缩，并辅助被动运动、按摩及针刺治疗等。

2. 放射治疗

可试用放射性核素 ^{131} 碘疗法（口服法或椎管注射法），但疗效不肯定。

3. 手术治疗

对空洞较大、伴有椎管梗阻者可行上颈段椎板切除减压术，合并颈枕区畸形及小脑扁桃体下疝者可考虑枕骨下减压及手术矫治颅骨及神经组织畸形；头痛和颈部疼痛可得到缓解，但共济失调和眼震可能持续存在。张力性空洞可行脊髓切开及空洞、蛛网膜下腔分流术。

【护理】

详见本章第七节。

（武士敏）

第五节　脊髓亚急性联合变性的护理

【概述】

脊髓亚急性联合变性（subacute combined degeneration of the spinal cord）是由于维生素 B_{12} 缺乏引起的神经系统变性疾病，病变主要累及脊髓后索、侧索及周围神经，严重时大脑白质及视神经亦可受累。临床表现为双下肢深感觉缺失、感觉性共济失调、痉挛性截瘫及周围神经病变等。

【病因及发病机制】

本病与维生素 B_{12} 缺乏有关，维生素 B_{12} 是核蛋白合成及髓鞘形成必需的辅酶，缺乏会引起髓鞘合成障碍而导致神经及精神病损；因维生素 B_{12} 还参与血红蛋白的合成，白种人常合并恶性贫血，我国相对少见，但可合并其他类型贫血。由于叶酸代谢与维生素 B_{12} 代谢有关，叶酸缺乏也可产生神经症状。

【病理】

病理改变主要发生在脊髓后索及锥体束，可不同程度地累及脑与脊髓白质、视神经和周围神经。大体可见大脑轻度萎缩，脊髓切面显示白质脱髓鞘改变；镜下髓鞘肿胀、空泡形成及轴突变性。起初病变为散在分布，以后融合成海绵状坏死灶，伴有不同程度胶质细胞增生。周围神经亦常见脱髓鞘和轴突变性。

【诊断要点】

1. 临床表现

（1）多见于中年以上起病，男女无明显差异。呈亚急性或慢性临床经过，病情渐进性发展。

（2）多数患者在神经症状出现之前有贫血表现，如疲乏无力、倦怠、腹泻和舌炎等，部分患者神经症状先于贫血。最早症状为足趾和手指末端出现刺痛、麻木和烧灼感等感觉异常，为持续性及对称性，可有手套样、袜套样感觉减退。而后双下肢无力、发硬及手动作笨拙。行走不稳，踩棉花感，检查可见步态蹒跚、基底增宽、深感觉障碍、Romberg 征阳性。有些患者屈颈时可出现一阵阵由脊背向下肢放射的针刺感（Lhermitte 征）。

（3）可出现双下肢不完全痉挛性瘫，检查可见下肢肌张力增高、腱反射亢进、病理征阳性；周围神经病变较重则表现肌张力减低、腱反射减弱，但病理征常为阳性。括约肌功能障碍出现较晚。

（4）亦可见精神症状如易激惹、抑郁、幻觉、精神混乱、类偏执狂倾向、认知功能减退，甚至痴呆。少数可见视神经萎缩及中心暗点，提示大脑白质与视神经广泛受累。很少波及脑神经。

2. 辅助检查（见表3-10）

表3-10 辅助检查

检查项目	检查结果
脑脊液检查	多正常，少数可有蛋白轻度增高
注射组胺做胃液分析	可发现有抗组胺性胃酸缺乏
骨髓涂片	巨细胞低色素性贫血
血清	维生素 B_{12} 含量降低

【治疗】

一旦确诊或拟诊本病，即应开始大剂量维生素 B_{12} 治疗，否则可造成不可逆性神经损害。

（1）维生素 B_{12} 500～1000μg/d，肌内注射，连续 2～4 周，然后每周 2～3 次；2～3 个月后每次 100/μg 维持；某些患者需终身用药，合用维生素 B_1 和维生素 B_6 等效果更佳。

（2）贫血患者可用铁剂 如硫酸亚铁每次 0.3～0.6g 口服，每日 3 次；或 10% 枸橼酸铁铵溶液，每次 10ml 口服，每日 3 次。

（3）胃液中缺乏胃酸者可服用胃蛋白酶合剂或饭前服稀盐酸合剂 10ml，每日 3 次；控制腹泻可选用适当抗生素及思密达等。

（4）给予营养丰富，特别是富含 B 族维生素的食物。

（5）不宜单独应用叶酸，否则会导致症状加重。

（6）加强瘫痪肢体的功能锻炼，辅以针刺、理疗及康复疗法。

本病不经治疗，神经症状会持续进展，病后 2～3 年可致死亡。如能在发病后 3 个月内积极治疗，常可获得完全恢复，故早期确诊、及时治疗是改善本病预后的关键。若充分治疗 6 个月至 1 年仍有神经功能障碍，进一步改善的可能较小。

【护理】

详见本章第七节。

（武士敏）

第六节　脊髓血管疾病的护理

【概述】

脊髓血管疾病分为缺血性、出血性及血管畸形三大类。发病率远低于脑血管疾病，但因脊髓内结构紧密，较小的血管损害就可造成严重的后果。

【病因】

心肌梗死、心脏停搏、主动脉破裂、主动脉造影、胸腔和脊柱手术等引起的严重低血压，以及动脉粥样硬化、梅毒性动脉炎、肿瘤、蛛网膜粘连均可导致缺血性脊髓病。外伤是椎管内出血最主要的原因。自发性出血多见于脊髓动静脉畸形、血管瘤、血液病、抗凝治疗和肿瘤等；脊髓血管疾病常作为其他疾病的并发症，易被原发病所掩盖。脊髓血管畸形是先天性血管发育异常，以病变压迫、盗血、血栓形成及出血等导致脊髓功能受损。1/4～1/3 患者可合并皮肤血管瘤、颅内血管畸形和脊髓空洞症等。

【病理】

脊髓对缺血的耐受力较强，轻度间歇性供血不足不会造成脊髓明显损害，完全缺血 15min 以上方可造成脊髓不可逆损伤。脊髓前动脉血栓形成最常见于颈胸段，该段是血供的薄弱区；脊髓后动脉左、右各一，故其血栓形成非常少见。脊髓梗死可导致神经细胞变性、坏死，灰白质软化、组织疏松、充满脂粒细胞，血管周围淋巴细胞浸润；晚期血栓机化，被纤维组织取代，并有血管再通。脊髓内出血常侵及数个节段，中央灰质者居多；脊髓外出血形成血肿或血液进入蛛网膜下腔，出血灶周围组织水肿、淤血及继发神经变性。脊髓血管畸形可发生于脊髓的任何节段，是由扩张迂曲的异常血壁形成网状血管团及其上下方的供养动脉和引流静脉组成。

【诊断要点】

1. 临床表现

（1）缺血性脊髓血管疾病（表3-11）。

表3-11　缺血性脊髓血管疾病

分类	临床表现
脊髓短暂性缺血发作	①发作突然，持续时间短暂，不超过24h； ②恢复完全，不遗留任何后遗症； ③间歇性跛行和下肢远端发作性无力是本病的典型临床表现，行走一段距离后单侧或双侧下肢沉重、无力甚至瘫痪，休息或使用血管扩张剂后缓解；或仅有自发性下肢远端发作性无力，反复发作，可自行缓解，间歇期症状消失。
脊髓梗死　脊髓前动脉综合症	①中胸段或下胸段多见； ②首发症状常为突然出现病损水平的相应部位的根性痛或弥漫性疼痛，短时间内发生弛缓性瘫痪，脊髓休克期过后转变为病变水平以下痉挛性瘫痪； ③感觉障碍为传导束型，痛温觉缺失而深感觉保留； ④尿便障碍较明显。
中央动脉综合征	病变水平相应节段的下运动神经元性瘫痪，肌张力减低、肌萎缩，多无感觉障碍和椎体束损害。
脊髓后动脉综合征	①脊髓后动脉极少闭塞，即使发生也因有良好的侧支循环而症状较轻且恢复较快； ②表现急性根痛，病变水平以下深感觉缺失和感觉性共济失调； ③痛温觉和肌力保存，括约肌功能常不受影响。

（2）出血性疾病：硬膜外、硬膜下和脊髓内出血均可骤然出现剧烈的背痛、截瘫、括约肌功能障碍、病变水平以下感觉缺失等急性横贯性脊髓损害表现。硬膜下血肿比硬膜外血肿少见得多。脊髓蛛网膜下腔出血表现急骤的颈背痛、脑膜刺激征和截瘫等；如为脊髓表面血管破裂所致则可能只有背痛而无脊髓受压表现。

（3）血管畸形：动脉性及静脉性罕见，绝大多数为动静脉畸形，多见于胸腰段，其次为中胸段，颈段少见。多在45岁前发病，约半数在14岁前发病，男女之比为3∶1。缓慢起病者多见，亦可为间歇性病程，有症状缓解期；突然发病者系由畸形血管破裂所致，多以急性疼痛为首发症状，表现不同程度的截瘫，根性或传导束性分布的感觉障碍，如脊髓半侧受累可表现脊髓半切综合征。括约肌功能障碍早期为尿便困难，晚期则失禁；也有少数患者表现为单纯脊髓蛛网膜下腔出血。

2. 辅助检查（表 3 - 12）

表 3 - 12　辅助检查

检查项目	检查结果
脑脊液检查	①脊髓蛛网膜下腔出血时 CSF 呈血性； ②椎管梗阻时 CSF 蛋白量增高，压力低。
脊髓造影	可确定血肿部位，显示脊髓表面血管畸形的位置和范围
CT 及 MRI	能清晰显示脊髓局部增粗、出血、梗死

【治疗】

缺血性脊髓血管病的治疗原则与缺血性脑血管病相似，可应用血管扩张剂及促进神经功能恢复的药物，低血压者应予纠正血压，疼痛明显者可给予镇静止痛剂。硬膜外或硬膜下血肿应紧急手术以清除血肿，解除对脊髓的压迫；其他类型椎管内出血应针对病因治疗，并使用脱水剂、止血剂等。脊髓血管畸形可根据情况行血管结扎、切除或介入栓塞。截瘫患者应加强护理，防止合并症如压疮和尿路感染。急性期过后或病情稳定后应尽早开始肢体的功能训练及康复治疗。

（武士敏）

第七节　脊髓疾病的护理

【主要护理问题】

1. 自理能力受限　与瘫痪有关。

2. 低效性呼吸型态　与呼吸肌麻痹有关。

3. 排尿型态异常　与括约肌功能障碍有关。

4. 感/知觉改变　与脊髓病变有关。

5. 知识缺乏　缺乏疾病、药物及护理等相关知识。

6. 焦虑　担心疾病的进展及预后。

7. 家庭运作异常　与调整的需要、角色紊乱，以及不确定的预后有关。

8. 潜在并发症　泌尿系感染、肺部感染、皮肤完整性受损、深静脉血栓形成及肢体挛缩。

【护理目标】

（1）患者卧床期间感到清洁舒适，生活需要得到满足。

（2）患者能进行自理活动，或能恢复到原来的日常生活自理水平。

（3）患者未发生受伤。

（4）患者感知觉恢复。

（5）患者能在帮助下排尿或恢复排尿功能。

（6）患者未发生压疮。

（7）患者未发生泌尿系感染或发生泌尿系感染后能做到早发现、早处理、及早控制病情进展和变化。

（8）患者及家属能配合采取预防并发症的措施。

【护理措施】

1. 常规护理（表3-13）

表3-13　常规护理

	常规护理内容
心理护理	①向患者介绍与本病有关的知识，使其了解其病程及预后； ②将患者安排倒有相似病种并恢复较好的患者的病室，患者与病友之间交流使其受到良好的影响； ③指导家属对患者照顾，使患者感到来自家庭的支持和关爱； ④鼓励患者表达自身感受； ⑤针对个体情况进行针对性心理护理。
饮食	供给高蛋白、高维生素及高热量饮食，以增强机体抵抗力
休息	急性期卧床休息
肠麻痹的护理	①鼓励多饮水以及富含膳食纤维的蔬菜、水果及润肠食物，如香蕉、香油、蜂蜜； ②3d 未解大便者可遵医嘱给缓泻剂；果导、番泻叶、肠肽、麻仁丸等，以及开塞露，肥皂水灌肠； ③若粪便干结，可戴橡皮手套掏出； ④腹胀时给予肛管排气； ⑤腹部环形按摩等。
各管道观察及护理	①办理液管保持通畅、留置针妥善固定，注意观察穿刺部位皮肤； ②尿管按照尿管护理常规进行； ③胃管按照胃管护理常规进行。
防止烫伤	①病变水平以下感知觉障碍，注意保暖，防止烫伤； ②给患者提供安全、有防止烫伤的住院环境，根据患者特点，病区环境设置合理、适用； ③加强病房开水房专人管理，定时开放，专人负责送开水或热水至床旁，避免发生开水烫伤事件； ①加强患者和家属教育，对有潜在烫伤隐患的患者，嘱患者在无人陪伴时不要擅自到开水房打开水或热水； ②患者使用热水袋时，严格控制热水袋的温度和使用时间，加强巡视，做好交接班和护理记录，严防烫伤发生； ①对使用红外线照射治疗患者时，严格控制红外线照射温度和照射距离，加强巡视，做好交接班和护理记录，严防烫伤发生； ②若发生意外烫伤，立即通知值班医生，评估烫伤面积给予积极处理。
基础护理	做好口腔护理、尿管护理、定时翻身、雾化、患者清洁等工作。

表 3 – 14　胃管护理

胃管护理内容	
通畅	①定时挤捏管道，使之保持通畅； ②勿折叠、扭曲、压迫管道。
固定	①每班检查胃管安置的长度； ②每日更换固定胃管的胶布及固定的位置； ③胶布注意正确粘贴，确保牢固； ④告知患者胃管重要性，切勿自行拔出； ⑤若胃管不慎脱出，患者切勿自行安置胃管，应立即通知主管医生，由工作人员重胃管。
观察并记录	①观察安置胃管处鼻黏膜情况，调整胃管角度，避免鼻黏膜受压； ②观察患者每日进食量； ③观察患者酸碱、电解质。
拔管	吞咽功能恢复后即可拔管。

表 3 – 15　尿管护理

尿管护理内容	
安置	严格无菌操作
通畅	①定时挤捏管道，使之保持通畅； ②勿折叠、扭曲、压迫管道。
	①每班检查尿管安置的长度； ②告知患者尿管重要性，切勿自行拔出； ③若尿管不慎脱出，切勿自行安置，应立即通知医生及护士； ④尿袋勿高于尿道口平面。
清洁	①保持外阴清洁； ②每日用艾力克溶液清洁消毒外阴。
密闭引流	①全封闭式尿液引流； ②定时放尿； ③鼓励患者多饮水，至少 2000 ~ 3000ml/d。
观察并记录	①尿液的颜色、量及性状； ②定期做小便常规检查，必要时做尿培养。
拔管	出现排尿功能恢复时，应及时拔除留置尿管并观察。

2. 康复指导

（1）预防肢体畸形：足部放硬枕或直角夹板使足背和小腿呈 90°，防止足下垂，保持功能位。早期给予瘫痪肢体被动运动、按摩等，每日 2 ~ 3 次，每次 10 ~ 20min，Ⅲ级以上肌力可自主运动，运动量逐渐增加，促进肌力恢复，预防肌肉萎缩和关节挛缩。

（2）肢体功能恢复训练：急性期尽早进行肢体功能训练，从卧位逐步改为半卧位和坐位，开始由他人扶持，后背有支架，逐渐变为自己坐起，端坐时间延长。能独立坐稳后，患者可以在他人协助下下地站立，开始扶床、桌等站立，以后扶拐靠墙站立、扶双拐站立至最后能独自站立。独自站稳后，再进行行走训练，开始由他人扶或用习步车，先练习迈步，然后逐渐至扶拐走。运动量逐渐加大，注意安全，在训练时必须有人保护。

【并发症的预防及护理】

1. 肺部感染

注意保暖避免受凉，协助患者翻身、拍背、咳嗽咳痰，如痰液黏稠者遵医嘱用α-糜蛋白酶等氧气雾化吸入，必要时予气管切开，已有肺部感染者可予敏感抗生素抗感染，黏痰溶解药物如沐舒坦等。

2. 泌尿系感染

早期尿潴留呈无张力性神经源性膀胱，无膀胱充盈感可因过度充盈而出现充盈性尿失禁，目前国内多采用留置导尿的方法来解决脊髓病变患者的排尿障碍问题，但它所带来的并发症也不容忽视，导尿、长期留置尿管、不恰当的尿管护理可能成为泌尿系感染、尿道损伤、膀胱痉挛、膀胱结石等并发症的原因。近年来，护理界对尿管相关并发症及护理进行了大量的研究。为减少尿路感染率，国外和中国香港地区等对此类患者常采用自助间歇性清洁导尿的方法解决患者的排尿问题。

（1）留置导尿管的护理

1）尿管相关尿路感染：留置导尿管是尿路感染最主要的危险因素。通过操作将细菌带入泌尿道；置管动作粗暴、尿管型号、材质选择不当使黏膜受损；细菌从尿管外尿道周围黏液鞘进入泌尿道；细菌从尿管或引流装置内部逆行进入；不必要的膀胱冲洗等均会增加尿路感染的危险。尿管相关尿路感染占医院获得性感染的40%。

2）尿管相关尿路感染的预防（表3-16）。

表3-16　尿管相关尿路感染的预防原则

	尿管相关尿路感染的预防原则
人员	①只有掌握无菌插管正确技术和导管护理的人员才能操作导管； ②定期对工作人员和护理导管的其他人员进行在职培训，强调尿管插入术的正确技术和潜在并发症
导管的使用	①只有当患者病情需要时才放置导尿管； ②选择安全合适的导尿管； ③根据病情决定置留时间。
洗手	护理导管或操作导尿管器械前后均应立即洗手
插入导管	①应用无菌技术和无菌器材插管； ②插管时准备手套、手术孔巾、纱布，选用合适的灭菌液清洁尿道周围、使用一次性包装的润滑凝胶。

	尿管相关尿路感染的预防原则
密闭式无菌引流	①维持持续的密闭无菌引流系统； ②不要分享导尿管和引流管，除非必须冲洗导尿管； ③如果违反了无菌操作、出现了分享和渗漏，应消毒导尿管和引流管连接处后再用无菌技术重新放置集尿系统。 ①尽可能避免冲洗； ②除非有阻塞或出血时采用无菌密闭冲洗。

A. 保持引流系统的密闭：保持引流系统的密闭可以使感染率明显降低，是目前公认的预防尿管相关泌尿系感染的有效措施。其中涉及尿管更换时间、集尿袋更换时间、膀胱冲洗等。目前多不主张每天更换集尿袋，频繁更换尿袋会破坏密闭引流系统，造成导尿管末端与集尿袋连接处污染，导致感染率明显增加。但究竟间隔多长时间更换，尚存在争议。较多研究建议 7d 更换 1 次尿袋，留置尿管 10d 以上尿液有混浊、结晶现象者，每周更换 2 次尿袋。也有研究建议集尿袋 3d 更换一次，认为 7d 更换一次则间隔时间太长，尿培养细菌阳性率增加。频繁倒空集尿袋内尿液也会增加污染的可能性，中国台湾荣民总医院建议每 8h，或超过 700ml 才倒空尿液。大量研究证明，膀胱冲洗并不能减少留置尿管相关泌尿系感染，甚至由于冲洗破坏了引流系统的密闭，可能损伤膀胱黏膜等原因，反而增加细菌逆行感染的机会。因此医学界不主张做预防性膀胱冲洗，只有当患者存在感染、出血，尿管可能堵塞的情况下才进行膀胱冲洗。鼓励患者多饮水，增加尿量，可以起到稀释尿液、生理性冲洗膀胱的作用，可减少细菌进入尿道的机会，预防感染。

B 尿管的选择：尿管的选择对于预防尿路感染有重要意义，尽量选择较为细软的尿管，可以减少黏膜损伤，减少对前列腺管开口处的挤压，减少导尿管与尿道壁间的压力，有利于预防感染。有研究表明：硅胶导尿管，对黏膜刺激小，毒性较小；硅处理乳胶导尿管、塑料导尿管毒性中等；橡胶导尿管具有较大的毒性，易引起尿道炎症。医用硅胶导尿管道壁改型加涂抹缓释抗生素润滑胶的方法，经临床对照实验可明显降低尿路感染发生率。在尿管表面结合一层医用高分子材料～聚乙烯吡咯烷酮，使尿管遇水后具有极为润滑的表面，可减少导尿管对黏膜的损伤。一种表面包一层银合金的新型尿管，经临床对照实验证明可以减少菌尿发生。

C. 导尿操作注意事项：导尿操作上应该严格无菌技术，操作轻柔，尽量减少黏膜损伤，对于尿道狭窄、前列腺增生插管困难者，严禁反复插管。导尿操作时，在插管前向尿道内注入兼具局部润滑和麻醉作用的卡因缓释剂（利宁）3～5ml，同时润滑尿管，2～3min 后再置管，可减轻患者疼痛和黏膜损伤。对于外科手术患者，宜选择在麻醉后行导尿术，可以减少术前导尿所致的患者不适和尿道黏膜损伤，导尿最佳时机在麻醉完全起效后10min，加强局部麻醉和尿道润滑效果会更好。

D. 尿道口清洁与消毒：保持尿道口清洁是预防尿管相关泌尿系感染的重要措施，但目前关于尿道口清洁时到底是否使用消毒液尚未有定论，有研究指出用 0.5% 碘伏溶液消毒尿道口可以减少尿路感染的概率。但有专家在 2000 年的系统评价中指出，目前还没有足够证据说明消毒液清洁尿道口预防尿路感染的效果优于肥皂水清洗。

E. 掌握适应证：由于尿管相关尿路感染的根本原因是由于尿管的置入，因此严格掌握留置尿管的适应证，尽早拔除尿管是防止泌尿系感染的关键。

（2）留置尿管研究的争论

1）长期留置尿管时，夹闭尿管定时放尿对预防膀胱挛缩的作用的探讨。传统的观念认为，对于长期安置尿管的患者，需定时夹闭尿管定时放尿以促进膀胱功能锻炼，预防膀胱挛缩。但膀胱挛缩常是泌尿系结核的晚期并发症，少数见于间质性膀胱炎及膀胱慢性非特异性炎症。长期留置导尿者持续引流是否导致膀胱挛缩，目前在医学界还存在争论。

泌尿外科专家吴阶平教授认为，能引起逼尿肌广泛纤维化的疾病才可能成为膀胱挛缩的致病原因，与尿管安置无直接关系。但也有学者认为长期留置导尿者持续引流可导致膀胱挛缩或膀胱平滑肌失用性萎缩，建议夹闭尿管定时放尿，以预防膀胱挛缩。还有研究者对长期留置尿管持续引流尿液患者进行随访观察，认为长期留置导尿不会引起膀胱挛缩。该研究者还认为膀胱长期处于空虚状态可能会引起逼尿肌失用性萎缩，但属可逆性变化，膀胱恢复储尿时，逼尿肌可自行恢复其形态和功能，因此不必夹闭尿管定时放尿。

究竟对长期安置尿管的患者是否需要夹闭尿管并定时开放，仍有待于进一步的研究和探索。

2）长期留置尿管患者更换尿管周期的探讨　长期留置尿管的患者间隔多长时间更换一次尿管，是目前护理界争论的一个问题。有专家认为，反复插管、拔管，会增加对尿道黏膜的损伤，容易诱发尿路感染，因此建议只有尿管堵塞时才更换。另有学者认为长期留置尿管，如果长时间不更换，尿管在膀胱部分容易黏附尿盐结晶、发生尿管卡福收缩不良等，造成拔管困难，因此需要定期更换。有资料认为，不同材质的尿管留置时间的长短不同，一般情况下橡胶尿管每周更换 1 次，乳胶尿管 2 周更换 1 次。硅胶导管组织相容性好，刺激性小，每月更换 1 次。还有学者提出，为防止膀胱结石形成及尿管堵塞，可根据患者尿液 pH 选择换管的时间：pH 小于 6.7 为非高危引流管堵塞者，可以间隔 4 周换管；而 pH 大于 6.8 为高危引流管堵塞者，间隔时间为 2 周。

但对于更换尿管的周期，目前尚无权威的定论，还有待于大量样本的资料搜集和临床循证研究，获取最佳史换周期，使得患者既能减轻痛苦、降低相关医疗费用，又能降低并发症的发生率，保证留置尿管安全。

尿管护理一直是护理界关注的问题，国内外医学和护理界对尿管相关并发症给予了高度的重视，也进行了大量的研究和探索，使尿管相关并发症有效降低，减轻了患者的痛苦。但在很多措施和方法上科学设计的具前瞻性的、大样本的临床对照实验较少，还需更多的从循证医学和经济学的角度进行深入探讨。

（3）自助间歇性清洁导尿：是一个由患者自行施行的简单程序。其原理为患者每隔数小时使用一条细小的导尿管（通常为 10 ~ 12 号），经尿道口放入膀胱内以排空潴留在膀胱内的尿液。相比留置导尿管，它的优点主要可减少下泌尿道感染的机会，防止尿液返流，患者无须长期插着尿管及佩带尿袋，有助于患者重建健康生活，融入社会。但需每3个月监测患者的膀胱感觉、排尿及用尿管放出的小便量、残余尿量。许多患者起初会对导尿术或多或少有一定的抗拒和焦虑，护士需要给予心理支持和细致的指导，以促进患者早日熟练掌握当中的技巧。另外，部分患者会因膀胱肌张力逐渐恢复而不需再做导尿。因此护士应定时随访，了解患者的进展，评估其是否需要持续施行导尿术。

（武士敏）

第二章　脱髓鞘疾病的护理

脱髓鞘疾病是一组脑和脊髓以髓鞘破坏或脱髓鞘病变为主要特征而轴索、胞体和神经胶质受损相对较轻的神经系统疾病。可发生于中枢神经系统或周围神经系统。中枢神经系统的髓鞘细胞是由少树突胶质细胞构成，周围神经系统的髓鞘是由施万细胞的细胞膜构成。髓鞘的主要生理作用：

①有利于神经冲动的快速传递；

②对神经轴突起绝缘和保护作用。

脱髓鞘疾病分为两组，即髓鞘形成障碍型和髓鞘破坏型。髓鞘形成障碍型脱髓鞘疾病，是遗传代谢缺陷引起的髓鞘形成障碍。主要包括髓鞘脂质代谢异常引起的白质营养不良等疾病，如异染性白质脑病、脑白质海绵样变性肾上腺白质营养不良等。

髓鞘破坏型脱髓鞘疾病是后天获得的脱髓鞘疾病，病因包括：

①免疫介导　如急性播散性脑脊髓炎、多发性硬化、急性炎症性脱髓鞘性多发性神经病（吉兰-巴雷综合征）；

②病毒感染　如进行性多灶性白质脑炎、亚急性硬化性全脑炎；

③营养障碍　如联合系统变性、脑桥中央型髓鞘崩解症；

④缺氧　如迟发性缺氧后脱髓鞘脑病、进行性皮质下缺血性脑病。

一般临床上诊断脱髓鞘疾病时多指免疫介导的脱髓鞘疾病，包括多发性硬化、急性炎症性脱髓鞘性多发性神经病、急性播散性脑脊髓炎等。本章主要介绍多发性硬化、急性播散性脑脊髓炎、急性炎症性脱髓鞘性多发性神经病的基础知识、护理、健康宣教。

第一节　多发性硬化的护理

【概述】

多发性硬化（multiple sclerosis，MS）是以中枢神经系统白质炎性脱髓鞘病变为主要特点的自身免疫疾病。常累及脑室周围白质、视神经、脊髓、脑干和小脑。主要临床特点是中枢神经系统白质散在的多灶性与病程呈现的缓解复发，症状和体征的空间多发性和时间多发性。

【病因】

多发性硬化的病因至今尚不明确。考虑与多种病因有关。

1. 自身免疫反应

最经典的实验是用髓鞘抗原免疫大鼠，可以造成 MS 的实验动物模型即实验性自身免疫性脑脊髓炎。MS 的组织损伤及神经系统症状被认为是直接针对髓鞘抗原的免疫反应所致。

2. 病毒感染

流行病学提示，儿童期接触嗜神经病毒如麻疹病毒，人类嗜 T 淋巴细胞病毒 I 型（HTLV-I）发病率提高。但目前从未在 MS 的患者脑组织证实或分离出病毒。

3. 遗传因素

MS 有明显的家族倾向。MS 遗传易患性可能由多数弱作用基因相互作用决定 MS 发病风险。家族中两同胞可同时患病，约15%的 MS 患者有一个患病的亲属。患者的一级亲属患病风险较一般人群大 12 ~ 15 倍。

4. 环境因素

MS 发病率随纬度增高而呈增加趋势，离赤道愈远发病率愈高。我国为低发病区。

【病理】

MS 的特征性病理改变是中枢神经系统白质内多发性脱髓鞘斑块，多位于脑室的周围，伴反应性神经胶质增生，也可有轴突损伤。病变可累及大脑白质、脊髓、脑干、小脑和视神经。镜下可见急性期髓鞘崩解和脱失，轴突相对完好，少突胶质细胞轻度变性和增生，可见小静脉周围炎性细胞浸润。病变晚期轴突崩解，神经细胞减少，由神经胶质形成硬化斑。脑和脊髓冠状切面可见脱髓鞘病灶。早期脱髓鞘缺乏炎性细胞反应，病灶色淡，边界不清，称为影斑。我国常见于累及脊髓及视神经的视神经脊髓炎，或视神经脊髓型的多发性硬化。

【临床分型】

1. 复发-缓解（relapsing remitting，R-R）型

最常见，约为85%，早期出现多次复发-缓解，两次复发之间病情稳定。

2. 继发进展（secondary-progressive，SP）型

R-R 型可转为此型，病情进行性加重不再缓解，伴或不伴急性复发。

3. 原发进展型（primary-relapsing，PR）

约占 10%，起病年龄偏大（40 ~ 60 岁），发病后病情在一年以上时间缓慢进展，神经功能障碍逐渐进展，出现小脑和脑干症状。

【诊断要点】

1. 临床表现

（1）肢体无力：最常见，约50%的患者首发症状为一个或多个肢体无力。

（2）感觉异常：往往由脊髓后柱或脊髓丘脑束病损引起。病灶多见于颈髓，或见皮质型感觉障碍。最常见的主诉为麻刺感、麻木感，也可有束带感、烧灼感、寒冷感或痛性感觉异常。

（3）精神异常：多表现为抑郁、易怒和脾气暴躁，部分患者出现兴奋，也可表现为强哭强笑。

（4）言语障碍：多因小脑病损和（或）假性延髓性麻痹，引起构音肌共济失调或痉挛，而致构音不清、语音轻重不一。严重时可有声带瘫痪。

（5）眼部症状：常表现为急性视神经炎或球后视神经炎，多为急性起病的单眼视力下降或双眼视力同时受累。

（6）运动功能障碍：手部动作笨拙和意向性震颤以及下肢易于绊跌都是常见的早期症状。也见言语呐吃与痛性强直性肌痉挛。

（7）其他病症：少数患者起病时即有尿频、尿急，后期常有尿潴留或失禁。部分男性患者有阳痿与性欲减退。

2. 辅助检查

（1）脑脊液（CSF）检查：脑脊液单个核细胞数轻度增高或正常，一般在 15×10^6/L 以内，通常不超过 50×10^6/L。约40% MS病例脑脊液蛋白轻度增高。

（2）磁共振（MRI）检查：可见大小不一类圆形的 T_1 低信号，T_2 高信号，常见于侧脑室前脚与后脚周围，半卵圆中心及胼胝体，或为融合斑，多见于侧脑室体部；脑干，小脑和脊髓可见斑点状不规则 T_1 低信号及 T_2 高信号斑块；病程长的多数患者可伴脑室系统扩张，脑沟增宽等脑白质萎缩征象。

（3）诱发电位：50% ~90% 的 MS 患者视觉诱发电位，脑干听觉诱发电位和体感诱发电位中可有一项或多项异常。

（4）电子计算机 X 线断层扫描（CT）：可见病损部位有斑块异常信号。

（5）外周血。

【治疗】

MS 治疗的主要目的是抑制炎性脱髓鞘病变进展，包括急性发作期的治疗和缓解期的治疗，晚期采取对症和支持疗法。临床常用的有以下几种疗法：

1. 肾上腺皮质激素治疗

常用的是大剂量甲泼尼龙短程疗法和口服泼尼松治疗 MS 的急性发作。激素具有抗炎和免疫调节作用，是 MS 急性发作和复发的主要治疗药物，可加速急性复发的恢复和缩短复发期病程，但不能改善恢复程度。

2. 免疫球蛋白疗法

大剂量免疫球蛋白静脉滴注：0.4g/（kg·d），连续 3 ~5 日。对降低 R-R 型患者复发率有肯定疗效，但最好在复发早期使用。

3. β-干扰素疗法

具有免疫调节作用，可抑制细胞免疫。常用的有 IFN-βla 和 IFN-βlb 两类重组制剂。常见副作用为流感样症状，持续 24 ~48h，2 ~3 个月后通常不再发生。IFN-βla 可引起注射部位红肿及疼痛、肝功能损害及严重过敏反应如呼吸困难等。IFN-βlb 可引起注射部位红肿、触痛，偶引起局部坏死、血清转氨酶轻度增高、白细胞减少或贫血。妊娠时应立即停药。

4. 环磷酰胺疗法

环磷酰胺用于治疗此病可能有助于终止继发进展型 MS 病情进展，但尚无定论，宜用于快速进展型 MS。

5. 血浆置换疗法。

【主要护理问题】

1. 焦虑　与患者对疾病的恐惧、担心预后有关。

2. 躯体移动障碍　与肢体无力有关。

3. 视力障碍　与病变引起急性视神经炎或球后视神经炎有关。

4. 排尿异常　与膀胱功能障碍有关。

【护理目标】

（1）患者焦虑程度减轻，配合治疗及护理。

（2）患者能使用辅助器械进行适当活动，在允许范围内保持最佳活动能力。

（3）患者能使用适当工具弥补视觉损害。

（4）患者排尿型态正常，未发生尿路感染。

【护理措施】

1. 一般护理（见表 3 - 17）

表 3 - 17　一般护理措施

	护理措施
休息	重症患者应绝对卧床；病情好转后，可适当活动
尿潴留护理	①应给予皮肤护理，每 2h 翻身一次，预防压疮； ②小便失禁：应保持床铺干燥、清洁，及时更换床单； ③注意皮肤护理，保护会阴部清洁。
病情观察	①定期测 T、P、R、BP 并记录，注意心率、心律、心电图变化； ②密切观察病情变化，以便尽早进行处置。
心理护理	①全面了解病情，掌握复发病的特点以及容易引起复发的因素； ②向患者及家属介绍本病的性质及发展，取得家属的最大配合，稳定患者的情绪 （MS 患者情绪易于激动，或强哭、强笑，抑郁反应也不少见）； ③个体化心理指导，用科学的语言进行耐心细致的宣教； ④介绍以往成功病例，增强对疾病的治疗信心。尤其是复发病例； ⑤主动与患者交流，解除患者思想顾虑，积极配合治疗。
饮食护理	①给予低脂、高蛋白、营养丰富、写信纤维素的食物，补足身体的营养需要量； ②教会患者和家属按顺时针方向即肠蠕动方向按摩腹部，养成定时排便习惯，防止便秘； ③有吞咽困难者：予以留置胃管，按时鼻饲流质饮食； ④做好口腔护理。
用药护理	①密切观察药物的不良反应，如发现不良反应，应及时通知医师并协助予以处理； ②将诊疗期间观察药物副反应的方法教会患者自我掌握； ③遵医行为教育、嘱患者不要擅自更改剂量或突然停药，以防止病情变化。

2. 言语及视力障碍的护理

言语障碍及视力障碍往往导致患者自卑，沉默寡言。要求护理人员注意观察患者的心理变化，耐心倾听，鼓励患者从单音、单字、单词开始言语训练，指导家属多进行简单对话，创造多说多练的语言环境，对患者的每一点进步都及时给予肯定和表扬，使其增强信心。视力的恢复是一个缓慢的过程，向患者耐心做好宣教解释工作，做好生活护理的每一环节，如让患者收听广播、音乐等，创造轻松的环境氛围。

3. 康复功能训练

包括肢体运动功能训练和膀胱功能训练。

（1）肢体无力常导致患者行走困难或卧床不起，故早期的功能训练尤为重要。采取被动运动和主动运动相结合的原则，对瘫痪肢体，早期注意肢位的摆放，行被动按摩及屈伸运动，鼓励和指导患者坚持生活自理能力的训练，如穿脱衣、鞋、帽及进餐等。条件许可则尽早下床活动，遵循扶杆、拄拐站立、移动、步行等循序渐进的原则，做到劳逸结合，从而使肢体功能恢复，防止肌肉萎缩、关节强直发生残障。

（2）膀胱功能训练也是康复功能训练的一项重要内容。MS 患者常因排尿障碍需留置尿管，应定时夹放尿管，加强尿道口护理，防止尿路感染，同时指导患者膀胱训练的方法和步骤，教会其排尿方法，达到自行排尿的目的。

4. 健康宣教

（1）指导患者保持良好的生活习惯，避免病毒感染等诱因。

（2）指导进食低脂、高蛋白、营养丰富、富含纤维素的食物，避免辛辣等刺激性食物。

（3）指导并教会患者功能锻炼的方法，根据自身情况坚持适当的功能锻炼。

（4）指导患者和家属掌握本病的相关知识，告知患者家属保持良好的家庭环境，有利于患者的康复。

（武士敏）

第二节　急性播散性脑脊髓炎的护理

【概述】

急性播散性脑脊髓炎（acute disseminated encephalomyelitis，ADEM）是广泛累及脑和脊髓白质的急性炎症性脱髓鞘疾病。临床主要分为脑型、脊髓型、脑脊髓型，通常发生在感染后、出疹后或疫苗接种后。其病理特征为多灶性、弥散性髓鞘脱失。

【病因】

ADEM 的病因迄今未明确，是一种免疫介导的中枢神经系统脱髓鞘性疾病。研究资料表明与病毒感染、疫苗接种或服用某些药物有关。

【病理】

主要的病理改变为大脑、脑干、小脑、脊髓有播散性的脱髓鞘改变，其中以脊髓的白质为主，脱髓鞘改变往往以小静脉为中心，小静脉有炎性细胞浸润，其外层有以单个核细胞为主的围管性浸润，即血管袖套，静脉周围白质髓鞘脱失，并有散在胶质细胞增生。

【诊断要点】

1. 临床表现

（1）本病好发于儿童和青壮年，在感染或疫苗接种后 1～2 周急性起病，多为散发，无季节性，病情严重，有些病例病情凶险。

（2）脑炎型首发症状为头痛发热及意识模糊，严重者迅速昏迷和去脑强直发作，可有痫性发作，脑膜受累出现头痛、呕吐和脑膜刺激征等。脊髓炎型常见部分或完全性弛缓性截瘫或四肢瘫、传导束型或下肢感觉障碍、病理征和尿潴留等。可见视神经、大脑半球、脑干或小脑受累的神经体征。发病时背部中线疼痛可为突出症状。

（3）急性坏死性出血性脑脊髓炎（acute necrotizing hemorrhagic encephalomyelitis）又称为急性出血性白质脑炎，认为是 ADEM 暴发型。起病急骤，病情凶险，病死率高。表现高热、意识模糊或昏迷进行性加深、烦躁不安痫性发作、偏瘫或四肢瘫；CSF 压力增高、细胞数增多，EEG 弥漫活动，CT 见大脑、脑干和小脑白质不规则低密度区。

2. 辅助检查

（1）脑电图检查（EEG）：常见弥漫的 θ 和 δ 波，亦可见棘波和棘慢复合波。

（2）CT 检查：显示白质内弥散性多灶性大片或斑片状低密度区，急性期呈明显增强效应。

（3）MRI 检查：可见脑和脊髓白质内散在多发的 T_1 低信号、T_2 高信号病灶。

（4）外周血：白细胞增多，血沉加快。

（5）脑积液检查：脑脊液压力增高或正常，CSF-MNC 增多，急性坏死性出血性脑脊髓炎则以多核细胞为主，红细胞常见，蛋白轻度至中度增高，以 IgG 增高为主，可发现寡克隆带。

【治疗】

1. 肾上腺皮质激素治疗

早期足量的应用激素是治疗 ADEM 的主要措施，主要机制是抑制炎性脱髓鞘的过程，减轻脑和脊髓的充血水肿，保护血脑屏障。目前主张静脉滴注甲泼尼松 500～1000mg/d 或地塞米松 20mg/d 冲击治疗，后逐渐减量。

2. 免疫球蛋白注射法

应用丙种球蛋白可减少自身抗体产生，抑制自身免疫反应，增加疗效。丙种球蛋白可能的治疗机制为：

①阻断吞噬细胞 F_c 受体；

②抑制补体介导的损害；

③抗独特性抗体的作用；

④消除循环内免疫复合物；

⑤抑制自然杀伤细胞和辅助性 T 细胞的功能，降低免疫反应。与激素联合使用存在着协同作用，可减轻局部病灶引起的炎性反应，修复受损的血脑屏障及神经髓鞘，加快了病灶的修复。

3. 血浆置换法　血浆置换的原理是将患者的血液流经血浆分离器，弃去分离出的血浆，而将细胞成分与废弃血浆等量的置换液返回体内，借以清除病理性物质和细胞毒抗体，并能补充新鲜血浆，满足机体正常所需。

4. 对症治疗　给予脱水降颅压、抗感染、营养脑细胞等治疗。

【护理】

1. 一般护理　见表 3 – 18。

表 3 – 18　一般护理措施

	护理措施
心理护理	①对患者进行细心的观察与分析：ADEM 是少见病，病程长，费用大，容易复发，患者易产生悲观情绪； ②与患者共同讨论病情：使患者了解本病的病因、病程，常出现的症状、体征，治疗目的、方法以及预后； ③指导患者掌握自我护理技巧：循序渐进，一定不要勉强患者，避免增加其痛苦和心理压力； ④鼓励家属多陪伴患者，以获得更多的家庭支持； ⑤患者介绍一些恢复较好的病例，使患者处于最佳身心状态，积极接受治疗，提高患者治愈率和生活质量； ⑥将"以患者为中心"的服务理念贯穿于实际的护理工作中。
膀胱功能训练	①尿潴留者：在无菌条件下行导尿术，予以留置导尿管，每日会阴护理 2 次； ②保持会阴部的清洁、干燥； ③鼓励患者做提臀运动及会阴部肌肉收缩和放松交替运动训练：20 ~ 30min/次，3 次/d，促进膀胱功能的恢复。
吞咽困难护理	①呈半坐卧位或坐位：患者进食时应抬高床头； ②进食速度：宜慢，以防发生呛咳和误咽； ③以流质或半流质为主，注意进食情况； ④不能吞咽的患者予以插鼻饲管，按时给予鼻饲流质； ⑤做好口腔护理。
高愿望氧治疗的护理	①告知患者该治疗的优势，能促进受损神经细胞的恢复，利于患者康复； ②做好保暖，避免受凉； ③密切观察病情：如出现高热、抽搐以及局灶性癫痫发作等高压氧治疗的相对禁忌证，应及时告知医生，暂停高压氧治疗。

	护理措施
预防并发症的护理	因患者需要长期卧床，应预防坠积性肺炎和压疮发生。勤翻身，可用50%的酒精按摩受压部位和骨突处，臀下垫气圈或气垫床，保持床单位清洁、干燥。
加强肢体功能锻炼	①告知患者早期功能锻炼的重要性； ②鼓励患者下床活动； ③不能下床活动者：指导患者在床上进行被动运动，具体方法是每日在床上做各关节伸、屈被动运动，并进行轻柔而有节奏的按摩；指导患者在床上进行主动运动，一般在肢体肌力有一定的恢复时进行，具体方法是做各关节的主动屈曲和伸展。时间由短到长，循序渐进。

2. 用药护理

大剂量激素冲击和大剂量丙种球蛋白治疗，是本病的治疗重点，也是本节的重要护理内容（见表3-19）。

表3-19 激素及丙种球蛋白治疗的护理措施

	护理措施
不良反应	①告知患者及家属在治疗过程中可能出现的不良反应； ②激素冲击疗法：可致满月脸、向心性肥胖，但在停药后可自行恢复； ③激素易加重感染，导致消化道出血、低钾、骨质疏松、心律不齐。
饮食	①多进食高热量、高蛋白、富含维生素以及高钾、高钙、低糖饮食； ②少食生冷和难消化的食物。
大便观察	①注意大便的颜色，及时发现有无上消化道出血； ②出现柏油样便时，立即报告医生。
做好生活护理	保持患者床单位清洁、卫生，降低感染发生率。
安全护理	①加强病房的巡视工作； ②有专人陪伴：告知患者及家属激素治疗易引起骨质疏松，发生骨折； ③活动时注意安全，防止起外伤。
静脉输液护理	①严格控制输液速度：使用IVGV治疗时易出现皮疹、寒战、发热等过敏反应； ②首次使用IVGV时滴速：控制在20滴/min，输入30min后，无不良反应，可调至40~60滴/min； ③生理盐水冲管：在输注前后使用，一般用生理盐水100ml冲管，禁止与任何其他液体混合输入。

3. 健康宣教

（1）指导患者严格按照医嘱服药，尤其在服用激素期间，不得随意更改药量和停药。

（2）告知患者肢体功能锻炼的重要性及方法，指导患者坚持肢体功能锻炼。

（3）指导患者保持良好的生活习惯，合理饮食，注意保暖，避免感染等诱因。

（4）指导患者按要求时间定期复诊。

（武士敏）

第三章　神经肌肉疾病的护理

第一节　重症肌无力的护理

【概述】

重症肌无力（myasthenia gravis，MG）是一种神经-肌肉接头部位因乙酰胆碱受体减少而出现传递障碍的自身免疫性疾病。病变主要累及神经-肌肉接头突触后膜上乙酰胆碱受体。本病具有缓解与复发的倾向，可发生于任何年龄，20～40岁发病者女性多于男性；40～60岁发病者男性多见，多合并胸腺瘤。临床表现为受累横纹肌易于疲劳，这种无力现象是可逆的，呈波动性肌无力，经过休息或给予抗胆碱酯酶药物即可恢复，但易于复发。

【病因及发病机制】

重症肌无力是神经-肌肉接头突触后膜上的乙酰胆碱受体受累，由乙酰胆碱受体抗体介导的体液免疫、T细胞介导的细胞免疫、补体参与的自身性疾病。

1. 外因 - 环境因素

临床发现某些环境因素如环境污染造成免疫力下降，过度劳累造成免疫功能紊乱，病毒感染或使用氨基糖苷类抗生素或 D-青霉素胺等药物诱发某些基因缺陷等。

2. 内因 - 遗传因素

近年来研究发现许多自身免疫疾病不仅与主要组织相容性抗原复合物基因有关，同时还与非相容性抗原复合物基因，如 T 细胞受体、免疫球蛋白、细胞因子、凋亡等基因有关。

3. 重症肌无力患者自身免疫系统异常

临床研究发现本病患者体内许多免疫指标异常，经治疗后临床症状消失但异常的免疫指标却不见改变，这是本病病情不稳定，容易复发的一个重要因素。

【诊断要点】

1. 临床表现

（1）本病的发病率约为5/10万，男女比例约为2:3，我国南方发病率较高。感染、精神创伤、过度疲劳、妊娠等因素均可诱发本病或使病情加重甚至诱发 MG 危象。

（2）起病隐匿，眼外肌麻痹常为首发症状，表现为非对称性眼睑下垂、斜视、复视。瞳孔括约肌一般不受累，因此瞳孔对光反射不受影响。严重者眼球运动明显受限，甚至眼球固定。随着病情进展逐渐累及其他脑神经支配的肌群，如面肌受累时皱纹减少，表情动作无力；咀嚼和咽喉肌受累时吞咽困难、饮水呛咳、构音不清。颈肌和四肢近端肌群亦常受累，表现为屈颈抬头无力、四肢乏力。

（3）临床特征为症状的波动性，受累肌肉呈病态疲劳，早晨症状较轻，下午或晚上加重，活动后肌肉无力明显加重，经短暂休息后可减轻，呈规律的晨轻暮重波动性变化。整个病程也常有波动，疾病早期常可自发缓解和复发，晚期肌无力比较严重，虽经休息也不能完全缓解。

（4）临床检查可证实受累肌肉无力和易疲劳，肌无力不符合任何单一神经、神经根或中枢神经系统病变的分布。受累肌肉持续活动导致暂时性肌无力加重，短期休息后好转是本病特征性表现。

（5）重症肌无力危象如急骤发生延髓肌和呼吸肌严重无力，以致不能维持换气功能为危象。约10%的重症肌无力患者出现危象。发生危象后需及时抢救患者，否则危及患者生命导致死亡。

2. 辅助检查

（1）血、尿和脑脊液常规检查正常。胸部CT平扫可发现胸腺瘤，常见于40岁以上患者。

（2）疲劳试验（Jolly试验）：令受累肌肉在较短时间内重复收缩，如出现无力或瘫痪，休息后又恢复正常者为阳性。

（3）抗胆碱酯酶药物试验

1）腾喜龙试验：静脉注射腾喜龙10mg，症状迅速缓解者为阳性，一般仅维持10min左右又恢复原状。

2）新斯的明试验：肌内注射甲基硫酸新斯的明0.5～1mg，20min症状明显减轻者为阳性，可持续2h左右。为对抗新斯的明的毒蕈碱样作用，可同时肌内注射阿托品0.3～0.5mg。

（4）电生理检查可发现神经肌肉传递障碍，约90%全身型MG患者3Hz或5Hz重复电刺激出现衰减反应。

（5）AChR抗体测定：80%以上的病例AChR抗体滴度增高，但眼肌型仅约60%患者抗体滴度增高。同一患者的AChR抗体滴度越高，肌无力越明显，但对不同患者AChR抗体滴度不能用于比较病情的程度。

【治疗】

1. 抗胆碱酯酶药

抑制胆碱酯酶，抑制Ach的水解，改善神经-肌肉接头间的传递，增加肌力。常用药物有溴吡斯的明，口服60mg/d，4次/d。可根据患者症状确定个体化剂量。餐前30～40min服药。该类药物可出现腹痛、腹泻、呕吐、流涎、支气管分泌物增多、流泪、出汗等毒蕈碱样副作用，可预先用阿托品0.4mg对抗。

2. 肾上腺糖皮质激素

抑制自身免疫反应，减少AChR抗体生成，增加ACh释放量，促进运动终板再生和修复。适用于各种 MG 患者。用药疗程和剂量可根据患者具体情况做个体化处理。

（1）冲击疗法：危重患者、已行气管插管或使用呼吸机者，先用大剂量甲泼尼龙 1000mg/d 静脉滴注 5 天，之后改为泼尼松口服 60mg/d，维持 2~3 周后逐渐减量，直至继续服用维持量。

（2）小剂量递增法：泼尼松 20mg 隔日每晨口服，每周递增 10~60mg，再逐渐减量至隔日 5~15mg 数年。

3. 免疫抑制剂

可选硫唑嘌呤，适用于不能耐受大剂量激素的 MG 患者，口服 50~100mg，每日 2 次；亦可选用环磷酰胺口服 100mg，每日 2 次。服药期间注意复查白细胞、肝肾功，若白细胞低于 $4×10^9/L$，应停用上述药物。

4. 血浆置换法

应用正常人血浆或血浆代用品置换重症肌无力患者的血浆，以去除患者血液中抗体。疗效持续数日或数月，该法安全，但费用高。

5. 淋巴细胞置换法

应用正常人血淋巴细胞替代患者血中产生 AChR 抗体的淋巴细胞，此法与血浆置换法合用疗效更好，但疗效短暂。

6. 胸腺摘除和放射治疗

60 岁以下的 MG 患者可行胸腺切除术，对于年龄较大或因其他原因不适于胸腺摘除者可行放射治疗。

7. 免疫球蛋白

剂量为 0.4g/(kg·d)，静脉滴注 3~5d，用于各种类型危象。

8. 危象的处理

尽快改善呼吸功能，呼吸困难者及时行人工呼吸，呼吸骤停者立即行呼吸机辅助呼吸。

（1）肌无力危象：最常见，由于抗胆碱酯酶药物剂量不足所致。注射腾喜龙后症状减轻可证实，应增加抗胆碱酯酶药物剂量。

（2）胆碱能危象：由于抗胆碱酯酶药物过量所致。患者肌无力加重同时出现肌束震颤和毒蕈碱样反应。腾喜龙静脉注射无效或加重。应立即停用抗胆碱酯酶药物，等药物排出后重新调整剂量，或改用糖皮质激素。

（3）反拗危象：患者对抗胆碱酯酶药物不敏感。腾喜龙试验无反应。应停用抗胆碱酯酶药物，输液维持或改用其他疗法。

【主要护理问题】

1. 生活自理缺陷　与眼外肌麻痹、上睑下垂或四肢无力、运动障碍有关。

2. 营养失调　低于机体需要量与咀嚼无力、吞咽困难致摄入减少有关。

3. 潜在并发症 重症肌无力危象。

4. 语言沟通障碍 与咽喉、软腭及舌肌受累或气管切开等所致构音障碍有关。

5. 恐惧 与呼吸肌无力、呼吸肌麻痹、濒死感或害怕气管切开有关。

6. 清理呼吸道无效 与咳嗽无力及气管分泌物增多有关。

7. 潜在并发症 呼吸衰竭、吸入性肺炎、皮肤完整性受损。

【护理目标】

（1）患者能进行自理活动。

（2）患者营养均衡。

（3）患者未出现重症肌无力危象。

（4）患者能进行有效交流。

（5）患者及家属能配合采取预防并发症的措施。

【护理措施】

1. 一般护理 见表3 - 20。

表3 - 20 一般护理

	护理措施
生活护理	①肌无力症状明显时，协助患者做好洗漱、进食、个人卫生等生活护理； ②保持口腔清洁，防止外伤和感染等并发症。
活动与休息指导	①指导患者充分休息，避免疲劳； ②活动：可选择清晨、休息后或肌无力症状较轻时； ③根据自身情况调节活动量，以不感到疲劳为原则。
饮食护理	①指导患者进食高蛋白、高维生素、高热量的半流质或软食； ②选择易于吞咽的食物，避免粗糙、易引起呛咳的食物； ③进餐时间：在餐前15～30min服药，进餐过程中如患者因咀嚼无力感到疲劳时可让患者适当休息后再继续进食； ④营养供给方式：如果患者咽喉、软腭和舌肌肌群受累出现进食呛咳、难以吞咽时，可遵医安置保留胃管行鼻饲流质饮食； ⑤了解、关心患者每日进食情况，评估营养摄入情况，必要时遵医嘱静脉补充营养。

2. 药物指导

告知患者常用药物的治疗方法、不良反应与服药注意事项。

（1）服用抗胆碱酯酶药物时，应从小剂量开始，按时服用，剂量不足可缓慢增加，避免出现胆碱能危象；如患者有感染或处于月经前和应激状态时，可遵医嘱增加剂量。

（2）使用糖皮质激素药物期间，大部分患者在用药早期会出现病情加重，甚至发生危象，要严密观察呼吸变化；长期服用者，注意观察有无消化道出血、骨质疏松、股骨头坏死等并发症发生。

（3）使用免疫抑制剂时应定期检查血象和肝功肾功的变化。

（4）对神经-肌肉传递有阻滞的药物如氨基糖苷类抗生素、普萘洛尔等应禁用，以免加重病情，使肌无力加剧。

3. 健康教育

（1）嘱患者保持乐观情绪，避免情绪紧张、情绪抑郁。

（2）遵医嘱按时、正确服药，避免自行停药和更改剂量。

（3）避免受凉、感冒、感染。

（4）进食高蛋白、高维生素、高热量饮食，保证足够的营养供给。

（5）强调复诊重要性，安排复诊时间，嘱患者按时复诊。

（武士敏）

第二节　神经肌肉活检术的护理

【概述】

在神经疾病诊断中，脑组织、周围神经、肌肉活检病理技术及脑脊液细胞学非常重要。在这些活检技术中，取材最为准确且易于操作的是周围神经与肌肉组织，特别是后者。

肌肉活检为明确诊断神经肌肉疾病提供了依据，尤其在一些复杂的、不典型的、疑难的神经肌肉疾病诊断中发挥关键作用，包括诊断一些少见、罕见的神经肌肉疾病。

肌肉活检诊断技术不仅为一些肌肉和周围神经疾病提供可靠的定性诊断，还可为中枢神经系统疾病提供间接诊断。某些脑部疾病仅通过肌肉活检诊断技术，就可以协助确诊，还有一些非神经系统疾病如结缔组织疾病也可通过这项技术明确诊断。同时，肌肉活检取材方便，成本低，技术简单易行，危险性低，是一项非常具有临床价值的神经内科技术。肌肉病理检查因受取材和方法学等的限制，存在一定的局限性，最后结论应结合家族史、临床表现和其他检查结果。

【定义】

肌肉活检手术是指从肌肉组织中取下小片样本，以便对肌组织进行显微镜镜检和进一步的生化指标测试。通常用于诊断神经肌肉性疾病，区分单纯的肌性疾病和神经肌肉性疾病，作为参考指标确定神经肌肉疾病的具体类型。

肌肉活检手术作为病理形态学上的"金标准"，对某些神经肌肉病的确诊起着决定性的作用，可以协助或纠正肌电图检查结果的技术误差，以及某些中枢神经系统疾病的诊断，通过可靠的定性诊断可以为患者提供及时的治疗。

【适应证和禁忌证】

损伤骨骼肌的原因有很多，主要临床症状均表现为肌力减退、肌张力减低。多数肌肉疾病根据其年龄、性别、发病部位、肌肉受累分布特征、病情严重的程度、进展速度等能做出诊断。但在具体临床诊断过程中，常发现其症状相似而患病不同。例如临床诊断为肢带型肌营养不良的患者经肌肉活检后，确诊为脂质代谢异常或糖代谢异常。因此，为了正确诊断肌力下降的原因，几乎所有的患者都应该进行肌肉活检。

（一）适应证

肌肉活检主要用于肌肉疾病的诊断与鉴别诊断，神经源性或肌源性肌损害，确定系统性疾病。

1. 一般性指征（出现肌肉病的证据）

（1）肌肉症状表现为不适、肌无力、肌肉痉挛或活动后易疲劳无力。

（2）检查发现肌酶升高，或肌电图检查显示为肌原性损害。

（3）出现系统性疾病，如血管炎、结节病或结缔组织病累及肌肉者，患者可以没有明显的肌肉受累症状，或出现不典型的肌痛或肌无力。

（4）一些疾病进行电生理检查可能优于肌肉活检如重症肌无力（神经肌肉接头病变），肌强直（离子通道病），对其进行肌肉活检的意义在于鉴别和排除其他可能的诊断。

（5）骨骼肌溶解在周期之后等待 1 个月。

2. 疾病适应证　见表 3 - 21。

表 3 - 21　疾病适应证

活检分类	具体疾病
必须活检组	先天性肌肉病、炎性肌肉病、代谢性肌肉病（线粒体肌肉病、糖原累积病和脂肪沉积病）
选择活检组	肌营养不良、神经源性肌萎缩
不做活检组	神经肌肉接头病 离子通道病（周期性瘫痪和肌强直性肌肉病）

（二）禁忌证

1. 严重的心肝肾功能不全者。

2. 严重的出血倾向。

3. 皮肤软组织感染者。

【肌肉活检术方式】见表 3 - 22。

随着科学技术的不断发展，肌肉活检的手术方式也在变化，在 20 世纪 60 年代主要是采用针刺式肌肉活检，由于所取得的样本较小，无法进行肉眼观察，因此比较局限。目前临床上主要采用开放式的手术方式。

表 3 - 22　肌肉活检术方式

方式	内容	优势	不足
开放创口式	用锋利的手术剪刀采样，剪取小片肌肉组织	可肉眼观察	有手术创口：约 2 ~ 3cm，用线缝合疼痛持续数日
针刺式	用一根较大的钻孔针取样，取得的样本大约豌豆大小	创伤较小	样本小无法肉眼观察

【活检部位选择】

（1）选择原则：保证安全，根据患者的病情选择。

1）慢性病：轻至中度累及的部位，病变严重的部位多数处于病变的终末期，不能提供足够的诊断信息。

2）急性病：中-重度无力甚至伴疼痛的部位。

3）最佳部位：首先肌肉丰富、操作简便，损伤较轻的肱二头肌，其次是三角肌、股四头肌、胫前肌和腓肠肌，强调根据临床肌肉受累的发展过程和临床的怀疑诊断来确定取材部位。

（2）可以采取 MRI 或肌肉超声检查协助选择活检部位。

（3）避免肌电图检测部位、注射部位和外伤处。

【活检步骤】

（1）局麻充分后，沿肌纤维的走向切开皮肤 1～2cm。

（2）钝性剥离皮下脂肪层，充分露出肌外膜。

（3）切开肌外膜，用 3 个止血钳夹住肌外膜的每一侧，向左右方向牵拉肌外膜，即可露出肌外膜下的肌肉。

（4）将锐利的小弯钳的前端伸入肌肉内，按活检需要的厚度分离，分离长度尽量要长些。

（5）切断肌肉。

（6）确认止血情况，缝合肌外膜，缝合皮肤，活检结束。

【护理】

1. 手术前护理　见表 3 - 23

表 3 - 23　手术前护理

术前护理	护理内容
一般护理	①提供安静、安全、舒适而整洁的环境 ②注意休息时间段的管理，保证充足的睡眠时间
心理护理	①向患者讲解手术的目的、操作方法、术中和术后可能出现的情况； ②将相同病例的患者安置在一个病房，通过患者之间的信息交流，增强信心； ③介绍成功病例，尽力消除患者的思想顾虑和紧张情绪，更好地配合手术； ④做好个体化心理指导：根据患者的年龄、性别、性格、文化程度等特征。
配合做好各项术前检查	①安排有一定临床经验的护士完成抽血工作； ②制定相关检查的工作流程和规范，例如血常规、出凝血时间、肝肾功能、生化、心电图、肌电图、大小便常规等； ③做好床边护理指导工作。
皮肤准备	嘱其术前用温水清洁手术区域，保持皮肤黏膜清洁干燥。
皮肤准备	嘱其术前用温水清洁手术区域，保持皮肤黏膜清洁干燥。
观察生命体征	做好生命体征的观察并记录。

术前护理	护理内容
药物过敏试验	术前应做好局麻药过敏试验和抗生素过敏试验。
饮食	营养评估，予以高蛋白、高热量、高维生素饮食。

2. 手术后护理　见表 3 – 24。

表 3 – 24　手术后护理

	术后护理
一般护理	①提供安静、安全、舒适而整洁的环境 ②注意休息时间段的管理，保证充足的睡眠时间
病情及生命体征的观察	①每天 4 次生命体征的观察并记录，尤其注意体温的变化； ②手术一侧患肢制动 3d，防止切口裂开； ③观察伤口下敷料情况，有无渗血、渗液，有无肢体肿胀等； ④术后第 3d 进行伤口敷料的更换； ⑤手术后两周根据伤口愈合情况行拆线。
饮食	提供患者优质蛋白饮食，促进伤口愈合。

3. 常见并发症的护理　见表 3 – 25。

表 3 – 25　常见并发症的护理

	常见并发症的护理
切口疼痛	①评估患者疼痛程度，一般用 VAS 法进行疼痛评分； ②分散注意力等办法缓解患者生产能力，必要时需遵医嘱给予镇痛处理； ③告诉患者术后 1～2d 发生的疼痛，一般开始较重逐渐减轻； ④在术后 4～5d 患者仍有疼痛现象，应观察切口、体温以及复查血象等，考虑患者是否有并发感染，并做好相应处理。
切口感染	①在操作中严格无菌操作，充分止血。一般情况下切口感染与无菌技术操作不严格或局部渗血渗液等因素有关； ②在重要时间段的伤口观察，切口感染常发生在术后 3～4d； ③做好伤口护理和观察并记录，保持伤口敷料干燥； ④定时更换伤口敷料； ⑤感染后切口可出现疼痛、红肿伴有硬结或有脓液渗出、体温升高、白细胞增加等。
切口裂开	术后 3～7d 发生，常由缝合不牢，切口感染，营养不良等引起： ①改善术前患者营养状况； ②在操作中严格无菌操作的同时应认真缝合切口； ③告诉患者制动时间的保证，避免用力； ④注意切口的观察，一般切口裂开时往往伴有出血，可加压包扎，当全层裂开应给予创面的重新缝合处理。

	常见并发症的护理
切口愈合延迟	①认真做好评估工作，例如糖尿病患者应控制血糖后手术； ②严格无菌技术操作； ③避免使用一些使切口张力增高的因素； ④提供优质蛋白的营养饮食促进伤口愈合。
切口周围皮肤肿胀	①调整切口包扎松紧度，以不影响血液循环为宜； ②注意对伤口一侧的肢体远端的皮肤观察：切口包扎过紧可引起血液循环障碍，静脉回流不足； ③注意休息，将伤口一侧的肢体制动并抬高； ④应用 TDP 灯照射、热敷或六合丹外敷； ⑤适时给予抗感染治疗。

（武士敏）

第四章 癫痫的护理

第一节 癫痫的护理

【概述】

癫痫是脑神经元过度同步异常放电引起的短暂感觉、运动、意识、精神、行为、自主神经功能等脑功能障碍，发作性、短暂性、重复性和刻板性是其临床表现特点。临床上将一次发作过程称为痫性发作，每名患者的痫性发作形式可有一种或数种。癫痫是神经系统疾病中第二大疾病，仅次于脑血管疾病，流行病学资料显示普通人群癫痫的年发病率为 $(50 \sim 70)/10$ 万，患病率约为 0.5%，其死亡率是普通人群的 $2 \sim 3$ 倍，为 $(1.3 \sim 3.6)/10$ 万。我国的癫痫患者约在 900 万以上，每年有 65 万 ~ 70 万新发癫痫患者，难治性癫痫约为 25%，数量至少在 150 万以上。

【病因】

1. 特发性癫痫

也称原发性癫痫，这类患者脑部并未发现足以解释症状的器质性改变或代谢功能异常，多数患者在某一特定年龄段起病，首次发病常见于儿童或青少年期，与遗传因素关系密切，脑电图和临床表现具有特征性。

2. 症状性癫痫

由各种明确的脑部器质性改变或代谢功能异常所致，大多数癫痫为此种，发病无年龄特异性。

（1）脑部疾病

1）先天性疾病：各种脑部畸形、遗传代谢性脑病、脑积水、皮质发育障碍。

2）颅脑外伤：母亲生产时导致的产伤多为新生儿及婴儿癫痫的常见原因。成人颅脑外伤引起的癫痫发生率闭合性损伤为 $0.5\% \sim 5\%$，开放性损伤为 $20\% \sim 50\%$，多发生在伤后 2 年内，各种脑组织软化或瘢痕的形成是其原因。

3）脑血管疾病：各种脑血管疾病引起的出血或栓塞都可导致癫痫的发生。

4）中枢神经系统感染：颅内感染导致的脑组织充血、水肿及产生的各种毒素都是引起癫痫发作的原因，而愈后产生的瘢痕和粘连也可导致癫痫的发作。脑内寄生虫引起的感染也是癫痫发作的病因之一。

5）脑肿瘤：各种原发或继发于脑部的肿瘤都可引起癫痫的发作，多在成年期开始。有研究表明，少突胶质细胞瘤最易引起癫痫发作，脑膜瘤和星形细胞瘤次之。

（2）全身性疾病

1）各种原因导致的脑组织缺氧。

2）药物或毒物导致的中毒。

3）内科疾病导致的神经系统并发症如肝性脑病。

【影响因素】

1. 遗传因素

癫痫患者近亲的易患性高于普通人群，特发性癫痫患者近亲发病率为1%～6%，症状性癫痫患者近亲发病率为1.5%，均高于普通人群。有研究表示，癫痫的发作与特定染色体上特定基因的突变有关。

2. 环境因素

（1）内环境的改变，内环境的改变可影响神经元放电的阈值，如月经癫痫和妊娠期癫痫，疲劳、过饥、过饱、便秘、饮酒、感情冲动、各种代谢紊乱和一过性的过敏反应导致的癫痫。

（2）闪光、噪声、运动等特定条件下发作的癫痫统称为反射性癫痫。

3. 年龄

特发性癫痫与年龄有较密切的关系。

4. 睡眠

癫痫发作与睡眠-觉醒周期密切相关，如某些癫痫常在觉醒时发作，而某些癫痫则常在睡眠中发作。

【发病机制】

癫痫的发病机制非常复杂，目前尚未完全阐明，主要与以下环节有关。

1. 放电的起始

离子通道结构和功能异常导致离子异常跨膜运动，致使神经元异常放电。

2. 放电的传播

异常高频放电反复诱发周边和远处的神经元同步放电，使得异常电位连续传播。

3. 放电的终止

迄今为止机制尚未完全阐明，可能过度同步放电产生的巨大突触后电位激活负反馈机制，以致脑内各层组织主动抑制异常放电扩散，同时减少癫痫灶的传入性冲动。

【病理】

具有代表性的是海马硬化（hippocampal，Hs）又称阿蒙角硬化（ammon horn sclerosis，AHS）或颞叶中央硬化（mesial temporal sclerosis，MTS）。肉眼观察为海马萎缩、坚硬；镜下典型表现为癫痫易损区神经元脱失及胶质细胞增生；组织学表现为双侧海马硬化病变多不对称，常为一侧海马硬化明显，而另一侧轻度神经元脱失，海马旁回、杏仁核、钩回等也可波及。苔藓纤维出芽、齿壮回结构异常（颗粒细胞弥散增宽）也是海马硬化患者的病理表现。

【诊断要点】

1. 临床表现　发作性、短暂性、重复性、刻板性。

2. 辅助检查

（1）脑电图（EEG）：最主要的辅助检查方法，通常可见到特异性 EEG 的改变，但约 80％患者能记录到异常（痫性）EEG，而约有 15％的正常人 EEG 表现不正常。故 EEG 不是癫痫确诊的诊断依据。

（2）视频 EEG（VEEG）：对癫痫的诊断及病性灶的定位最有价值。

（3）头部影像学检查：CT、MRI 检查，可确定脑部器质性病变，也可做出病因诊断。

（4）生化检查：血常规、血糖、血寄生虫等。

（5）DSA 检查：了解是否有脑血管病变。

【治疗】

癫痫的治疗目标逐渐由对发作的控制转为关注患者的生活质量，包括病因治疗、药物治疗和手术治疗。

1. 病因治疗　病因明确者，给予对因治疗，去除病因。

2. 药物治疗

（1）常见抗癫痫药物（AEDs）：传统 AEDs 临床上广泛应用。新型 AEDs 主要用于传统抗癫痫药物不能控制的难治性癫痫及一些特殊群体的癫痫患者，如儿童、老年及育龄妇女等，不足之处是价格较贵。

（2）药物治疗一般原则

1）首次发作，癫痫专科医生根据患者易患性确定是否用药。易患性包括：癫痫家族史、脑电图示癫痫样波、影像学证据。

2）根据发作类型选药。针对不同的癫痫发作类型选用不同的抗癫痫药，是癫痫治疗成功的关键。如部分性发作首选卡马西平；全身强直-阵挛发作（generalized tonic-clonic seizures，GTCS）首选丙戊酸钠；典型失神发作首选丙戊酸等；而选药不当，非但不能控制发作，还有可能加重发作，如卡马西平或苯妥英等可导致青少年肌阵挛癫痫发作加剧。

3）小剂量开始，体现个体化原则，监测血药浓度。剂量不足的"亚治疗状态"致使血中药物浓度不足影响疗效。而不同的患者对抗癫痫药物的治疗反应差异较大，坚持合理的个体化治疗，是取得癫痫治疗成功的关键。

4）单药治疗为主。对大多数癫痫患者坚持单一药物治疗，是国际上公认的治疗原则。新诊断的癫痫患者首选单药治疗。80％癫痫患者单药治疗有效。根据发作类型选择广谱和副作用小的药物。

特殊情况或难治性癫痫采用联合用药。失神或肌阵挛发作单药难控制者，可用乙琥胺＋丙戊酸钠，或其一加用苯二氮卓类。尽量避免作用机制类似的 AEDs 联用导致不良反应增加。

难治性癫痫：即 20％～30％复杂部分发作患者用各种 AEDs 正规治疗 2 年以上，血药浓度在正常范围内，每月仍有 4 次以上发作。

难治性癫痫治疗包括：新型抗癫痫药物应用、联合用药、外科手术、物理疗法、中西医结合治疗。

5）坚持治疗的长期性及规律性。确诊为癫痫并需药物治疗者，应在癫痫专科医师指导下长期规律用药、增减剂量、停药或更换药物。

增减药物、停药、更换药的原则：增药可适当加快，减药一定要慢，必须逐一增减；一般 GTCS 应完全控制发作 3~5 年后，才能考虑酌情逐渐减量，减量 1 年左右无发作者方可考虑停药。更换药时需第二种药血药浓度达到稳态，至控制发作，第一种药再逐渐减量，并监控血药浓度。

6）注意服药时间及观察药物的不良作用。

根据药物性质、半衰期及患者癫痫发作特点选择服药时间和次数，严格遵医嘱服药。

传统 AEDs 在临床上广泛应用，但副作用较突出，如卡马西平可致骨髓抑制、再生障碍性贫血、过敏，应注意观察脱发、皮疹，定时复查血象；丙戊酸可致体重增加、月经紊乱、肝损害，应告知患者多加注意月经周期、及时称体重、定时查肝功等；苯妥英主要引起神经毒性，毛发增多、皮肤粗糙、齿龈增生等。

新型 AEDs 在疗效相当的前提下，药代动力学特性更好，耐受性更佳，不良作用较少，儿童、老年人、肝肾功能不全者更适合服用，但费用较贵。

（3）癫痫患者治疗失败的常见原因

1）用药不当：最多，表现为选药不当、中断服药、剂量不准、频繁换药、联合用药不当、疗程不足、骤然停药等。

2）病因未除：只对症控制发作，未从根本上去除病因。

3）诱因未除：未避免诱因（诱因详见前述）。

（4）癫痫持续状态治疗

3. 手术治疗

部分难治性癫痫，经正规 AEDs 治疗无效者，可考虑手术治疗。

【主要护理问题】

1. 受伤的危险

与突然意识丧失、抽搐、惊厥、癫痫持续状态，癫痫发作时跌倒、坠床、下颌关节抽动、或保护措施不当等有关。

2. 窒息的危险

与喉头痉挛、舌根后坠、呼吸道分泌物滞留有关。

3. 清理呼吸道无效

与喉头痉挛、口腔或呼吸道分泌物增多、癫痫持续状态有关。

4. 脑组织灌注异常－脑水肿

与癫痫持续状态时脑组织缺氧缺血、脑血管通透性增高有关。

5. 体温异常 – 发热

与癫痫持续状态时脱水高渗状态或感染有关。

6. 营养摄入困难

与癫痫持续状态有关。

7. 生活自理缺陷

与癫痫持续状态有关。

8. 皮肤完整性受损的危险

与癫痫持续状态有关。

9. 知识缺乏

缺乏疾病、用药及防护等相关知识。

10. 自我形象紊乱

与癫痫发作及药物副作用有关。

11. 焦虑或恐惧

对预后不良的焦虑、及癫痫发作的恐惧。

【护理目标】

（1）癫痫发作时，患者及其家属能采取正确的防护措施，患者未发生受伤。

（2）患者未发生窒息、误吸及吸入性肺炎。

（3）患者呼吸道通畅。

（4）患者保持或恢复正常的气体交换功能，呼吸平稳，无发绀。

（5）患者未发生脑水肿、或有脑水肿先兆时得到及时处置。

（6）患者体温异常得到控制。

（7）癫痫持续状态期间患者生活需要得到满足，不发生压疮，营养供给正常。

（8）患者及家属能够了解癫痫发作、治疗与预后的关系，能够采取有关安全防护措施，患者能有效避免诱因，预防发作，主动配合治疗。

（9）患者能够正确对待疾病，重视自我形象。

（10）患者的焦虑或恐惧心理减轻或消除。

【护理措施】

1. 发作期护理　见表3–26。

表3–26　发作期护理

常规护理内容
防受伤	①防摔伤：癫患者有先兆时立即平卧，无先兆者床旁陪伴或医护人员应扶助患者顺势卧倒，摘下眼镜； ②防擦伤或碰伤：顺势保护患者抽动的关节和肢体，在关节处垫软物； ③防止肌肉关节的损伤、骨折或脱臼，切勿强行按压试图制止患者的抽搐动作或抽动的肢体；

④防颈椎压缩性骨折或下颌关节脱臼；对强直期头颅过度后仰、下颌过张或阵挛期下颌关节抽动的患者，应一手用力托住患者后枕，另一手扶托下颌；

⑤防舌咬伤：将折叠成条状的毛巾或缠以纱布的压舌板，迅速于抽搐之前、或放牙垫，切忌在阵挛时强行放入；

⑥防突然发作时跌床：保持床挡一直竖起来；

⑦防自伤或伤人：对情绪激动、精神症状明显，有自伤自钱、伤人毁物潜在危险的患者，要严格控制其行为，必要时保护性约束肢体或躯干，收拣或移开可能造成伤害的所有物品；

⑧遵医嘱使用抗惊厥药物，从速控制发作；

⑨癫痫频繁发作、癫痫持续状态者切忌测量口温和肛温；

⑩癫痫持续状态发作者使用床挡保护，躁动患者给予保护性约束肢体。发作后及恢复期患者应有专人陪伴。

防窒息	①解除任何限制活动的束带（如松解衣领及腰带等）； ②有义齿者及时取出防抽动时脱落掉入呼吸道； ③舌后坠者用包有纱布的压舌板及舌钳将舌拉出； ④让患者侧卧位或头偏向一侧，以利口鼻分泌物流出； ⑤及时负压吸出口腔和呼吸道分泌物。
观察	①发作的具体情况，如头身往哪侧转动、眼球往那侧凝视等，对判断病灶定侧有帮助； ②呼吸患者的姓名或问简单问题以判断患者发作时的意识； ③眼神、面色和瞳孔的变化； ④运动性症状、自动症及发作演变过程； ⑤发作时有无大小便失禁； ⑥发作后意识恢复情况； ⑦发作后有无头痛、乏力或肌肉酸痛； ⑧意识恢复后检查有无肢体瘫痪； ⑨发作结束意识恢复后让患者复核发作时的情况或感受。

2. 发作间歇期的健康教育　见表 3-27。

表 3-27　发作间歇期的健康教育

	常规护理内容
治疗注意事项	①愈早治疗效果愈好； ②根据发作类型选药； ③单药治疗是共识； ④服药应从小剂量开始； ⑤用药时间、停药严格遵医嘱，牢记随访观察。
知识宣教	①告知患者和作时防止受伤、窒息及其他意外的措施； ②告知及时找医生诊治、定期癫痫门诊随诊的重要性； ③告知坚持药物治疗原则的重要性； ④告知定期查肝功肾功、血象的原因。

	常规护理内容
生活指导	①外出活动拾卡片，卡片上注明姓名、诊断、用药名称、家庭住址、电话、联系人等； ②劳逸结合、避免过度劳累、忌烟酒； ③睡眠充足、规律作息； ④指导患者注意安全，出现癫痫前驱症状时要立即平卧，发作前无先兆者外出时要有人陪行。
饮食指导	①保持良好的饮食习惯； ②饮食宜清淡，防过饥过饱和饮水过多； ③忌辛辣刺激性强的食物。
工作指导	①患者不宜长期休息，应有适当脑力活动、体育锻炼； ②不从事危险性的工作和活动，如电工、矿工、游泳、登高、驾驶、导游、火炉旁工作。
个别指导	根据患者的年龄、身心或特定时期，给予相应的指导： ①学生：只要不是频繁发作，或未合并其他严重疾病，应边学习边治疗，但应将所患疾病告诉同学和老师，以便在突然癫痫发作时得到及时的帮助和救治； ②青年：面临恋爱婚姻生育问题，可结合遗传学知识给予相应指导。癫痫患者都可恋爱结婚，过正常的夫妻生活，身心愉悦有利于疾病康复。遗传性癫痫者不宜生育。夫妻双方患有癫痫，下一代罹患癫痫的概率为15%，而夫妻中一方患有癫痫，下一代罹患癫痫的概率为5%； ③妊娠期和哺乳期，慎重服用 AEDs。有的药物有效畸形的副作用，如传统的 AEDs，尤其是丙戊酸。癫痫妇女胎儿的致畸率为5%~6%，服用 AEDs 在癫痫妇女胎儿的致畸率为5%~6%，服用 AEDs 在两种或两种以上的妇女的胎儿致畸率更高。新型 AEDs 致畸率低于传统 AEDs。新型 AEDs 推荐使用 TPM/LTG/TGB/LEV。妊娠妇女服用 AEDs 总原则：单药、低剂量、非致畸形。妊娠期，GTCS 反复发作者应终止妊娠，否则，由于反复发作而缺氧，可引起胎盘营养不良，影响胎儿发育，严重者胎死宫内。
心理护理	①帮助患者和家属端正对待疾病的态度，建立健康的心理，达到心理平衡，从而稳定患者的情绪和行为； ②告知疾病瓣相关知识，使其正确认识疾病发作的原因、诱因，耐心解释病情、治疗与预后的关系； ③多关心询问患者的自觉症状，告知其坚持药物治疗原则能减少发作的次数； ④鼓励患者要勇于表达自己的感受，多与家属及医护人员之间进行沟通，给予情感支持，消除患者及家属的孤独、焦虑或恐惧心理，减轻或消除自卑感、郑感和悲观、抑郁、急躁情绪，树立战胜疾病信心，正确对待疾病，防精神刺激和大喜大悲，保持平静乐观心境，积极配合治疗。

3. 癫痫持续状态期间的护理　见表3-28。

表3-28　癫痫持续状态期间的护理

	常规护理内容
发作时防护观察	同发作期护理
从速控制发作	①遵医嘱用药； ②创造有利于控制发作的环境：放下窗帘，开地灯形成暗室，操作集中、轻柔，防声光动作刺激。

	①患者平卧位、头偏向一侧或侧卧利于口鼻腔分泌物流出； ②置口咽通气道，必要时气管插管、或气管切开，安人工呼吸机，及时负压吸痰等； ③如经反复吸痰呼吸道确保通畅、持续吸氧后，人有面唇发绀、血氧饱和度（SPO_2）低于90%、呼吸频率大于35次/min，应考虑机械通气。
颅内高压护理	①观察神志、瞳孔，电电监护，注意心率、SaO_2、血压； ②躁动不安者，床挡保护、约束带约束肢体； ③快速静脉滴注20%甘露醇125~250ml<30min； ④吸氧，氧流量视 SpO_2 而定； ⑤观察药效，记录尿量。
发热护理	详见发热护理，药物降温时不宜用氯丙嗪因其可降低患者刺激阈。保证充足的水分摄入，每天2000ml以上。
营养摄入	①鼻饲 牛奶、肉末、蒸鸡蛋、果汁及米粉、蛋白粉、迷奸素、蔬菜汁等； ②静脉滴注 脂肪乳、氨基酸、卡文、丙种球蛋白、人血白蛋白等。
基础护理	如角膜炎预防、晨晚间护理、大小便处理等。

（武士敏）

第二节　视频脑电图监测的护理

【概述】

视频脑电图监测（Video-EEG，VEEG）是在长程脑电图监测的基础上，增加1~2个摄像镜头，同步拍摄患者的临床情况。VEEG实现了患者视频图像、声音和脑电——对应的同步记录，可有效排除各种伪差，为癫痫患者的诊断、确定发作类型、用药、术前评估提供重要的依据，意义非常重大。

【VEEG优点】

（1）全面提供关于患者的信息，如发作频率、发作前状况、发作动作、发作后情况等，对于癫痫患者的诊断意义重大。

（2）帮助医务人员更准确地识别伪差。脑电图是一种非常微弱的信号，易受到外界因素的干扰，如患者轻微的动作、旁人的走动等，借助视频脑电识别伪差，容易获得临床证据。

（3）更直接地观察患者。可全过程同屏同步存储、编辑、回放脑电波与录像信号；并可长距离、长时间监测；可以储存在硬盘和光盘上，供专业人员反复研究，找到诊断依据。

（4）针对癫痫的诊断、分类、致病灶定位做出正确的结论和处理方法。

【VEEG 临床意义】

（1）是国际普遍采用的癫痫和癫痫综合征分类的重要依据之一。

（2）确定癫痫临床发作类型，制定治疗方案，指导用药。

（3）癫痫药物疗效的评估。

（4）癫痫术前评估，确定能否手术治疗。

（5）排除假性发作。

（6）顽固性癫痫外科治疗前的必备检查手段。

（7）癫痫病灶定侧定位。

【VEEG 监测的护理】

VEEG 监测期间癫痫发作时的护理详见前述。此处重点介绍与 VEEG 监测相关的护理。

【主要护理问题】

1. 电极松脱

与天热汗多、患者油脂分泌旺盛、躁动不合作、抓扯、不适当的牵拉等有关。

2. 电极线被扯断的可能

与电极线老化残损不结实，患者躁动不安、精神症状者，儿童不合作者等有关。

3. 摄像镜头被遮挡的可能

与陪护照护行为或保护措施不当等有关。

4. 记录中断

与仪器故障、电源中断、电缆与放大器接触不良等有关。

5. 自理受限

与连接的检查装置及患者需限制在床上及床旁活动等有关。

6. 知识缺乏

缺乏检查相关的知识。

7. 焦虑

与患者对监测情况了解不够有关。

【护理目标】

（1）电极固定妥当、与头皮接触良好，电极线放置适宜。

（2）电极线完好无损。

（3）摄像范围适当，镜头不被遮挡。

（4）记录连续完整。

（5）日常生活得到妥善解决。

（6）患者知道检查的注意事项，能积极配合检查，焦虑情绪减轻或消除。

【护理措施】

1. VEEG 监测前的准备的常规护理　见表 3 - 29。

表 3 - 29　VEEG 监测前的准备

	常规护理内容
患者的准备	①心理准备：向患者和家属做好宣教工作，说明检查目的和方法，告知该检查无创作无痛苦，监测期间医护人员就在旁边，癫痫发作时会采取应对及防护措施，消除紧张焦虑或心理。鼓励患者表达自身感受，针对个体情况进行针对性心理护理； ②是否停药：须由医生确定。检查前 3d，停服对脑电图有影响的药物，如地西泮、氟哌啶醇；是否停服抗癫痫药物，则根据检查目的，为发作已控制数年的患者减量或停药取得脑电图的证据者不能药；作术前评估指导手术定位，或者在服药期间患者应有专人陪护，避免外出； ③头皮准备：检查前 1d 协助患者洗头，禁用护发素及头油、发胶、定型剂；头发多而长者，可适当剪短剃薄；男性患者头发短而硬、作术前评估者，不合作小儿、精神症状者，昏迷患者最好剃全头；头皮有感染者应予以控制。
环境准备	①温湿度适宜：温度 18℃～25℃，湿度 50% 左右，温度过高易出汗，湿度过高易烦闷不适，均可影响电极的黏附和患者的舒适度，并带来干扰，温度过低，易出现皮肤收缩、寒颤、影像记录结果； ②监测病房保持安全、安静、整洁、温馨，床周围不要有硬、锐等物品，放置床挡，以保证患者的安全，附近不要有手机、MP3、承受身听等电子设备，以免干扰脑电信号的准确性。
抢救准备	准备好压舌板、氧气、负压吸痰器、气管插管、气管切开、呼吸机、地西泮、苯巴比妥、德巴金等。

2. VEEG 监测中的护理　见表 3 - 30。

表 3 - 30　VEEG 监测中的护理

	常规护理内容
医护人员保证监测质量	①认真安装固定电极，测电阻，应严格按要求。电阻应小于 20kΩ，通常不超过 5kΩ，妥善保护电极及电极线，如选择适合的弹力帽，烦躁、不合作儿童等可加用绷带； ②加强巡视。若有电极脱落及时粘上，保持脑电图基线平稳、保持机器正常运作，有故障及时排除； ③入院评估的重要是患者平时的发作时间和特点，以便有针对性地加以观察；倾听患者和家属主诉、向患者和家属详细说明注意事项； ④观察临床表现和脑电图改变，调整好镜头，全身和局部摄像相结合，始终保证患者从头至脚在摄像范围内。医护人员的日常工作，如查房、治疗、护理等操作不能遮挡镜头； ⑤协助患者日常生活，如进食、大小便等； ⑥监测中癫痫发作时的观察和处理：作好安全防护（措施同癫痫护理），保证摄像效果的同时重点注意；呼唤患者姓名，询问简单问题，了解意识状况；记录癫痫发作开始时间、持续时间、观察临床表现，如面色、神眼神和瞳孔有无改变、眼球活动、头部转动、身体转动的方向，运动性症状、自动症及发作演变过程； ⑦发作后检查意识恢复情况、有无肢体瘫、有无大小便失禁、有无定向障碍、询问患者对发作时的记忆和感受； ⑧监测中癫痫发作者是否用药，医生根据检查目的决定：部分性发作可暂时不用药，作术前评估者，至少监测到 3～5 次典型的临床发作后才考虑用药，频繁发作、或缺氧性的全面性强直阵挛发作、或癫痫持续状态按常规及时处置； ⑨加强专业知识培训。视频脑电监测时间长，容易遇到来自患者及医院种种不利因素，应加强病房相关工作人员专业知识培训，了解处理流程，及时排除故障或弊端，同力协作、共同完成该项工作。

常规护理内容

| 作好患者的监测知识宣教 | 医护人员认真向患者告知注意事项，并监测患者认真履行。
①患者勿使用手机、手提电脑、充电器、玩手机游戏等。因脑电图易受诸多因素的干扰，尤其是电源和电子设备；
②患者不能过多活动，且一切活动始终在摄像范围内；
③改变体位时应轻抬头、慢转身、动作稳妥；
④患者不能蒙头睡觉、或抱头睡觉，不要搔抓头部、摩擦电极，牵、按压信号线；
⑤患者应常规进食，但不能持续不断地吃零食，因为太多咀嚼动作带来的干扰会影响对脑电图的分析，而且易与癫痫发作时的口咽自动症相混淆。 |
| 作好陪伴的监测知识宣教 | 由于电极导线长度和摄像范围所限，患者需要限制在床上及床旁活动，决定了留陪伴的必要性。故向陪伴做好知识宣教、告知注意事项尤其重要。
①陪伴勿在床旁使用电源和电子设备，应在室外使用；
②陪伴不可进入摄像范围，照护活动时不要遮挡镜头，以免突然发作时影响摄像效果；不能坐床沿和上床陪睡，以免遮挡镜头及影响发作时表现的充分展示；
③陪伴尽量避免拍打和按摩患者，以免造成干扰；
④照护患者时避免达拉电极线，若有电极线脱落，应及时告知医护人员按原部位粘牢；
⑤夜间有红外线摄像，应关闭房间照明电；
⑥发作时应立即揭开被子，便于摄像及观察发作全程；
⑦部分性发作无危险征象时，陪伴不要靠近患者，以免遮挡摄像镜头；强直阵挛发作或伴精神症状，抓扯电极导线时，陪伴应从闲头，或从患者侧面给予适当保护，避免受伤及其他意外，但勿因保护而影响观察和摄像；
⑧及时按下标记按钮、记录发作时间，立即通知医护人员来到床旁。 |

3. VEEG 监测后的护理　见表 3-31。

表 3-31　VEEG 监测后护理

常规护理内容
①协助患者洗头； ②嘱托患者在床上或室内休息，专人陪护； ③监测前停用药的患者，嘱其遵医嘱及时服药； ④密切观察患者有无癫痫频繁发作、或癫痫持续状态，并做好相应处理； ⑤出院者给予出院指导，并告知领报告的时间。

（武士敏）

第五章　神经系统变性疾病的护理

第一节　帕金森病的护理

【概述】

帕金森病（Parkinson disease，PD），是一类常见于中老年的神经系统变性疾病，以黑质多巴胺能神经元变性缺失和路易小体形成为特征。临床表现以静止性震颤、运动迟缓、肌强直和姿势步态异常为主要特征。

【病因与发病机制】

PD 的病因迄今未明，PD 发病非单因素所致，为多种因素共同作用的结果，可能与下列因素有关：

1. 年龄老化

PD 主要发生于中老年人，60 岁以上人口的患病率高达 1%，提示衰老与发病有关。有资料显示 30 岁以后，随年龄增长，黑质多巴胺能神经元开始呈退行性变，多巴胺能神经元渐进性减少。

2. 环境因素

流行病学调查显示，长期接触杀虫剂、除草剂或某些工业化学品等可能是 PD 发病的危险因素。嗜神经毒 1-甲基-4-苯基-1，2，3，6-四氢吡啶和某些杀虫剂、除草剂结构类似，能抑制线粒体呼吸链复合物 I 型活性，抑制细胞的能量代谢，从而导致细胞死亡。

3. 遗传因素

本病在一些家族中呈聚集现象，有报道 10% 左右的帕金森病有家族史，呈显性遗传或隐性遗传。细胞色素 P45O2D6 基因和某些线粒体 DNA 突变可能是 PD 发病的易感因素之一。

【诊断要点】

1. 临床表现

（1）核心症状

1）静止性震颤：震颤往往是发病最早期的表现，多从一侧上肢远端开始，典型症状为拇指与屈曲的示指呈搓丸样动作。有静止时震颤明显，活动时减轻，入睡后消失等特征，故成为"静止性震颤"；随着疾病进展，震颤可累及下颌、唇、面部和四肢。

2）肌肉强直：病变早期多自一侧肢体近端开始，逐渐蔓延至远端、对侧和全身的肌肉。面肌强直，表情和瞬目动作减少，形成特征性的"面具脸"；肌强直为屈肌和伸肌张力同时增高，被动活动关节时，始终保持阻力增高，称为"铅管样强直"；肌强直与伴随的震颤叠加，被动活动关节时，可感到均匀的阻力中出现断续停顿，称为"齿轮样肌强直"；如被动活动关节时，阻力在开始时明显，随后迅速减弱，呈所谓折刀现象，称为"折刀样肌强直"。

3）运动迟缓：患者随意动作减少，运动减慢，如行走时起始和终止动作均有困难；起床、翻身、变换方向等运动缓慢；精细动作如系裤带、鞋带困难；书写时字愈写愈小，称为"写字过小征"。

4）姿势步态异常：由于四肢、躯干和颈部肌强直，患者站立时呈特殊屈曲姿势，头前倾，躯干俯屈，肘关节屈曲，腕关节伸直，前臂内收，髋关节和膝关节略弯曲。有时行走中全身僵住，不能动弹，称为"冻结"现象。行走时步距缩短，碎步前冲，呈"慌张步态"。

（2）其他症状：口、咽和腭肌运动障碍，致使说话缓慢、音量低，发音过弱、流涎，严重吞咽困难；汗腺、皮脂腺分泌亢进致脂颜、多汗；消化道蠕动减慢致便秘；交感神经功能障碍致直立性低血压等。部分患者可合并痴呆或抑郁等精神症状。

2. 辅助检查

本病的辅助检查无特异性。血、脑脊液常期检查均无异常，CT、MRI检查无特征性改变，功能性脑影像PET或SPECT检查有辅助诊断的价值。

【治疗】

1. 药物治疗

用药原则：药物治疗应从小剂量开始，缓慢递增，以较小剂量达到较满意疗效。

（1）抗胆碱能药：可协助维持纹状体的递质平衡。苯海索（安坦）1～2mg，每日3次。主要适用于震颤明显且年轻的患者。

（2）金刚烷胺：促进神经末梢释放多巴胺，并阻止其再吸收，从而使症状减轻。可以和左旋多巴合用，用法50～100mg，每日2～3次。对少动、肌肉强直、震颤均有改善作用。

（3）复方左旋多巴类药：可透过血-脑屏障进入脑内，是治疗本病最基本、最有效的药物，对震颤、肌肉强直、运动迟缓等均有较好疗效。初始剂量62.5～125mg，每日2～3次，应餐前1h或餐后1.5h服用。对震颤、肌肉强直、运动迟缓等均有较好疗效。根据病情逐渐加量至最佳疗效和不出现不良反应为止，至今仍是治疗帕金森病的最有效药物。

（4）多巴胺受体激动剂：直接激动纹状体，产生和多巴胺相同的作用。溴隐亭0.625mg/d，缓慢增加。单独使用疗效不如复方多巴胺，副作用较大，可产生幻觉、妄想。

（5）单胺氧化酶B（MAO-B）抑制剂：司来吉兰2.5～5mg，每日2次，应早、午服用，勿傍晚服用，以免引起失眠。

（6）抗抑郁、焦虑药：帕罗西汀、都可喜、阿米替林、丙米嗪、怡诺思。帕金森病是一种致残疾病，帕金森病症状如震颤、运动迟缓、僵硬、肌张力障碍，姿势异常、步态失调、睡眠干扰、可能会导致抑郁症，抑郁剂治疗是 PD 治疗的支柱。

（7）恢复大脑功能药：吡拉西坦、胞磷胆碱。

（8）营养神经类药：ATP、CDP、细胞色素 C。

（9）治疗便秘药：聚乙二醇 4000（福松）、杜密克。

（10）帮助睡眠药物：阿普唑仑、艾司唑仑。

2. 手术治疗

（1）丘脑底核毁损术：其方式是采用立体定位手术，将颅内部分神经细胞予以破坏，对震颤及僵硬的患者效果较好。

（2）脑深部电刺激术：适用于药物治疗无效或不能耐受、副作用严重的患者，尤其对年龄较轻，症状以震颤、强直偏于一侧肢体为主的效果好。

【主要护理问题】

1. 躯体移动障碍　与锥体外系功能障碍致肢体震颤、肌强直等有关。

2. 语言沟通障碍　与咽喉、面部肌肉强直有关。

3. 舒适度的改变　与肌肉痉挛、肌强直所致疼痛有关。

4. 有受伤的危险　与肌肉强直发作及姿势步态异常有关。

5. 营养失调　低于机体需要量，与吞咽困难、肌震颤、强直机体需要量增加有关。

6. 便秘　与长期卧床，活动量减少有关。

7. 自我形象紊乱　与身体形象改变，言语障碍、生活依赖他人有关。

8. 睡眠型态紊乱　与植物神经功能紊乱有关。

9. 家庭运作异常　与调整的需要、角色紊乱，以及疾病进行性加重有关。

10. 知识缺乏　缺乏疾病、药物及护理等相关知识。

11. 焦虑、抑郁　与长期患病，生活自理能力明显下降有关。

12. 潜在并发症　感染、压疮、肢体挛缩、畸形、关节僵硬、外伤。

【护理目标】

（1）患者能最大限度地保持运动功能，自主且安全地移动躯体。

（2）患者能表达自己的需要，建立有效的交流方式。

（3）患者疼痛减轻或消失，自感舒适。

（4）患者不发生受伤、跌倒，患者及其家属能讲述潜在的危险因素。

（5）患者能摄入足够的营养素，保持或恢复良好的营养状态。

（6）患者能够主动表达自己的感受，并积极实现自我价值。

（7）患者不需要药物进入睡眠状态。

（8）患者及其家属能理解病情、病程及预后，能够积极配合并主动参与治疗护理活动，能够叙述饮食、运动、用药等注意事项。

（9）患者能正确面对疾病，保持良好的心态。

（10）患者及家属能配合采取预防并发症的措施。

【护理措施】

1. 一般护理　（见表 3-32）

表 3-32　一般护理

护理项目	常规护理内容
躯体移动障碍护理	①做好患者的生活护理，加强巡视病房，主动了解患者的需要，指导及鼓励患者行自我护理，做自己力所能及的事情，并适当的给予协助； ②出汗多的患者，指导其穿柔软、宽松的棉质衣服，保持皮肤的清洁，床单位整洁、干净； ③对于行动不便、起坐困难者，呼叫器放于床边，生活物品放于易拿易取处； ④对于卧床的患者，要定时翻身，做好皮肤护理，训练其学会床上使用便器。
语言沟通障碍护理	①将呼叫器及日常用品（手纸、水杯、眼镜等）放在患者易拿易取处； ②给患者足够的时间表达自己的需要； ③使用交流板、大声朗读、参与亲友的交谈等进行语言交流能力康复训练。
饮食护理	①饮食给予高热量、高维生素、低脂、适量优质蛋白的易消化的食物； ②特别要求：服用左旋多巴药物的患者告知不宜进食过多的蛋白饮食。因高蛋白饮食会降低左旋多巴药物的疗效； ③饮水：每天喝 6~8 杯水及饮品。理由：充足的水分能使身体排出较多的尿量，减少膀胱和尿道细菌感染的机会，充足的水分也能使粪便软化、易排，防止便秘的发生； ④进餐方法：采用坐位或半卧位进食或饮水，缓慢进餐； ⑤根据患者的咀嚼能力决定饮食状况和途径： a. 对咀嚼能力及消化功能差的患者，给予易消化、易咀嚼的细软、无刺激的软食或半流质； b. 对于咀嚼能力及吞咽功能障碍者，给予稀粥、面片、蒸蛋等黏稠不易反流的食物； c. 对进食困难、饮水呛咳者，给予鼻饲饮食。 ⑥以上方式均无效者，可给予胃肠外营养支持，例如遵医嘱给予静脉补充葡萄糖、电解质、脂肪乳等； ⑦评估营养状况：每周一次，了解患者吞咽困难的程度及每日进食情况。
用药指导	①用药过程中观察肢体震颤、肌强直及运动功能的改善情况，以确定药物的疗效； ②给患者讲解药物的不良反应，并注意观察； 安坦：有口干、唾液和汗液分泌减少、瞳孔扩大、便秘、尿潴留等； 金刚烷胺：副反应较少见，有失眠、头痛、头晕、恶心、足踝水肿等； 左旋多巴：急性不良反应有恶心、呕吐、低血压和意识模糊等，偶尔出现心律失常； 美多巴：可见异动症； ③遵医行为教育：强调必须遵医嘱服药，不可随意药或减药，要坚持长期治疗； ④用药注意事项告知 安坦：伴有青光眼和前列腺肥大者禁用 金刚烷胺：肾功能不全、癫痫、严重胃溃疡和肝病患者慎用，哺乳期妇女禁用 左旋多巴：空腹用药效果好，一般在餐前 1h 或餐后 1.5h 服用。还要注意有无"开、关现象"和"剂末现象"； ⑤抑郁药物的关注
心理护理	①向患者介绍与本病有关的知识，使其了解其病程及预后； ②指导家属照顾患者，使患者感到来自家庭的支持和关爱； ③细心观察患者的心理反应，鼓励患者表达并注意倾听其心理感受，给予正确的信息和引导； ④鼓励患者培养兴趣与爱好，保持良好的心态； ⑤针对个体情况进行针对性心理护理。
其他	做好口腔护理、更换卧位、晨晚间护理等工作。

2. 特别注意"开-关"现象和"剂末现象"的护理

多见于服用左旋多巴类制剂的患者，护士对这一情况的了解和掌握有助于患者的进一步的康复和健康教育的落实。"开-关"现象是指症状在突然缓解（"开期"）与加重（"关期"）之间波动，多见于病情严重者，与服药时间，血浆药物浓度无关。对这种现象有时需停药或减量一段时间以求控制。对"开-关"现象应记录每周发生的次数，"关"现象所持续的时间；"剂末现象"是指每次用药的有效作用时间缩短，症状随血药浓度发生规律性波动，对"剂末现象"需观察记录症状加重和持续的时间，以指导用药剂量和次数，可增加每日服药次数或每次服药剂量，也可加用其他辅助药物。

3. 康复指导

在对帕金森病患者进行康复指导前，必须对患者的全身状况作一综合的全面评估，例如病员的各项功能指标，选择患者喜爱的运动进行训练。训练指导的其目的是确定患者身体的各种功能状况，明确能力障碍的原因，确定客观的康复治疗目标及制定康复治疗计划。在训练中应通过大量重复简单的正常动作来让其学会正常的运动方式。具体如下：

（1）深呼吸：双手放于腹部，用力腹式呼吸，用鼻缓慢吸气（吸气3s），用嘴缓慢呼气（呼气3s）。目的是帮助患者放松和自觉用膈肌进行呼吸。

（2）面部表情训练：具体的动作有，用拇指和示指掐脸、用指尖轻叩整个脸部、抬额、皱眉、同时或分别睁闭双眼、旋转眼睛或向对侧运动眼睛、左右轮换或左右同时鼓腮、张口闭口、反复撅嘴或咧嘴、左右或前后方向运动下颌、尽量伸出舌、上下运动舌尖、用舌舔面颊内侧。以上动作对着镜子做，要求同一动作反复做3~4次。可以在镜子前做鬼脸也能得到训练。

（3）头颈部训练：头部向左向右转动、倾斜等动作。目的是增加颈部的活动度。

（4）躯干训练：上身有节奏的侧弯、转体运动、仰卧起坐、俯卧撑等训练，可控制躯干腹背肌力量与协调。

（5）上肢及肩部训练：耸肩、双臂上举、后伸等牵伸的锻炼，两手臂伸直保持平衡活动。目的加强肩关节的活动度和灵活性。

（6）手部训练：每个手指触及大拇指，保持圆形，起始缓慢，以后逐渐加速。目的是促进手指的灵活性。

（7）下肢训练：卧位进行髋、膝关节牵伸练习，踢腿活动。目的是促进髋膝关节的活动。

（8）语言障碍训练：面部训练动作，加上饶舌等运动，可改善因面舌肌僵硬导致的说话困难，大声朗读及唱歌等也有利于改善此功能。持续发声：用腹部充分吸气后，喊"啊－"（最好持续15s以上）；声音强弱和高低的控制："1、2、3、4、5"小声至大声或"do、re、mi、fa、so、la、si、do"随着钢琴声喊（试着2个八音度）；紧张是声音的大敌，放松，再放松。

4. 健康指导

（1）遵医嘱正确用药，定期复查血常规、肝肾功能，每天监测血压。

（2）进行适当的运动和锻炼，加强日常生活能力、平衡和语言功能的训练。注意运动量由小到大，循序渐进，避免劳累和抗阻运动，充分利用视、听反馈，让患者积极主动地参与治疗性运动训练，改进生存质量。

（3）注意安全，防走失、防跌伤。

（4）保持良好心态，避免紧张情绪、激动。

（5）合理饮食，保证营养供给。

（6）注意预防并发症的发生。

【特别关注】

1. 帕金森病用药护理和饮食护理。

2. 帕金森病康复训练要求。

（武士敏）

第二节　老年痴呆的护理

【概述】

痴呆是由于脑功能障碍而产生的一组获得性、全面性、进行性的严重认知功能缺陷或衰退的临床综合征，影响意识内容（如记忆、思维、行为和人格障碍等）而非意识水平，常伴人格异常、行为或情感异常，患者日常生活、社交或工作能力明显减退。

阿尔茨海默病（Alzheimer disease，AD）又称老年痴呆，其临床特征为隐匿起病、进行性认知功能障碍和行为损害，是痴呆最常见的类型，本节重点讲述此病。

【病因】

AD 的病因迄今未明，一般认为与遗传和环境因素有关。

1. 遗传因素

AD 患者的一级亲属有较高的患病风险，为常染色体显性遗传。研究发现 1、14、19、21 号染色体基因突变与 AD 发病有关。

2. 环境因素

脑外伤、吸烟、重金属接触史、受教育文化水平低下、高血糖、高胆固醇等都可增加患病风险。

3. 其他

AD 还可能与炎症反应、神经毒性损伤、氧化应激、自由基损伤、血小板活化、雌激素水平低下和免疫功能缺陷等有关。

目前普遍认为，AD 并非单一因素所致，可能有多种因素参与。

【病理】

AD 病理特征为弥漫性脑萎缩，随着脑萎缩病变范围的逐渐扩大，痴呆的严重程度也增加。大脑重量减轻，脑回变窄，脑沟加深、变宽，尤以颞、顶、前额叶萎缩明显，第三脑室和侧脑室异常扩大，海马萎缩明显。

组织病理学特征为神经炎性斑（neuritic plaques，NP）、神经元纤维缠结（neurofibrillary tangles，NFT）、广泛的神经元缺失、颗粒空泡变性、血管淀粉样变等。

【诊断要点】

1. 临床表现

（1）记忆障碍：AD 典型的首发症状是记忆力障碍。逐渐出现进行性的记忆功能下降，时间超过 6 个月。首先是近记忆力受损，刚做过的事或说过的话不记得，忘记熟悉的人名，而对较长时间的事记忆相对清楚；逐渐远记忆力也受损，主要为回忆障碍，在提示或再认试验中不能显著改善或恢复正常，最终可严重到连姓名、生日及家庭人口完全忘记，常伴有计算力减退。

（2）认知障碍：随着病情发展逐渐出现，表现为掌握新知识、熟练运用及社交能力下降，随时间推移而加重。严重出现时间、空间定向力障碍，表现为患者经常迷路，如出门后不认识回家路线，如厕完毕后找不到睡的床等。

（3）行为异常：开始表现为动作幼稚笨拙，常进行无效劳动，以后为无目的地劳动。例如翻箱倒柜、乱放东西、忙碌、不知所为、收藏废物；不讲卫生、衣着不整、行为怪异；有时出现妨碍公共秩序的行为，影响社会治安；有时呆若木鸡。晚期卧床不起，大小便失禁，生活不能自理。

（4）精神症状：疾病早期，患者一般有抑郁倾向。随后患者出现人格障碍和精神症状，如幻想症、幻觉和错觉、强迫症、易激惹、自伤、有暴力倾向等。

（5）其他：出现失语、失认、计算不能，逐渐丧失生活自理能力。晚期出现锥体系和锥体外系病变体征，如肌张力增高、运动迟缓、姿势异常等。最终患者可出现强直性或屈曲性四肢瘫痪。

2. 辅助检查

（1）影像学检查：可见脑萎缩，如脑沟加深变宽，侧脑室、第三脑室不成比例增大。MRI 示海马萎缩具有诊断价值，是最具实际鉴别意义的辅助检查。

（2）脑脊液：无明确异常，ELISA 检测偶有 Tau 蛋白、Aβ-淀粉样蛋白增高。

（3）神经心理学测验：是在对 AD 诊断过程中必不可少的内容。常用量表有简易精神状态量表、长谷川痴呆量表、韦氏成人智力量表和临床痴呆评定量表。

（4）脑电图检查：早期改变主要是波幅降低和 α 节律减慢，晚期则表现为弥漫性慢波。典型表现是在普遍 θ 波的背景上重叠着 δ 波。

3. 鉴别（见表 3 - 33）

表 3 - 33　痴呆的鉴别

痴呆	特点
血管性痴呆（vascular dementia，VD）	①常有高血压、动脉粥样硬化或糖尿病病史，既往可有多次脑卒中史； ②一般为急性起病，偶可见亚急性或慢性起病，病程呈阶梯样进展； ③记忆障碍明显，人格改变不明显； ④有明显脑局灶性体征； ⑤CT 或 MRI 检查发现有多发性脑梗死。
路易体痴呆（dementia with Lewy body，DLB）	①进行性痴呆合并波动性认知功能障碍、反复发作的视幻觉、锥体外系功能障碍为三主征； ②病理表现为神经元胞质内出现路中易小体； ③很少有家庭遗传倾向； ④有反复发生的跌倒和晕厥史，可有短暂性意识丧失； ⑤对镇静异常敏感。
假性痴呆	①发生于老年抑郁或其他精神疾病； ②临床症状以情绪忧郁为主； ③应答内容切题，自知力仍可保持； ④对抗忧郁的疗效良好。

【治疗】

由于 AD 的病因及发病机制未明，目前尚无特效治疗可逆转脑功能缺损或阻止病情进展，以对症治疗为主，包括药物治疗改善认知功能及记忆障碍，对症治疗改善精神症状，良好的护理延缓病情进展。

1. 一般支持治疗

适用于 AD 的基础治疗或轻微 AD 的治疗。予扩张血管、改善脑血液供应、营养神经和抗氧化等措施。常用的药物有银杏叶制剂、吡拉西坦、维生素 E 等。

2. 心理社会治疗

鼓励患者尽量维持生活能力和参与社会活动，加强家庭和社会对患者的照顾和帮助，进一步康复治疗和训练，以延缓痴呆进展。对有精神、认知功能障碍、定向障碍和视空间障碍的患者应减少外出，以防止意外的发生。

3. 药物治疗

（1）乙酰胆碱酯酶（AchE）抑制剂：通过抑制胆碱酯酶从而抑制乙酰胆碱的降解，提高其活性，改善神经递质的传递功能。常用的药物有多奈哌齐或称安理申：用法 5mg 口服，每日 1 次，可显著改善认知障碍，肝脏毒副作用低，可有恶心、呕吐和腹泻，耐受性较好，目前广泛用于 AD 的治疗，能改善轻、中度 AD 患者的智能；艾斯能重酒石酸卡巴拉汀：用法 1.5～6mg 口服，每日 3 次，临床有明显提高记忆和认识能力作用，疗效和副作用均呈剂量依赖，维持时间短；加兰他敏：用法 4～12mg 口服，每日 2 次，副作用有恶心、呕吐、腹泻、厌食等。

（2）NMDA 受体拮抗剂：美金刚胺，用法开始剂量为 5mg 口服，每日 1 次，以后按照 5mg 每日递增，直至 20mg 每日。为非竞争性 N-甲基-D-门冬氨酸受体拮抗剂，2003 年

FDA 批准的第一个用于治疗中、重度 AD 的药物，美金刚胺的耐受性和安全性均较好，不良反应主要有中等强度的幻觉、意识错乱、头晕、头痛、疲劳等，无严重不良反应发生。

（3）抗精神病药：利培酮（维思通），2～4mg 口服，每日 1～2 次；奥氮平，2.5～5mg，每日 1 次。

（4）抗抑郁药：帕罗西汀，20mg 口服，每日 1 次；舍曲林，25～50mg 口服，每日 1 次。

（5）其他：目前用于治疗 AD 的药物还有钾通道阻滞剂、雌激素和降低胆固醇的药物等。

【主要护理问题】

1. 记忆力受损　与智能损害有关。

2. 语言沟通障碍　与思维障碍有关。

3. 自理能力缺陷　与记忆力、计算力降低或丧失有关。

4. 思维过程紊乱　与认知功能障碍有关。

5. 走失的危险　与空间定向力障碍有关。

6. 自伤及伤人的危险　与情感、行为障碍有关。

7. 家庭运作异常　与角色紊乱，以及疾病进行性加重有关。

8. 知识缺乏　缺乏疾病、药物及护理等相关知识。

9. 潜在并发症　感染、压疮、肢体挛缩、畸形、关节僵硬、外伤。

【护理目标】

（1）患者能最大限度地保持记忆力。

（2）患者能表达自己的需要，最大限度的保持沟通能力。

（3）提高患者的生活自理能力，较好发挥残存功能，使生活质量得以提高。

（4）降低患者走失、自伤或伤人等潜在的危险因素。

（5）患者及家属能理解病情、病程及预后，能够积极配合并主动参与治疗护理活动，能够叙述饮食、运动、用药等注意事项。

（6）患者能够了解本病的相关知识，了解常用药物的作用及不良反应，掌握有关自我护理知识。

（7）患者及家属能配合采取预防并发症的措施。

【护理措施】

1. 一般护理　（见表 3-34）

表 3-34　一般护理

	常规护理内容
心理护理	①尊重患者，对其发生的精神症状、性格改变及行为异常给以理解、宽容、富于爱心，用诚恳的态度对待患者； ②耐心听取患者的诉说，多与患者交谈，当出现妄想症状时，勿与其争辩，暂表同意，并转移注意力，切忌伤害其感情及自尊心； ③观察言行变化，分析产生异常行为的原因后，有计划、有目的地与其交谈； ④鼓励患者培养兴趣与爱好，保持良好的心态； ⑤鼓励患者与家人和亲友多沟通交流，从思想上，情感上尽可能沟通，以减少其孤独感； ⑥针对个体情况进行针对性心理护理。

	常规护理内容
语言沟通障碍护理	①将呼叫器及日常用品（手纸、水杯、眼镜等）放在患者易使易取处； ②主动与患者交流、鼓励其多说话，给患者足够的时间表达自己的需要； ③使用手势示意、交流板等进行语言交流能力康复调练；重复言语交流，提高其反应性，鼓励患者大声朗读，多参与亲友的交谈，沟通时，以诚恳的态度对待患者，注意患者的身体语言所提供的信息。
饮食起居护理	①合理安排膳食，尽量保持一日三餐定时、定量、安排与他人一起进食，保持平时的饮食习惯； ②食物温度应适中，饮食以低盐，低脂肪、高蛋白、多维生素为主，多吃新鲜蔬菜、水果、不食辛辣刺激食物，禁烟酒、咖啡、浓茶等； ③食物简单，最好切成小块，以软滑的食物为佳，避免导致窒息，允许患者用手拿食物，进食前协助将患者手洗干净； ④对吞咽困难者应缓慢进食，不可催促，对少数食欲亢进、暴饮暴食者，适当限制食量，进食时必须有人照看，以免呛入气管致窒息。对进食障碍、饮水呛咳的患者，及时给以鼻饲饮食，防止经口进食致误吸、窒息、吸入性肺炎； ⑤给予营养支持，根据病情需要，遵医嘱给予静脉补充葡萄糖、电解质、脂肪乳等； ⑥评估营养状况，每周测量一次体重，了解患者吞咽困难的程度及每日进食情况，评估患者的营养状况有无改善； ⑦穿着护理时，把要穿的衣服按顺序排列，避免太多的纽扣，以拉链取代纽扣，以弹力裤腰取代腰带； ⑧起居有规律：保证充足的睡眠。
服药护理	①所有口服药必须由护士按时送服，不能放置在患者旁边； ②服药时必须看守患者服药，帮助其将药全部服下，以免遗忘或错服； ③中、重度痴呆患者服药后常不能诉说其不适，应细心观察服药后的反应，及时反馈给医生，以便及时调整药方案； ④卧床、吞咽困难的患者，不易吞服药片，最好将药片分成小粒或碾碎后溶于水中服用，不能吞咽的需从胃管内注入药物。
防走失护理	①提供较为固定的生活环境，尽可能的避免搬家，当患者到一个新地方时需有人陪同并熟悉路线； ②住院即要求患者穿病员服，佩戴腕带； ③患者外出时最好有人陪同或佩戴有姓名和家人联系电话的卡片，以助迷路后被送回来； ④加强巡视病房，发现患者不在时及时与其取得联系； ⑤做好家属的陪伴工作。
防跌倒的护理	①制造一个防跌倒的环境，病室保持整洁，光线充足，物品摆放有序； ②保持地面干燥，有水渍及时清除，告诉患者穿防滑鞋，慎穿拖鞋； ③评估有无跌倒史，对有跌倒隐患的患者，入院时做好完全宣教，并做好家属的工作，留陪护； ④加强巡视病房，及时发现患者的需求，如不慎发生跌倒，应原地不动立即通知医务人员处理。
生活护理	①保持病室空气清晰，温湿度适宜，注意保暖，预防感冒，防止各种感染，特别是慢性肺部及尿路感染； ②保持口腔清洁卫生，必要时做口腔护理； ③加强皮肤护理：防止发生压疮； ④保持床单位清洁、干燥、平整，常用物品放于靠近患者的地方，以利于随时使用； ⑤做好口腔护理、更换卧位、晨晚间护理等工作。

2. 康复训练

康复训练可延缓疾病的发展，对提高 AD 患者的认识、自理能力及生活质量起到了关键作用。

（1）记忆力训练：给患者看几件物品，令其记忆，然后请他回忆刚才看过的物品；让患者回忆最近到家里来过的亲戚朋友的姓名，前几天看过的电视内容，家中发生的事情；用较多的提示帮助患者认识的过程，在以后的训练过程中逐渐减少提示；保持原有爱好，培养新的爱好，定时看书、读报、听音乐及看电视，鼓励患者参与的过程也是记忆的过程；患者经常去的地方应有明显标志。

（2）智力训练：利用残存脑力，根据患者的文化程度教他们一些数字游戏，如扑克或下跳棋等；让患者制订课程表，使其对生活中所发生的变化感兴趣、去思考；让患者归纳实物、单词、语句等，锻炼其综合归纳能力；另外，还可以用摆放时钟和日历的方法来帮助患者保持时间定向力。

（3）情感障碍康复训练：多给以信息及语言刺激训练，对患者关心、体贴，多与其交谈沟通，寻找其感兴趣的话题；对思维活跃及紊乱的患者，改变话题，分散注意力，转移思路，保持情绪平稳，使思维恢复到正常状态；对妄想的患者，与其交谈时，注意谈话技巧，不可贸然触及妄想的内容；对幻听、幻视患者，要稳定情绪，分散注意力，尽快将其引导到正常的情境中。

（4）日常生活能力训练：对生活能自理的患者，提醒和督促他们主动完成日常事务劳动，不要简单包办代替。也可同患名共同商量，制订有针对性的能促进日常生活功能的作业活动，如规定每天做饭、洗碗、扫地、拖地、洗衣服等家庭作业的次数和时间；对有部分生活能力的患者，要让患者有充分时间完成，不限定时间，少催促，如洗脸、刷牙、梳头、进食等，对失去的日常生活能力，可采用多次提醒、反复教、反复做等方法；对日常生活能力严重受损，康复训练有一定的难度，需要长期反复训练，才能获得一定的效果。应从基本的生活功能着手训练。如训练进食时，可分为喂食→自喂加协喂→自行进食三个步骤，在此过程中，把每一步的具体动作加以分解进行训练。

【特别关注】

1. 老年痴呆临床表现。

2. 老年痴呆护理。

3. 老年痴呆康复训练。

（武士敏）

第四篇 内分泌及代谢疾病

患者护理

第一节 垂体瘤

垂体瘤是一组从腺垂体、垂体后叶及颅咽管上皮残余细胞发生的肿瘤。本病患者男性多于女性，发病年龄大多在 31~40 岁之间为多。

【病因】

垂体瘤以前叶腺瘤占大多数，其次为颅咽管瘤，后叶星形细胞瘤、神经节神经瘤等很少见。除良性腺瘤外，少数为增生，极少数为癌。

【临床表现】

1. 腺垂体本身受压迫症候群

主要表现为性腺功能低下、甲状腺功能减退、肾上腺皮质功能低下或尿崩症等。

2. 垂体周围组织压迫症候群

（1）头痛：以前额及双颞部隐痛或胀痛伴阵发性剧痛为特征。

（2）视力减退，视野缺损（颞侧偏盲或双颞侧上方偏盲）和眼底改变。

（3）下丘脑症状群：睡眠、食欲异常、体温调节障碍、尿崩症、性腺功能减退、自主神经功能失常等。

（4）海绵窦综合征：眼球运动障碍和突眼、三叉神经痛或面部麻木感等。

（5）脑脊液鼻漏。

3. 垂体前叶功能亢进症候群

（1）巨人症及肢端肥大症（生长激素分泌过多）。

（2）皮质醇增多症（促肾上腺皮质激素分泌过多）。

（3）闭经 - 泌乳综合征（泌乳素分泌过多）。

（4）垂体性甲状腺机能亢进症。

（5）Nelson 综合征（黑色素细胞刺激素过敏过多），全身皮肤进行性发黑。

【辅助检查】

1. 各种垂体激素（GH、PRL、FSH/LH、TSH、ACTH）测定及其动态变化。

2. 影像学检查　如 CT、MRI、血管造影和气脑造影等，对诊断和鉴别诊断可提供一定的参考。

3. 病理检查　是最确切的诊断方法。

【护理措施】

1. 一般护理

（1）休息与活动：症状明显者宜卧床休息，保持室内空气流通和舒适的温、湿度；活动受限者要专人陪护或协助做好各种生活护理，如协助进食、排便，保持口腔黏膜、皮肤和会阴部的清洁，防压疮等。

（2）饮食护理：给予高热量、高蛋白、高维生素、易消化的饮食。对于食欲不振者，应设法调节食物种类，改善进食环境，少食多餐。

（3）对症护理：

①视力减退或视野缺损：要注意协助患者洗漱、进食、如厕、更衣和（或）外出活动等，避免碰撞、摔倒等意外；

②体温低、畏寒：注意监测体温的变化，观察患者有无出现颤抖、皮肤发冷、苍白等体温过低现象；加强保暖，除添加衣被外，还可适当提高室温（24℃～26℃）或提供各种取暖设备供患者取暖（要注意避免烫伤）；冬天外出时，要充分做好各种防寒措施，如戴手套、穿棉鞋，以免四肢暴露在冷空气中；

③头痛护理：注意观察头痛的部位、性质和持续时间，发现异常及时报告医生处理。除给予心理支持、分散患者的注意力、消除紧张情绪等措施以外，症状明显者可遵医嘱给予止痛剂。

2. 病情观察

（1）生命体征、意识及精神状态的变化。

（2）营养状况、胃肠功能紊乱的程度。

（3）每日出入量、水电解质平衡情况。

（4）注意有无低血糖、低血压、低体温等情况。

（5）疲乏无力感及其程度。

（6）有无肿瘤压迫症状：头痛、恶心、视力障碍等。

（7）放射治疗注意有无急性脑水肿、脑组织放射性损伤、肿瘤内出血、局部皮肤及骨骼损害、垂体恶变及空泡蝶鞍并发症的发生。

3. 治疗配合与护理

遵医嘱正确指导用药并注意疗效和不良反应的观察和预防。如溴隐亭常有恶心、呕吐、头晕、低血压等不良反应，宜睡前或进餐时服用；赛庚啶有嗜睡、多食等副作用。

4. 心理护理

评估患者对其身体变化的感觉及认知，鼓励和协助患者表达其感受和看法，耐心倾听患者的述说；关注患者焦虑、紧张或抑郁等异常心理，提供给患者治疗疾病的有关资料，使其明确疗效及病情转归，消除紧张情绪，树立自信心。

（武士敏）

第二节 甲状腺功能亢进症

【病因】

病因及机制尚未完全阐明。目前认为是在遗传的基础上，由于各种诱因（以精神刺激最为常见，还有感染和创伤等应激状况）所促发的、以甲状腺自身抗体形成为特征的一种自身免疫性疾病。

【临床表现】

多数起病缓慢，典型表现为：

1. 甲状腺毒症的表现

包括疲乏无力、怕热多汗、皮肤湿暖、体重锐减、低热；神经过敏、多言好动、焦躁易怒、失眠，手、眼睑和舌震颤，腱反射亢进；心悸、气促、心动过速、房颤及慢性心力衰竭；多食善饥、食欲亢进等。此外还会出现肌肉骨骼系统、生殖系统和造血系统的表现。

2. 弥漫性、对称性甲状腺肿

大小不一，随吞咽动作上下移动；局部可及震颤或闻及血管杂音，为诊断本病的重要体征。

3. 不同程度的突眼

眼球向外突出，瞬目减少和凝神，眼裂增宽，双眼球辐辏不良（良性突眼）。严重者还会出现眼部症状（如眼内异物感、畏光流泪、复视、斜视、眼部胀痛、刺痛），眼球活动受限甚至固定、眼睑闭合不全（恶性突眼）。

4. 特殊类型及临床表现

（1）甲状腺危象：属甲亢恶化的严重表现，内科急症之一。常为感染、[131]I 治疗、手术及其他应激因素等诱发。主要表现为：原有甲亢症状加重，激动烦躁以至出现不同程度的意识障碍；发热（>39℃）；心动过速（HR > 120 次/min），常有心房颤动或心力衰竭；大汗淋漓、呕吐、腹泻，严重失水以致虚脱或休克。

（2）局限性黏液性水肿：主要表现为对称性胫骨前下 1/3 部位皮肤增厚、粗韧（早期），甚至橘皮或树皮样变（后期）。

（3）淡漠型甲状腺功能亢进症（又称老年型甲亢）：多见于老年人，主要表现为神志淡漠或神经质、乏力、头晕、腹泻、厌食、明显消瘦和房颤等。多无甲状腺肿大和眼征，易与恶性肿瘤和（或）冠心病相混淆。

（4）甲状腺功能亢进性心脏病（简称甲亢性心脏病）：常见于老年患者及重症的年轻患者，主要表现为房颤和心力衰竭。

（5）妊娠期甲状腺功能亢进症：主要有两种临床情况。

①妊娠合并甲亢：高代谢症状较正常孕妇明显；甲状腺肿大，常伴有震颤和血管杂

音；血清 TT_3、TT_4、FT_3、FT_4 均增高；TSH <0.5mU/L，血清 TSAb 阳性；

②HCG 相关性甲亢：血 FT_3、FT_4 升高，TSH 降低，血清 TSAb 阴性；血 HCG 显著升高，妊娠中止或分娩后消失。

【辅助检查】

1. 甲状腺功能相关激素水平的检测

血清 T_3、T_4 水平升高，TSH 水平下降。其中游离甲状腺激素（FT_3、FT_4）是临床诊断甲亢的首选指标。

2. 其他

（1）甲状腺摄 ^{131}I 率：主要表现为摄碘率增加且高峰前移。

（2）三碘甲状腺原氨酸抑制试验（T_3 抑制试验）：服用 T_3 后摄 ^{131}I 率不被抑制或下降率小于 50%。

（3）甲状腺自身抗体测定：阳性，有早期诊断意义，可用于判断病情活动和复发，还可作为治疗后停药的重要指标。

（4）影像学检查：超声、放射性核素扫描、CT、MRI 等有助于甲状腺、异位甲状腺肿和球后病变性质的诊断。

【护理措施】

1. 一般护理

（1）休息与活动：注意休息和情绪自我调节，保证充足的睡眠，避免过度紧张与疲劳；重症患者必须卧床休息，必要时可吸氧。

（2）饮食护理：给予高热量、高蛋白、高维生素（尤其是复合维生素 B）及矿物质的饮食；并要保证足够水分的摄入，避免饮用刺激性的饮料，如浓茶、咖啡等；突眼明显者宜低盐饮食。

（3）保持皮肤清洁与干燥，鼓励患者勤沐浴、更衣，必要时协助做好各种生活护理。

2. 病情观察

患者的自觉症状和家人的反应，如患者的食欲、脾气、手颤、心慌心跳情况、睡眠、体重的变化，有无脖子增粗、眼部不适等；脉搏或心率及其节律的变化；血象变化及甲状腺功能检查的结果等。

3. 治疗的配合与护理

（1）药物应用的配合：熟悉药物的作用机制、主要不良反应和治疗要求。指导患者遵医嘱正确用药，不可自行减量或停药，定期复查或自我监测，及时发现各种不良反应。常见的不良反应有：

①粒细胞减少：治疗前后，尤其是初始治疗者每周要检查血象一次，持续 2~3 个月，并要注意观察有无继发感染的表现。若外周血白细胞 $< 3 \times 10^9$/L 或中性粒细胞 $<1.5 \times 10^9$/L，应考虑停药，并遵医嘱给予促进白细胞增生药，如伴发热、咽痛等症状时，须立即停药；

②药疹：较常见，一般可用抗组胺药控制，若皮疹严重，应立即停药；

③其他中毒性肝炎、胆汁淤滞综合征、狼疮样综合征等。

（2）突眼的护理

①外出要配戴有色眼镜，以防光线刺激及灰尘和异物的侵害；复视者戴单侧眼罩；

②患者勿用手直接揉擦眼睛，可经常滴用眼药水，睡前涂用抗生素眼膏；眼睑不能闭合者要用无菌生理盐水纱布覆盖双眼；

③卧床休息时宜取高枕卧位或抬高头部；

④观察球后水肿消长情况，定期眼科角膜检查以防角膜溃疡造成失明。

（3）甲状腺危象防治、抢救与配合

1）避免诱因：指导患者自我心理调整，避免感染、严重精神刺激、创伤等诱发因素。

2）抢救的配合与护理：

①绝对卧床休息，呼吸困难时取半卧位，立即给氧；

②迅速建立静脉通道，停留胃管，及时准确按医嘱使用 PTU、碘剂及其他药物，并注意药物疗效与不良反应的观察。如用碘剂过程中若出现口腔黏膜发炎、腹泻、恶心、呕吐、鼻出血等症状，应立即停药，通知医师处理；

③对症及其他护理：体温过高者给予冰敷或酒精擦浴以降低体温；躁动不安者使用床栏保护患者安全；昏迷者加强皮肤、口腔护理，定时翻身，防止压疮、肺炎的发生；

④密切观察病情变化：生命体征、神志，准确记录24h出入量，并做好重病交接班。

4. 心理护理

耐心倾听与解释患者的各种疑问和（或）要求，尽可能避免与患者发生冲突或激发患者产生过激的情绪反应；指导患者学会自我调节与放松的方法，并要向家属及陪人做好解释工作，以取得配合和支持。

（武士敏）

第三节 甲状腺功能减退症

【病因】

以甲状腺性甲减最为常见，原因主要有局部炎症（桥本甲状腺炎最多见）、放疗、甲状腺大部或全部手术切除后、缺碘或过量摄入碘等。其他还有垂体性甲减、下丘脑性甲减和甲状腺激素抵抗综合征。

【临床表现】

除手术切除或放疗损毁腺体者外，多数起病隐袭，发展缓慢，早期缺乏特征，有时长达10余年后始有典型表现，如畏寒少汗、乏力嗜睡、声嘶、言语与动作迟缓、厌食、腹胀和顽固性便秘等。女性患者有月经过多或闭经。体征主要包括：体温不升或偏低、脉搏减慢；表情淡漠、面色苍白或呈黏液水肿性面容；全身皮肤干凉、增厚、粗糙、非凹陷性水肿；肌肉痉挛或萎缩等。严重者可出现黏液性水肿昏迷而危及生命，其常见诱因主要有受寒和（或）感染（最常见）、创伤、手术、严重躯体疾病、中断 TH 替代治疗和使用麻醉、镇静剂等。

【辅助检查】

1. 一般检查

（1）有轻、中度贫血。

（2）血糖正常或偏低。

（3）血胆固醇、甘油三酯和 β-脂蛋白增高。

2. 甲状腺功能检查

血清 TSH 升高，TT_4 或 FT_4 和 TT_3 或 FT_3 降低；甲状腺摄^{131}I 率降低。

3. 病变部位鉴定

TRH 兴奋试验、影像学检查等。

【护理措施】

1. 一般护理

（1）休息与活动：在不引起患者不适的前提下，指导和鼓励患者由简单到复杂地进行力所能及的室外活动和日常生活的自我护理活动；对于活动受限或行动迟缓者，要有专人陪护，以免跌倒或发生其他意外。

（2）饮食护理：给予低钠、低脂，富含蛋白质、维生素和纤维素饮食，并保证足够水分摄入。

（3）皮肤黏膜护理：定期观察皮肤弹性、水肿、颜色的变化，有无发红、水泡或破损；有皮肤干燥、粗糙者，可局部涂抹乳液和润肤油；洗澡时避免使用肥皂；协助与指导患者按摩受压部位，保持皮肤清洁；经常翻身或下床活动，避免血液循环不良而造成压疮。

（4）大、小便护理：教育患者每天定时排便，养成规律排便的习惯，并指导患者每天进行适度的运动，如下蹲、缩肛、腹部按摩等，必要时遵医嘱使用缓泻剂。

2. 病情观察

（1）监测生命体征变化。

（2）观察患者意识与精神的变化。

（3）注意心血管、消化、呼吸、内分泌、肌肉与关节等各系统的改变。

（4）密切监控黏液性水肿昏迷的发生，及时发现早期征兆。

3. 治疗的配合与护理

（1）药物应用的配合：使用甲状腺素制剂时注意：

①指导患者按时服用药物，观察药物疗效及过量服用的症状，如出现多食消瘦、脉率加快（>100 次/min）、心律失常、血压升高、体重减轻、发热、大汗、呕吐、腹泻、情绪激动等过量服用的症状时，及时报告医师处理；

②每 6~12 个月检测一次 TSH；

③有心脏病、高血压、肾小球肾炎的患者，应特别注意剂量的调整，不可随意减量和增量；

④同时服用利尿剂时，需记录液体出入量。

（2）体温过低者的护理：可参阅"垂体瘤"的护理。

（3）黏液性水肿昏迷的防治配合与护理

1）避免诱因：包括寒冷、感染、手术、使用麻醉剂、镇静剂等诱发因素。

2）病情监测：观察神志、体温、脉搏、呼吸、血压的变化及全身黏液性水肿情况，每天定时记录患者体重。患者若出现体温低于35℃、呼吸浅慢、心动过缓、血压降低、嗜睡等表现，或出现口唇发绀、呼吸深长、喉头水肿等症状，立即通知医师处理。

3）黏液性水肿昏迷的抢救配合与护理：

①迅速建立静脉通道，按医嘱正确用药；

②保持呼吸道通畅，吸氧，必要时行气管插管或气管切开；

③监测生命体征和动脉血气分析的变化，记录液体出入量；

④注意保暖和做好各种生活护理。

4. 心理护理

建立良好的护患关系，增加患者的安全感与信任感；指导家属或陪人多与患者沟通，减少害怕与怀疑，并鼓励患者多参与社交活动。

（武士敏）

第四节　原发性醛固酮增多症

【病因】

以肾上腺腺瘤（醛固酮瘤）为主；其次是特发性醛固酮增多症（多见于儿童，为双侧肾上腺小球带增生）、糖皮质激素可抑制性醛固酮增多症（多见于青少年男性，可能与相关基因表达异常有关）、肾上腺皮质癌（醛固酮癌）和异位分泌醛固酮的肿瘤（如卵巢肿瘤）。情绪波动、过度疲劳、服用排钾药物或钾的摄入量不足都有可能促使病情加重。

【临床表现】

主要表现为高血压（Bp > 170/100mmHg 或以舒张压升高为显著）和低血钾（肢端麻木、肌无力或周期性麻痹、心律失常等）。

【辅助检查】

1. 一般检查

（1）血液生化检查：持续性低血钾（多在 2~3mmol/L）、高血钠或正常高限、碱血症。

（2）尿液检查：尿 pH 值升高（碱性尿）、少量蛋白、比重固定或下降、尿钾高。

2. 内分泌专科检查

（1）血、尿醛固酮水平升高。

（2）肾素活性及血管紧张素Ⅱ水平降低。

（3）螺内酯试验：可纠正电解质平衡紊乱并降低血压。

（4）卧－立位血浆醛固酮、肾素、血管紧张素Ⅱ测定：有助于腺瘤与增生的鉴别。患者卧位醛固酮水平明显增高，同时肾素活性及血管紧张素Ⅱ水平受到抑制；在立位2h、利尿剂（速尿40mg肌注）等因素刺激下腺瘤患者肾素水平无明显增高，增生患者可增高。

3. 影像学检查

肾上腺B超、CT、MRI、^{131}I－19碘化胆固醇肾上腺扫描。

【护理措施】

1. 一般护理

（1）休息与活动：症状明显者要注意卧床休息，协助做好各种生活护理；低血钾者，要加强安全性护理，并协助做好各种生活护理。

（2）饮食护理：给予高热量、低盐，富含维生素、纤维素和钾离子的饮食。

（3）鼓励患者每日摄取足够水分。

2. 病情观察

自觉症状、生命体征、皮肤黏膜、尿量变化、血钾水平等。

3. 治疗配合与护理

（1）解释进行各种辅助检查的目的意义、具体方法和要求，以取得患者及其家属的理解和充分配合，以确保检查结果的及时性、准确性和有效性。

（2）避免加重病情的各种原因或诱因：如避免因劳累或服用氯噻嗪、速尿等促进排钾的利尿药。

（3）药物应用的配合与护理：告知用药名称、作用、剂量和服用方法，主要不良反应。主要用药包括：

①安体舒通：长期服用可出现男性乳房女性化、阳痿、月经失调；

②钙拮抗剂：注意血压监测。

4. 心理护理

消除患者的思想顾虑，减轻心理负担，增强其战胜疾病的信心，以最佳的心态接受治疗。

（武士敏）

第五节 糖 尿 病

【病因】

病因与发病机制复杂，至今未完全阐明。目前公认糖尿病是遗传、自身免疫和环境等因素综合作用的结果，其中环境因素在疾病的发生与发展中起着极其重要的作用（包括肥胖、压力大、老年化及感染等）。

【分类】

除特殊类型 DM 和妊娠期 DM 外，临床上糖尿病主要分为为两大类型：

1.1 型糖尿病

主要与 β 细胞破坏引起胰岛素分泌绝对不足有关，血糖波动大，易于并发 DM 急性并发症，必须用胰岛素终身替代治疗。

2.2 型糖尿病

主要与胰岛素抵抗和（或）胰岛素分泌相对不足或异常有关，血糖相对稳定，易于并发各种慢性并发症，临床上最为常见。

【临床表现】

1. 代谢紊乱综合征

典型表现为"三多一少"；即多尿、多饮、多食和体重减轻，还可出现皮肤瘙痒、性欲减退、阳痿、不育、月经失调、便秘、焦虑与抑郁等。

2. 糖尿病的急性并发症

（1）糖尿病酮症酸中毒（DKA）是内科急症之一。

1）主要诱因：感染、胰岛素剂量不足或治疗中断、饮食不当、妊娠和分娩、创伤、手术、麻醉、急性心肌梗死等。部分患者可无明显诱因。

2）临床表现：早期表现为疲乏软弱、四肢无力、极度口渴、多饮多尿。

当出现酸中毒时则表现为食欲减退、恶心、呕吐，常伴头痛、嗜睡、烦躁、呼吸深快有烂苹果味（丙酮味）。病情进一步发展出现严重失水、尿量减少、皮肤干燥、弹性差、眼球下陷、脉细速、血压下降。晚期可出现各种反射迟钝，甚至消失，昏迷。也有少数患者出现腹痛等急腹症的表现。

3）辅助检查

①尿：尿糖、尿酮强阳性；

②血：血糖、血酮明显升高，CO_2 结合力降低，WBC 升高，血 pH < 7.35，低钾、低钠，血尿素氮和肌酐水平升高等。

（2）高渗性非酮症糖尿病昏迷（简称高渗性昏迷）：多见于 50～70 岁的老人，男女发病率相似。约 2/3 患者于发病前无糖尿病病史或仅为轻症。

1）诱因：感染、急性胃肠炎、胰腺炎、脑血管意外、严重肾疾患、血液或腹膜透析、静脉内高营养、不合理限制水分，以及某些药物如糖皮质激素、免疫抑制剂、噻嗪类利尿药物的应用等。少数从未诊断为糖尿病者可因输入葡萄糖液，或因口渴而大量饮用含糖饮料等诱发。

2）临床表现：起病时先有多尿、多饮，但多食不明显，或反而食欲减退，失水随病程进展逐渐加重。出现神经精神症状，表现为嗜睡、幻觉、定向障碍、偏盲、偏瘫等，最后陷入昏迷。

3）辅助检查

①尿：尿糖强阳性；

②血：血糖明显常高、高钠血症、血浆渗透压显著升高、尿素氮及肌酐升高，白细胞明显升高。

（3）感染：具有经久不愈、反复出现的特点。主要包括泛发的疖、痈、真菌感染（如足癣、甲癣、体癣、女性念珠菌性阴道炎等）、肺结核、尿感等。

3. 糖尿病慢性并发症

是导致糖尿病患者致残和（或）致死的主要原因。

（1）大血管病变：主要包括冠心病（主要死因之一）、脑卒中（主要死因之一）、肾动脉硬化（引起或加剧高血压）、肢体动脉硬化（疼痛、间歇性跛行、坏疽而截肢）等。

（2）微血管病变：是糖尿病的特征性表现，也是 DM 致残或致死的主要原因。主要包括糖尿病肾病（肾病综合征、慢性肾衰竭）、糖尿病视网膜病变（视力下降、失明）、糖尿病心肌病（可诱发心力衰竭、心律失常、心源性休克和猝死）。

（3）神经病变

①周围神经病变：表现为先出现肢端袜子或手套样感觉异常，如麻木、烧灼、针刺感或如踏棉垫感，有时伴痛觉过敏等，夜间及寒冷季节加重。后期可出现手、足及大腿肌肉肌力下降、萎缩和瘫痪，触痛、温度等保护性感觉缺失；

②自主神经损害：表现为瞳孔改变、排汗异常、体位性低血压、心动过速、腹泻或便秘以及尿潴留、尿失禁、阳痿等。

（4）眼部病变：除视网膜病变外，还可引起黄斑病、白内障、青光眼、屈光改变、虹膜睫状体病变等，从而导致视力下降，甚至失明。

（5）糖尿病足：主要指与下肢远端神经异常和不同程度的周围血管变相关的足部（踝关节或踝关节以下的部分）感染、溃疡和（或）深层组织破坏，是 DM 截肢而致残的主要原因。

【辅助检查】

1. 尿糖测定

尿糖不作为糖尿病诊断指标，只作为反映血糖控制情况的一项参考指标。

2. 血糖测定

空腹及餐后 2h 血糖升高是诊断糖尿病的主要依据，又是判断糖尿病病情和控制情况的主要指标。

3. 葡萄糖耐量试验

包括口服葡萄糖耐量试验（OGTT）及静脉注射葡萄糖耐量试验（IVGTT），主要适用于有糖尿病可疑而空腹或餐后血糖未达到诊断标准者。以前者较为常用，后者主用于胃肠吸收不良者。

4. 糖化血红蛋白 A_1（$GHbA_1$）和糖化血浆清蛋白测定

有助于糖尿病病情控制状况的观察，是 DM 有效控制的金指标。超过 6.5% 提示控制不良。

5. 血浆胰岛素和 C-肽测定

结合葡萄糖耐量试验，有助于胰岛储备功能、胰岛素分泌情况、有无胰岛素抵抗的观察与判断。

6. 其他

血三酰甘油和胆固醇升高、高密度脂蛋白胆固醇降低。

【诊断】

1997 年美国糖尿病协会（ADA）提出新的糖尿病诊断标准。

1. 糖尿病

症状＋随机血糖≥11.1mmol/L（200mg/dl），或空腹血浆葡萄糖（FPG）≥7.0mmol/L（126mg/dl），或 OGTT 中 2h 血浆葡萄糖（2HPG）≥11.1mmol/L（200mg/dl）。症状不典型者，需另一天再次证实。

2. 糖耐量减低（IGT）

2HPG≥（7.8mmol/L～<11.1mmol/L）（≥140mg/dl～200mg/dl）。

3. 妊娠糖尿病（GDM）

在确定妊娠后，初次行 OGTT 检查发现有 IGT 或明显的糖尿病。

【护理措施】

1. 一般护理

（1）休息与运动：解释休息与活动对控制病情的目的意义，尤其是运动。

指导患者：

①运动锻炼的方式：宜根据个人喜好，量力而行；应以有氧运动为主，以步行为首选，其他还有慢跑、骑自行车、做广播操、太极拳、球类活动等；

②不宜在空腹状态下运动，尤其是Ⅰ型 DM 患者；

③运动强度：以不出现不适症状为原则，一般情况下运动量不宜太大、时间不宜太长，并要注意水分的补充；

④应尽量避免在恶劣天气下进行锻炼；

⑤运动时要随身携带注有本人姓名、年龄、家庭住址、电话号码等的糖尿病患者身份卡；

⑥运动后应做好运动日记，以便观察疗效和不良反应。

（2）饮食护理

向患者介绍饮食治疗的目的、意义及具体的实施方法和原则。首要步骤是根据患者的体重、工作性质和日常生活习惯及患者的具体情况（如儿童、孕妇、乳母、有无并发症）制定总热量，并在此基础上，合理进行饮食成分的选择与热量的分配，并要注意效果及其依从性的随访与观察。指导患者：

①严格控制热量的摄入（饮食治疗的关键）；

②进餐要定时；

③多吃富含可溶性纤维的食品，如绿叶蔬菜、粗粮等；

④忌食糖类食品；

⑤限酒、低盐；

⑥定期监测体重变化，并作好个人记录。

（3）皮肤护理

①鼓励患者勤洗澡，勤换衣服，保持皮肤清洁；

②指导患者选择质地柔软、宽松的内衣，避免穿有松紧带的衣服和使用各种约束；

③注意保持口腔清洁卫生；

④女性患者要注意经期卫生和会阴清洁；

⑤护理操作时应严格无菌技术；

⑥如有皮肤感染时，应做伤口细菌培养以选用敏感的抗生素。

（4）足部护理

1）足部观察与检查：每天检查双足一次。观察足部皮肤颜色、温度改变，注意检查趾甲、趾间、足底部皮肤有无胼胝、甲沟炎、甲癣、足癣、红肿、青紫、皲裂、水泡、溃疡、坏死等，评估足部有无感觉减退、麻木、刺痛、足背动脉搏动减弱及皮肤干燥、皮温低等。

2）促进肢体的血液循环

①冬天注意足部的保暖，避免长期暴露于寒冷或潮湿环境，避免使用直接接触皮肤的取暖用品；

②经常按摩足部，按摩方向由足端往上，避免直接按摩静脉曲张患处；

③每天进行适度的运动，如散步、起坐等锻炼，以促进血液循环，避免同姿势站立过久；坐位时，不要盘腿坐或两腿交叉坐；

④戒烟。

3）选择合适的鞋袜，避免足部受伤：患者应选择轻巧柔软、前头宽大的鞋子。若买鞋应在下午购买，站着试鞋，两只脚都试，以保证新鞋宽松合脚。新鞋不可一次穿得太久，第一次只穿半小时，以后逐渐增加穿着时间。袜子以弹性好、透气及散热性好的羊毛、棉毛质地为佳。

4）保持足部清洁，避免感染：勤换鞋袜，每天用中性肥皂和温水清洁足部，水温与体温相近即可（用手或由家属试温），趾间要洗干净，洗净后应以清洁、柔软的毛巾轻轻擦干；若足部皮肤干燥，可适当用羊毛脂涂擦。修剪指甲避免太短，应与脚趾平齐。局部如有红、肿、热、痛，应立即就医治疗。

5）预防外伤：指导患者不要赤脚走路，以防刺伤；外出时不可穿拖鞋，以免踢伤；冬天使用电热毯时谨防烫伤；及时治疗皲裂、胼胝、脚癣。

2. 病情观察

主要包括自觉症状、生命体征、神志、体重、皮肤黏膜、血糖等，及时发现低血糖反应和各种急、慢性并发症。

3. 治疗的配合与护理

（1）口服降糖药物护理

①了解各类口服降糖药物的作用、剂量与用法，掌握常用药的不良反应和注意事项，指导患者正确服用，及时纠正不良反应。如磺脲类药物主要副作用是低血糖反应，同时还有程度不同的胃肠道反应、皮肤瘙痒、胆汁淤滞性黄疸、肝功能损害、再生障碍性贫血、溶血性贫血、血小板减少、白细胞减少等。双胍类药物不良反应有腹部不适、口中金属味、恶心、畏食、腹泻等，偶有过敏反应。因双胍类药物促进无氧糖酵解，产生乳酸，在肝、肾功能不全、休克或心力衰竭者可诱发乳酸性酸中毒；

②嘱患者要按时进餐。

（2）胰岛素治疗的护理

1）准确执行医嘱：做到制剂种类正确，剂量准确，按时注射。条件允许可选用携带与使用均较为方便的"胰岛素笔"。

2）掌握注射时间、部位和方法

①注射时间：普通胰岛素于饭前半小时内皮下注射；低精蛋白锌胰岛素在早餐前 1h 皮下注射；长、短效胰岛素混合使用时，应先抽吸短效胰岛素，再抽吸长效胰岛素，然后混匀，切不可逆行操作，以免将长效胰岛素混入短效内，影响其速效性；

②注射方法：胰岛素采用皮下注射法；

③注射部位：宜选择上臂三角肌、臀大肌、大腿前侧、腹部等部位。

3）胰岛素不良反应的观察及处理

①低血糖反应：最常见，与剂量过大或（和）饮食失调、空腹情况下运动等有关，表现头昏、心悸、多汗、饥饿甚至昏迷。除注意上述诱因之外，要指导患者自我病情监测，一旦发现应及时进食糖果、含糖饮料或静注 50% 葡萄糖液 20～30ml；

②胰岛素过敏：可更改剂型、使用抗组胺药、糖皮质激素及脱敏疗法等，严重过敏者需停止或暂时中断胰岛素治疗；

③胰岛素注射部位皮下脂肪萎缩或增生：经常更换注射部位，同一部位重复注射必须间隔 8 周以上。

（3）酮症酸中毒和高渗性昏迷的抢救配合与护理

①立即建立两条静脉通路，遵医嘱正确补液和用药；及时准确地做好各种检验标本的采集和送检工作；

②加强生活护理：包括口腔、皮肤、女性患者的会阴等；注意保暖，预防压疮和继发感染；昏迷者按昏迷常规护理；

③严密观察变化并做好重病记录和交接班：包括患者的神志、瞳孔、生命体征、24h出入量、血糖、血酮及尿酮水平、血浆渗透压、动脉血气分析和电解质（钾、钠）、肾功能等。

4. 心理护理

结合患者的具体情况，引导患者正确面对疾病和（或）治疗（如注射胰岛素）对身体及日常生活所带来的不便，利用成功的事例或患者相互间的经验交流等，增强患者战胜疾病的信心，减少各种负性情绪的困扰，提高患者配合治疗的依从性。

（武士敏）

第五篇　循环系统疾病患者护理

第一节　心脏及血管的结构和功能

一、心脏的结构和生理功能

（一）心脏的内部结构

心脏为一中空的肌性器官，心腔分为左、右心房和左、右心室。同侧房、室间有房室口相通。

左、右心房和心室分别为房间隔和室间隔隔开而互不相通。左半心腔流的是动脉血，右半心腔为静脉血。

1. 右心房

在心脏的右上部，接受上、下腔静脉和冠状静脉回流的静脉血，收缩时将血排入右心室。

2. 右心室

接受右心房的静脉血，收缩时将血排入肺动脉。右房室口周围有三尖瓣，可防止血液逆流右心房。肺动脉为右心室的出口，口周有三个半月形的肺动脉瓣，防止右心室舒张时血液反流右心室。

3. 左心房

接受来自四条肺静脉的血液，收缩时将血排入左心室。

4. 左心室

位于右心室的左后部位，接受左心房的血液，收缩时将血排入主动脉。左房室口较右房室口小，口周附以二尖瓣。左心室收缩时血液推动二尖瓣将房室口关闭，防止血液逆流左心房。主动脉口周有三个半月形的瓣膜，称主动脉瓣，防止左心室舒张时主动脉血反流。

（二）心壁的构造和心脏的传导系统

1. 心壁的构造

由心内膜、心肌层和心外膜组成，其中心肌层最厚，为主要组成部分。它介于心内膜和心外膜之间，由心肌纤维和支架组织构成。心房肌和心室肌互不相连，在房室口处被纤维结缔组织构成的纤维环隔开，故心房、心室可分别收缩。心肌功能正常时才能维持心脏有效地收缩和舒张。

2. 心脏的传导系统

由特殊分化的心肌细胞组成，包括窦房结、结间束、房室结、房室束及其左、右束支和浦肯野（Purkinje）纤维。窦房结位于上腔静脉与右心房交接处外侧面，系正常心脏的起搏点，控制心脏跳动的节律和频率。窦房结发放的冲动沿结间束传至房室结，经短暂延迟后沿房室束及其左、右束支和浦肯野纤维传至心室肌，引起心室肌收缩。传导系统任何部位的传导障碍均可引起传导阻滞，为心律失常的重要原因之一。

（三）心脏的血液供应

心脏的血液供应来自左、右冠状动脉。左冠状动脉始自主动脉左后窦，分前降支和回旋支。前降支分布在左、右心室前壁的一部分和室间隔的前2/3部位，闭塞可致左心室前壁和部分室间隔心肌梗死。回旋支左行，自前绕向后，分布左心房壁、左心室外侧壁和前、后壁的一部分，闭塞可引起左心室外侧壁梗死。右冠状动脉始自主动脉前窦，其主干延伸为后降支，与左冠状动脉的前降支吻合。右冠状动脉闭塞可引起左心室下壁、后壁和右心室梗死。

二、血管的结构和生理功能

（一）动脉

系将血液从心脏运送至全身器官的血管，可分为大、中和小动脉。大动脉管壁中含有较丰富的弹力纤维，随着动脉的分支，弹力纤维逐渐减少，平滑肌相对增多。左心室将血排入主动脉后，借助管壁的弹性回缩力和平滑肌的收缩推动血液前进。

（二）毛细血管

为小动脉和小静脉间的微细、呈网状管道的小血管床，系微循环的主要组成部分，其管壁为单层上皮细胞。血流至毛细血管处速度最慢，利于血液和组织间液之间的物质交换。

（三）静脉

系血液回心的血管，始于毛细血管，止于右心房，可分为大、中和小静脉。外周静脉内具有瓣膜，可阻止血液逆流。静脉血压低，如平卧时手臂静脉压仅0.39～1.08kPa（40～110mmH$_2$O）。充血性心力衰竭患者，因心搏出血量减少、血液瘀滞在静脉内，故静脉压升高。

（樊玉红）

第二节　心律失常

正常心脏激动起源于窦房结，先后经结间束、房室结、希氏束、左和右束支及浦肯野纤维至心室。该种心律称为窦性心律。

当激动起源部位、频率、节律、传导时间和途径等一项或多项发生异常时称为心律失常。

【诊断】

根据心律失常发作时心率、节律、起止特点、持续时间和伴随症状等并结合心电图检查常可明确诊断。必要时可行希氏束电图，心腔内电图等电生理检查。

【临床表现】

1. 窦性心律失常

窦性心律者频率过快、过慢或节律不规则时。称为窦性心律失常。

（1）窦性心动过速：窦性心律者，心率＞100 次/min。常见于运动、情绪激动、发热、甲状腺功能亢进症及心力衰竭等，某些药物如阿托品和肾上腺素等亦可引起。患者除心悸外无其他明显症状。心电图示窦性心律，P 波频率＞100 次/min。

（2）窦性心动过缓：窦性心律，心率＜60 次/min。常见于运动员、老人、颅内压增高及某些器质性心脏患者。轻者无明显症状，心率过慢时可引起头晕，胸闷和心悸。心电图示窦性心律，P 波频率＜60 次/min。

（3）窦性心律不齐：窦性心律，节律不规则。常见于儿童及青年，多无症状。心电图示窦性心律。P-P 间隔相差 0.12s 以上。

（4）窦性停搏：窦房结于一个或多个心动周期中不产生冲动。常见于窦房结功能低下，洋地黄等药物中毒及高钾血症等。轻者可无症状或仅感心悸，如停搏时间过长，可致眩晕、昏厥甚至猝死。心电图示很长一段时间无 P 波，其后可现异位节律点的逸搏。

（5）病窦综合征：系窦房结及其周围组织病变导致窦房结起搏及传导功能障碍。常见病因包括冠心病、心肌病及心肌炎等。临床上以脑供血不足症状为主，轻者主诉头晕和眼花等，重者可出现昏厥和抽搐，即阿-斯综合征发作。心电图表现为窦性心动过缓、窦性停搏或窦房阻滞，也可与快速房性心律失常交替出现，称快慢综合征。

2. 期前收缩

又称过早搏动（简称早搏），是提早出现的异位心搏。根据起搏部位不同可分为房性、房室交界区性和室性早搏。可见于正常人，往往与精神紧张和吸烟等有关；亦可见于各种心脏病、电解质紊乱、心导管检查及服用洋地黄和奎尼丁等药物时。轻者可有心跳间歇和停顿感，重者引起心悸、气短、乏力和心绞痛。听诊心律不齐、第一心音增强、第二心音减弱或消失。

心电图特征：

（1）房性期前收缩：提前出现 P-QRS-T 波，P 波与窦性 P 波略有差异；PR 间期 ≥ 0.12s；QRS 波群与窦性者相似；多有不完全代偿间歇。

（2）房室交界区性期前收缩：提前出现 QRS-T 波，QRS 波为室上型，其前无 P 波或 QRS 波群前后可出现逆行 P 波；多有完全代偿间歇。

（3）室性期前收缩：提前出现 QRS-T 波。QRS 波宽大畸形，时限 ≥0.12s，其前无 P

波；T波宽大且与ORS波群主波方向相反；有完全代偿间歇。

3. 阵发性心动过速

阵发性心动过速系阵发出现的、迅速而规律的异位心律。根据起搏点位置不同分为房性、房室交界区性及室性阵发性心动过速。前二者统称室上性心动过速，可见于健康人，亦见于风湿性心脏病、预激综合征、甲状腺机能亢进症及洋地黄中毒等。室性心动过速多见于严重而广泛的心肌病变，也见于洋地黄和奎尼丁等药物中毒及心导管检查。阵发性心动过速具有突然发作、突然终止的特点。室上性阵发性心动过速发作时多有心悸、胸闷和头晕症状，除非发作时间长、频率快或基础心脏病较严重，一般较少引起显著的血液动力学障碍。而室性阵发性心动过速者由于心输出量明显降低，易出现心绞痛、心力衰竭、休克甚至阿–斯综合征。体检示心率160～220次/min。心电图特征：

（1）室上性阵发性心动过速：3个或3个以上连续而迅速的室上性早搏；心率140～220次/min；不易辨认P波；节律绝对均齐；QRS波形态一般为室上型。

（2）室性阵发性心动过速：3个或3个以上连续的室性早搏；心率140～220次/min；QRS波时限>0.12s；若发现P波。其与QRS波群无关；T波与QRS波主波方向相反；可见心房夺获或室性融合波。

4. 扑动与颤动

异位节律点发出冲动时，频率超过阵发性心动过速形成扑动和颤动。根据异位起搏点不同分为心房扑动与颤动（简称房扑，房颤）和心室扑动与颤动（简称室扑、室颤）。

房扑和房颤多见于器质性心脏病，如风湿性心脏病、心肌病和冠心病等，亦见于甲状腺机能亢进症和洋地黄中毒等。室扑和室颤多见于急性心肌梗死、不稳定型心绞痛、严重低钾血症及洋地黄中毒等。房扑或房颤可引起心悸、胸闷等，如果发作时心室率过快或原心脏病严重者，可导致心绞痛、急性左心衰竭或休克。另外，心房栓子脱落可致体循环栓塞，以脑栓塞常见。房扑或房颤发作时，体检心律绝对不齐。心音强弱不一、脉搏短绌。心室扑动与颤动是心源性猝死的原因之一，患者突然意识丧失、抽搐，体检脉搏消失，血压下降为零，心音消失，继而呼吸停止。心电图特征：

（1）房扑：P波消失，代之以240～350次/min、形态、间隔、振幅绝对规则的f波；QRS波群多为室上型，房室传导比例多为2～4∶1。

（2）房颤：P波消失，代之以350～600次/min、形态、间隔及振幅绝对不规则的f波；QRS波群多呈室上型；R–R间隔绝对不等。

（3）室扑与室颤：P–QRS–T波群消失。室扑时代之以均匀连续大幅度波动、其频率为150～250次/min；室颤则表现为形态、频率、振幅完全不规则的波动，其频率为500次/min。

5. 房室传导阻滞

系冲动在房室传导的过程中受到阻滞。按阻滞程度可分为三度，第一度和第二度房室传导阻滞为不完全性，第三度为完全性。房室传导阻滞多见于冠心病、风湿性心脏病、心肌炎和洋地黄中毒等。第一度房室传导阻滞多无症状，听诊第一心音减弱；第二度房室传导阻滞在心室率慢时可引起心悸、头晕及胸闷等症状，听诊除有心脏病杂音外。心律不规则；第三度房室传导阻滞轻者可无症状或感头晕、心悸、憋气等。重者可引起晕厥、抽搐。即阿-斯综合征发作。听诊心律慢而规则，约30~50次/min、大炮音等。心电图特征：

（1）第一度房室传导阻滞：PR间期延长>0.20s，每个P波后均有一QRS波群。

（2）第二度房室传导阻滞：Ⅰ型：PR间期逐渐延长，R-R间期逐渐缩短。若干个心搏后有一QRS波群脱落（文氏现象）；Ⅰ型：一系列正常心搏后突然出现QRS波群脱落。

（3）第三度房室传导阻滞：心房、心室各自均匀搏动。心室率慢于心房率。如果阻滞部位较高，QRS波群为室上型，反之QRS波群宽大畸形。

6. 心室内传导阻滞

指希氏束分叉以下的传导阻滞，一般分为左、右束支及左束支前和后分支传导阻滞。心脏听诊无特异性发现。

心电图特征：

（1）右束支传导阻滞：QRS波群时限>0.12s，Ⅰ导联S波增宽，V1导联呈rSR型，V5、V6导联R波窄高，S波宽。T波与QRS波群主波方向相反。

（2）左束支传导阻滞：QRS波群时限>0.12s，V1、V2导联呈RS或QS波。Ⅰ导联及V5、V6导联R波增宽、有切迹、T波与QRS波群主波方向相反。

【治疗与护理】

1. 一般治疗和护理

（1）心理护理。某些心律失常可引起胸闷、心悸和周身不适，且易反复发作，故患者多有焦虑、烦躁和恐惧等心理，并对治疗信心不足。故应向患者适当作解释工作。消除其思想顾虑和悲观情绪。对于偶发室早、房早等，为避免药物的不良反应，一般不主张采用抗心律失常药物治疗，需向患者讲明并取得理解和合作。对一些功能性心律失常，往往经过休息、精神安慰和消除各种诱因取得显效，必要时可酌用镇静剂。

（2）休息。阵发性室性心动过速和第二度Ⅱ型、第三度房室传导阻滞伴心率过慢的患者应绝对卧床休息，护士应协助做好生活护理，保持周围环境安静整洁。对可能出现心功能不全者应嘱其卧床休息。对某些功能性心律失常的患者。应鼓励其维持正常的生活和工作，注意劳逸结合。

（3）饮食。饱食、进食刺激性饮料（如浓茶、咖啡等）、吸咽和酗酒均可诱发心律失常。应予避免。指导患者少量多餐，选择清淡、易消化，低脂和富于营养的饮食。心功能不全的患者应限制钠盐摄入。对服用利尿剂者应鼓励多进食富含钾盐的食物。如桔子、香蕉等，避免出现低钾血症而诱发心律失常。

（4）吸氧。缺氧可导致或加重心律失常，对严重心律失常患者应予持续鼻导管或面罩吸氧，根据血氧浓度及血氧饱和度调节氧气浓度和流量。

（5）密切观察病情变化，监测脉搏、心率、心律和血压等。测心率、脉搏时应连续测定1min，对有房颤者。在有条件时，应由二人同时分测心率和脉率。此外应注意患者有无胸闷、心悸、呼吸困难和心绞痛等症状，严防阿－斯综合征发作。发现异常时应及时报告医生予以处理。

（6）心电监护。对心律失常者行心电监护有助于诊断、治疗、观察疗效及判断预后。要求护士应熟悉监护仪的各种性能。在心电监护中能鉴别各种心律失常并及时做好记录，必要时行心电图检查。注意应在监护仪上设定心率报警范围。以便在严重心动过速及心动过缓时及时报警。

（7）对各种心律失常均应积极查找病因及诱因，进行针对性治疗，其中由贫血及甲状腺机能亢进症等引起者常能得以有效控制。对房室传导阻滞患者尚应注意有无应用抗心律失常药物史。如系药物引起，则应及时停药并予对症处理。

2. 心律失常的治疗和护理

（1）窦性心律失常

①对窦性心动过速首先应寻找和去除诱因。并予对症处理。必要时可酌予镇静剂或β受体阻滞剂如心得安等；

②对窦性心动过缓的治疗。仅限于心率过慢引起头晕、晕厥、低血压及心力衰竭者，对合并血流动力学障碍者可选用阿托品或异丙肾上腺素等药物，无效者可安置心脏起搏器。对洋地黄、奎尼丁等药物引起者，应立即停药；

③窦性心律不齐一般不予特殊治疗。

（2）过早搏动：偶发者无需治疗，如发作频繁且症状明显或可能诱发恶性心律失常时。应予药物治疗，对房性早搏，可选用心得安或异搏定等；对室性早搏可选用慢心律、心律平或奎尼丁等。对急性心肌梗死诱发的室性早搏。利多卡因疗效最佳，可通过连续心电监护或24h动态心电图监测估价疗效和观察副作用。如出现多源性室性早搏及早发室性早搏、连发室性早搏。应立即通知医生。并准备好抢救药物及除颤机。对洋地黄引起的频发室性早搏。应酌情停药；应用利尿剂时，应警惕由低钾血症引起的室性早搏。

（3）阵发性心动过速

①阵发性室上性心动过速：首先采用机械兴奋迷走神经的方法，如按压颈动脉窦、按压眼球或刺激咽部等终止发作。按压颈动脉窦时切忌用力过猛或双侧同时按压，必要时心电监护，且终止后立即停止按压。无效时可选用西地兰、异搏定或心律平稀释后缓慢静脉注射，且同时监测心律和心率。药物治疗无效或合并心绞痛、心力衰竭时，宜采用体外同步直流电复律；

②室性阵发性心动过速：如患者一般情况尚好，可选用利多卡因或溴苄胺等静脉注射。必要时行体外直流同步电复律。

（4）扑动与颤动

1）心房扑动与颤动

①对急性发作者应监测和记录脉率、心率、呼吸和血压。注意观查有无心绞痛和呼吸

困难等症状，根据医嘱备好药物及电除颤器；

②对慢性房扑可用洋地黄控制心室率；对急性发作者，尤其是心室率过快时首选体外同步直流电复律。对慢性房颤多用药物如洋地黄、异搏定或心律平等控制心室率；急性房颤因心室率过快而诱发心绞痛或心力衰竭时，首选体外同步直流电转复。对无血液动力学障碍者，可静脉注射西地兰或异搏定控制心室率，注射宜缓慢，且同时监测心率和血压，当心室率 <90 次/min 或转成窦性心律时立即停止推注；

③为防止心房内血栓形成，慢性房颤患者可服小剂量阿斯匹林，如心房明显增大，血流瘀滞或心房内有血栓形成者应进行终身抗凝治疗。

2）心室扑动与颤动：立即行体外非同步直流电除颤，同时做好心肺复苏的准备。

（5）房室传导阻滞

①第一度房室传导阻滞：无需特殊治疗；

②第二度房室传导阻滞：密切观察。当心室率 <40 次/min 时，可试用阿托品或异丙肾上腺素。第二度Ⅱ型房室传导阻滞，上述药物治疗的同时，应做好人工心脏起搏的准备；

③第三度房室传导阻滞：如 QRS 波群时限 <0.12s；心室率 >40 次/min；无明显血液动力学障碍，可严密观察，暂不处理。如心室率 <40 次/min 且合并血液动力学障碍时。可予异丙肾上腺素稀释后静脉滴注，必要时安置临时心脏起搏器。同时密切监护心率和血压等，注意有无心力衰竭，严防阿－斯综合征发作。对合并室早者尤应注意，警惕发生室性心动过速或心室颤动，如出现心脏停搏，应立即心肺复苏。急性发作的第三度房室传导阻滞在药物治疗 1 周后仍不恢复者，若合并严重的血液动力学障碍，应考虑安置永久性心脏起搏器；

④洋地黄或抗心律失常药物引起第一度房室传导阻滞时。应报告医生考虑是否停药，如出现高度房室传导阻滞。立即停药。通知并协助医生作必要的处理。

（6）心室内传导阻滞：慢性心室内传导阻滞。如为单一束支或双束支病变且无明显症状者，可不予特殊治疗，嘱其定期随诊复查。急性心肌梗死合并心室内阻滞，常示梗塞范围较大，应严密监护，酌情作好安置临时起搏器的准备。如系洋地黄或奎尼丁等药物所致，应立即停药，按前述处理。

（樊玉红）

第三节　慢性充血性心力衰竭

充血性心力衰竭（充血性心力衰竭）系原有心脏病发展到一定程度致泵功能不全，心输出量（CO）降低，不能满足机体代谢需要而出现一系列临床症状和体征的全身病理状态，是一常见而严重的综合征。

【发病机理】

1. 心肌收缩力减弱　常见于急性心肌梗塞、心肌炎、心肌病和肺心病。

2. 心脏负荷增加

（1）前负荷增加。即心脏收缩前所承受的负荷增加，当超过一定限度时心肌收缩力下降以至心输出量降低。常见于输液速度过快、房间隔缺损和室间隔缺损等左向右分流的先天性心脏病、二尖瓣和主动脉瓣关闭不全等。

（2）后负荷增加。即心脏收缩排血时所承受的负荷增加。肺动脉瓣狭窄、肺动脉高压等加重右心室后负荷；高血压、主动脉瓣狭窄和主动脉缩窄加重左室后负荷。

（3）左室舒张期顺应性减退。即左室舒张充盈时的扩张能力减退。见于严重冠心病、高血压和肥厚型心肌病患者。其左室舒张压明显增高，影响心室充盈致心力衰竭。

患者按发病急缓可分为急性心力衰竭和慢性心力衰竭。

【诱发因素】

诱发因素很多，主要包括过度劳累、情绪激动或钠盐摄入过多；妊娠和分娩、感染、以肺部感染多见、严重的心律失常、贫血和出血、大量或快速输液、电解质平衡失调；有些药物可影响心脏功能诱发心力衰竭，如保泰松、β受体阻滞剂、双异丙吡胺等。

【临床表现】

1. 左心衰竭

主要表现为肺淤血和肺水肿。

（1）呼吸困难，为最早的症状。轻者仅劳累后出现，重者轻微劳动、甚至休息时亦"呼吸费力"。

部分患者出现夜间阵发性呼吸困难。表现为夜间突然憋醒，呼吸急促，轻者坐起后渐好转；重者可出现发绀，甚至咯粉红色泡沫样痰等。

（2）咳嗽及咯血。重者可咯粉红色泡沫样血痰，甚至大咯血。

2. 右心衰竭

主要表现为体循环淤血。

（1）上腹部胀满。出现较早。系肝、脾及腹腔脏器充血所致。

（2）呼吸困难。常不如左心衰竭明显。

（3）水肿。以身体下垂部位明显，随病情加重，可出现胸水和腹水。

（4）颈静脉怒张。常肝－颈静脉回流征阳性。

（5）其他。常有发绀、乏力、尿少、失眠或嗜睡等。

3. 全心衰竭的表现

左、右双侧心力衰竭的表现同在。左心衰竭的肺淤血表现可因发生右心衰竭而减轻。

患者的心功能状态，可分为四级。

第一级：体力劳动不受限制，为心功能代偿期。

第二级：体力劳动轻度受限，相当于心力衰竭一度。

第三级：体力劳动明显受限，相当于心力衰竭二度。

第四级：不能从事任何体力劳动。休息时也出现呼吸困难，相当于心力衰竭三度。

【诊断】

1. 根据病史、上述的症状、体征和实验室检查，诊断一般不难。

2. 胸部 X 线检查

除原心脏病的心脏形态改变外，主要为肺部改变，常示肺门阴影增大、上部肺纹理增粗。

3. 血液动力学监测

可用 SWAN－GANZ 导管监测肺毛细血管楔嵌压（PCWP）和心输出量，推算心脏指数（CI）。对充血性心力衰竭的诊断和指导治疗均有重要意义。

肺毛细血管楔嵌压在无酸中毒和心脏机械性梗阻时，与左室舒张末期压（左室舒张末期压）大致相同。可间接反映左室功能。正常值为 0.8～1.0kPa（6～12mmHg），左心衰竭者大于 2.4kPa（18mmHg）。超过 4.0kPa（30mmHg）时可出现肺水肿。

【治疗和护理】

旨在减轻心脏负荷和加强心肌收缩力，增加心输出量、降低肺毛细血管楔嵌压，纠正组织、器官因淤血和灌注不足所致的影响，满足机体需要。

1. 病因治疗

利用药物和手术等方法，根治或控制病因，积极防治诱因。

2. 减轻心脏负荷休息

包括体力和脑力休息，保持足够睡眠。休息可减轻心脏负荷，缓解症状。

（1）环境要求：保持病室安静、整洁、舒适、空气新鲜和温度适宜，防止呼吸道感染。

（2）体位选择：患者平卧呼吸困难时，可帮助其半卧或坐起兼双腿下垂，以减少静脉回心血量，减轻肺淤血。

（3）休息原则：依据充血性心力衰竭程度而定。心力衰竭一度患者可起床活动，增加休息；二度患者限制活动，延长卧床休息时间；三度患者绝对卧床休息为主，病情好转后渐增活动量，以不出现症状为限。对长期卧床者应注意预防静脉血栓、肺栓塞、褥疮和便秘等，可每日按摩患者下肢数次，并鼓励帮助患者在床上做肢体伸屈活动。

（4）避免精神刺激，加强心理护理：充血性心力衰竭患者常因病情反复而易烦躁不安、紧张多虑甚至悲观失望，致病情加重，故言行中注意遵守保护性医疗制度，对患者多行安慰和鼓励，增强其治愈信心。必要时可予适量镇静药和安眠药。

3. 饮食护理

少量多餐易消化的饮食，每日控制总热量在 1500kcal 左右，可降低新陈代谢，减轻心脏负担。控制钠盐有助于减轻或消除水肿。一般可限制每日 5g 以下，重者 1g 以下。合并稀释性低钠综合征还应限制水的摄入。对纳差、进食量少、正在接受利尿治疗的患者，可适当放宽钠盐摄入量。

4. 吸氧

患者有呼吸困难时应予氧气吸入，一般低流量持续吸氧，流量为 2l/min。氧气应湿化，以免呼吸道干燥。

5. 皮肤护理

充血性心力衰竭患者常出现水肿，且一些患者不能活动或活动受限，末梢循环差，故应加强皮肤护理，及时对受压部位进行按摩。发现局部皮肤色红时可用30%～50%的酒精液按摩。男患者阴囊水肿时，可每日用50%的硫酸镁湿敷1～2次。对长期卧床者应勤翻身，必要时臀部置软枕或海绵垫。另外，应保持床铺干燥整洁。患者衣着宜宽大、细软。

6. 利尿剂的应用

旨在排出机体潴留过多的液体，减轻心脏前负荷，改善心功能，缓解患者的临床症状。

利尿剂中氨苯喋啶、安体舒通和氨氯吡咪的利尿作用较弱但有潴钾作用，多与双氢氯噻嗪或速尿合用。

噻嗪类药物，如双氢氯噻嗪、环戊氯噻嗪等利尿作用较强。糖尿病、痛风者慎用。肾功能不全者疗效较差。

速尿和利尿酸等利尿剂起效迅速、作用强、奏效快。适用于急性左心衰竭和其他利尿剂无效的慢性充血性心力衰竭。

值得注意的是受损的心室主要依赖前负荷增加维持心输出量。左心衰竭时，左室舒张末期压升至18mmHg水平心输出量可增加至最大限度。若利尿过多，左室舒张末期压过度降低时心输出量反而下降，致充血性心力衰竭加重。另外，利尿可引起电解质丢失，进而使患者对洋地黄制剂耐受性降低，诱发洋地黄中毒，甚至出现严重的心律失常。所以应准确记录出入量和及时复查血浆电解质水平，防止水和电解质失调。

另外，应用强效利尿剂以清晨或上午为宜，以便昼间利尿，防止夜间频繁排尿影响患者睡眠和受凉感冒。对严重水肿患者作肌内注射前，宜先按压注射部位，而后在压迫部位用长针头行深部肌内注射，以使药液深入肌层，有利于药物吸收，提高疗效，必要时改用静脉注射。

7. 血管扩张剂的应用

通过扩张外周血管，减轻心脏前和（或）后负荷，使心输出量增加。常用口服制剂如下：

（1）硝酸盐类：主要扩张静脉减轻心脏的前负荷，减少心肌耗氧量。剂量增大时兼有轻度扩张阻力血管的作用。常用二硝酸异山梨醇，首剂5mg，可渐增至20mg，4～6h 1次。副作用有头痛、眩晕、恶心、心悸等，减量或停用可自行消失。

（2）血管紧张素转换酶抑制剂：以卡托普利应用最广。初始剂量6.25～12.5mg/次，3～4次／日。而后根据临床和血液动力学资料调节剂量，每日总量不宜超过75mg。副作用主要为皮疹、瘙痒、味觉减退、低血压、蛋白尿、血白细胞减少，个别有发生肾功能损害。

常用静脉制剂有硝普钠和硝酸甘油。

应用血管扩张剂护理的注意事项：

①静脉输注前，先在输液瓶中加入5%葡萄糖液体，调准滴速后再加入硝普钠或硝酸甘油。硝酸甘油静滴时，因该药易黏附在塑料上应避免使用塑料输液器。二药都应现用现配，并将输液器具用黑纸包裹、避光输注，防止药物失效。硝酸甘油对有严重贫血、严重低血压、快速型心律失常、青光眼者慎用；

②静脉用药滴速常缓慢，应保持良好的静脉通路，防止药液外渗。维持滴速范围，有条件时可用输液泵。硝普钠大剂量应用时，尚应测定血中硫氰酸盐浓度。硝酸甘油长期应用时，防止耐药；

③行血液动力学监测时宜将PCWP维持在18mmHg为宜；

④用药前测量血压、心率，用药过程及时复查，酌情调滴注速度。发现患者出汗、胸闷、气急、脉速、恶心或呕吐等不良反应时通知医师，立即停止注射；

⑤口服血管扩张剂注意患者出现体位性低血压。

8. 加强心肌收缩力

（1）强心甙类。通过抑制细胞膜上的 $Na^+ - K^+ - ATP$ 酶，使细胞内 Ca^{2+} 浓度增高，对心肌收缩有直接兴奋作用，使心输出量增加和左室舒张末期压下降。对充血性心力衰竭患者一般口服给药。以地高辛常用。如每日给予0.25mg，约7日体内蓄积量可达稳定水平。

1）临床应用洋地黄尚存不少问题，在护理中尤需注意的主要包括：

①治疗剂量与中毒剂量接近，不易早期发现中毒迹象；

②除治疗某些心律失常（如心房颤动）外，缺乏易于观察剂量是否适当的指标；

③不同患者对洋地黄的耐受性差异很大；

④以下情况易发生洋地黄中毒：肺源性心脏病；肝、肾功能不全；心脏明显扩大；缺氧及电解质平衡失调，如低钾血症和低镁血症等。

2）鉴于大多数充血性心力衰竭患者接受洋地黄类治疗，要求在护理中发现患者如下表现时，应及时告知医师，检查有无洋地黄中毒。

①胃肠系统：出现食欲不振、恶心和呕吐；

②心血管系统：发现各种不明原因的心律失常，如室性期前收缩，阵发性室上性心动过速伴房室传导阻滞以及心房颤动患者用药后心室律变规则等；

③其他：头痛、嗜睡及黄视、绿视等。

有条件时，宜及时查血清地高辛浓度，当>2.0μg/ml时提示中毒可能性。

（2）儿茶酚胺类：

1）多巴胺：兴奋心脏 $β_1$ 受体，加强心肌收缩力。低浓度时可作用于肾、肠系膜和脑动脉的多巴胺受体，使其血管床扩张。在较高浓度时（每分钟>10μg/kg），兴奋 α-肾上腺素能受体，致周围血管阻力增加。

2）多巴酚丁胺：主要作用于心脏 β_1 受体，增加心肌收缩力和心输出量，降低左室舒张末期压。详见有关章节。

【预防】

预防发生充血性心力衰竭是根本目的，为此在医护中应注意以下几点：

1. 去除诱因 如及时发现和控制感染、避免过劳、静脉给液过速，适当饮食等。

2. 纠正病因。

3. 遵照医嘱、按时服药 嘱患者及时复查，以尽早发现充血性心力衰竭的早期症状和体征。

（樊玉红）

第四节 风湿性心瓣膜病

风湿性心瓣膜病简称风心病。系风湿性心瓣膜炎遗留的瓣膜病变，瓣膜黏连：增厚、变硬和缩短或伴有乳头肌，腱索的黏连及缩短，引起瓣膜口狭窄和/或关闭不全。二尖瓣最易受累，其次为主动脉瓣，三尖瓣和肺动脉瓣病变少见。

【临床表现】

1. 二尖瓣狭窄

轻者无明显症状。随二尖瓣狭窄程度加重可表现劳力性呼吸困难，部分患者伴咳嗽，痰中带血，甚至大量咯血。情绪激动、剧烈活动、合并感染或出现快速心律失常时，可发生急性肺水肿。因长期肺淤血可引起肺动脉高压。终至右心衰竭。查体叩诊心界因左房增大而呈梨形，心尖部可闻舒张中晚期隆隆样杂音，心尖部第一心音亢进，肺动脉瓣区第二心音亢进和分裂。

2. 二尖瓣关闭不全

症状出现较晚。患者因心输出量（CO）减少而乏力、气短、心慌和劳力性呼吸困难。约半数患者合并二尖瓣狭窄。主要体征为心尖部可闻Ⅲ级以上的全收缩期杂音，向左腋和背部传导。

3. 主动脉瓣狭窄

轻度狭窄多无症状，重者因左心室排血受阻，心输出量降低而出现乏力、心慌、眩晕、晕厥和心绞痛等，甚至引起猝死。主要体征为主动脉瓣区可闻粗糙而响亮的收缩期杂音。

4. 主动脉瓣关闭不全

患者因舒张压过低可出现气短、心慌、心绞痛和头晕等。主要体征为主动脉瓣区可闻舒张早期递减型哈气样杂音，且可现周围血管征，如水冲脉、毛细血管搏动、"枪击音"和 Durogieg 双重杂音等。

【诊断】

根据病史和典型的心脏杂音，一般较易诊断。结合 X 线检查，尤其超声心动图检查中特异性的瓣膜改变多能确诊。

【治疗与护理】

1. 外科治疗

如二尖瓣分离术和人造瓣膜置换术等。对有外科治疗指征患者宜打消其顾虑，动员其及时手术，避免贻误手术时机。

另外，近年来对单纯二尖瓣狭窄者可行经皮球囊导管二尖瓣分离术。

2. 内科治疗

（1）合并风湿活动者护理同前。

（2）住院患者多合并心力衰竭，宜根据心功能状况合理安排饮食、休息和活动。详见慢性心力衰竭章节。

（3）对二尖瓣合并心房颤动者，多用地高辛等药物控制心室率，护理中应密切观察心率、心律，以及有无黄视、消化道症状等，警惕洋地黄中毒。

（4）对二尖瓣狭窄合并心房颤动者，多给予抗凝治疗以防止心腔内血栓形成。血栓脱落可引起动脉栓塞。致相应组织器官缺血、缺氧甚至坏死。所以，对这些患者除强调休息、减少活动外，尤要注意保持二便通畅，必要时给予缓泻剂等，防止由于摒气、用力而致心脏内血栓脱落。当患者出现突然偏瘫失语，剧烈腹痛，肢体麻木、疼痛，皮肤暗紫及血管搏动消失等表现时应考虑血栓脱落的可能性。作到及时发现，及时报告，协助医师及时处理。

（5）对行抗凝治疗的患者，应密切观察皮肤、黏膜和胃肠道等有无出血表现。对所查的出、凝血时间及凝血酶原时间、活动度等，作到心中有数。

（6）对合并急性肺水肿者，护理详见急性心力衰竭章节。

（樊玉红）

第五节　高血压病

【病因及发病机理】

1. 高血压病的发病原因尚未明确，认为与年龄增长、长期从事精神紧张的脑力劳动、家族遗传、大量吸烟饮酒、高钠饮食及肥胖有关。

2. 高血压病的发病机制目前尚未阐明，一般认为高级神经中枢功能失调在发病中占主导地位。此外内分泌、肾脏、体液和遗传等因素亦参与了发病过程。

【临床表现】

一般起病隐匿，进展缓慢。

1. 一般症状与体征

早期出现头晕、头痛、颈项板紧、心悸、耳鸣，也可有视力模糊、鼻出血等较重的表现。部分患者可无任何症状，仅在测量血压或出现重要器官损害的表现时才被发现。且血压升高可随着昼夜（昼高于夜）、季节或气温（冬季高于夏季）、情绪波动而变化。

2. 重要器官受累的表现

包括心、脑、肾等重要器官功能损害或衰竭。眼底检查可见视网膜动脉狭窄、有渗出物、出血甚至视乳头水肿。

3. 高血压急症

（1）急进性高血压：高血压的特殊类型。症状明显、进展迅速；舒张压持续≥130mmHg；视力模糊，眼底出血、渗出和视神经乳头水肿，短期内可因出现肾衰竭、脑卒中、心力衰竭而死亡。

（2）高血压危象：各种诱因作用下导致全身性小动脉发生强烈痉挛的结果。主要表现为剧烈头痛、视矇、烦躁、恶心、呕吐、心悸气促；血压急剧升高（＞250/115mmHg）；重要器官功能衰竭（以急性左心力衰竭最为多见）。

（3）高血压脑病：血压急剧升高突破脑血管的自身调节，导致脑组织血流灌注过多引起脑水肿的结果。主要表现为剧烈头痛、呕吐、不同程度的意识障碍、精神错乱、抽搐或癫痫样发作，甚至于昏迷。

【辅助检查】

尿常规（蛋白尿）、生化检测（电解质、肝肾功能、血脂、血糖异常）；X线、心电图检查提示左心室肥厚，超声心动图（动脉粥样硬化斑块或心脏结构与功能的变化）、24h动态血压监测血压波动规律消失。必要时还要要进行内分泌的相关检查以排除继发性高血压。

【诊断】

1979年我国采纳世界卫生组织（1978年）

建议使用的高血压诊断标准：

1. 成人正常血压≤18.7/12.0kPa（140/90mmHg）。

2. 成人高血压为收缩压≥21.3kPa（160mmHg）或舒张压≥12.7kPa（95mmHg）。

3. 血压值在上述正常与高血压之间者称为临界高血压。

在安静条件下多次测血压，凡舒张压或收缩压中有一项超过高血压诊断标准，结合临床症状。并排除症状性高血压后即可诊为高血压病。

【治疗和护理】

根据患者病情轻重、靶器官累及程度及存在的并发症。决定治疗的重点。对早期无并发症，尤其是舒张压≤12.7kPa（95mmHg）者，最初3~6月内可行非药物治疗，控制血压。对病情严重者应用药物治疗结合非药物治疗，以有效地降压。

1. 一般治疗

（1）心理护理：精神紧张，情绪激动及外界环境的不良刺激均与本病的形成密切相关。加之这类患者多有焦虑、抑郁、易激动等心理特点，因此医护人员对待患者应亲切和蔼，耐心周到，避免言行举止生硬而对患者产生不良刺激。应深入了解患者存在的各种思想顾虑，有针对性地进行心理疏导。由患者说明精神因素与本病形成的关系，指导患者训练自我控制的能力。使其保持良好的心理状态。提高战胜疾病的信心。同时还应保持病室及周围环境安静整洁，创造有利于患者治疗和休养的舒适环境。

（2）做好卫生宣教，向患者讲解有关高血压病的基本知识和控制血压的重要性，让患者了解自身病变的程度及个体化治疗的意义。参与自身治疗护理方案的制订和实施。并明确所须达到的治疗目标。指导患者坚持服药，定期复查并教会患者及家属测量血压的正确方法。

（3）保证合理的休息和睡眠，避免劳累。对自主神经功能失调者可适当使用镇静剂及健脑药物。对严重高血压患者应建议卧床休息，发生高血压危象者则应绝对卧床。

（4）提倡进行适当体育锻炼。如体操、慢跑、骑自行车等。但应注意劳逸结合，避免时间过长的剧烈运动。

（5）选择低盐、低脂、低胆固醇、低热量的饮食。每日食盐量应低于 5～6g。对服用排钾利尿剂患者应适当补充富含钾离子的食物（如桔子、香蕉）。对肥胖者限制总热量的摄入，使体重控制在理想范围［标准体重(kg) = 身高(cm) – 105］。同时还应积极鼓励患者戒烟、控制饮酒、咖啡及浓茶等刺激性饮料。

（6）指导患者进行自我松弛练习，通过每日 15～30min 的练习，可以产生温和的降压作用。

基本方法有：

1）调整呼吸，自然地进行腹式呼吸逐渐增加潮气量。

2）放松全身各部分肌肉，尤其是头颈部。

3）集中注意力，选择某一物品如钢笔等作为注意对象。

4）观察病情变化，注意血压和心率。对血压持续增高的患者，每日测血压 2～3 次，必要时分测立、坐、卧位血压，并认真做好记录，掌握血压变化规律。同时应注意避免过大的血压波动，以减少脑出血危险。如血压急剧增高伴头痛、恶心、呕吐抽搐、视物模糊及端坐呼吸、喘憋、面色青紫、咳粉红色泡沫痰，应考虑高血压脑病及急性左心衰竭的发生，立即报告医生、进行抢救。

2. 药物治疗

（1）选择降压药物原则

1）坚持长期服药，选用降压效果好、作用持久、副作用少且服用方便的制剂。

2）联合用药，以增加药物的协同作用和减少不良反应。

3）一般宜从小剂量开始，逐渐加量。达到疗效后，用维持量巩固疗效。

4）对血压长期显著增高者，不宜降压过急。以免导致心、脑和肾等脏器供血锐减，产生并发症。

（2）常用降压药及不良反应

1）利尿剂：如双氢克尿噻、速尿和丁脲胺等，长期服用可引起低钾血症、高脂血症、糖耐量下降等，故应注意及时复查血电解质、血糖及血脂，必要时补钾。

2）肾上腺素能阻滞剂

①β-受体阻滞剂：心得安、氨酰心安及美多心安等常可引起心动过缓、支气管痉挛及心肌收缩力减弱，合并心力衰竭、心动过缓、传导阻滞及支气管哮喘者禁用；

②α-受体阻滞剂：哌唑嗪首次服用可引起体位性低血压和晕厥。故首剂宜减半并于睡前服用。酚妥拉明一般仅用于嗜铬细胞瘤，根据血压调整输液速度，密切监测心率变化。

3）中枢交感神经抑制剂：可乐宁主要副作用有口干、嗜睡、恶心、乏力等。甲基多巴可引起嗜睡、乏力、精神抑郁和肝功能损害等不良反应。利血平副作用有鼻塞、乏力、心率减慢、精神抑郁和胃酸分泌增加。有溃疡病、精神抑郁及支气管哮喘者禁用。

4）钙通道阻滞剂：常用的是双氢吡啶类，如硝苯吡啶及尼卡地平。便秘是主要的不良反应，多为头痛、头晕及反射性心动过速。

5）血管紧张素转换酶抑制剂：常用的有巯甲丙脯酸和依那普利，干咳是常见的不良反应，一旦出现需停药。另外本类药与保钾利尿剂合用时可引起高钾血症，应予注意。巯甲丙脯酸餐后服影响药物吸收，故应餐前1h服用。

6）血管扩张剂

①肼苯哒嗪：可引起反射性心动过速、心输出量增加、在冠心病者可诱发心绞痛发作。此外还可引起水钠潴留及系统性红斑狼疮样综合征；

②硝普钠：低血压是最主要的不良反应，此外长期应用可引起氰化物中毒；

③二氮嗪：快速静脉注射给药，用于高血压急症的治疗。呈强碱性，静脉推注时严防药液外渗，主要副作用有水钠潴留、高糖血症。

3. 应用降压药的护理

（1）药物治疗之前，应了解患者的病情及所需的治疗方案。告诉患者所用药物的名称、剂量、服药方法及可能出现的副作用。必要时与患者一起决定每日最佳服药时间，并尽可能将服药与某项日常活动结合起来，以免遗忘。嘱患者一旦出现药物不良反应。应立即报告医生以便及时处理。对服药期间可能出现头晕、头痛、视力下降的患者，应嘱其避免开车及从事注意力须高度集中的工作。

（2）密切观察降压药的疗效。如发现血压下降过猛，尤其是收缩压 < 12.0kPa（90mmHg），舒张压 <8kPa（60mmHg）时立即报告医生。调整药物剂量或更换制剂。

（3）老年人常对体液缺乏及交感神经抑制敏感，所以用药时，应考虑患者同时存在的伴随疾病及合并用药情况，用药剂量应小。给药时间应偏长。同时密切注意有无低血钾，低血压的发生。

（4）许多降压药物（哌唑嗪、胍乙啶等）均可引起体位性低血压，常于患者坐起、站起时发生。为防止体位性低血压．应用降压药应从小剂量开始。逐渐加量，并应向患者说明。服药后嘱患者卧床2～3h，测量并记录卧、立位血压注意二者是否相差过多。应嘱患者变换体位时动作应慢，站立时间不宜过长，如果出现症状立即平卧，以免突然倒地发生意外。必要时护士协助患者起床，待其坐起片刻，如无异常，方可下床活动。

（5）硝普钠静点治疗高血压急症应注意从小剂量开始，根据血压调节给药速度，同时密切监测血压、心率的变化。

（6）许多降压药物如可乐宁、甲基多巴、β受体阻滞剂等，突然停药会引起血压反跳等严重撤药反应。故嘱患者不能随意停药，在血压长期控制后，按医嘱逐渐减量。

（7）某些降压药（胍乙啶、肼苯哒嗪、长压啶等）。常可引起水钠潴留，使降压作用减弱，出现假性耐药。所以应向患者说明，并准确记录全天出入量，每天测体重，观察皮肤水肿情况，并注意保持全天出入量平衡。同时应用利尿剂可减轻水钠潴留。

4. 高血压危象及脑病的治疗与护理　关键在于迅速降压、制止抽搐和降低颅内压。

（1）迅速降血压：建立静脉通路。给予强效、速效的降压药物，如硝普钠、二氮嗪等。

（2）制止抽搐：给予安定静脉注射或 10% 水合氯醛保留灌肠。对持续抽搐者，护士应守护在患者身旁，针刺入中内关等穴位，并解开患者衣领，去除假牙，于上、下齿之间置牙垫。以防咬破舌头。痰多者予吸痰。保持呼吸道通畅。

（3）降低颅内压：给予 20% 甘露醇 250ml 快速静点。20～30min 内滴完。

（4）吸氧：根据病情调节氧流量。急性左心力衰竭者予半卧位。持续吸氧并于湿化瓶内加 30% 的酒精。

（5）密切观察生命体征及意识变化，认真做好病情记录。注意有无心律失常，水电解质及酸碱平衡失调症状，一旦发现立即报告医生，并准备好抢救物品。

（6）测定坐、卧位血压作为治疗前基础值。有条件时应行动脉插管监测血压变化。

（7）保持患者床单位及周围环境安静整洁，患者须绝对卧床。护士协助一切生活护理。注意保护皮肤，每 2h 翻身一次。对神志不清者加床栏。防止坠地。

（8）保持大便通畅，给予饮食调整，需要时适当予缓泻剂。嘱患者排便时勿用力，剧咳时给予镇咳药。防止过度用力引起颅内压增高。

（9）合并心力衰竭、肾衰者治疗护理见有关章节。

（樊玉红）

第六节　感染性心内膜炎

感染性心内膜炎是指细菌、真菌、病毒、立克次体等感染所致的心内膜炎症。临床上主要表现为发热、心脏杂音、栓塞现象、皮肤病损、脾肿大、血培养阳性等。根据起病急缓、病情凶险程度常可分为急性和亚急性感染性心内膜炎，随着抗菌素应用于临床以来。前者已大为减少，目前后者仍较多见。

【病因】

亚急性感染性心内膜炎多发生于风湿性心脏病和先天性心脏患者。主要由细菌感染所致。

其中以草绿色链球菌最多见，此外有肠球菌、金黄色葡萄球菌、白色葡萄球菌、产碱杆菌等。少数病例可有二种或二种以上致病菌的混合感染，细菌常经上呼吸道、尿道、肠道、产科感染及手术操作时侵入。

急性感染性心内膜炎常因金黄色葡萄球菌侵入心内膜引起，可发生于正常心脏。

【临床表现】

1. 急性感染性心内膜炎

起病急骤，病情凶险。主要表现同败血症，如高热、寒战、贫血、呼吸急促等，可引起急性心脏瓣膜溃疡、穿孔、腱索断裂，出现高调心脏杂音或原有杂音性质改变，迅速发展为急性心力衰竭。细菌栓子脱落常可引起多发性栓塞和转移性脓肿，包括心肌脓肿、脑脓肿和化脓性脑膜炎，皮肤可有瘀斑和紫癜样出血性损害。

2. 亚急性感染性心内膜炎临床表现有以下三方面

（1）全身感染表现：不规则发热、体温在37.5℃～39℃之间，晚期可有杵状指、脾肿大、进行性贫血等。

（2）心脏病变表现：心脏杂音性质改变、充血性心力衰竭是主要的心脏并发症，也是首要的致死原因。当病变累及心肌及传导组织时，可出现心律失常。

（3）广泛栓塞表现

1）皮肤黏膜栓塞：典型表现为中心灰白色瘀点，多见于睑结膜、口腔、前胸及下肢，反复出现；甲床下出血，压之疼痛；Janeways 结：位于手掌或足底、无压痛；Qsler's 结：呈红或紫色，略高出皮肤表面，多分布于指、趾末端掌面。大小鱼际或足底有压痛。

2）脑栓塞：头痛、偏瘫或栓塞性脑膜炎。

3）肾栓塞：常有腰痛、血尿等。

4）脾栓塞：可引起脾肿大、左上腹痛。

5）肺栓塞：突然出现胸痛、气急、发绀、咯血或休克等症状。

6）中心视网膜栓塞：可引起突然失明。

【诊断】

凡有心瓣膜病或先天性心脏病。持续发热1周以上而原因不明者。应怀疑本病的可能，如兼有心脏杂音性质改变、周围栓塞现象、贫血等应考虑本病的诊断。血培养阳性及超声心动图发现心脏赘生物是诊断本病重要的依据。

【治疗与护理】

1. 急性感染性心内膜炎

病情常很凶险。治疗不能延误。抽取血培养后应立即采取大剂量足够疗程的抗菌素治疗，且常需联合用药。

2. 治疗亚急性细菌性心内膜炎

关键在于应用有效的抗菌素。抗菌素使用原则是及早使用、剂量要足、联合用药，并采用杀菌剂如青霉素类。氨基甙类及先锋霉素类抗生素，疗程一般4～6周。因本病易复发，故治疗结束后应继续观察 2 个月以上。对复发者应加大抗生素剂量。联合用药并延长疗程。

3. 及时抽取血培养

血培养阳性对感染性心内膜炎具有决定性诊断价值，同时应做抗菌素敏感试验，因而在抗菌素应用前 24h 内应采集 4～6 次血标本。为提高阳性率，取血时间以寒战、体温骤升时为宜，每次取静脉血约 10～15ml，且需常规做需氧及厌氧菌培养。必要时作真菌培养。

4. 感染性心内膜炎合并高热、心力衰竭、严重心律失常及严重贫血者应卧床休息，以减少心肌耗氧量、减轻心脏负担、减少栓塞机会。护士应协助做好生活护理。

5. 长期高热、贫血

使机体营养代谢加快，抵抗力下降。因此宜选用高蛋白、高热量、高维生素，易消化饮食，对心功能不全者，应予低盐饮食。

6. 加强口腔护理、防止感染

高热时唾液分泌减少，口腔内食物残渣发酵，易引起口腔感染，此外由于长期大量应用抗生素，极易发生口腔霉菌感染。因此应嘱患者饭前饭后漱口，重症患者每日口腔护理 2 次，定期测定口腔 pH 值，行口腔分泌物培养，选择适宜的口腔清洁药液：当 pH = 6.5 时，用 2% NaHCO₃ 液或双氧水溶液；pH = 7 时。用 2‰ 的呋喃西林液；pH = 8 时宜选用 2% 的硼酸液漱口；对口腔内霉菌感染者可在含漱液中加入抗霉菌药，或用制霉菌素 100 万 IU 与甘油 20ml 混均后涂于局部。

7. 静脉应用抗菌素

应于用前临时配制，避免在室温下放置时间过长，使效价降低。此外应注意观察大剂量抗生素治疗时产生的不良反应。如大剂量静脉滴注青霉素钾盐时，应警惕高钾血症的发生，定期复查血钾浓度。同时应避免静脉推注，以防脑脊液内浓度过高而发生神经毒性反应如肌阵挛、反射亢进、惊厥和昏迷等，应将青霉素溶于 100ml 生理盐水中，在 30～60min 内均匀静脉滴入，可减少上述不良反应发生。

8. 密切观察病情变化

（1）注意体温变化。每日测体温 4 次，对高热者予物理降温，无效时可根据医嘱予退热剂、物理或药物降温后半小时应重新测体温，观察疗效。

（2）注意患者有无呼吸困难、端坐呼吸、发绀、心悸及下肢浮肿等症状，一旦出现。应通知医生，给予处理，详见心力衰竭的治疗和护理。

9. 感染性心内膜炎患者由于致病菌常侵犯心瓣膜形成大而脆的赘生物。脱落后随血流进入外周动脉，引起栓塞，故应密切观察患者有无偏瘫、失语，肢体疼痛发凉、脉搏搏动消失、胸痛、咯血、腹痛、腰痛、血尿等症状，一旦发现，应立即通知医生并予以护理。对脑栓塞患者应注意观察意识变化，加床档，注意保护患者。肺栓塞时应予半卧位。持续吸氧，并酌予镇静剂。出现肢体瘫痪时，应协助患者做被动肢体活动。

10. 保持皮肤清洁干燥，加强翻身。防止褥疮；尤其是合并心功能不全、高热、脑栓塞的患者，每2h协助翻身一次，并每日用温水擦浴，局部按摩骨突部位。对尿失禁患者，每日用温水清洁肛周皮肤1~2次。污染的尿垫及时更换。

11. 保持大便通畅，适当增加饮食中含粗纤维的食物如蔬菜、水果等，便秘时可予缓泻剂同时应嘱患者勿用力排便，以防栓子脱落，引起栓塞。

【预防】

有心脏瓣膜病及先天性心脏病患者应注意保持口腔及皮肤清洁卫生；及时治疗呼吸道、泌尿道及肠道感染；此外在一些有创检查及手术前后应预防性使用抗生素。

（樊玉红）

第七节　冠状动脉粥样硬化性心脏病

心绞痛

【病因】

在动脉粥样硬化的基础上可因剧烈活动或劳累过度、情绪激动或精神刺激、饱餐或受寒、排便用力等而诱发。

【临床表现】

1. 症状

（1）稳定型心绞痛：典型者多在上述诱因作用下突发胸骨中上段后、压榨样痛或为紧缩、堵塞感，可向左肩、左臂内侧和喉颈部等部位放射；持续时间短，停止原来活动或舌下含服硝酸甘油后多于1~5min内迅速缓解或消失。

（2）不稳定型心绞痛：部位、性质与上相同，但发作的频率增加、程度加重、持续时间延长、含服硝酸甘油缓解作用减弱；较轻负荷即可诱发，但劳力负荷中止后不能缓解或在休息状态下发作。根据发作时S-T段变化的情况及其持续时间，可将不稳定型心绞痛分为低危、中危和高危组。

2. 体征

心绞痛发作时血压可略增高或降低。疼痛程度严重者表情焦虑、烦躁、心率增快、面色苍白、出汗。

【辅助检查】

ECG（包括静息心电图、活动平板运动试验、24h动态心电图）：发作时常显示ST段降低、T波低平或倒置；放射性核素心脏显影（显示心肌缺血区）；选择性冠状动脉造影（观察冠状动脉病变的部位及其管腔狭窄程度-诊断金指标）；X线检查（心脏扩大等）；易患因素的相关检查。

【治疗与护理】

1. 一般治疗护理

（1）消除诱发因素，如避免过度体力、脑力活动和突然紧张，戒烟、降低过重的体重、忌饱餐和防治便秘等。积极治疗加重心绞痛的疾病，如高血压、高脂血症、心律失常、心力衰竭、糖尿病和贫血等。

（2）合理安排活动：仅有心电图不正常而无症状的患者，宜坚持有益于健康的生活活动。患者在心绞痛发作时应立即休息和减少活动量。

（3）饮食护理：给予含饱和脂肪酸少的食物，减少脂肪入量，合理安排营养，避免摄入辛辣刺激性食物。避免饱餐。诱发心绞痛发作。对合并糖尿病应用胰岛素或服用降糖药的患者，护理中注意可能出现的低血糖反应。

2. 终止心绞痛发作

嘱患者立即休息，并舌下含服硝酸甘油 0.6mg。密切观察病情和心电图变化。待病情好转后再渐起床活动。注意患者心率、心律、呼吸和血压等变化，必要时行心电监护。对不稳定型心绞痛患者尤应注意，最好在冠心病监护室内治疗。

3. 硝酸盐类

治疗心绞痛最常用的首选药物，其副作用主要包括头痛、头胀、面色发红、舌下烧灼感，眼内压升高，大剂量时可致低血压等。所以服后要观察患者心率和血压的变化。必要时可卧床暂休，预防体位性低血压。对于长期服用的患者。应警惕出现耐药。另外，硝酸盐类药物易潮解，可因遇热、暴露时间过长而氧化失效。宜避光保存，且用前要核对有效期。青光眼患者禁用。

4. β-肾上腺能受体阻滞剂

常用普萘洛尔、美托洛尔、纳多洛尔和吲哚洛尔等。通过减慢心率、降低血压和心肌收缩力，而减少心肌耗氧量。与硝酸盐类药物合用有协同作用。可减慢硝酸盐类药物引起的反射性心率加快。患者服后应注意观察心率、心律和血压等变化，注意可能发生的副作用。对高度房室传导阻滞、支气管痉挛和心功能不全者应禁用 β 受体阻滞剂。

5. 钙离子拮抗剂

临床常用硝苯吡啶，尼卡的平、硫氮䓬酮等。可增加心肌氧和血供应，预防冠状动脉痉挛和扩张周围小动脉。降低心脏负荷。副作用有面部潮红充血、头痛。

6. 根据冠状动脉造影结果选择经皮冠状动脉成形术（经皮穿刺冠状动脉腔内成形术）或冠状动脉搭桥术。

急性心肌梗死

【病因】

任何导致冠脉张力增加（各种应激）、血液黏稠度增高（高脂饱餐后）、心脏负荷增加（情绪激动、血压剧升、用力排便）或冠脉血供锐减的原因（休克、脱水、出血、栓塞等）均有可能诱发 AMI。

【临床表现】

1. 先兆症状

主要是不稳定型心绞痛的表现。

2. 相关表现

（1）胸痛：疼痛部位，性质与心绞痛相同，但程度加重，持续时间较长，可达数小时或更长，休息或含服硝酸甘油常不能缓解。并常有烦躁不安，出汗，恐惧或濒死感。非典型者可表现为咽喉痛、落枕、肩周炎，甚至于急腹症。

（2）其他表现

①发热（38℃左右）；

②胃肠道症状（恶心，呕吐，上腹胀痛，呃逆或肠胀气等）；

③心律失常（是导致患者死亡的主要原因，多见于头 24h 内，以频发性室早搏最多）；

④血压下降或休克（心源性）；

⑤心力衰竭（急性左心力衰竭为主）。

急性心肌梗死的心功能分级（Killip 分级方法）：主要是根据 AMI 患者有无心力衰竭的表现、肺部啰音的多少、有无心源性休克等分为四级，用于 AMI 患者的病情判断和预后的估计。

【辅助检查】

1. 心电图

有助于本病确诊、定位、梗死面积大小与预后的估计，尤其是动态观察 ECG 的变化。特征性改变有 ST 段呈弓背向上抬高、T 波倒置、深而宽的 Q 波或 QS 波。

2. 心肌酶学检查异常

CTnI、SMb、CK 及 CK-MB、AST、LDH 等，注意动态观察。

3. 选择性冠状动脉造影和左心室造影检查

可以观察到病变的确切部位、范围、病变血管的狭窄程度和侧支循环的情况。

4. 其他

血常规（WBC 总数及其分类的变化）、血沉（增快）等。

【治疗与护理】

1. 监护和一般治疗

（1）监护：常规心电图监测，密切观察心率、心律、呼吸、血压、神志和周身情况。必要时行血流动力学监测。监测心输出量和肺毛细血管嵌顿压（PCWP）等。

（2）吸氧：入院后予以吸氧治疗，旨在提高动脉氧分压。限制梗塞范围扩大。并间接起到止痛、镇静作用。轻度低氧血症患者可通过鼻导管或面罩吸氧，氧流量为 2~4l/min。对严重低氧血症患者宜增加氧浓度。

（3）休息：病初数日卧床休息。减轻心脏负荷。在此期间患者的一切日常生活均由护士协助完成。谢绝探视。保持环境安静，多安慰患者以解除患者焦虑情绪。患者一般可在冠心病监护室监护 3 日。起病后 1 周如未出现并发症。可在看护下逐渐恢复活动。监护患者心率，使心率不超过休息时的 20%。

此外，亦需注意皮肤护理。老年、偏瘫和瘦弱患者皮肤弹性差，周围血循环不良，易发生褥疮。应每日协助患者至少翻身 4 次，晨、晚温水擦背，对骨突出部位进行按摩。以促进局部血循环。

（4）饮食：宜低脂、低钠清淡饮食。热能以维持正常的体重为准，防止肥胖。其中脂肪占总热量的 20%～25% 以下，蛋白质和（碳水化合物）分别占 12% 和 60%～65% 为宜。另外，每日摄入的食物纤维不少于 10～12g。如果合并高血压或心力衰竭需限钠盐，每日低于 5g。防止过饱，以减轻心脏负担。

（5）保持二便通畅：长时间卧床及应用杜冷丁、吗啡、阿托品或钙拮抗剂等药物均可使胃肠运动减弱和膀胱收缩无力或松弛，引起便秘和尿潴留。便秘是急性心肌梗死患者卧床后的主要问题之一，应予足够重视，告诉患者在最初几日内不必担心有无大便，并酌情给轻泻剂。嘱患者排便时勿摒气。避免增加心脏负担和导致附壁血栓脱落。排便不畅时宜加用开塞露，对 5 日无大便者可选 1:2:3 灌肠液（硫酸镁：甘油：水）保留灌肠或低压盐水灌肠。

合并前列腺肥大的男患者及子宫脱垂的女患者，在卧床又接受利尿剂治疗时可能引起急性尿潴留。对排尿不畅者可采用物理或诱导方法协助排尿，必要时导尿。

（6）防止血栓性静脉炎和深静脉血栓形成：血栓性静脉炎表现为受累静脉局部红肿疼痛，可伸延呈条索状，多系反复静脉穿刺、输液和多种药物输注所致。所以，行静脉穿刺时要严格无菌操作，患者感觉输液局部皮肤疼痛或红肿时应及时更换穿刺部位。禁用已发生静脉炎的静脉输液，并予以热敷或外敷静脉炎软膏等，必要时理疗。

下肢深静脉血栓形成一般在血栓较大引起阻塞时才出现患肢肤色改变、皮温升高和可凹性水肿。对卧床、高龄、肥胖及合并心力衰竭、高脂血症的急性心肌梗死患者尤应注意。腓肠部静脉血栓可扩展至腘静脉，使肺栓塞的危险性增加。故预防性护理很重要，包括每日协助卧床患者做被动的下肢活动 2～3 次。注意下肢皮温和肤色变化，避免选用下肢静脉输液。主要治疗包括溶栓疗法和静脉血栓摘除术。

2. 止痛

对急性心肌梗死患者止痛很重要，以降低心肌需氧量，从而减少心律失常。可选用杜冷丁或吗啡。护理中注意可能出现的药物副作用。包括低血压、呼吸抑制、恶心和呕吐等。疼痛较轻者可选用罂粟碱肌内注射或硝酸甘油 0.6mg 含服。中药可选用复方丹参、速效救心丸或冠心苏合丸等。

3. 心律失常

急性心肌梗死患者早期很多合并室性心律失常，如室性期前收缩（VPB）等。护士监护中对"警告性"室性期前收缩尤应注意。包括多源、连续或早发（R 波与 T 波重叠现象）室性期前收缩，防止发生致命性心室颤动。首选利多卡因 50～100mg 缓慢静脉注射，每 5～10min 可重复一次。至室性期前收缩消失或总量达 300mg。此后以 1～3mg/min 静脉滴注维持。本药疗效较高。毒副作用较小。待病情稳定可改服慢心律等。合并心动过缓，高度房室传导阻滞（AVB）休克和心力衰竭时慎用。不良反应多与剂量有关，包括眩晕、感觉和神志异常、抽搐和惊厥等。

室性心动过速常发生在大面积心肌梗死合并心力衰竭者。易发展为心室颤动，利多卡因治疗无效时可行体外同步电转复。心室颤动是最严重的室性心律失常，应立即行体外非同步直流电除颤。详见心律失常章节。

高度房室传导阻滞多见下壁心肌梗死患者。常系迷走神经张力增高所致。心室率不低于 50 次/min。心电图 QRS 不宽，一般数日可自行恢复。不需处理。如合并血液动力学障碍，且药物治疗疗效不佳时，可安置临时起搏器。对已安置起搏器者应注意术后护理。

急性前壁心肌梗死可伴有右束支阻滞，右束支合并左前分支阻滞或右束支合并左后分支阻滞。可突然发展为完全性传导阻滞。提示梗死面积大，预后不佳。可预防性安置起搏器。

4. 心力衰竭

有条件宜行血液动力学监测，以指导补液和血管扩张剂和强心剂的应用。急性左心力衰竭的治疗详见急性心力衰竭章节。

5. 休克

适当补充血容量系一重要环节。护理中注意观察心率、血压、尿量和肺部啰音等。以协助估计补液量。如行血液动力学监测，一般维持肺毛细血管楔嵌压 2.4kPa（18mmHg）左右为宜。另外，根据病情可酌用多巴胺、多巴酚丁胺等升压药和硝普钠、硝酸甘油等血管扩张剂。同时注意纠正酸中毒。

6. 抗凝治疗

适用于梗死面积大或反复梗死患者。首选肝素。每日 200～300mg 分数次静脉或皮下注射，共 2 日。维持凝血时间在正常的 2 倍左右。同时，口服新抗凝片或华法令等抗凝药物，维持凝血酶原时间在正常的 2 倍左右，至少治疗 4 周。

在抗凝治疗期间应注意出血倾向。肝素引起出血者可用鱼精蛋白静脉注射对抗。由新抗凝片引起者可用维生素 K 对抗。

7. 溶栓治疗

适用发病 4h 以内的急性心肌梗死患者。常用药物包括尿激酶、链激酶和重组组织型纤溶酶原激活剂（rt－PA）。可经静脉或冠状动脉内给药。rt－PA 价格昂贵，迄今国内尚少应用。

链激酶具有抗原性，用前先作过敏试验，用后观察有无寒战、发热、皮疹和休克表现等过敏反应。在溶栓治疗后每 4～6h 测定凝血酶原时间及纤维蛋白原含量。待凝血酶原时间为正常的 1.5～2 倍以内及纤维蛋白原恢复 >100mg% 时，予以肝素抗凝治疗。护理中需仔细检查患者皮肤、黏膜和插管部位等有无出血。注意呕吐物和排泄物颜色。静脉输液应选择容易压迫止血的部位穿刺。肌内注射宜选用细针头。溶栓治疗前和治疗过程中应尽量避免动脉穿刺。

（樊玉红）

第八节　心　肌　病

心肌病是指除风湿性心脏病、冠状动脉粥样硬化性心脏病、肺源性心脏病和先天性心脏病等以外的、以心肌病变为主的疾病。其临床表现主要是心脏扩大、心律失常、栓塞及心力衰竭等。

【病因】

迄今不明，一般认为与病毒感染、自身免疫反应、遗传、药物中毒和代谢异常等有关。

【分型】

按病理可分为扩张型心肌病、肥厚型心肌病和限制型心肌病。以扩张型心肌病常见，肥厚型心肌病次之，限制型心肌病较少见。

【临床表现】

1. 扩张型心肌病

起病缓慢。早期除心脏扩大外无明显异常。后期常为全心衰竭。患者乏力、活动后气短、夜间阵发性呼吸困难。出现浮肿、腹水及肝大等。另外，可有各种心律失常、合并脑、肾和肺等部位栓塞，甚至猝死。听诊常闻第三、四心音、奔马律及三尖瓣或二尖瓣关闭不全的收缩期杂音，双肺底可闻湿啰音。X线检查示心影扩大，双肺淤血及间质水肿。心电图检查以 ST 段压低、T 波低平或倒置为主，少数出现病理性 Q 波。心律失常以异位心律和传导障碍为主。二维心脏超声检查示心脏各腔室扩大，室间隔、左室后壁运动减弱，射血分数降低，左右心室流出道扩大。诊断主要根据前述的临床表现，除外其他类型心脏病，结合 X 线，超声心动图等常可确诊。

2. 肥厚型心肌病

特征为心室肌肥厚，尤其是室间隔呈不对称性肥厚，部分可引起心室流出道梗阻。起病缓慢，早期表现为劳累后呼吸困难、乏力和心悸。心绞痛亦较常见，服硝酸甘油疗效不明显。昏厥是病情严重的信号。晚期可出现心力衰竭，且常合并心房颤动。体检心界可向左扩大。心前区可闻及收缩中、晚期喷射性杂音，第二心音常分裂。心室造影示心室腔缩小，肥厚的心肌凸入心室腔内。心电图常示左室肥厚及 ST-T 改变，部分出现 Q 波，房室传导阻滞和束支传导阻滞亦较常见。超声心动图对本病诊断价值很大，表现为室间隔和左心室壁肥厚，二者厚度之比多大于正常的 1.3：1。临床表现结合超声心动图和心室造影检查常可确诊。

3. 限制型心肌病

主要分布在热带及亚热带地区。以心内膜心肌纤维化、心肌僵硬及心室舒张充盈受阻为特征。起病缓慢。早期可有发热、乏力、头晕、气急等症状，晚期出现全心衰竭。心房颤动也较常见，部分合并内脏栓塞。查体心脏搏动弱、心音纯、肺动脉瓣区第二心音亢进，可闻舒张期奔马律及心律不齐。X线示心脏轻度扩大，部分可见心内膜钙化阴影。心电图示低电压、心房和心室肥大、束支传导阻滞、ST-T改变和心房颤动等心律失常。二维超声心动图检查示心腔狭小、心尖部闭塞、心内膜增厚和心室舒张功能严重受损。诊断比较困难，主要依靠临床症状，X线及超声心动图检查。

【治疗与护理】

1. 心理护理

心肌病患者多较年轻，病程长、病情复杂。预后差，故常产生紧张、焦虑和恐惧心理，甚至对治疗悲观失望，导致心肌耗氧量增加，加重病情。所以，在护理中对患者应多关心体贴，常予鼓励和安慰，帮助其消除悲观情绪，增强治疗信心。另外，注意保持休息环境安静、整洁和舒适，避免不良刺激。对失眠者酌情给予镇静药物。

2. 休息

无明显症状的早期患者，可从事轻工作，避免紧张劳累。心力衰竭患者经药物治疗症状缓解后可轻微活动。护士应根据病情协助患者安排有益的活动，但应避免剧烈运动。合并严重心力衰竭、心律失常及阵发性晕厥的患者应绝对卧床休息，以减轻心脏负荷及心肌耗氧量。护士应协助做好生活护理，对长期卧床及水肿患者应注意皮肤清洁干燥，注意翻身和防止褥疮。

3. 饮食

给予低脂、高蛋白和维生素丰富的易消化饮食，避免刺激性食物。每餐不宜过饱，以免增加心脏负担。对心功能不全者应予低盐饮食，每日摄盐量约 2～3g。对不易接受者可选用无盐酱油及食盐代用品。同时耐心向患者讲解饮食治疗的重要性，以取得患者配合。此外，应戒除烟酒。

4. 密切观察病情

对危重患者应监测血压、心率及心律。当出现高度房室传导阻滞时，应立即通知医生，并备好抢救用品，药物和尽快完成心脏起搏治疗前的准备。密切观察生命体征，防止猝死。

5. 呼吸困难者取半卧位，予以持续吸氧，氧流量视病情酌情调节。每 12～24h 应更换鼻导管或鼻塞。对心力衰竭者可作血液气体分析，了解治疗效果。

6. 对合并水肿和心力衰竭者，应准确记录 24h 液体摄入量和出量，限制过多摄入液体，每天测量体重。在利尿治疗期间，应观察患者有无乏力、四肢痉挛及脱水表现，定时复查血电解质浓度，警惕低钾血症，必要时补钾。对大量胸、腹水者，应协助医生穿刺抽液，减轻压迫症状。

7. 呼吸道感染是心肌病患者心力衰竭加重的一重要诱因。故护理中应注意预防呼吸道感染，尤其是季节更换和气温骤变时。对长期卧床者应定时翻身、拍背，促进排痰。此外。在心导管等有创检查前后应给予预防性抗生素治疗。预防感染性心内膜炎等。

8. 保持二便通畅。鉴于心肌病患者，尤其合并心功能不全者胃肠道淤血，加之长期卧床后胃肠蠕动减慢，便秘常见。护理中宜劝患者适当进食一些富含粗纤维食物，必要时给予缓泻剂。嘱患者勿用力排便，以免加重心力衰竭或引起心脏骤停及脑血管意外等。

9. 对心肌病患者，尤其是扩张型及限制型心肌病患者，应密切观察有无脑、肺和肾等内脏及周围动脉栓塞，必要时给予长期抗凝治疗，应用抗凝药的护理详见有关章节。

10. 对合并心力衰竭患者的治疗和护理详见有关章节。值得提出的是，心脏病患者往往心肌病变广泛，对洋地黄耐受性低，易现毒性反应。因此给药须严格遵照医嘱，准确掌握剂量。密切注意洋地黄毒性反应，如恶心、呕吐、黄、绿视及有无室性过早搏动和房室传导阻滞等心律失常。

对肥厚型心肌病患者慎用降低心脏前、后负荷的药物。以免加重心室内梗阻。洋地黄加强心肌收缩力，也可加重左室流出道梗阻，进一步降低心输出量。故亦慎用。对合并心绞痛的患者，因硝酸甘油可使左心室流出道梗阻加重，故禁用。β-受体阻滞剂及钙离子拮抗剂可减轻心室内梗阻，缓解症状，常有一定疗效。应用异搏定治疗的最初几周约20%患者出现恶心和头痛等不良反应。需嘱患者勿随便停药，续用后症状可逐渐消失。用药宜从小剂量开始。加量不宜过快。护理中注意观察不良反应，如心律失常和体位性低血压等，一旦发现应立即通知医生予以处理。

（樊玉红）

第九节 心 包 炎

心包炎是心包脏层和壁层的炎症病变，常系全身疾病的一部分或由邻近组织病变蔓延所致。按病程可分为急性和慢性心包炎两类。

【病因】

1. 感染性 细菌、病毒和结核杆菌等感染。

2. 非感染性 风湿热、系统性红斑狼疮、过敏性疾病、尿毒症、急性心肌梗死、肿瘤和创伤等。

3. 非特异性心包炎 原因不明。

【临床表现】

（一）急性心包炎

1. 主要症状

（1）心前区疼痛：常见于炎症早期的纤维蛋白渗出阶段，疼痛位于胸骨下段或心前区，可向左肩及背部放射，常于体位改变、深呼吸、咳嗽时加剧。

（2）心包填塞：大量心包积液引起的心室舒张受限，出现呼吸困难、面色苍白、乏力、发绀、肝大、浮肿，甚至休克。

（3）邻近器官压迫症状：大量心包积液致肺、气管和邻近大血管受压，引起肺淤血、通气受阻、呼吸困难加重，咳嗽和声嘶。食管受压可引起吞咽困难。

（4）全身症状：取决于原发疾病，如发热、心悸、乏力和出汗等。

2. 主要体征

（1）纤维蛋白渗出阶段：常在心前区、胸骨左缘第三、四肋间或胸骨下部可闻心包摩擦音，即发炎的脏层及壁层心包相互摩擦产生的声音。

（2）心包积液：积液量达 200～300ml 或以上时，心尖搏动减弱或消失，心浊音界向两侧扩大，并随体位而改变。平卧时心底部增宽。听诊心音遥远。少数患者于胸骨左缘第三、四肋间可闻心包叩击音。待出现心包填塞时，查体可见浮肿、颈静脉怒张、肝颈静脉回流征阳性、肝大、腹水及奇脉等。

（二）慢性心包炎（缩窄性心包炎）

系急性心包炎发展所致。心包脏层和壁层广泛黏连形成一层坚硬纤维外壳，限制心肌的舒缩功能。患者主要表现为呼吸困难、心悸、腹胀、消瘦及体循环淤血征象，如颈静脉怒张、肝肿大、腹水、下肢浮肿、胸腔积液和静脉压升高等。检体心界正常或稍大、心尖搏动减弱或消失、心音轻而远，晚期可出现心律失常。

【辅助检查】

1. X 线检查

心包积液量 300ml 以上时，心影增大呈烧瓶状。心脏搏动减弱或消失。缩窄性心包炎心影稍大或正常，呈三角状。有时可见心包钙化影。

2. 心电图检查

急性纤维蛋白渗出性心包炎患者多数导联 ST 段升高。其弓背向下，T 波高尖，数小时或 1～2 日后 ST 段恢复正常，T 波倒置。心包积液及缩窄时，QRS 波呈低电压、T 波倒置、电交替及各种类型的房性心律失常。

3. 超声心动图

有助于积液的诊断和定位。

4. 心包积液穿刺

可对积液行常规、生化、涂片、培养和找病理细胞等检查。

【诊断】

根据症状和体征，结合 X 线、心电图和超声波检查常可作出诊断。心包穿刺检查有助于病因诊断。

【治疗和护理】

包括对原发疾病的治疗、解除心包填塞和对症治疗。

1. 积极治疗原发病。如抗结核、抗感染、抗风湿治疗和纠正尿毒症等。

2. 急性心包炎患者出现胸痛、发热及心包摩擦音时应卧床休息。待症状消失后，帮助患者逐渐增加活动量。缩窄性心包炎患者应注意休息，避免劳累，出现心包填塞时应绝对卧床休息，护士应协助患者日常生活，做好晨晚间护理。

3. 给予高热量、高蛋白、高维生素和易消化饮食，以增强机体抵抗力，补充分解代谢的消耗。对心功能不全及水肿者应予低盐饮食。

4. 对合并水肿患者应准确记录24h出入量，每日测量腹围，每周测体重2次并予记录。护理时保持皮肤干燥和清洁，注意翻身，定时按摩骨突处及受压皮肤，严防皮肤破溃和感染。对大量胸、腹水患者，护士应于穿刺前准备好穿刺器具等，并向患者耐心解释穿刺目的及注意事项，以消除其紧张情绪，取得配合。行胸穿前对咳嗽剧烈者可按医嘱给予镇咳药。术中协助医生操作，观察患者呼吸、血压、心率及一般情况等，准确留取标本，及时送检。胸穿后用多尾带包扎局部6~8h。

5. 密切观察病情变化

（1）对发热者每日测量并记录4次体温。对高热患者可予物理降温，如冷敷、32℃~34℃温水擦浴或30%~50%酒精擦浴双侧腋窝、腹股沟等大血管部位。无效时酌情给予退热剂。物理或药物降温半小时后应重新测量体温并记录。对出汗过多者，应注意有无面色苍白、四肢湿冷和心悸等症状，嘱患者适当多饮水。

（2）对心前区疼痛剧烈者，可予镇痛剂，必要时给予吗啡或行星状神经节封闭。

（3）注意患者有无心包填塞症状，当出现时应协助患者半卧位或前俯坐位，予以持续吸氧。氧流量视病情变化调节，在严密观察呼吸、心率、血压和意识的同时，立即通知医生并准备好抢救药物和心包穿刺用物等。对慢性心包炎患者，应定期行超声心动图、X线及静脉压检查，以了解心包积液的变化及心包缩窄的程度。

（4）观察心率和心律变化，出现心律失常时，宜及时记录心电图，酌情予心电监护，并及时报告医生处理。

6. 心包穿刺的护理

心包穿刺可引流心包积液以解除心包填塞症状，并有助于鉴别诊断。另外心包腔内可注射药物如抗生素、抗结核药物及抗癌药等予以治疗。

（1）操作前备齐穿刺用物，留取标本的小瓶、抢救药物、心电图机、心脏除颤器和呼吸机等。

（2）简要向患者及家属说明心包穿刺的目的及过程，以解除患者紧张、恐惧情绪，叮嘱患者术中勿咳嗽及深呼吸，取得合作。同时应征求家属同意并签字。

（3）术前记录心率、心律和血压，再次检查心电图机、呼吸机和除颤器的性能。

（4）帮助患者取半卧位，检查穿刺针头、连接胶管和注射器是否通畅及有无漏气现象。

（5）术中严密观察患者生命体征，如患者呼吸困难加重，出现面色苍白、口唇发绀、大汗淋漓、四肢湿冷及神志改变时，立即停止抽液，密切观察，及时处理。

（6）准确记录穿刺液量，留取标本，并及时送检。

（7）术后嘱患者静卧位，严密观察患者生命体征。

7. 对中毒症状明显、心包渗出液多者可给予糖皮质激素治疗者，应注意观察药物的不良反应，如柯兴氏征、高血压、应激性消化道溃疡、感染、糖尿病及骨质疏松等症状，及时防治及对症处理。

8. 手术治疗

对化脓性心包炎排脓不畅、黏连严重者应考虑手术治疗。对缩窄性心包炎患者应及早行心包剥离术。护士应协助医生向患者解释手术的必要性，动员患者早日手术，以免贻误病情。

（樊玉红）

第六篇　消化系统疾病患者护理

第一节　消化系统的解剖生理

一、食管

食管有三个狭窄部，分别在环状软骨下缘水平（食管起始端）与左支气管食管交叉处（距门齿24cm）以及膈肌食管裂孔处（距门齿约40cm），这也是食管癌的好发部位。食管壁由黏膜层、黏膜下层与肌层和外膜组成，外膜为结缔组织鞘，食管病变易扩散而延及纵隔，食管或邻近器官的病变也易使食管发生阻滞，引起吞咽困难。食管下段的静脉易充盈曲张，甚至破裂出血。

二、胃

一般分为贲门、胃底、胃体、胃窦部及幽门部。幽门口由幽门括约肌组成，能有节律地让胃内容物进入十二指肠并阻止十二指肠内容物返流入胃。

胃黏膜的腺体有胃底腺和胃体腺。主要由主细胞、壁细胞、黏液细胞组成。胃酸分泌由神经和激素二方面调节。正常时胃酸的 pH 值为 0.9 ~ 1.5。正常情况下，胃黏膜上皮细胞及胃腺的黏膜细胞分泌的黏液糖蛋白等物质构成一道屏障，使分泌到胃腔中的胃酸不能回渗入黏膜。

三、小肠

是消化管中最长的一段，也是进行消化吸收的最主要部位。从幽门到回盲部。包括十二指肠、空肠和回肠。小肠为消化吸收的主要场所。淀粉、蛋白质、脂肪等必须先被消化分解为简单的物质。才能被肠壁吸收。消化作用大部分靠胰腺分泌的各种消化酶来完成，肠液中的各种消化酶仅起补充作用。小肠还能吸收水分、电解质和维生素。小肠的吸收作用开始于十二指肠远端，主要在空肠上段内完成。回肠有很大的储备功能，凡未被空肠完全吸收的养料，皆由回肠吸收。维生素 B_{12} 只在回肠远端进行选择性吸收。

四、大肠

分为回盲部、升结肠、横结肠、降结肠、乙状结肠和直肠。结肠运动有非推进性节段性收缩和推进性转运性收缩。结肠有对水、电解质、胆汁酸等吸收作用，并能吸收结肠内细菌产生的维生素。最后使食物残渣浓缩成粪便排出体外。

五、肝胆系统

肝脏主要分为右叶和左叶，其基本结构单位为肝小叶。肝的血液供应有1/4来自肝动脉，3/4来自门静脉。胆道系统由肝细胞间的毛细胆管开始，毛细胆管集合成胆小管。汇合成左右肝管，由肝门出肝。出肝后汇合成肝总管，肝总管与胆囊管合成胆总管，开口在十二指肠降部。胆管有排泄和运输胆汁的作用。胆囊则有浓缩胆汁和调节胆汁的作用。

肝脏是维持生命活动的重要器官，主要具有以下功能：

1. 胆色素和胆汁酸代谢

胆色素是体内血红蛋白代谢产物。正常肝脏对胆红素有结合、转运及排泄作用．维持正常"肝肠循环"。肝功能障碍引起各种胆色素代谢异常是引起黄疸的重要原因之一。肝脏可以分泌胆汁，后者对脂类物质的消化和吸收及调节胆固醇代谢有重要作用。

2. 糖代谢

肝脏主要通过肝糖原的合成与分解，调节血糖，使体内血糖稳定，并有糖的异生作用。

3. 蛋白质代谢

肝脏可合成多种蛋白质。如血浆白蛋白、凝血酶原，纤维蛋白原等。肝脏还可以分解蛋白质，其中最重要的是可把氨转变成尿素而经肾脏排出。

4. 脂肪代谢

肝脏分泌胆汁促进脂类食物消化吸收，参与脂肪酸的氧化及转运脂类物质，合成胆固醇等。

5. 解毒保护作用

肝脏能使进入体内的各种有害物质如药物、毒药等进行生物转化，通过氧化、还原、水解、结合等方式进行解毒，保护机体正常功能。

6. 维生素和激素代谢

肝脏与多种维生素吸收代谢有关，肝脏分泌的胆汁酸协助脂溶性维生素吸收，肝脏还参与体内多种激素代谢。肝病时，肝脏对激素的"灭活"功能常降低。

六、胰腺

胰腺位于腹膜后上腹部深处，分胰头、颈、体、尾四部分。一般有主胰管和副胰管通入十二指肠。主胰管和胆总管可形成共同通道在开口下段形成乏特（Vater）壶腹。乏特壶腹在十二指肠开口处有奥迪氏括约肌，它能控制胆汁和胰液排入肠道。胰腺具有内外分泌双重作用。胰腺外分泌主要分泌胰液、电解质和各种胰酶，如胰淀粉酶、胰脂肪酶和胰蛋白酶等，帮助消化淀粉、脂肪和蛋白质。胰腺中胰岛细胞是内分泌腺，胰岛中含有多种分泌细胞。其中 A 细胞分泌胰高血糖素，B 细胞分泌胰岛素，D 细胞分泌生长激素抑制素，胰腺还分泌胰多肽、胰抑素等多种激素，这些激素对维持正常的代谢功能有重要作用。

（樊玉红）

第二节　反流性食管炎

【病因】

1. 食管下段括约肌功能减低

正常人食道下段括约肌有一个高压区，防止胃内容物反流至食道。许多原因可使食管下段括约肌功能减弱，包括食管裂孔疝，容易引起胃及肠内容物反流入食管，是造成食道黏膜炎性病变的主要原因。

2. 腹腔压力增高

如大量腹水、妊娠，造成腹压升高，易形成反流。

3. 食管蠕动障碍

正常情况下，胃内容物反流入食管时，由于张力的作用引起食管继发性蠕动波，将反流物送回胃内。食管炎可使食管蠕动减慢，使反流物在食管内停留时间延长，加重了原有的食管炎，食管炎又减弱了食管下段括约肌的功能，加重反流，形成恶性循环。

【临床表现】

1. 症状　多在屈曲弯腰、咳嗽、用力排便、头低位仰卧或侧卧时出现烧心感或胸骨后烧灼感或烧灼样疼痛、反酸和吞咽困难。

2. 体征　胸骨后或剑突下轻度压痛。

3. 并发症　上消化道出血、食道狭窄和（或）癌变。

【辅助检查】

1. 纤维内镜

可见食道中下段黏膜充血、水肿、表面糜烂及浅小溃疡，有时可见狭窄。

2. 食管饮食检查

食管蠕动减弱，食管下段黏膜皱壁粗乱，有时可见小龛影及狭窄。

3. 食管 pH 值测定

测定食管 pH 值，观测其反流情况。必要时可做 24h 食管 pH 监测试验，了解食管 pH 昼夜节律变化。

4. 食管压力测定

正常人安静时，食管下段括约肌有一定压力，有胃、食管反流的患者压力降低。

5. 酸滴入试验

通过酸滴入试验，激发患者症状，作为诊断方法之一。

【诊断】

临床上有典查的症状及体征，内镜检查有典型反流性食道炎表现，必要时结合食道pH值监测、食管压力测定试验结果异常者可以确诊。

必要时作心电图及其他心功能检查以与心绞痛等心脏病鉴别。

【治疗与护理】

治疗原则是减少胃内容物反流，降低反流物的刺激性，改善食管下段括约肌功能。

1. 减少反流

由于反流易在夜间，患者处于水平位及头低脚高位时，所以应将床头抬高使床头至床尾有一个斜形坡度，这样即使反流也能较快消除。嘱患者睡前不再进食，晚餐与入睡的间隔应拉长，大于3h。每餐后让患者处于直立位或餐后散步，借助重力促进食物排空。另外要忌食刺激性食物，避免剧烈运动。

2. 降低反流物的刺激性

降低反流物的刺激性可服用药物如：甲氰咪呱、雷尼替丁能抑制、减少胃酸分泌，也可用洛赛克20mg每晚一次。另可用氢氧化铝凝胶10ml，每日3次口服，能减少胃酸的刺激。

3. 改善食管下段括约肌的功能

餐前15～30min服用胃复安或吗叮啉，可增加食管下段括约肌的压力，加速胃的排空，减少反流。也可用西沙比剂这种新胃肠动力药。

4. 一般护理

本病一般预后良好。护士应帮助患者了解此病，使患者在平时生活中注意饮食及生活习惯，以减少复发，减轻症状。

在本病的诊断过程中，有时需要做一些实验室检查，这些检查都有严格的要求，如食道pH值测定，检查前48h要停用所有的药物，当天要进食试验餐等。护士除了自己要了解所有检查的目的、方法、注意事项以外，也应使患者了解检查的意义及要求，以取得患者的配合。

（樊玉红）

第三节　慢性胃炎

慢性胃炎指不同病因引起的各种慢性胃黏膜炎性病变，是一种常见病，临床上以浅表性胃炎和萎缩性胃炎较多见。

近年来的研究认为，慢性浅表性胃炎与幽门螺旋杆菌感染有密切关系。慢性胃炎中幽门螺旋杆菌检出阳性率很高。此处常与胆汁反流，食物、药物的不良刺激有关。慢性萎缩性胃炎可在浅表性胃炎基础上合并发生，也与免疫、内分泌及恶性贫血等因素有关。

【临床表现】

慢性胃炎多呈慢性病程，部分患者可无任何临床表现，但大多数可有不同程度的消化道症状。如：饱胀、嗳气，尤其是有胆汁返流时更加明显。少数有食欲减退、恶心。常表现为持续性上中腹疼痛，可于进食后立即出现。慢性胃炎多无明显体征，有时可发现上腹部轻压痛、舌炎、舌乳头萎缩、贫血、消瘦等表现。

【辅助检查】

1. 胃镜检查结合直视下活检是诊断慢性胃炎的主要方法。

2. 慢性胃炎中幽门螺旋杆菌感染的阳性率高达 70%～90%，可通过胃镜取胃黏膜组织检查，也可查患者血中幽门螺旋杆菌的抗体。另外还可以在慢性胃炎抗幽门螺旋菌治疗前后检查，作为追查指标之一。

3. X 线钡餐造影在大多数慢性浅表性胃炎无异常表现。萎缩性胃炎通过气钡双重造影可显示胃黏膜萎缩，胃皱壁相对平坦、减少。慢性萎缩性胃炎的胃酸分泌低下。

4. 用五肽胃泌素刺激，测定每小时基础胃泌酸量（BAO）、最大泌酸量（MAO）、高峰泌酸量（PAO），有助于诊断萎缩性胃炎。

5. 血清壁细胞抗体试验和血清胃泌素测定可作为诊断萎缩性胃炎及分型的参考指标。

【诊断】

慢性胃炎的病史常不典型，症状并无特异性，体征较少。主要根据患者的症状如饭后上腹部饱胀、疼痛等，可怀疑有慢性胃炎。X 线检查一般只有助于排除其他胃部疾患。确诊主要依靠胃镜检查和胃黏膜活组织检查。辅以胃分泌检查。本病需和消化性溃疡，胃肠神经官能症、慢性胆道疾病等加以鉴别。

【治疗】

首先消除病因，去除各种可能的致病因素，避免或禁用对胃有刺激的食物与药物。如胆汁返流明显者可服用消胆胺、硫糖铝、吗丁啉、胃复安等药物，能改善症状。针对患者血中幽门螺旋杆菌阳性率高，可用得乐（复方铋剂）、氨苄青霉素、四环素、灭滴灵、痢特灵等。

【护理】

应加强宣传，使患者生活规律化，急性发作或症状明显时应卧床休息，避免精神紧张和过度疲劳，保持乐观情绪；加强饮食管理，进丰富而容易消化的营养食物，不暴饮暴食，避免进粗糙而刺激性食物，根据病情变化，可进流质或半流质饮食。

本病原因尚不明确，没有预防之良策，一般预后较好，饮食调节，针对性给药治疗为重要的防治措施。

（樊玉红）

第四节　消化性溃疡

消化性溃疡是常见病，主要包括胃溃疡和十二指肠溃疡。

【病因】

溃疡病的病因较复杂，但溃疡发生的基本原因是胃肠黏膜的防御保护因素和损害的攻击因素失去平衡的结果。

1. 损害因素

（1）胃酸和胃蛋白酶。胃酸和胃蛋白酶的分泌在溃疡发生中有重要作用。大多数十二指肠溃疡患者胃酸分泌都增高。"没有酸就没有溃疡"的传统说法仍是正确的。

（2）幽门螺旋杆菌感染。近年研究证明消化性溃疡与幽门螺杆菌感染有关，用清除螺旋杆菌药物治疗有效。

（3）情绪因素。精神紧张、情绪激动等精神神经因素可引起大脑皮质功能失调，通过迷走神经刺激，使胃酸分泌增高。

（4）饮食、药物因素。粗糙、过酸、冷、辛辣、酒等刺激性食物均可引起物理性、化学性损害，容易发生溃疡。某些药物，特别是非类固醇消炎镇痛药（如阿斯匹林、消炎痛等）通过抑制前列腺素作用降低胃黏膜保护作用而引起消化性溃疡。

2. 保护因素的削弱

（1）胃黏膜屏障破坏。正常胃黏膜表面覆盖一层黏液及黏蛋白，对胃黏膜有保护作用，许多因素（如感染、药物等）可使胃黏膜屏障作用，降低胃黏膜易受到损害发生溃疡。

（2）胃炎的影响。炎症可削弱黏膜抵抗胃酸的能力。慢性胃窦炎患者易引起消化性溃疡。

（3）吸烟。吸烟可增加胃酸分泌、引起血管收缩，抑制胰液、胆汁分泌，同时引起胆汁返流而破坏胃黏膜屏障。

【临床表现】

本病临床表现的特点是慢性过程、周期性发作、节律性疼痛。部分患者可缺乏明显的症状而以并发症为首发临床表现。

1. 疼痛

上腹不适或疼痛为主要症状，疼痛的性质不一，可为饥饿痛、钝痛、烧灼样痛等。胃溃疡疼痛部位一般多位于剑突下正中或偏左，十二指肠溃疡疼痛多位于上腹正中或偏右。胃溃疡疼痛多发生在餐后 0.5~2h；十二指肠溃疡疼痛多在空腹或餐后 3~4h 出现，进食后可缓解，疼痛也可出现在晚间睡前或半夜疼醒，称之为夜间疼。疼痛可因饮食不当，劳累过度、气候突变、情绪变化等因素而加重。休息、服用制酸药物后可使疼痛减轻。

2. 其他胃肠道症状

返酸、嗳气、恶心、呕吐等常伴腹痛同时出现。恶心、呕吐多反映溃疡具有较高的活动性，大量呕吐宿食则提示幽门梗阻。

3. 全身症状

患者还经常出现失眠、心悸、头晕等，如果病程太久，持续不愈，患者可出现焦虑不安和悲观情绪。

4. 并发症

（1）上消化道出血　是本病最常见的并发症。临床表现为呕血或（和）黑便，原来的溃疡病症状在出血前可加重，出血后也可减轻。10%~15%的患者无溃疡病史而以上消化道出血为首发症状。

（2）穿孔　是消化性溃疡最严重的并发症。当溃疡深达浆膜层时可发生穿孔，胃或十二指肠内容物溢入腹腔而导致急性弥漫性腹膜炎。临床表现为突然上腹剧烈疼痛，继而出现腹膜炎的症状和体征，部分患者呈休克状态。

（3）幽门梗阻　溃疡周围的组织因炎性水肿引起痉挛，妨碍幽门的通畅，少数溃疡可因瘢痕形成造成幽门梗阻。表现为上腹痛且于餐后加重，呕吐出大量宿食，呕吐后症状可缓解。体征可有蠕动波、震水音。严重者可出现水与电解质平衡失调等。

【诊断】

1. 根据本病的慢性病程，周期性发作和节律性上腹痛的临床特点，一般可作出初步诊断。

2. 内镜检查

纤维胃镜是当前诊断消化性溃疡最有价值的诊断方法。它可直接观察溃疡的大小和范围，必要时可采取活体组织标本做病理检查与恶性溃疡相鉴别。

3. X线钡餐检查

其主要X线征是壁龛和龛影。它是钡悬液填空溃疡的凹陷部分所形成。部分患者X线检查只表现为局部压痛、激惹和变形。

【治疗与护理】

消化性溃疡是一慢性疾病，在整个过程中容易反复发作，所以治疗消化性溃疡的原则应是：缓解症状，促进溃疡愈合，预防并发症，预防复发。

1. 一般护理

（1）生活规律，劳逸结合。病变活动期或有并发症时需绝对卧床休息，平时也要保证充足的睡眠和休息，同时保持乐观的情绪，规律的生活，注意劳逸结合。

（2）安排合理的饮食。溃疡病患者要养成良好的饮食习惯，采用少量多餐逐渐增加饮食的原则，避免过食酸辣、生冷、油炸、浓茶、咖啡等刺激性食物，并戒烟酒。

（3）密切观察病情变化，注意避免发生并发症。观察疼痛的时间、性质与饮食的关系，疑有并发症时，立即报告医师处理。

2. 药物治疗与护理

（1）抗酸剂　能迅速中和胃酸而发挥明显的止痛效应。碳酸氢钠抗酸作用较强，但易引起胀气、钠潴留和碱中毒，现以很少单独应用。此外，还有氢氧化铝、碳酸钙等。因在同一种抗酸剂中，片剂的药效不如粉剂和水剂，所以口服抗酸剂时，应先将片剂磨碎或嚼碎后口服，不宜整片吞服。

（2）抗胆碱能药物　阿托品、颠茄、普鲁苯辛等，副作用较多。用于球部溃疡时宜餐前30min服用。胃溃疡患者特别是合并出血、青光眼、前列腺肥大、幽门梗阻患者忌用。

（3）组织胺 H_2 受体拮抗剂　是当前消化性溃疡治疗中最常用的药物，对酸的分泌有较强的抑制作用。可选用以下药物：甲氰咪呱200mg，每日3次，睡前40mg或每晚800mg；雷尼替丁150mg，每日2次或300mg每晚1次；法莫替丁20mg每日2次或40mg每晚1次。甲氰咪呱副作用偶见有白细胞减少、血清转氨酶增高、男性乳房增生等。而雷尼替丁和法莫替丁的副作用相对较少。

（4）铋剂　近年研究认为幽门螺杆菌感染与溃疡发生有关，铋剂有杀伤螺杆菌作用，另可保护胃、十二指肠黏膜。目前许多复合制品药物中都含有铋剂，如得乐、乐得胃等。服含铋剂药物会使舌苔变黑、大便呈灰黑，铋剂服用时间不宜太长。

（5）质子泵阻滞剂－奥美拉唑（商品名洛赛克）是目前抑酸作用最强的药物，可明显抑制胃酸分泌，溃疡愈合率高，副作用较少。

（6）前列腺素类药物　喜克溃，其副作用可有腹泻。

（7）胃黏膜保护剂　硫糖铝在酸性环境中可形成糊状黏稠物，保护胃、十二指肠黏膜。常用每日4次，每次1g。

使用以上药物时，护士应了解并掌握所用药物的药理作用与副作用，以指导患者合理用药。对于一些要求在特殊时间服用的药物，要做到心中有数，督促患者按时服用。如制酸剂应在饭后1~2h服用，片剂应嚼碎后吞服，胃复安、吗叮啉应餐前30min服用，而且不能与抗胆碱能药物同时服用。硫糖铝和复方铋制剂宜在空腹时服用，由于复方铋剂须在酸性环境中才能发挥作用，若同制酸剂 H_2 受体拮抗剂同时服用时，须提前30min口服。

3. 并发症的治疗与护理

（1）上消化道出血　溃疡侵蚀到血管时可引起出血。一旦出血上腹痛的症状则相对减轻或消失。根据出血量的多少和血液在胃内停留时间的长短，呕吐物的颜色可为咖啡色或暗红色，大便为深褐色或柏油样。大出血时，患者可伴有头晕、心悸、面色苍白、大汗、休克等症状。此时，患者应绝对卧床休息，观察出血情况，测脉搏、血压、记录出入量，注意呕吐物及大便的性质和颜色。建立静脉通路，做好输血准备。做好口腔护理，清除血迹，减少患者见血后的恐惧心理，使患者有安全感。口服凝血酶及静脉内推注甲氰咪呱是治疗的有效方法之一，必要时在内窥镜下行止血治疗。严重出血患者，需做好手术准备。如果是小量出血，给流食或半流饮食，按时服用止血药物。

（2）穿孔　由于溃疡深浅不一，早期仅限于黏膜及黏膜下层，随着病情的发展，溃疡逐渐深达肌层、浆膜层，形成穿孔而产生急性弥漫性腹膜炎，此时需及时抢救，否则会危及生命。当患者出现突然上腹剧痛，伴恶心、呕吐，同时出现面色苍白、脉搏细数、血压下降等情况，应马上报告医师并立即禁食、补液、备血，做好手术前的准备工作，同时做好患者的心理护理。消除其紧张情绪。

（3）幽门梗阻　由于溃疡周围组织的炎性水肿，充血致幽门梗阻，患者往往有上腹部饱胀、嗳气、泛酸、恶心及呕吐隔餐或隔夜食物，并伴有酸臭气味。溃疡愈合期，由于瘢痕挛缩也可造成幽门梗阻。轻者可进流食，重症者应禁食，补液，纠正水与电解质紊乱，维持酸碱平衡。要保证输入足够的液体量，准确记录出入量，详细记录呕吐物的量、色及性质。应于每晚洗胃一次，洗胃前后抽出潴留液量并记录。必要时行胃肠减压，减压前及减压过程中要加强观察，保持有效的负压吸引，及时发现并排除故障，准确记录引流液量、色、性质的改变。如需注入药物，注药后应夹管 1~2h。减压期间，注意口腔清洁及鼻腔湿润，预防咽部及鼻孔溃疡和呼吸道并发症等。

此外，幽门梗阻患者，要禁止吸烟、饮酒及刺激性食物。观察治疗后上述症状有否好转，若无改变，应做好手术前准备。

（樊玉红）

第五节　溃疡性结肠炎

溃疡性结肠炎又称慢性非特异性溃疡性结肠炎，是一原因不明的、主要发生在结肠黏膜层的炎症性病变，以溃疡糜烂为主，多累及远端结肠，亦可遍及全部结肠。以血性黏液便、腹痛、里急后重、腹泻为主要症状，病情轻重悬殊，多数病程缓慢，有反复发作的特点，也有的是急性暴发。本病可发生于任何年龄，但以青壮年多见，男女发病率无明显差异。

【病因】

病因尚未完全明确，可能与下列因素有关：

1. 自身免疫

由于本病常并发结节性红斑、关节炎、红斑狼疮、自身免疫性、溶血性贫血等自身免疫性疾病；肾上腺皮质激素类药物治疗能使病情缓解；在部分患者血清中可检测到抗结肠细胞抗体和大肠杆菌 O_{14} 抗体。因此，提示本病很可能为自身免疫性疾病。

2. 感染因素

因本病病理变化和临床表现与细菌性痢疾非常相似；某些病例粪便中可培养出细菌如链球菌；部分病例应用抗菌素有一定疗效，因此认为感染是本病的一个病因，但迄今未能找出病源性微生物。

3. 遗传因素

在欧美本病家族性发病率提高，种族间的发病率有明显差异，提示本病的发生可能与遗传因素有关，但在我国和日本家族性发病很少见。

4. 过敏反应

某些食物如牛奶可使少数本病复发，从饮食中除去某种食物后，病情可缓解。因此有人认为食物过敏是本病的病因之一。

5. 精神因素

有人认为精神因素对本病的发生与复发有一定的影响。

【临床表现】

病变开始多位于直肠和乙状结肠，可累及降结肠、横结肠，也可累及全结肠。本病多数起病缓慢，也有急性发作者，病程可为持续性或呈活动期与缓解期交替的慢性过程。反复发作是本病的重要特点。

1. 腹泻

是常见症状之一。通常为血性黏液便，粪质多呈糊状，便次的多少常可表示病情的轻重，轻者每日排便2~3次，重者每日可达10~20次，有时可全为血水或黏液脓血。

2. 腹痛

一般的腹痛为轻度或中度，常呈绞痛性质。在重症患者，病变侵犯达浆膜层时，可呈持续性剧烈疼痛。

3. 其他症状

因本病直肠受累居多，故常有里急后重，重症患者可有发热、消瘦、贫血、食欲不振、恶心、呕吐，严重时出现水与电解质紊乱，低蛋白血症及营养障碍等表现。有些患者可有关节炎、结节性红斑等肠外表现。

【诊断】

1. 持续性反复发作黏液脓血便、腹痛并伴有不同程度的全身症状。

2. 反复粪便检查未发现病原体，并经仔细鉴别检查而排除其他肠道疾病。

3. X线钡剂检查

早期可见结肠张力增高，黏膜皱襞紊乱，结肠袋多而深，后期由于肠壁纤维组织增生以致结肠袋消失，有的呈蜡管状，也有的肠腔变窄，肠管强直缩短。若有假息肉形成时，可见肠腔有多发的充盈缺损。

4. 纤维结肠镜检查

镜下可见弥漫性炎症，黏膜充血、水肿，脆性增加，可见多处糜烂，有小而浅的溃疡等。多数患者病变为连续性，从远端向近端结肠延伸。后期有假性息肉，肠壁僵直，结肠袋消失。

【治疗与护理】

1. 一般护理

（1）休息　急性发作期和重症患者应绝对卧床休息，其他一般病例也应休息，注意劳逸结合。

（2）饮食 急性发作期应禁食或进流食，也可用全胃肠外营养治疗，以使肠道获得充分休息。一般患者给予易消化、软质、少纤维素，富于营养的饮食。

（3）精神护理 由于本病是一慢性过程，患者往往精神紧张，易出现焦虑、抑郁，因此护士对患者的病情应有全面的了解，同情与理解患者的疾苦，鼓励患者说出内心的压抑，帮助患者消除顾虑，减轻其心理负担。另外，注意保持病室清洁、安静、舒适，使患者身心愉快。

2. 对症治疗与护理

（1）腹痛 观察腹痛部位、性质、时间，注意腹部体征的变化，以便及早发现中毒性巨结肠症及肠穿孔等并发症的发生。

（2）腹泻 腹泻是本病的主要症状，护士要认真记录大便的次数与性质。血便量多时，应与医生联系，予以对症处理，并密切观察生命体征的变化。准确记录出入量，防止发生水与电解质紊乱。腹泻频繁及长期卧床营养不良者，要特别注意臀部及肛门的护理，每次大便后用软纸擦净肛门并用温水洗净，局部涂油保护。认真留取粪便标本并定期做好粪便的各种检查，因为它是病情变化的一个重要指标。

（3）支持疗法 由于重症或慢性反复发作的患者，常有贫血、失水、营养不良等，应注意改善其全身情况，输血、补液以纠正贫血及低蛋白血症。

3. 药物治疗与护理

（1）磺胺类 首选水杨酸偶氮磺胺吡啶（SASP），口服后在胃肠道不吸收而在肠内分解为 5-氨基水杨酸（5-ASA），起到消炎作用。多用于轻型及中型患者。发作期每日 4～6g，分 4 次口服，病情缓解后，每日 2g，疗程一年。其副作用有恶心、呕吐、皮疹、白细胞减少等。用药期间注意定期查血象，一旦出现毒副反应，立即报告医生。近年可用新型 5-ASA 治疗，以减少磺胺的副作用。

（2）抗菌素 对有继发感染者，可用青霉素、庆大霉素、氨苄青霉素等。

（3）激素类药物 此类药物能抑制炎症和免疫反应，缓解毒性症状，一般用于急性发作期或暴发型病例，有效率可达 90%。重症患者一般用琥珀酸氢化可的松 200～300mg 静脉点滴，以后根据病情变化减量或合用口服制剂。口服可用泼尼松或泼尼松龙（强的松或强的松龙）40～60mg，每日 1 次，一般于上午 8 点一次口服，也可分为每日 3 次服。病情控制后逐渐减量到每日 10～15mg，根据病情维持一段时间后逐步停药。激素治疗要按医嘱进行，不能随意加减或停药，同时要督促患者按时服药，防止患者因种种原因自己漏服或停服药。由于患者使用激素治疗后，机体抵抗力下降，有潜在的感染可能，因此要做好预防感染的工作。保持病室的洁净，尽量减少探视，预防上呼吸道感染，避免着凉，严密观察有无感染病灶，一经发现要立即报告医生妥善处理。同时也要注意防止长期使用皮质激素可能会引起高血压、糖尿病、骨质疏松等其他并发症。

（4）灌肠治疗 病变主要局限在直肠或左侧结肠者，可考虑用琥珀酸氢化可的松 100mg 加入温盐水 100ml，每晚 1 次，保留灌肠，并可根据情况加用锡类药、黄连素、云南白药等。灌肠前嘱患者先排便，灌肠时患者取左侧卧位，选择肛管要细，药液温度控制在37℃左右，防止温度过高、过低刺激肠道，肛管插入要深，压力要低，有时需慢慢滴入，液量一般不超过200ml，以使灌入药液能保留较长时间，保留的时间越长越好，有利于肠黏膜的充分吸收。近年来使用5-氨基水杨酸栓剂塞于肛门内，也有较好疗效。

4. 外科治疗

多数患者经上述治疗后病情可获得好转，只有少数严重发作、病变范围广泛和并发中毒性巨结肠、肠穿孔、急性腹膜炎等情况时，需要行外科手术治疗。

【预后】

本病病程一般呈迁延反复，因此除了在发作期加强治疗和护理外，应采取各种保护机体、增强免疫功能、避免感染和精神创伤等综合措施，以防止复发，延长缓解期和减轻症状，预防并发症。本病预后好坏取决于病变范围、有无并发症、全身情况和治疗条件等因素。

（樊玉红）

第六节　肝 硬 化

【病因】

引起肝硬化的病因很多，目前在我国以病毒性肝炎（尤其是乙型和丙型肝炎）最为常见，欧、美国家则以酒精中毒巨多。其余为日本血吸虫病感染、药物及化学毒物肝损害（如抗结核药）、胆汁淤积、循环障碍（淤血性肝硬化）、代谢障碍、营养失调等。少数患者病因不明，称为隐匿性肝硬化。

【临床表现】

以肝功能损害和门静脉高压为主要表现，晚期可出现一系列严重的并发症。

1. 代偿期

原发病表现的基础上可出现乏力、食欲不振，伴有恶心、厌油腻、腹胀、腹泻及上腹不适等症状。消瘦，肝脏可轻度肿大，质中等度硬，伴轻度压痛。脾脏亦可有轻、中度肿大。肝功能正常或轻度异常。

2. 失代偿期

失代偿期主要表现为肝功能减退和门静脉高压所致的症状和体征。

（1）肝功能减退的表现：

①全身表现：神疲乏力、营养不良、面色灰暗黧黑（慢性肝病面容）等；

②消化道症状：食欲不振和（或）厌食等；

③出血倾向和贫血：包括鼻衄、牙龈出血、皮肤紫癜和胃肠出血等；

④内分泌失调：雌激素水平升高出现男性患者性欲减退、睾丸萎缩、毛发脱落及乳房发育，女性患者出现月经失调、闭经、不孕等。患者常有肝掌和蜘蛛痣等。

（2）门静脉高压的表现

①脾大多为轻、中度肿大，部分可达脐下；合并脾功能亢进时，可出现红细胞、白细胞和血小板减少；

②侧支循环的建立与开放是肝硬化最具特征性的表现。临床上重要的侧支循环有食管和胃底静脉曲张、腹壁静脉曲张和痔核形成；

③腹水是肝硬化失代偿期最突出的表现。可表现为程度不同的腹胀；腹部膨隆或呈蛙状，移动性浊音阳性；大量腹腔积液，可使膈肌抬高，患者多行走困难，并出现呼吸困难（端坐呼吸）和脐疝。

3. 并发症

（1）上消化道出血：最常见，多系食管下段和胃底静脉曲张破裂所致。表现为突发的大量呕血和黑便。

（2）感染。

（3）肝性脑病是晚期肝硬化最严重的并发症，也是常见的死亡原因，早期主要表现为轻度性格行为的异常。

（4）原发性肝癌。

（5）肝肾综合征主要表现为少尿、无尿、氮质血症、稀释性低钠血症等，但肾脏本身并无器质性损害，故又称功能性肾衰竭；

（6）电解质和酸碱平衡紊乱。

【辅助检查】

1. 肝功能检查

转氨酶轻、中度增高，一般以 ALT 增高较显著；A/G 比值下降或倒置；γ 球蛋白比例增多；凝血酶原时间有不同程度的延长。

2. 免疫功能检查

血清 IgG 显著增高。病毒性肝炎患者的病毒标志物呈阳性反应。

3. 影像学检查

超声可见肝脏的大小、外形改变和脾大、腹水。

4. 内镜检查

可直观食道胃底静脉曲张的部位、范围和严重程度，阳性率较 X 线检查高；并可在直视下对出血部位进行止血治疗。

5. 肝穿刺活组织检查

若有假小叶形成，可确诊为肝硬化；

6. 其他

三大常规、腹腔积液检查等，对诊断也有帮助。

【诊断】

主要根据为有病毒性肝炎、血吸虫病、营养失调或长期酗酒等病史；肝脏肿大，质地坚硬；肝功能减退，某些肝功能试验呈阳性结果；门静脉高压的临床表现；肝活组织检查有假小叶形成，对诊断有重要价值。

【治疗与护理】

1. 一般护理

患者必须注意休息以减轻肝脏负担。避免用对肝脏有损害的药物。调节饮食。进易消化有营养的饮食，如高热量、高蛋白、低脂肪饮食，保证足够热量和维生素。避免进食尖硬食物，以免引起食道曲张静脉破裂出血，有肝性脑病患者应严格控制蛋白质的摄入，有继发感染者应绝对休息，应用抗菌素控制感染。适当选用增强肝脏解毒功能，促进肝细胞再生的药物，黄疸可致皮肤搔痒，肝硬化患者血小板低，抵抗力差，随意抓挠易引起皮肤损伤，出血，感染。我们应向患者解释，并用温水擦拭皮肤，做好皮肤护理，减少继发感染机会。慎用抗组织胺药物和镇静药，以防加重肝脏负担或损伤肝脏而诱发肝性脑病。

2. 腹水的治疗和护理

对腹水的患者首先应限制钠盐，根据病情采用低盐或无钠饮食，一般食盐不超过2g/日为宜。其他含钠的饮食也应限制，并适当减少水入量，以满足生理需要为限。

对血浆清蛋白较低者，可适当输血浆，人血清蛋白或全血，输血时最好是新鲜血，适当而慎重地选用利尿剂，常合用排钾性利尿剂（双氢克尿噻及速尿等）和保钾性利尿剂（安体舒通和氨苯喋啶、阿米洛利等），准确记录尿量，注意防止低钠和低钾血症的发生，利尿效果以缓慢持久的体重下降为理想。对顽固性腹水，必要时可作腹水浓缩静脉回输术。

对腹水较多的患者应给予半卧位，减轻因腹水引起的呼吸困难；加强皮肤护理。在水肿好发部位如臀部，外阴，下肢应用气圈或棉垫保护，经常用热毛巾按摩，以防止皮肤损伤及褥疮的发生；限制液体摄入量，并准确记录出入量；给予低盐，高糖（碳水化合物），高蛋白，高维生素饮食；对应用利尿剂与泻药者，应注意尿量和排便次数与大便性质和量，用药期间须注意电解质紊乱的情况，每日测量腹围，体重。注意口腔清洁，保护口腔黏膜。

3. 腹水浓缩静脉回输术

腹水浓缩静脉回输是利用半透膜两边分子浓度的不同（膜内为腹水，膜外是高渗的透析液），使腹水中水分和小分子物质利用渗透压的改变被析出，将腹水内分子量大的蛋白质浓缩后回输给患者，从而提高血浆渗透压和有效血容量，使尿量和尿钠排出增加，腹水减少，腹腔内压力降低，肾脏血流灌注可得改善。此外，腹水浓缩本身可使体内醛固酮析出，使尿钠增加，这样改善了全身情况，为外科手术创造了条件。

（1）腹水浓缩回输的适应症

1）难治性肝硬化腹水，尤其是血吸虫病性肝硬化。

2）心源性肝硬化腹水而肾功能尚好者。

3）肾性腹水。

4）外科手术前准备（如脾切除）。

（2）禁忌症

1）感染性腹水及癌性腹水，静脉回输后可引起感染扩散及癌肿播散。

2）近期内有消化道出血、弥散性血管凝血（DIC）或严重凝血功能障碍者，肝昏迷前期患者。

3）严重心肺功能不全者。

（3）术前准备：一般体格检查、大便潜血试验、肝肾功能测定、乙肝表面抗原（HBsAg）检查、心肺透视、心电图、血尿电解质测定及自由水清除率、血小板，出、凝血时间，腹水常规、生化、细菌培养、蛋白定量；记录24h尿量、量腹围，测体重，血压等。

（4）术后护理：每日测量腹围，体重，记录24h尿量，饮食宜低钠易消化、高热量食物，卧床休息24h以防会阴或阴囊水肿。腹带包扎加压，将原腹水及浓缩腹水送实验室进行蛋白定量，常规，电解质、细菌培养。当出现寒颤发热反应，应立即停止回输，用抗过敏药物。静脉回输浓缩腹水后12h内严密观察并发症的产生（如神志改变、消化道出血、肺水肿），每日查电解质，及时补充相应电解质；对腹内压力较高的患者，应观察有否穿刺伤口腹水外漏，若敷料污染应及时更换，必要时可用丝线在穿刺处缝合或用火棉胶封闭。

4. 肝硬化常见的并发症

（1）上消化道出血　曲张的食管下段与胃底静脉可因粗糙食物，化学性刺激及腹内压力增高等因素而突然破裂，发生呕血或黑便。出血量较多时可引起失血性休克和诱发肝性脑病及腹水。

（2）感染　肝硬化患者常因抵抗力降低，易并发各种感染，如肺炎、腹水感染、自发性腹膜炎、尿路感染等。腹水感染和（或）自发性腹膜炎的致病菌多为革兰氏阴性杆菌，起病多较急，常为腹痛和腹胀，起病缓者多以低热或不规则的发热开始。伴有腹部隐痛，恶心、呕吐与腹泻等。患者腹水增长迅速，体检可有腹膜刺激征，腹水性质由漏出液转为渗出液。为预防感染的发生，除做好晨晚护外，还应减少探视，避免外界感染，保持腹部穿刺点干燥清洁，严格无菌操作。

（3）肝性脑病　是肝硬化的最严重的并发症之一，也是常见的致死原因。

（4）肝肾综合征　在肝功能严重损害的基础上，可出现肾功能衰竭。临床表现为氮质血症，稀释性低钠血症，低尿钠，无尿和少尿，但肾脏大多无明显器质性损害表现。

（5）原发性肝癌　当肝硬化患者在短期内出现肝脏迅速肿大，腹水明显增多并转为血性；无其他原因解释的发热，经积极治疗无效者，应怀疑有原发性肝癌的可能，需进一步检查确诊。

（6）电解质紊乱　最常见的是低钾血症和低钠血症。是肝硬化患者在出现大量失水或有其他并发症后常见的症状。主要由于长期低钠饮食和大量利尿及大量放腹水等以致钠丢失。长期应用高渗葡萄糖溶液和肾上腺糖皮质激素，反复呕吐，腹泻者，均可使钾、氯减少，而产生低钾、低氯血症，并可导致代谢性碱中毒成为肝性脑病的常见诱因。

为防止电解质紊乱的发生，除应有的静脉补充电解质外，饮食也可以起协助作用。低钾患者可补充香蕉、桔子、橙子等高钾食物。

对于肝硬化的患者，我们应密切观察神志情况，生命体征。以便早期发现肝性脑病，及时治疗。有些患者因肝硬化出现的面部灰暗黝黑，皮肤干枯粗糙而情绪低落等，我们要耐心作好心理护理。

（武士敏）

第七节　肝性脑病

又称肝昏迷，是严重肝病引起的代谢紊乱，而造成中枢神经系统功能失调的综合征。主要表现可有意识障碍，昏迷和各种精神神经症状。

【诱因】

1. 出血　常因食道胃底静脉曲张破裂引起大量出血。

2. 感染　各种感染，细菌毒素加重肝损害。

3. 低钾血症大量利尿剂的应用或放腹水可造成低钾、诱发肝性脑病。

4. 大量摄入蛋白使血氨增加而诱发肝性脑病。

5. 使用强镇静剂及其他对肝有损害的药物。

【临床表现】

肝性脑病的临床表现多种多样，轻重不一，主要与原发肝病有关。除原有肝病特征外，主要是脑病表现，即精神错乱和运动异常。前者表现为神志恍惚，沉默，情绪低落等表现，也有兴奋、狂躁转为精神抑制而至昏迷，抑制和兴奋也可交替出现，最后发生昏迷，肝性脑病患者的运动异常以扑翼震颤最具特征。

肝性脑病患者呼气中有特殊肝臭，并可在各期出现，排便后或使用抑制肠道细菌的抗菌药物后肝臭可稍减轻。

患者常有黄疸、出血倾向、各种感染（肺部感染尤其是吸入性肺炎、败血症、肠道感染及深部真菌感染），肝肾综合征和脑水肿等情况，使临床表现更趋复杂，直接死因常与感染和呼吸衰竭有关。

【实验室检查】

1. 血氨

慢性肝性脑病多有血氨增高，急性肝性脑病时，血氨多正常。

2. 脑电图检查

前驱期患者的脑电图在正常范围内，从昏迷前期到昏迷期，脑电图明显异常，不仅有诊断价值，且有一定的预后意义。

【诊断和鉴别诊断】

主要诊断依据有严重肝病，有精神症状；常有肝性脑病的诱因；明显肝功能损害或血氨增高。典型的脑电图改变和扑翼样震颤也有重要的参考价值。

临床分期：

Ⅰ期（前驱期）：轻度性格变化，举止改变。可有扑翼样震颤．但脑电图无明显异常。

Ⅱ期（昏迷前期）：以意识错乱、睡眠障碍，行为失常为主。前一期的症状加重，常出现扑翼样震颤，多有明显的神经体征。此期脑电图出现异常，具有一定的特征性（波的频率可减少，常出现异常慢波 – θ 波）。

Ⅲ期（昏睡期）：以昏睡和严重精神错乱为主，各种神经体征持续或加重。患者大部分时间呈昏睡状态。脑电图出现明显异常的 θ 波和三相慢波。

Ⅳ期（昏迷期）：神志完全丧失，不能被唤醒。深昏迷时不能引发扑翼样震颤，各种反射消失，脑电图出现 δ 波。

【治疗与护理】

1. 去除诱因，止血，纠正水电解质紊乱，控制感染。

急性感染会加重肝性脑病，必须及时采取有效措施。卧床患者易发生吸入性肺炎、褥疮、口腔感染，因此要加强皮肤护理，口腔护理。肝性脑病患者呼气中有肝臭味，不仅影响患者食欲也会影响患者的情绪，而且患者机体抵抗力降低，容易引起口腔感染，对于清醒的患者，我们要鼓励其做好口腔卫生，有能力的每天刷牙 2～3 次，生活不能自理和昏迷患者每天做 1～2 次口腔护理，做时应将纱球的水拧干，防止吸入性肺炎，纱球包住止血钳前端，避免损伤口腔黏膜，操作前后应清点纱球数目，以免有纱球落入患者口中引起窒息，昏迷患者要注意身体保暖，定时翻身，防止褥疮发生。防治皮肤、呼吸道、泌尿系感染。

禁用麻醉药，慎用镇静剂。一则可避免这类药掩盖病情，二则减少对肝的损害。禁用含氮药物。尽量避免大量放腹水和大量使用排钾利尿药物。注意纠正水电解质和酸碱平衡失调。控制摄入蛋白质饮食，注意休息，定期复查各种肝功能。

2. 控制饮食

肝性脑病患者的食谱在护理中也占有重要地位，重症肝性脑病开始数日禁食或严格控制蛋白质入量，以后根据病情逐渐增加，可以碳水化合物为主，包括水果、稀饭、饼干等，每日热量保持 1500～2000kcal；昏迷者用鼻饲流汁或 25% 葡萄糖静脉滴注，长期输液者可作锁骨下静脉穿刺供给营养；神志清楚后逐步增加蛋白质，但须控制在 40g 以下。锁骨下或股静脉的深静脉穿刺时间不宜超过 7 日，穿刺期间注意保持穿刺处干燥，清洁。每日除进行常规伤口换药外，当穿刺处被湿润或有渗血时，应及时换药，换药时严格无菌操作，观察穿刺处有无渗血和皮下血肿等，还要防止静脉血栓的形成，尤其是股静脉插管，下肢容易发生深静脉栓塞，使双下肢粗细不等，故还应观察并定期测腿围，当患者出现插管侧肢体肿胀、麻木及肢端温度下降等症状时，应迅速拔管，抬高患肢，绝对卧床休息，以防发生栓子脱落引起肺栓塞。

3. 减少肠内有毒物质

保持大便通畅，导泻或灌肠是有利于清除肠内含氨物质，可口服或鼻饲 50% $MgSO_4$ 30～50ml，或用生理盐水或稀盐水灌肠。禁用肥皂水灌肠，减少氨中毒的机会。对服泻药和灌肠的患者要注意观察大便的性质、加强肛周皮肤护理，为防止因排便次数多或便器摩擦而导致臀部及肛周皮肤损伤、糜烂，可用硼酸锌软膏涂于糜烂处。

4. 促进有毒物质的代谢清除，纠正氨基酸的代谢紊乱。

（1）降氨药物：根据患者血钾血钠情况适当选用谷氨酸钾或谷氨酸钠。谷氨酸类药物可用于肝性脑病；精氨酸适用于合并有碱中毒的肝性脑病，注射此药时不宜过快，否则会引起流涎、面色潮红与呕吐、少尿。肾衰时禁用或慎用；左旋多巴（L-Dopa）是脑内合成正常神经递质的原料，对某些肝性脑病有短期疗效。长期使用可引起黄疸，谷丙转氨酶增高，体位性血压下降。

（2）静脉滴注肝用氨基酸。主要补充支链氨基酸，减少芳香氨基酸。

5. 加强病情观察

（1）由于肝功能衰竭，影响大脑代谢，可能出现思维障碍，因此，对昏迷患者应采取必要防护措施。绝对卧床休息，加强安全护理，对躁动的患者要防止坠床及其他意外事故发生。头偏一侧，保持呼吸道畅通，防止吸入性肺炎。

（2）注意水电解质和酸碱平衡，防止低血钾引起肝性脑病，准确记录出入量，定时复查肝、肾功能及血气分析，观察患者有否低钠、低钾、低氯与碱中毒情况。

（3）及时发现出血、休克、脑水肿以及肝肾综合征，并预防感染。输血尽可能用新鲜血，有出血倾向者要注意观察血压和大便的颜色，必要时做潜血试验。对应用肾上腺皮质激素的患者要严密观察药物副作用，防止应激性溃疡和继发性感染的发生。

（武士敏）

第八节　急性胰腺炎

【病因】

各种病因中以胆道疾病最为常见（尤其是胆石症），酗酒和暴饮暴食常为最重要的诱因；胰管阻塞（结石、狭窄、肿瘤或蛔虫钻入胰管等）、手术与创伤、内分泌代谢性疾病（高钙血症、高脂血症、库兴综合征）、药物等也是致病因素之一。

【临床表现】

临床以急性腹痛、发热、恶心、呕吐、血和尿淀粉酶增高等为特点。

1. 症状

（1）腹痛　为本病最常见的首发症状。常在暴饮暴食或酗酒后突然发生、持续性中上腹剧烈疼痛、阵发性加剧，并可向左侧腰背部呈束带状放射。取弯腰抱膝位可减轻疼痛，一般胃肠解痉药无效。

（2）恶心、呕吐及腹胀　恶心、呕吐频繁而持久，吐出食物和胆汁，呕吐后腹痛并不减轻。常伴有腹胀，甚至出现麻痹性肠梗阻。

（3）发热　多数患者有中度以上发热，一般持续 3～5 天。若持续发热 1 周以上并伴有白细胞升高，应考虑有胰腺脓肿或胆道炎症等继发感染。

（4）其他

①水电解质及酸碱平衡紊乱　多见于呕吐频繁和（或）重症患者；

②低血压和休克　常见于重症胰腺炎。极少数患者可突然出现休克，甚至发生猝死。

2. 体征

（1）轻症急性胰腺炎　腹部体征较轻，往往与腹痛程度不相符。多数有上腹压痛，但无腹肌紧张和反跳痛，可有肠鸣音减弱。

（2）重症急性胰腺炎　急性重病面容，表情痛苦，脉搏增快，呼吸急促，血压下降；两侧肋胁部皮肤呈现暗灰蓝色，称 Grey-Turner 征，或出现脐周围皮肤青紫，称 Cullen 征；腹肌紧张，全腹可有压痛和反跳痛，伴麻痹性肠梗阻时有明显腹胀，肠鸣音减弱或消失；移动性浊音阳性；此外还会出现上腹包块（胰腺脓肿或假性囊肿）、黄疸、手足搐搦（低血钙所致，示预后不良）。

3. 并发症

局部并发症有胰腺脓肿和假性囊肿。全身并发症主要见于重症胰腺炎，常在病后数天出现，如并发急性肾衰竭、急性呼吸窘迫综合征、心力衰竭与心律失常、消化道出血、胰性脑病、弥散性血管内凝血、败血症和真菌感染、高血糖等，病死率极高。

【辅助检查】

1. 白细胞计数

多有白细胞增多及中性粒细胞核左移。

2. 淀粉酶测定

动态监查血清淀粉酶的变化（多在起病后 6～12h 开始升高，48h 后开始下降，持续 3～5 天，超过正常值 3 倍可确诊）。出血坏死型胰腺炎血清淀粉酶值可正常或低于正常。尿淀粉酶升高较晚，常在发病后 12～14h 开始升高，持续 1～2 周逐渐恢复正常。但尿淀粉酶受患者尿量的影响。

3. 其他

C 反应蛋白（CRP）明显升高、血清脂肪酶升高、生化检查（暂时性高血糖、低血钙、高胆红素血症，其中低血钙的程度与疾病的严重程度相平行，血钙 <1.5mmol/L 提示预后不良）、影像学检查（腹部 B 超、X 线等）可发现胆结石、胰腺外形改变、麻痹性肠梗阻、腹水等。

【诊断】

急性胰腺炎的临床及实验室检查并无特异性的标准，胆道病变等病因性疾病常同时存在，故肯定诊断必需依靠组织学检查。但在临床实践中，仍主要根据临床表现和实验室检查综合分析，作出判断。水肿型患者可有剧烈而持续上腹部疼痛、恶心、呕吐、轻度发热、上腹部压痛，但腹肌不紧张强直，同时有血清及（或）尿淀粉酶显著增高及淀粉酶清除率与肌酐清除率比值增高，据此可诊断本病。急性坏死型胰腺炎的临床诊断较困难。一般是对已肯定的急性胰腺炎患者早期出现下列任何情况之一时，应拟诊急性坏死型胰腺炎，并争取早日手术治疗。这些情况是：腹肌强直，腹膜刺激症状；烦躁不安，四肢厥冷，皮肤呈斑点状等休克症状时；血钙显著降低到 2mmol/L 以下时；腹腔诊断穿刺有高淀粉酶活性的腹水；与病情不相适应的血尿淀粉酶突然下降时；肠鸣音显著降低，肠胀气等麻痹性肠梗阻时；Grey-Turner 征或 Cullen 征时；正铁血红蛋白阳性时；肢体出现脂肪坏死；消化道大量出血；白细胞 18×10^9/L 及血尿素氮大于 14.3mmol/L，血糖大于 11.2mmol/L（无糖尿病史者）。

【治疗与护理】

急性胰腺炎的治疗，主要有轻型无并发症急性胰腺炎的内科治疗；重症坏死性胰腺炎的治疗；局部并发症的治疗；原发性伴随性疾病的治疗四个方面。

1. 急性水肿型胰腺炎的治疗

主要治疗的原则是尽量力求停止胰腺的自身消化，即通过禁食、全静脉营养及胃肠减压等减少胰腺酶的分泌或（及）应用酶的抑制剂，此外防止继发感染，治疗原发胆道疾病也极重要。

（1）为减少胰腺酶的分泌，可行

1）禁食，直到腹痛消失后开始进少量流质。

2）伴有较明显的恶心、呕吐时需作胃肠减压。

3）抗胆碱类药物，如阿托品 0.5mg，每 6～8h 皮下注射。

4）全静脉营养以补充热量及维持血容量。

（2）为减少胃酸分泌和胰液分泌，可用制酸药雷咪替丁每日 1.0～1.2g，静脉输液入或口服。

1）对腹痛剧烈，诊断已明确的患者必要时可用杜冷丁 50～100mg，每 6～8h 肌注。对于诊断不明的急腹症，禁止盲目用杜冷丁等止痛药。

2）根据脉率，红细胞压积等调节水电解质及胶体渗透压。每日至少补充 3000～4000ml 液体，其中 1/4～1/3 宜给予胶体液如右旋糖酐或人血清蛋白等。

3）抗生素治疗　根据病情可选用庆大霉素，氨苄青霉素或先锋霉素等。

2. 重症胰腺炎或急性出血坏死性胰腺炎的治疗　在强化全身治疗的同时，必须积极地考虑早期手术治疗，以清除已坏死组织，减少毒性组织吸收，减少消化酶的继续自身消化作用。

（1）急性胰腺炎出现下列几种情况，应急请外科医师会诊，考虑是否急诊手术治疗。

1）血钙明显降低，血淀粉酶骤然下降，出现了 Grey-Turner/或 Cullen 征，并发休克等高度疑为坏死性胰腺炎患者。

2）诊断不明的急腹症。

3）有明显肠麻痹或明显腹腔内渗液，特别是血性渗出液时。

4）并发大量消化道出血。

5）出现呼吸窘迫综合征或肾功能衰竭。

（2）重症胰腺炎全身支持疗法及药物治疗　基本原则类同急性水肿型胰腺炎，尤需加强抗休克，抗感染。

1）禁食：胃肠减压、静脉补液、解痉止痛等。

2）抗感染：应用广谱抗菌素，如各种头孢菌素，分次静脉注入。

3）全身支持疗法：补液，必要时用高能营养治疗（清蛋白、10% 脂肪乳、血浆等）。

4）胰酶抑制剂：抑肽酶、胰升糖素联合应用。

5）肾上腺皮质激素应慎用，出现大量消化道出血，疑有应激性溃疡或出现 DIC 时应禁用。

（3）并发 DIC 时可用肝素抗凝。

3. 禁食的护理

禁食是急性胰腺炎发作时采用的首要措施，患者在禁食期间往往因腹痛、口干，不能进食而精神萎靡，有的患者甚至烦躁，不能很好地配合治疗。针对患者的心理，我们应做好耐心的解释工作，使其明白进食后刺激胰腺分泌胰液，胰管压力增高，不利于炎症的消除，机体的康复，同时，我们应嘱咐并协助患者做好口腔卫生，因为唾液的分泌与积蓄不仅造成口腔内异味，而且会使细菌等滋生引起口腔内感染，也影响患者情绪。对生活能自理的患者尽量做到每天刷牙 1～2 次，口干时可用清水漱口，改善口腔内环境，对昏迷、生活不能自理的患者，我们要做到每天两次的口腔护理，操作时应注意口腔黏膜的保护，将纱球拧干后再放入患者口腔内，以防吸入性肺炎，清醒的患者待病情好转后可根据医嘱进食少量低脂饮食，而后逐步增加饮食。

4. 胃肠减压的护理

胃肠减压是急性胰腺炎常用的治疗手段，对于这类患者我们除了做好必要的晨晚间护理外，还要消除患者的心理障碍，准确记录引流量，观察引流液的颜色、性质，随时检查引流管是否通畅。每天清洗引流瓶、胃肠减压引流出大量的胃液，易引起水电解质紊乱；尤其是钾的丢失和酸碱平衡失调 – 代谢性碱中毒。因此，应仔细观察患者的生命体征，严格记录出入量，若出现休克，及时抢救，迅速开辟静脉通道以便补液，输血浆或代用品，补充血容量，维持水电解质与酸碱平衡。观察病情进展。待病情好转解除胃肠减压后，根据病情严格控制饮食，当血清淀粉酶下降接近正常时，患者可由流食逐渐过度到普食，饮食中应控制脂肪和淀粉的入量，医护人员应抓住时机向患者作耐心宣教，针对病因解释暴饮暴食尤其是高脂肪饱餐和酗酒的危害性，向患者介绍合理饮食（少油无刺激易消化食谱，以防止复发）。

（武士敏）

第七篇　呼吸内科护理

第一章　总　论

【呼吸系统解剖结构与功能特点】

呼吸系统由呼吸道和肺两部分组成（图7－1）。临床上常将鼻、咽、喉称为上呼吸道，气管、支气管和肺称为下呼吸道。呼吸道是气体进出肺泡的通道。

【呼吸系统生理与病理】

从鼻腔开始到环状软骨下端称为上呼吸道，主要作用是湿化、净化吸入气体和作为气体通道；环状软骨以下的气管、支气管及其分支为下呼吸道，是气体传导的通道；呼吸性细支气管以下直到肺泡，是气体交换的场所。

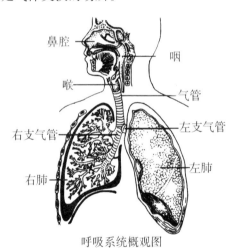

呼吸系统概观图

图7－1 呼吸系统解剖

（一）上呼吸道

鼻腔有鼻甲的弯曲结构，具有鼻毛和富含血管、纤毛上皮的黏膜覆盖在其表面，主要作用为过滤、湿化、加温吸入的空气。直径大于 $10\mu m$ 的颗粒可被鼻腔阻挡。吸入空气可被鼻腔黏膜层加温到37℃和加湿到95%的相对湿度，以适应生理要求。位于鼻咽、口咽和喉部丰富的淋巴组织包括增殖体和扁桃体发挥着防御作用。喉是气管的入口，具有保护性反射作用，吞咽时会厌将喉关闭，避免将口腔分泌物及食物误吸入呼吸道。

（二）下呼吸道

气管从喉起至隆突，长 11~13cm，直径约 23mm，在胸骨柄连接处（第四胸椎水平）分为左右主支气管，右主支气管与气管的夹角比左侧大，因此异物常易于吸入右侧。左右主支气管之间的角度为 50°~100°。右主支气管在 1~2.5cm 处分出右上叶支气管，经中间支气管下行再分出右中叶和右下叶支气管。左主支气管长约 5cm，下行分为左上、下叶支气管。叶支气管再分为段支气管，一般右肺分为 10 个肺段，左肺分为 8 个肺段。气管和支气管管壁前部外膜由"C"形软骨和结缔组织构成，软骨缺口由平滑肌、腺体和结缔组织封闭，咳嗽时通过反射，软骨环并拢，管壁内陷，使气道内径缩小，气流速度增加有利于清除分泌物。吸气状态下管径小于 2mm 者为小气道，包括部分小支气管和细支气管，由于其分支数目多，总横截面积大，气流阻力小，仅占总气道阻力的极小部分，因此，使形成层流的吸入空气能均匀分布到所有的肺泡内。小气道为膜性气道，管壁无软骨支持，故极易闭合和阻塞发生病变。

（三）呼吸单位

末梢细支气管远端称为呼吸单位，包括呼吸性细支气管、肺泡管、肺泡囊和肺泡。每一肺泡的直径为 0.25mm，成年人肺泡总数约有 3 亿~7 亿个，肺泡总表面积 40~80m²，具有巨大的呼吸储备力。肺泡壁很薄，由肺泡上皮和肺泡间隔组成，肺泡上皮由Ⅰ型和Ⅱ型肺泡上皮细胞组成，Ⅰ型肺泡上皮细胞为扁平细胞，覆盖肺泡总面积的 95%，与毛细血管内皮细胞和其间的基底膜融合所组成的肺泡减去毛细血管膜（气血屏障）的厚度仅为 0.5μm，有利于气体弥散。Ⅱ型肺泡上皮细胞可产生表面活性物质，降低肺泡表面张力，维持其稳定性，防止在呼气末肺泡萎陷。

【临床常见呼吸系统疾病症状】

1. 咳嗽

咳嗽是最常见的呼系统症状，有多种病因。对咳嗽患者应问清咳嗽的病程、是否有痰、咳嗽的轻重程度及有何特点。一般急性疾病的咳嗽重于慢性疾病。病变发生在气管或支气管者比肺实质咳嗽剧烈。咽炎、喉炎在睡前或夜间加重。还应了解有无接触刺激性物质、是否长期吸烟、是否应用止咳药物及是否知道其用法、用量。

2. 咳痰

应询问每天咳痰量多少，痰的性质、颜色、异味、黏稠度及是否易咳出。支气管炎时痰量较多，一般呈白色泡沫黏性痰；呼吸道合并肺部感染时一般为黄绿色黏痰；肺炎球菌性肺炎时常咳铁锈色痰；肺水肿时咳粉红色泡沫痰；长期咳脓痰、间歇或少量咯血及痰中带血时要考虑支气管扩张症。

3. 咯血

应了解咯血的量和性质，是持续的还是间断的。反复少量咯血是肺癌的早期症状；肺实质出血易凝固而停止；支气管动脉出血血液不易凝固，极易发生大咯血；大咯血常见支气管扩张症和空洞型肺结核。

4. 胸痛

应询问胸痛的部位和性质、是持续痛还是间歇痛、有无胸部外伤史、活动或呼吸运动时是否加重等。一般胸膜受到刺激引起的是刀割样疼痛；神经肌肉疼痛的特点是部位不固定；带状疱疹可引起烧灼或刀割样痛并沿着肋间神经分布；心绞痛引起的胸痛发作与用力和情绪有关，并呈持续性剧痛，向颈、肩部放射；食管疾病引起的胸痛发作是胸内深部疼痛，并伴有吞咽困难、恶心和进食疼痛；食管裂孔疝出现餐后胸骨后钝痛；突然发生局部剧烈疼痛伴气促可能是自发性气胸。

5. 呼吸困难

应询问是急症还是缓慢发生的。一般肺源性呼吸困难大多数发作较缓慢（除哮喘、气胸、肺水肿外）；心源性呼吸困难大多都急骤；哮喘患者多于吸入刺激性过敏物质后发作；心源性哮喘患者多有夜间阵发性呼吸困难。

【呼吸系统护理查体】

（一）目的

护理查体是护理程序中收集资料的重要组成部分，也是护士独立性功能范围内的工作。护士通过给患者查体，得到第一手客观资料，及时给予患者身心全面的整体护理。

（二）用物

随身携带笔、记录本、体温计、血压表、听诊器、手电筒、压舌板等

（三）方法

查体时一般要求检查者站在患者的右侧，患者采取坐位或仰卧卧位，脱去上衣，使腰以上的胸部充分暴露，注意室内温暖、光线良好。按视、触、叩、听顺序进行。因为胸部包括前胸部、侧胸部和后胸部，而查体需遵循尽量减少患者体位变动的原则，所以，对仰卧位患者先行前胸、侧胸部的视、触、叩、听，然后让患者坐起，对不能坐起的患者取左侧卧位，检查者移至患者背面，再行后胸部的视、触、叩、听。

1. 视诊

（1）呼吸运动 健康人在静息状态下呼吸运动稳定而有节律，系通过中枢神经和神经反射的调节而实现的。上呼吸道部分阻塞患者，因气流不能顺利进入肺内，故吸气时呼吸肌收缩，造成肺内负压极度增高，从而引起胸骨上窝、锁骨上窝及肋间隙向内凹陷，称为吸气性呼吸困难。常见于气道阻塞，如气管异物、肿瘤压迫等。反之，下呼吸道阻塞患者因气流呼出不畅，呼气需要用力，而引起肋间隙膨隆，使呼气时间延长，称为呼气性呼吸困难，常见于支气管哮喘和阻塞性肺气肿。

（2）呼吸频率 正常成人静息状态下，呼吸为 16～18 次/min，呼吸与脉搏之比为 1:4。呼吸频率低于 12 次/min，称为呼吸过慢；呼吸频率超过 24 次/min，称为呼吸急促。检查者计数呼吸频率时，绝不要告诉患者，因为当一个人注意自己的呼吸时，他会不自觉地改变其呼吸深度和频率。较好的方法是触脉搏后继续将手指置于患者腕部，而将视线移至患者胸部，观察和计数呼吸频率。在患者未注意到的情况下，检查者完成了呼吸频率的计数。

2. 触诊

（1）胸廓扩张度　即呼吸时的胸廓运动度，也称呼吸运动度。检查者站于患者前面，双手置于患者肋缘处，拇指指向剑突，其余四指沿肋缘张开，嘱患者深吸气，同时观察检查者双手的活动和对称性。一侧胸廓扩张受限见于大量胸腔积液、气胸、胸膜增厚和肺不张等。

（2）语音震颤　患者讲话时，检查者触其胸壁可感到震颤，即是语音震颤。检查者两手掌或手掌尺侧缘轻轻平放于患者胸壁的对称部位，嘱患者用低音调拉长音发出"咿"的声音，在两侧胸壁对称部位由上向下进行比较。根据其振动的增强或减弱进行判断肺部组织密度和胸腔病变。肺密度增加或肺实变时，语音传导加快而使语音震颤加强；皮下脂肪较厚、气胸或胸腔积液、肺气肿时，语音震颤减弱。

（3）胸膜摩擦感　检查者将双手置于患者呼吸运动度最大的部位即侧胸部的前下方，同时嘱患者深呼吸，此时检查者的手有一种犹如皮革相互摩擦的感觉即为胸膜摩擦感。可在呼气相和吸气相感觉到，有时仅存在于吸气相。当急性纤维素性胸膜炎时，因纤维蛋白沉着于两层胸膜，使其表面变为粗糙，呼吸时脏层和壁层胸膜相互摩擦，检查者的手可感觉到。

3. 叩诊

（1）叩诊方法

1）间接叩诊　将左手中指第一指节和第二指节作为叩诊板，置于叩诊的部位上，其余手指稍微抬起并离开胸壁皮肤，以免影响声音的传导。右手的中指指端作为叩诊锤，以垂直的方向叩击于板指上，判断胸部肺组织结构发出的声音。间接叩诊法应用最广泛。

2）直接叩诊　检查者将手指并拢以其指腹对胸壁进行叩击，从而显示不同部位叩诊音的改变。如大量胸腔积液、气胸，常用直接叩诊法来确定病变在哪一侧或大致范围。

（2）叩诊音分类

1）清音：为正常肺的叩诊音；

2）过清音：见于正常儿童肺和成人肺气肿时肺的叩诊音；

3）浊音：见于肺相对浊音界、大叶肺炎时肺实变；

4）实音：见于肺绝对浊音界、胸腔大量积液；

5）鼓音：见于左胸下侧胃肠所在处。

（3）叩诊顺序　自肺尖开始，向下逐一肋间进行叩诊，同时左右对称部位对比。先叩前胸，再叩背部及两侧。叩诊前胸及侧胸部时，叩诊板指与肋间平行，叩诊背部肩胛区时，叩诊板指与脊柱平行，但在肩胛下区仍保持与肋间平行。每侧每个肋间隙至少叩 2~3个部位。

（4）叩诊内容

1）正常肺部叩诊音　正常肺部叩诊为清音。音响的强弱和音调的高低与肺脏含气量的多少、胸壁厚薄及相邻器官的影响有关。检查时注意叩诊音的正常差异，前胸上部较下部叩诊稍浊；右肺上部较左肺上部叩诊稍浊；背部较前胸部叩诊稍浊；左腋前线下方因有胃泡叩诊呈鼓音；右侧腋下部因受肝脏影响叩诊音稍浊。

2）肺下界　两侧肺下界大致相同，沿锁骨中线、腋中线、肩胛线自上而下在肋间隙叩诊。由清音转变为浊音的部位即为肺下界。平静呼吸时，肺下界位于锁骨中线上第6肋间，腋中线上位于第8肋间，肩胛线上位于第10肋间。

3）肺下界移动度　在两侧肩胛线用叩诊来了解肺下界移动度，即膈肌移动范围。叩诊首先在平静呼吸时，在肩胛线上叩出肺下界的位置，嘱患者做深吸气后屏住呼吸，然后沿该线继续向下叩诊，当清音变为浊音时，即为肩胛线上肺下界的最低点。当患者恢复平静呼吸时，再嘱患者做深呼气后屏住呼吸，然后再由上向下叩诊，直至清音变浊音时，即为肩胛线上肺下界的最高点。最高点至最低点的距离为肺下界的移动范围。正常人肺下界的移动范围为6~8cm。肺气肿患者移动度减少。当胸腔大量积液、气胸及广泛胸膜增厚粘连时肺下界及其移动度不能叩出。

4. 听诊

肺部听诊多采取坐位或卧位，听诊器必须直接置于皮肤上听诊，绝对不能隔着衣服听诊。听诊的顺序一般由肺尖开始，自上而下，由前面到侧面，最后检查背部，两侧对比检查，听诊环境必须安静。注意呼吸音强度和性质的变化，区别正常呼吸音和异常呼吸音。

（1）正常呼吸音

1）肺泡呼吸音　是由于空气在细支气管和肺泡内进出移动的结果。其特点为吸气相较呼气相长，响度强，音调高，声音较软而有吹风性质。在正常肺组织上都可听到肺泡呼吸音，以乳房下部及肩胛下部最强，腋窝下部次之，而肺尖及肺下缘区域则较弱。

2）支气管呼吸音　为吸入的空气在声门、气管或主支气管形成湍流所产生的声音。其特点为呼气相较吸气相长，响度强，音调高。正常人在喉部、胸骨上窝和背部第6~7颈椎及第1~2胸椎附近可听到此种呼吸音。

3）支气管肺泡呼吸音　为兼有支气管呼吸音和肺泡呼吸音特点的混合性呼吸音。其特点为吸气音性质与肺泡呼吸音相似，但音响较弱，音调较高，吸气与呼气时相大致相等。正常人在胸骨角及肩胛区第3~4胸椎水平可听到支气管肺泡呼吸音。

（2）异常呼吸音　在正常时听到肺泡呼吸音的任何肺野内，如听到支气管呼吸音或支气管肺泡呼吸音，均为异常呼吸音。呼吸音增强、减弱或消失也是异常呼吸音。

（3）啰音　是呼吸音以外的附加音，正常人听不到，大致可分两类：

1）湿啰音　是由于吸气时气体通过呼吸道内的稀薄分泌物如水肿液、痰液、血液和脓液等，形成的水泡破裂所产生的声音，故又称水泡音。或认为由于小支气管壁因分泌物粘着而陷闭，当吸气时突然张开重新充气所产生的爆裂音。其特点为呼吸音以外的附加音，断续而短暂，一次常连续出现多个，在吸气时或吸气末较为明显，有时也出现于呼气早期，部位较恒定，性质不易改变，中、小水泡音可同时存在，咳嗽后减轻或消失。

2）干啰音　是由于气管、支气管或细支气管狭窄或部分阻塞，空气吸入或呼出时发生湍流所产生的声音。其特点为一种持续时间较长带乐性的呼吸附加音，音调较高，吸气和呼气时均可听到，但呼气时较明显。干啰音的强度和性质易改变，部位易变换，在瞬间内数量可明显增减。

（4）胸膜摩擦音　当急性纤维素性胸膜炎时，在腋中线下胸部可听到胸膜摩擦音。一般在吸气末或呼气初容易听到，是一种像两层砂纸摩擦时产生的粗糙音。

（四）辅助检查

以下辅助检查有助于呼吸系统疾病的诊断。

（1）血常规。

（2）痰液检查。

（3）胸腔积液检查。

（4）胸部 X 线检查。

（5）胸部 CT 检查。

（6）磁共振成像。

（7）核素显像。

（8）超声波检查。

（9）纤维支气管镜检查。

（10）支气管肺泡灌洗液检查。

（11）呼吸功能检查。

（12）活组织检查。

（五）注意事项

现代科学技术的发展和应用提高了呼吸系统疾病的诊断水平，但先进的仪器不能代替体格检查，如发现哮鸣音、湿性啰音、语颤改变、胸膜摩擦音等。体征不仅是医护人员观察病情变化的重要依据，也是发现病情的重要线索。对呼吸系统疾病患者体检时要注意：

（1）既检查胸部又要注意肺部疾病的肺外表现，如特发性肺纤维化、肺癌可引起杵状指；结节病可出现皮疹、浅表淋巴结肿大。

（2）既要重视视诊和触诊，也要注意叩诊、听诊，不可偏废，如叩诊和听诊表明肺的某一部分实变，而触诊语音震颤减弱（传导障碍），应考虑肺癌可能；当触诊一旦发现淋巴结肿大。经活检病理检查多能明确诊断。

（张洁）

第二章 呼吸疾病护理

第一节 慢性阻塞性肺部疾病的护理

【概述】

慢性阻塞性肺疾病（chronic obstructive pulmonary disease，COPD）是一种可以预防、可以治疗的疾病，以不完全可逆的气流受限为特点。由于有害颗粒或气体（主要是吸烟）的影响，肺部产生异常的炎症反应，从而产生气流受限，常呈进行性加重。COPD 不仅影响肺，也可以引起显著的全身反应。

（一）临床表现

【护理评估】

1. 症状

早期患者即使肺功能持续下降也可毫无症状，及至中晚期出现咳嗽、咳痰、气短等症状，痰量因人而异，为白色黏液痰，合并细菌感染后则变为黏液脓性，在长期患病过程中，反复急性发作和缓解是本病的特点，病毒或细菌感染常是急性发作的重要诱因，常发生于冬季。慢支合并肺气肿时，在原有咳嗽、咳痰等症状的基础上出现逐渐加重的呼吸困难，晚期患者即使是轻微的活动，都不能耐受。合并肺心病时可出现肺、心功能衰竭及其他脏器的功能损坏表现。

2. 体征

早期无明显体征。随着病情发展可见桶状胸，呼吸活动减弱，辅助呼吸肌活动增强；触诊语颤减弱或消失；叩诊呈过清音，心浊音界缩小，肝浊音界下移；听诊呼吸音减弱、呼气延长、心音遥远等。晚期患者因呼吸困难，颈、肩部辅助呼吸肌常参与呼吸运动，可表现为身体前倾。患者常呈缩唇呼吸，可有口唇发绀、右心衰竭体征。

（二）辅助检查

1. 胸部 X 检查

胸廓前后径增大，肋骨水平，肋间隙增宽，膈肌低平，两肺野透明度增高，肺纹理变细、减少，心脏悬垂狭长。

2. 呼吸功能检查

慢支合并肺气肿时，第一秒用力呼气容量占用力肺活量百分比（FEV_1/FVC）低于 60%；最大通气量（Maximum minute ventilation，MVV）低于预计值的 80%；残气容积（Residual volumel，RV）增加；残气容积占肺总量的百分比（RV/TLC）高于 40%。

3. 动脉血气分析

早期无变化，随病情发展，动脉血氧分压（PaO$_2$）降低，二氧化碳分压（PaCO$_2$）增高，并可出现代偿性呼吸性酸中毒，pH降低。

（三）护理问题

1. 呼吸困难

慢支合并肺气肿时，在原有咳嗽、咳痰等症状的基础上出现逐渐加重的呼吸困难，晚期患者即使是轻微的活动，都不能耐受。

2. 咳嗽、咳痰

当合并呼吸道感染时，发热、咳嗽、咳痰加重，痰为黄脓伴喘息。

3. 食欲不振

体重下降因呼吸困难、疲乏等引起患者食欲下降、摄入不足，在有感染时，机体处于高代谢状态，对营养的需求也增加。

4. 焦虑

长期患病，反复发作，晚期出现的喘息及呼吸困难症状影响了患者的生活质量，使患者出现焦虑症状。

【护理目标】

（1）患者的呼吸频率、节律和呼吸形态正常，呼吸困难得以缓解。

（2）患者能正确进行有效咳嗽、使用胸部叩击等措施，达到有效的咳嗽、咳痰。

（3）患者能认识到增加营养物质摄入的重要性。

（4）患者焦虑减轻，表现为平静、合作。

【护理措施】

（一）生活护理

1. 急性发作期有发热、喘息

应卧床休息，取舒适坐位或半卧位，衣服要宽松，被褥要松软、暖和，以减轻对呼吸运动的限制。保持室内空气的新鲜与流通，室内禁止吸烟。

2. 饮食护理

对心、肝、肾功能正常的患者，应给以充足的水分和热量。每日饮水量应在1500ml以上。充足的水分有利于维持呼吸道黏膜的湿润，降低痰的黏稠度，咳痰较为容易。适当增加蛋白质，热量和维生素的摄入。COPD患者在饮食方面需采用低碳水化合物（低糖）、高蛋白、高纤维食物，同时避免产气食物。少食多餐，每餐不要吃太饱，少食可以避免腹胀和呼吸短促。

（二）心理护理

COPD患者因长期患病，影响工作和日常生活，出现焦虑、抑郁、紧张、恐惧、悲观失望等不良心理，针对病情及心理特征及时给予精神安慰和心理疏导，做好家人及亲友工作，鼓励他们在任何情况下，都要给予患者精神安慰，调动各种社会关系给予精神及物质关怀，介绍类似疾病治疗成功的病例，强调坚持康复锻炼的重要性，以取得主动配合，树立战胜疾病的信心。

（三）治疗配合

1. 病情观察

患者急性发作期常有明显咳嗽、咳痰及痰量增多，合并感染时痰的颜色由白色黏痰变为黄色脓性痰。发绀加重常为原发病加重的表现。重症发绀患者应注意观察神志、呼吸、心率、血压及心肺体征的变化，如有条件可使用心电监护仪，定时监测心率、心律、血氧饱和度、呼吸频率和节律、血压变化，发现异常及时通知医师处理。

2. 对症护理

主要为咳嗽、咳痰的护理，发作期的患者呼吸道分泌物增多、痰液黏稠，咳痰困难，严重时可因痰堵引起窒息。因此，护士应通过为患者实施胸部物理疗法，帮助患者清除积痰，控制感染、提高治疗效果。胸部物理疗法包括深呼吸和有效咳嗽、胸部叩击、体位引流、吸入疗法。

（1）深呼吸和有效咳嗽：鼓励和指导患者进行有效咳嗽，这是一项重要的护理。通过深呼吸和有效咳嗽，可及时排出呼吸道内分泌物。指导患者每2~4h定时进行数次随意的深呼吸，在吸气终了屏气片刻后爆发性咳嗽，促使分泌物从远端气道随气流移向大气道。

（2）胸部叩击：通过叩击震动背部，间接地使附在肺泡周围及支气管壁的痰液松动脱落。方法为五指并拢，向掌心微弯曲，呈空心掌，腕部放松，迅速而规律地叩击胸部。叩击顺序从肺底到肺尖，从肺外侧到内侧，每一肺叶叩击1~3min。叩击同时鼓励患者做深呼吸和咳嗽、咳痰。叩击时间以15~20min为宜，2~3次/日，餐前进行。叩击时应询问患者的感受，观察患者面色、呼吸、咳嗽、排痰情况，检查肺部呼吸音及啰音的变化。

（3）体位引流：按病灶部位，协助患者取适当体位，使病灶部位开口向下，利用重力，借有效咳嗽或胸部叩击将分泌物排出体外。引流多在早餐前1h、晚餐前及睡前进行，每次10~15min，引流期间防止头晕或意外危险，观察引流效果，注意神志、呼吸及有无发绀。

（4）吸入疗法：利用雾化器将祛痰平喘药加入湿化液中，使液体分散成极细的颗粒，吸入呼吸道以增强吸入气体的湿度，达到湿润气道黏膜、稀释气道痰液的作用，常用的祛痰平喘药为沐舒坦、爱全乐。在湿化过程中气道内黏稠的痰液和分泌物可因湿化而膨胀，如不及时清除，有可能导致或加重气道狭窄甚至气道阻塞。在吸入疗法过程中，应密切观察病情，协助患者翻身、拍背，以促进痰液排出。

3. 氧疗过程中的护理

COPD急性发作期，大多伴有呼吸衰竭、低氧血症及CO_2潴留。Ⅰ型呼吸衰竭患者可按需吸氧，根据缺氧程度适当调节氧流量，但应避免长时间高浓度吸氧，以防氧中毒。Ⅱ型呼吸衰竭患者宜给予低流量吸氧，以免抑制呼吸。用氧前应向患者及家属做好解释工作，讲明用氧的目的、注意事项、嘱患者勿擅自调节氧流量或停止吸氧，以免加重病情。

在吸氧治疗中应监测患者的心率、血压、呼吸频率及血气指标的变化，了解氧疗效果。注意勿使吸氧管打折，鼻腔干燥时可用棉签沾水湿润鼻黏膜。

4. 呼吸功能锻炼

COPD 患者急性症状控制后应尽早进行呼吸功能锻炼，教会患者及家属呼吸功能锻炼技术，督促实施并提供有关咨询资料。可以在下述呼吸方法中选用一种或熟练后两种交替进行。

（1）腹式呼吸锻炼：由于气流受限，肺过度充气，膈肌下降，活动减弱，呼吸类型改变，通过呼吸肌锻炼，使浅快呼吸变为深慢有效呼吸，利用腹肌帮助膈肌运动，调整呼吸频率，呼气时间延长，以提高潮气容积，减少无效腔，增加肺泡通气量，改变气体分布，降低呼吸功耗，缓解气促症状。方法：患者取立位，体弱者也可取坐位或仰卧位，上身肌群放松做深呼吸，一手放于腹部，一手放于胸前，吸气时尽力挺腹，腹部随腹壁隆起轻轻上抬，呼气时腹部内陷，尽量将气呼出，一般吸气 2s，呼气 4~6s。吸气与呼气时间比为 1:2 或 1:3。用鼻吸气，用口呼气要求缓呼深吸，不可用力，每分钟呼吸速度保持在 7~8 次左右，开始每日 2 次，每次 10~15min，熟练后可增加次数和时间，使之成为自然的呼吸习惯。

（2）缩唇呼吸法：通过缩唇徐徐呼气，可延缓呼气气流压力的下降，提高气道内压，避免胸内压增加对气道的动态压迫，使等压点移向中央气道，防止小气道的过早闭合，使肺内残气更易于排出，有助于下一吸气周期进入更多的新鲜空气，增强肺泡换气，改善缺氧。方法：用鼻吸气，缩唇做吹口哨样缓慢呼气，在不感到费力的情况下，自动调节呼吸频率、呼吸深度和缩唇程度，以能使距离口唇 30cm 处与唇等高点水平的蜡烛火焰随气流倾斜又不致熄灭为宜。每天 3 次，每次不超过 10min 或适当延长。

（四）用药护理

COPD 反复感染多长期应用抗生素，对许多药物已不敏感，应视感染严重程度或根据病原菌药物敏感试验选用抗生素。轻、中度呼吸道感染，治疗以口服药为主。用药期间观察用药后患者体温是否下降，咳嗽、咳痰症状是否减轻，肺部啰音是否消失，并注意观察药物的不良反应。感染控制后应及时停药。

1. 祛痰止咳药物应用护理

常用的祛痰类药物如下：

（1）祛痰剂：有氯化铵、碘化钾等，其作用方式是通过促进气道黏膜纤毛上皮运动，加速痰液的排出；能增加呼吸道腺体分泌，稀释痰液，使痰液黏稠度降低，以利咳出。

（2）黏液溶解剂：有沐舒痰、舍雷肽酶片、溴己新（必咳平）、糜蛋白酶等，通过降低痰液黏稠度，使痰液易于排出。

（3）镇咳药：如可待因，直接作用于咳嗽中枢。对痰量少的刺激性干咳可选用，痰多者应以祛痰为主。

（4）其他还有中药化痰制剂。用药观察：观察用药后痰液是否变稀，容易咳出。多数祛痰药物副作用小，但氯化铵等对胃肠道有强烈刺激作用，可引起恶心、呕吐及上腹部疼痛，溃疡病及肝、肾功能不良者慎用。碘化钾可引起皮疹、鼻黏膜卡他症和过敏表现。注意事项：对呼吸储备功能减弱的老年人或痰量较多者，应以祛痰为主，协助排痰，不应选用强烈镇咳药物，以免抑制呼吸中枢及加重呼吸道阻塞和炎症，导致病情恶化。

2. 解痉平喘药物应用护理

解痉平喘药物可解除支气管痉挛，使通气功能有所改善，也有利于痰液排出。有些尚有抗过敏作用，与祛痰剂并用效果更好。常用的有：

① α-胆碱受体阻滞药，如溴化异丙托品定量吸入剂；

② $β_2$ 肾上腺素能受体激活剂，有沙丁胺醇；

③ 茶碱类，有氨茶碱等。用药观察：用药后注意患者咳嗽是否减轻，气喘是否消失。$β_2$ 受体兴奋剂常同时有心悸、心率加快、肌肉震颤等副作用，用药一段时间后症状可减轻，如症状明显应酌情减量。茶碱引起的不良反应与其血浓度水平密切相关，个体差异较大，常有恶心、呕吐、头疼、失眠，严重者出现心动过速、精神失常、昏迷等，应严格掌握用药浓度及滴速。

（五）健康教育

告诉患者及家属 COPD 患者应避免烟尘吸入，要坚持不懈有效地进行康复锻炼，嘱家属督促实施，嘱患者做到生活有规律、劳逸结合，气候骤变时注意保暖、预防感冒，避免受凉及与上呼吸道感染患者的接触。加强体育锻炼，要根据每个人的病情、体质及年龄等情况量力而行、循序渐进，天气良好时到户外活动，如散步、慢跑、打太极拳、练气功等，以不感到疲劳为宜，增加呼吸道局部抵抗能力。教会患者学会自我监测病情变化，尽早治疗呼吸道感染，可在家中配备常用药物，掌握其使用方法。重视营养的摄入，改善全身营养状况，提高呼吸肌力量。严重低氧血症者坚持长期家庭氧疗，可明显提高生活质量和劳动能力，延长寿命。

（张洁）

第二节　肺炎的护理

【概述】

肺炎是指远端肺部包括终末气道、肺泡腔和间质的炎症，主要由细菌、真菌、病毒、寄生虫等病原菌感染引起，其他如放射线、化学过敏因素等亦可引起，临床上通常按病因学将肺炎分为细菌性肺炎、病毒性肺炎、支原体肺炎、真菌性肺炎、其他病原体肺炎、理化性肺炎及免疫和变态反应性肺炎，其中细菌性肺炎是最常见的肺炎，约占成人肺炎的80%。

【护理评估】

（一）临床表现

1. 症状

肺炎的症状因病因的不同而有很大的不同。一般起病急骤，典型表现为畏寒、发热，或有"上呼吸道感染"的先驱症状，咳嗽、咳痰或伴胸闷、胸痛。

2. 体征

肺炎的体征亦因病因的不同而有很大的不同。通常胸部病变区叩诊呈浊音或实音，听诊有肺泡呼吸音减弱或管样呼吸音，可闻及湿啰音。

（二）辅助检查

细菌性肺炎可见血白细胞计数和中性粒细胞增多，并有核左移，或细胞内见中毒颗粒。

胸部 X 线以肺泡浸润为主，成肺叶、段分布的炎症浸润影，或成片状或条索状影，密度不均匀，沿支气管分布。另外，也可见两肺弥漫性浸润影，伴空洞或大疱者。痰涂片革兰染色有助于初步诊断，必要时做血液、胸腔细菌培养，以明确诊断。

（三）护理问题

1. 发热

致病菌引起肺部感染，从而导致患者发热，如肺炎球菌肺炎体温可在数小时内达39℃～40℃，呈稽留热。

2. 咳嗽、咳痰

由于炎性刺激，呼吸道、肺泡充血、水肿，渗出及黏液分泌增多。

3. 呼吸困难

由于肺部炎症，痰液黏稠，使呼吸面积减少，从而导致呼吸困难。

4. 胸痛

肺部炎症可累及胸膜，导致胸痛。

5. 潜在并发症－感染性休克

感染严重时，可伴感染性休克，尤其是老年人，表现为神志模糊、四肢厥冷、发绀、多汗、心动过速、血压降低等。

【护理目标】

（1）患者的体温能恢复至正常范围。

（2）患者能维持呼吸道通畅，能有效地咳嗽、咳痰。

（3）患者呼吸困难症状得以缓解。

（4）患者胸痛尽量得到缓解。

（5）患者不发生感染性休克或者感染性休克发生时能够及时发现并积极处理。

【护理措施】

（一）生活护理

1. 急性期患者

应卧床休息，尽量少活动，减少机体消耗，注意保暖，病室应保持适宜的温度、湿度及通风。机体在炎症及高热期间，给予高热量、高蛋白、高维生素易消化的流食或半流质饮食，鼓励患者多饮水，以稀释和促进毒素排泄，对不能进食者应适当补充液体及电解质，每日补液 1000~2000ml。

2. 高热及咳痰的患者

应加强口腔护理，保持口腔清洁，预防口臭、舌炎、口腔溃疡的发生。每日做口腔护理 2 次，饭前、饭后漱口，口唇干燥者涂抹液状石蜡。

3. 高热患者

在退热过程中出汗较多，应及时擦干汗液，并更换潮湿的衣服及被服，防止受凉，使患者感觉舒适。对体弱、活动不便的患者，应保持床单清洁，定时为患者翻身，按摩骨隆突部位，防止压疮。

（二）心理护理

肺炎患者因发热、咳嗽、咳痰、胸痛等症状，容易出现焦虑、恐惧等不良心理，应多与患者交流，针对病情及性格特征及时给予精神安慰、心理疏导，并鼓励患者积极表达自己的感受，耐心倾听患者诉说，尽量解答患者问题，提供疾病有关信息，鼓励患者之间的沟通，调整患者的心态，使患者积极配合治疗，并对预后充满信心。

（三）治疗配合

1. 病情观察

监测患者神志、体温、呼吸、脉搏、血压和尿量，做好记录。观察热型有助于明确诊断。重症肺炎不一定有高热，应重点观察儿童、老人、久病体弱者的病情变化。观察患者咳嗽、咳痰的性质、量、气味及自行咳痰的能力。及时正确收集痰标本，于清晨漱口数次，将深部咳出的第一口痰弃去，然后留第 1~3 口痰置于清洁容器中。1h 内及时送检做痰细菌学培养，了解病原菌并做药物敏感试验以指导治疗。

2. 对症护理

（1）高热的护理：要监测患者体温变化。体温在 37.2℃ 以上时，每日测 4 次体温；体温在 39℃ 以上者，应每 4h 测体温一次，高热患者要防止惊厥，及时给予物理降温，如冰袋、酒精或温水擦浴，慎用退热药，防止发生虚脱，寒战时注意保暖，增加盖被。注意观察患者末梢循环情况，高热而四肢厥冷、发绀等提示病情加重。出现高热谵语、意识障碍时应加床档，注意安全。

（2）呼吸困难的护理：抬高床头取舒适的半卧位，根据病情及血气分析结果选择给氧方式，重症肺炎或伴有低氧血症的患者出现明显呼吸困难、发绀者，要给予鼻导管或面罩吸氧。

（3）咳嗽、咳痰的护理：实施胸部物理疗法指导并鼓励患者进行有效咳嗽咳痰，以利于排痰；对无力咳嗽或痰液干燥不易咳出时，协助患者变换体位、拍背排痰、雾化吸入，必要时吸痰，保持呼吸道通畅。

（4）胸痛的护理：协助患者取舒适卧位，避免诱发及加重疼痛的因素，大叶性肺炎易发生反应性胸膜炎，而支气管肺炎易发生自发性气胸，应注意观察和鉴别，胸膜炎常出现吸气性胸痛，咳嗽时加重，应嘱患者肌肉放松和缓慢深呼吸以减轻疼痛。胸痛明显者，可适当给予止痛剂．但应避免使用抑制呼吸的药物。

（四）用药护理

给予对症和支持治疗，选择抗生素应遵循抗菌药物治疗原则，即对病原体给予针对性治疗。如肺炎球菌肺炎首选青霉素 G。先根据病情，按社区获得性肺炎或医院内感染肺炎选择抗生素作试验性治疗，再根据病情演变和病原学检查结果进行调整。抗生素治疗后 48 ~72h 应对病情进行评估，治疗有效的表现为体温下降，症状改善，白细胞显著降低或恢复正常。联合使用广谱抗生素时，应注意观察药物副作用。如喹诺酮类药（氧氟沙星、环丙沙星）偶见皮疹、恶心等，不宜用于儿童。

（五）健康教育

（1）指导患者及家属了解肺炎的病因和诱因，避免受凉、淋雨、吸烟、酗酒、反复过度疲劳。有皮肤痛、疖、伤口感染、毛囊炎、蜂窝组织炎时应及时治疗，尤其是免疫功能低下者（糖尿病、血液病、艾滋病、肝病、营养不良、儿童等）和患慢性支气管炎、支气管扩张者。

（2）慢性病、长期卧床、年老体弱者，应注意经常改变体位、翻身、拍背，咳出气道痰液，有感染征象时及时就诊。

（3）指导患者遵医嘱按时服药：了解肺炎治疗药物的疗效、用法、疗程、副作用，防止自行停药或减量，定期随访。

（张洁）

第三节　自发性气胸的护理

【概述】

正常人体胸膜腔是由脏层胸膜和壁层胸膜构成的密闭腔隙，其内的压力为负压，低于大气压 3~5cmH$_2$O，以保障肺脏呈膨胀状态，参与正常的通气与换气。气胸就是胸膜腔内进入一定的气体，使肺组织受压萎陷而引起的，从而产生一系列临床表现，它是肺科的常见病，需要及时诊断和处理，否则将引起肺功能损害，甚至危及生命。自发性气胸根据脏层胸膜破裂的情况和胸膜腔的压力在临床上可以分为闭合性气胸（单纯性）、开放性气胸（交通性气胸）和张力性气胸。

（一）闭合性气胸（单纯性）

胸膜腔内的气体压迫肺脏使肺组织萎陷，破口闭合而不再漏气，胸膜腔内压接近大气压，抽气后胸内压下降，1~2min 后或经较长时间压力不再上升。

（二）开放性气胸（交通性气胸）

肺表面破口持续开放，形成支气管胸膜瘘，胸内压接近大气压，抽气后压力保持不变。

（三）张力性气胸

肺表面破口随着吸气时胸膜腔内压降低，活瓣开放，空气进入胸膜腔；呼气时压力升高，活瓣关闭，气体不能排出，胸内压力急剧升高，可以超过 $20cmH_2O$，抽气后短时间内压力又上升，张力性气胸由于短时间内肺脏大面积受压，纵隔移动，可发生严重的循环障碍，如休克，导致严重缺氧，需要紧急处理。

【护理评估】

（一）临床表现

本病的临床表现取决于气胸发生的速度、肺部受压程度及肺部原有病变的情况，气胸发生得越慢，症状越轻微；肺受压体积越大，症状越重；肺部原有病变严重时，即使小量气胸也会出现严重表现，如慢性支气管炎、肺气肿的患者，即使肺压缩 20%，就可能出现呼吸困难明显加重，甚至导致呼吸衰竭，常见的诱因有剧烈咳嗽、打哈欠、激动、提重物、剧烈运动等。

1. 症状

（1）呼吸困难：有作者统计，发现老年人 80% 以上表现为呼吸困难，胸痛症状不如青年人多见，可能由于老年人对疼痛反应不敏感，张力性气胸的患者可有明显的呼吸困难、发绀。

（2）胸痛：有资料统计 82% 的青年自发性气胸患者是以胸痛为主要表现。

（3）刺激性干咳：大约 66% 的患者出现，多由于胸腔内气体刺激胸膜而产生。此外，张力性气胸可有烦躁不安、呼吸衰竭、意识丧失甚至心脏骤停等严重表现。

2. 体征

呼吸增快，发绀，气道向健侧移位，患侧胸部膨隆，肋间隙增宽，呼吸运动和语颤减弱；叩诊呈过清音或鼓音；右侧气胸可使肝浊音界下降；有液气胸时，可闻及胸内振水声。

（二）辅助检查

1. X 线检查

是诊断气胸的重要方法。可见患侧透光度增强，内无肺纹理，肺被压向肺门，呈高密度影，外缘成弧形或分叶状。如胸腔有积液或积血，可见液平面。

2. 肺功能测定

急性气胸，肺萎陷 >20% 时，肺活量、肺容量下降，呈限制性通气障碍。

3. 血气分析

可有不同程度的低氧血症。

（三）护理问题

（1）疼痛。

（2）焦虑。

（3）部分自理能力受限。

（4）潜在并发症：血气胸、脓气胸。

【护理目标】

（1）患者主诉疼痛消失或疼痛有所缓解。

（2）患者能跟医务人员沟通，表达其焦虑心理，患者焦虑心理减轻或消失。

（3）患者主诉住院期间生活所需得到满足。

（4）不发生并发症或并发症发生后能被及时发现并积极处理。

【护理措施】

（一）生活护理

发生气胸后嘱患者绝对卧床休息，避免剧烈活动、用力排便、剧咳、打喷嚏等，以免使气道压力突然增高而造成肺与胸膜破裂，注意调节饮食，鼓励患者多进食富有营养、易消化的食物，以保证营养供给，防止便秘。

（二）心理护理

自发性气胸的患者由于肺扩张能力下降、疼痛、缺氧等，容易产生焦虑、紧张心理，因此，应该多巡视病房，尽量陪伴在患者身边，尤其是在严重呼吸困难期间，允许患者提问和表达焦虑紧张情绪，同时告知患者有关疾病知识及治疗方法，所采取的措施是有效的，告诉其疼痛产生的原因，消除患者对治疗和疾病本身的恐惧、焦虑和紧张，增加患者的信心，使患者更好的配合治疗。

（三）治疗配合

1. 病情观察

病情轻重取决于气体进入胸腔的速度、肺萎缩的程度、肺部的基础疾病及并发症，临床应严密观察患者呼吸频率，患侧胸痛、干咳和呼吸困难程度，如患者出现烦躁不安、冷汗、发绀、呼吸浅快，甚至发生呼吸衰竭，查体时可发现气胸患侧胸部饱满，呼吸运动减弱，叩诊呈鼓音，语颤和呼吸音均减低或消失，气管向键侧移位，应立即通知医生予以对症处理。

若伴有胸腔内大出血，可发生休克应密切观察患者神志、血压、心率、尿量等变化。

临床上常见有气胸病例被误诊为其他疾病，由于气胸的表现会与其他心肺疾患类似，如支气管哮喘、肺气肿、心肌梗死、肺栓塞等，因而造成诊断上的困难，支气管哮喘、肺气肿患者如有突然加重的呼吸困难、胸闷、胸痛的症状，应考虑气胸的可能，应根据病史和体征认真进行鉴别，协助患者及时做胸部 X 线检查，以便及早明确诊断。

注意观察复张性肺水肿的发生：复张性肺水肿是指患者在排气过程中或排气后短时间内发生的同侧肺水肿，多在大量气胸、肺被压缩时间较长，一次大量排气时发生。临床表现为迅速出现胸闷、呼吸困难、咳嗽、咳泡沫样痰，听诊有肺部水泡音。一旦出现，应按急性肺水肿处理。

2. 对症处理

（1）胸痛、咳嗽、呼吸困难：气胸患者胸痛剧烈、咳嗽、呼吸困难时协助患者采取舒适卧位，遵医嘱给予患者氧气吸入治疗，必要时遵医嘱给予患者止咳、镇痛药物，做好心理护理，嘱患者放松心情，不要紧张。张力性气胸或血气胸如发生休克的患者应备好胸腔闭式引流用物及抢救药品。

（2）并发症护理

1）血气胸：气胸发生后短时间内大量出血，常因壁、脏层胸膜粘连部位的血管被撕裂所致，当有血性引流液时应严格记录引流量，注意观察患者的血压、心率变化，待肺复张后出血多能停止，如继续出血不止，要积极做好术前准备，以备手术治疗。

2）脓气胸：常合并于细菌性肺炎、肺结核等，或由于食管穿孔至胸腔，需紧急行胸腔引流排脓排气，应注意观察引流液的颜色、气味、性状及引流量，注意患者体温和生命体征的变化，保持胸腔引流通畅，并给予控制感染和营养支持治疗。

3. 各种治疗相关护理

（1）排气治疗：闭合性气胸肺压缩＜20%无明显症状的患者，限制活动卧床休息即可，不需排气，一般2～4周可自行吸收；如压缩≥20%，有气短等症状，应考虑抽气，部位常选择患侧锁骨中线第2肋间，局限性气胸则要选择相应的穿刺部位。操作前应认真评估患者，向患者说明穿刺目的、程序和注意事项，消除顾虑。对精神过于紧张的患者，做好心理疏导工作，必要时给予镇静、止痛药物。操作过程中应密切观察患者的反应，如头晕、面色苍白、出汗、心悸、胸部压迫感或剧痛、血压下降、晕厥等胸膜刺激反应，或出现连续性咳嗽，咳泡沫痰或咯血现象，提示穿刺针损伤肺组织，应立即停止穿刺。一次抽气量800～1000ml，抽气速度不可太快，避免复张性肺水肿的发生，并密切观察病情变化。如有抽气后不久的患者又出现胸痛、气急等症状，提示有张力性气胸的可能，应通知医生并备好胸腔闭式引流物品，协助做胸腔闭式引流术。

（2）留置胸腔闭式引流的护理：水封瓶应位于胸部以下60～100cm，不可倒转，维持引流系统密闭，应确保玻璃管下端在水面下2～3cm；妥善放置、固定引流系统，防止踢倒，患者翻身活动时防止管子受压、打折、扭曲、脱出；患者处于舒适的半卧位，自然呼吸、咳嗽；放置引流管后鼓励患者适当深呼吸，利于胸内气体排出，促进肺复张；严密观察胸腔闭式引流是否通畅及伤口情况，有无皮下气肿，胸痛剧烈时给予止痛药；当胸片示肺已复张时，需夹闭引流管，观察24h，患者无呼吸困难则可拔管；处理伤口及引流瓶更换无菌生理盐水时应注意无菌操作。

（四）用药护理

患者疼痛剧烈时，可遵医嘱给予止痛药，及时评价止痛效果并观察药物可能出现的副作用，及时与医生联系并取得有效处理。有胸腔引流的患者，肺完全复张后可引起胸痛，必要时可使用镇静剂，并且向患者解释，以消除紧张心理，增强对疼痛的耐受。刺激性咳嗽较剧烈者，遵医嘱给予适当的止咳药物。用药后及时评估药物疗效，及时反馈。

（五）健康指导

预防上呼吸道感染积极治疗原发疾病，避免剧烈咳嗽；保持大便通畅，避免用力屏气，平时多吃粗纤维食物；气胸痊愈后 1 个月内避免抬举重物以防止复发；一旦出现胸痛、呼吸困难应立即到医院救治。

（张洁）

第四节　支气管哮喘的护理

【概述】

支气管哮喘是一种气道慢性炎症，是由嗜酸粒细胞、肥大细胞和 T 淋巴细胞等多种炎性细胞及细胞因子所致的炎症。表现为反复发作的喘息、呼吸困难、胸闷、咳嗽等症状，常在夜间或清晨发作加剧，伴可逆性气流受限，可经治疗缓解或自行缓解。其病因主要有遗传因素和环境因素两方面。

【护理评估】

（一）临床表现

1. 症状

反复发作性喘息或伴有哮鸣音的呼气性呼吸困难，或发作性胸闷，咳嗽，严重时出现端坐呼吸，干咳或咳大量白色泡沫痰，可出现发绀等，部分患者可在夜间或凌晨发作或加重。支气管哮喘具有季节性，急性发作时，两肺闻及弥漫性哮鸣音，以呼气期为主，可自行缓解或使用支气管扩张剂后缓解。哮喘可分为急性发作期和缓解期，急性发作是指气促、咳嗽、胸闷等症状突然发作，常伴呼吸困难，以呼气流量降低为特征，多为接触变应原等刺激物或治疗不当所致。哮喘持续发作，连用三次支气管扩张药无效，临床出现呼吸困难、低氧血症（或发绀），称为"哮喘持续状态"，应予以紧急处理。

2. 体征

胸部呈过度充气状态，有广泛的哮鸣音，呼气时延长，辅助呼吸肌和胸锁乳突肌收缩加强。

（二）辅助检查

1. 肺功能检查

1 秒钟用力呼气量（FEV_1）、第 1 秒用力呼气容量占用力肺活量百分比（FEV_1/FVC）、呼气流量峰值（PEF）等有关呼气流速的指标，在哮喘发作时全部下降，经有效的支气管扩张药治疗后好转，缓解期逐渐恢复。哮喘发作时还可以有用力肺活量（VC）降低，残气量、功能残气量、肺总量增加，残气/肺总量比值增高。

2. 动脉血气分析

严重哮喘发作时可有不同程度的低氧血症、低碳酸血症、呼吸性碱中毒，病情进一步加剧，可出现呼吸性酸中毒表现。

3. 胸部 X 线检查

哮喘发作时两肺透亮度增加，呈过度充气状态。并发感染时，可见肺纹理增加和炎症浸润阴影。

4. 血液检查

发作时可有嗜酸粒细胞增多，并发感染时白细胞和中性粒细胞增多，外源性哮喘者血清总 IgE 增高。

5. 痰液检查

涂片可见较多的嗜酸粒细胞及其退化形成的夏科雷登结晶、黏液栓等。

（三）护理问题

（1）呼吸困难。

（2）咳嗽、咳痰。

（3）焦虑：哮喘反复发作或症状不缓解，使患者容易出现焦虑心理。

（4）知识缺乏：患者存在对哮喘过程及诱发因素、预防方法了解欠缺。

（5）潜在并发症：呼吸衰竭、气胸或纵隔气肿。

【护理目标】

（1）患者的呼吸频率、节律和呼吸形态正常，呼吸困难得以缓解。

（2）患者能有效的咳嗽、咳痰。

（3）患者焦虑减轻，表现为平静、合作。

（4）患者能识别引起哮喘发作的原因，了解疾病过程。

（5）患者不发生并发症或者发生并发症能及时发现并处理。

【护理措施】

（一）生活护理

1. 发现和避免诱发因素

询问导致患者发作的因素，注意常见的诱因，如吸入性抗原（尘螨、花粉、真菌、动物毛屑）和各种非特异性吸入物（二氧化硫、油漆、氨气等）；感染（病毒、细菌、支原体或衣原体等引起的呼吸系统感染）；食物性抗原（鱼、虾蟹、蛋类、牛奶等）；药物（普萘洛尔、阿司匹林等）；气候变化、运动、妊娠等都可能是哮喘的诱发因素。如能发现和避免诱发因素，有助于哮喘症状的控制。

2. 饮食护理

哮喘发作时机体消耗量较多，且发作过程中难以进食，缓解后应及时给予营养支持，根据需要供给热量。如病情危重靠进食不能满足机体的生理需要，可静脉输注葡萄糖、脂肪乳、氨基酸等。还要禁食可能诱发哮喘的食物，如鱼、虾、蟹、牛奶及蛋类，并保持环境清洁、空气新鲜。

（二）心理护理

哮喘患者的心理因素是一个比较复杂的问题，它涉及哮喘患者的心身健康、临床表现和治疗的效果等问题。哮喘可以导致心理障碍，而心理障碍也会影响哮喘的临床表现和治疗效果。正确认识和处理这些心理问题，有利于提高哮喘的治疗成功率。护士应关心、体贴患者。通过暗示、说服、示范、解释，训练患者逐渐学会放松技巧及转移自己的注意力，利用自我调节的方法可以起到较好的作用。

（三）治疗配合

1. 病情观察

哮喘急性发作时患者会采取强迫体位，此时护士应给患者提供适宜的支撑物，如移动餐桌、升降支架等。将患者前臂放在小桌上，背部垫枕，有利于呼吸，但要注意保暖。哮喘急性发作时病情演变迅速，因此，治疗过程中应密切观察患者症状体征的变化，了解其呼吸困难的程度，辅助呼吸肌的活动情况，有无冷汗、发绀、咳嗽、咳痰，胸部有无哮鸣音，测量和记录体温、脉搏和呼吸及哮喘发作的持续时间。配合医生监测肺功能指标（FEV_1 或 PEF），进行动脉血气分析，以便准确判断疗效，随时调整治疗方案，防止出现并及时处理危及生命的严重哮喘发作。如患者呼吸道分泌物突然增多，呈黄色伴发热，可能为上呼吸道或肺部感染；如患者突然出现一侧胸痛伴严重呼吸困难，应考虑气胸的可能；当 $PaO_2 < 8kPa$、$PaCO_2 > 6.67kPa$ 时，说明患者已经进入呼吸衰竭状态。发现上述情况应及时通知医生，并做相应的护理。

2. 对症护理

即缓解呼吸困难的常用方法。

（1）体位：让患者取坐位，将其前臂放在小桌上，背部靠着枕头，注意保暖，防止肩部着凉。

（2）氧疗：若患者哮喘发作严重、$PaO_2 < 6.67kPa$、发绀，给 40% 浓度氧气吸入 4~6min，使 PaO_2 保持在 9.3kPa 以上即可。当 $PaO_2 > 6.67kPa$ 时，应改为持续低流量（1~2l/min）吸氧。因高流量吸氧会使氧分压继续上升，主动脉弓和颈动脉窦化学感受器对呼吸中枢的兴奋作用消失，导致低氧血症和高碳酸血症，而诱发肺性脑病。吸入的氧气需加温湿化，以减少对呼吸道的不良刺激。

（3）促进排痰，保持呼吸道通畅：痰液阻塞气道，可增加气道阻力，加重缺氧和呼吸困难。因此，促进痰液排除是重要的护理措施之一。护士应按医嘱给予祛痰剂和雾化吸入，以湿化气道，稀释痰液，利于排痰。在气道湿化后，护士应注意帮助患者翻身拍背，引流排痰，必要时可吸痰。

（4）重度哮喘发作有可能导致呼吸衰竭，有窒息等危险，可行气管切开或气管插管进行机械通气。因此，应备好气管插管的设备和物件及各种抢救物品，配合医师抢救。

（四）用药护理

1. 抗炎药物应用护理

（1）糖皮质激素（简称激素）：是当前治疗哮喘最有效的药物。主要作用机制是抑制炎症细胞的迁移和活化；抑制细胞因子的生成；抑制炎症介质的释放；增强平滑肌细胞 β_2 受体的反应性。可分为吸入、口服和静脉用药。常用的吸入激素有二丙酸倍氯米松、布地奈德、氟替卡松等。通常吸如激素起效缓慢，用药前需向患者阐明吸入用药这一特点，使其消除顾虑，遵医嘱坚持用药。糖皮质激素需连续、正确吸入一周后方能奏效，连续应用3~12个月才能达到最佳作用。故在哮喘急性发作时需与β_2激动剂或茶碱类合用。吸入的顺序为先吸β_2激动剂5~10min后再吸糖皮质激素。急性发作病情较重的患者，应遵医嘱早期同时口服半衰期短的糖皮质激素，如泼尼松、泼尼松龙，以防病情恶化。

（2）色苷酸二钠：是一种非皮质激素抗炎药物。能预防变应原引起速发和迟发反应，以及运动和过度通气引起的气道收缩。少数病例可有咽喉不适、胸闷、偶见皮疹、孕妇慎用。

（3）其他药物：白三稀调节剂包括白三烯受体拮抗剂和合成抑制剂：应用于临床的半胱氨酰白三烯受体拮抗剂有扎鲁斯特和孟鲁斯特。主要的不良反应是胃肠道症状，通常较轻微，少数有皮疹，血管性水肿，转氨酶升高，停药后可恢复正常。

2. 支气管扩张药物应用护理

（1）β_2受体激动剂：可舒张气道平滑肌，解除气道痉挛和增强黏液清除功能等。如沙丁胺醇吸入后5~10min即可起效，药效可维持4~6h，多用于治疗轻度哮喘急性发作的患者，用药方法应严格遵医嘱间隔给药。用药期间应注意观察副作用，如心悸、低血钾和骨骼肌震颤等。但一般反应较轻，停药后症状即可消失，应宽慰患者不必担心。该药还可根据病情进行口服和吸入给药。

（2）茶碱：具有松弛支气管平滑肌的作用，另有强心、利尿、兴奋呼吸中枢等作用。常用的有氨茶碱和控释型茶碱。茶碱口服用量一般为6~10mg/(kg·d)。茶碱的主要不良反应为胃肠道症状（恶心、呕吐）、心血管症状（心动过速、心律失常、血压下降），偶可兴奋呼吸中枢，严重者可引起抽搐乃至死亡。最好在用药中监测血浆氨茶碱浓度，安全浓度为10~20μg/ml。发热、妊娠、小儿、老人或有肝、心、肾功能障碍及甲状腺功能亢进者尤须慎用。合用西咪替丁、奎诺酮、大环内酯类药物等可影响茶碱代谢而使其排泄减慢，应减少用药量。

（3）抗胆碱药物：吸入抗胆碱药物，如溴化异丙托品等，可以阻断节后迷走神经通路，通过降低迷走神经兴奋性而起到舒张支气管作用，并能阻断反射性支气管收缩。不良反应少，少数患者有口苦或口干感。

（五）健康教育

随时注意哮喘发作的前驱症状，如患者突然出现精神紧张、打喷嚏、干咳，以及鼻、咽、眼部发痒等黏膜刺激症状或呼吸道感染症状和体征，或自述胸部有压迫窒息感，应想到哮喘发作的可能，鼓励并指导患者坚持每日定时测量峰流速值（Peak expiratory flow, PEF），监视病情变化，记录哮喘日记。

哮喘患者在发作间歇期宜采取侧卧位避免仰卧位，仰卧位可因进行性气流受阻而诱发哮喘。

1. 指导患者识别和注意有无哮喘发作先兆

如鼻痒、流涕、打喷嚏、眼痒、流泪、干咳等鼻和眼睛黏膜的卡他症状，活动后有无发生喘息和咳嗽，夜间和晨起有无胸闷等，一旦出现先兆症状应及时通知医生、护士。

2. 指导患者了解目前使用的每一种药物的主要作用、用药的时间、频率和方法。告知患者哪些药物在病情缓解后仍应继续使用，哪些药物只是在有症状时才使用。

峰流速仪的使用：

（1）患者站立，水平位握峰流速仪，不要阻挡游标移动。游标放在刻度的最基底位。

（2）深吸气，嘴唇包住口器，尽可能快地用力呼气。

（3）记录结果，将游标拨回零位，再重复2次，取其最佳值。

（4）当峰流速值用诊断时，首先用患者峰流速值与预计值比较。儿童一般根据性别、身高而调整确定其正常范围，亦可通过 2～3 周的正规治疗及连续观察，取无症状日的下午所测 PEF 为患儿个人最佳值。若该值低于一般统计正常值的 80%，则考虑为中度发作，应调整原有治疗。

（张洁）

第五节　支气管扩张的护理

【概述】

支气管扩张症（简称支扩）是支气管树的异常扩张，大多数继发于呼吸道感染和支气管阻塞，使支气管管壁遭破坏，形成管腔持久扩张和变形，是常见的慢性支气管感染性疾病。临床表现为慢性咳嗽伴大量黏液脓痰和反复略血。

导致支扩的诱因主要包括：

1. 支气管、肺感染

（1）儿童期感染：如麻疹、百日咳。

（2）其他细菌或病毒性感染：金黄色葡萄球菌、流感嗜血杆菌、结核杆菌、腺病毒、流感病毒等。

2. 支气管阻塞

（1）异物吸入。

（2）新生物。

（3）肺门淋巴结肿大。

（4）黏液栓。

3. 获得性气管、支气管疾病如复发性多软骨炎、气管支气管淀粉样变。

4. 其他

（1）IgA 免疫缺陷乏症，IgG 缺乏症。

（2）结缔组织病：如类风湿关节炎、舍格伦综合征。

（3）遗传性疾病：如先天性肺囊肿、巨大气管-支气管病、Kartagener 综合征（支气管扩张、内脏转位和副鼻窦炎）。

【护理评估】

（一）临床表现

1. 症状

病程多呈慢性经过，多数患者在童年时就有症状，以后常有呼吸道反复发作的感染。本病典型症状为慢性咳嗽伴大量脓痰和反复咯血。

（1）慢性咳嗽、大量黏液脓痰：咳嗽和咳痰与体位改变有关，卧床或晨起时咳嗽痰量增多。呼吸道感染急性发作时，黄绿色脓痰明显增加，一日可达数百毫升，静置后可分三层：上层为泡沫，中层为黏液，下层为脓性物和坏死组织。若有厌氧菌混合感染，则咳脓性稀痰，并有臭味，也可能是唯一症状，有时是阵发性。

（2）反复咯血：因病变部位支气管壁毛细血管扩张形成血管瘤而反复咯血，咯血程度可分为小量咯血至大量咯血，与病情无相关关系。有些患者仅有反复咯血，而无咳嗽、脓痰等症状，或仅有少许黏液痰，临床上称为干性支气管扩张，其支气管扩张多位于上叶引流良好部位（不易发生感染）。

（3）全身症状：若支气管引流不畅，痰不易咳出，反复继发感染，可出现畏寒、发热、纳差、消瘦、贫血等症状。有的患者存在副鼻窦炎，尤其先天性原因引起的支气管扩张。

2. 体征

轻症或干性支气管扩张体征不明显。病变典型者可于下胸部、背部的病变部位闻及固定、持久的湿啰音，呼吸音减低，严重者可伴哮鸣音。

（二）辅助检查

1. 胸部 X 线

可见一侧或双侧下肺纹理增多或增粗，典型者可见多个不规则的蜂窝状透亮阴影或沿支气管的卷发状阴影。

2. CT 检查

显示管壁增厚的柱状扩张或成串成簇的囊性改变（图 7 - 2）。

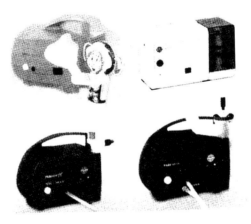

图 7 - 2　支气管扩张 CT 表现

3. 纤维支气管镜

有助于鉴别管腔内异物、肿瘤或其他阻塞性因素引起的支气管扩张，还可进行活检、局部灌洗等检查。

4. 支气管造影

是诊断支气管扩张的主要依据，可明确扩张的部位、形态、范围和病变严重程度。

5. 血清免疫球蛋白和补体检查

有助于发现免疫缺陷病引起呼吸道反复感染所致的支气管扩张。

（三）护理问题

（1）咳嗽、咳大量脓痰，痰液引流不畅。

（2）食欲不振，体重下降。

（3）焦虑。

（4）咯血。

【护理目标】

（1）患者能正确进行有效咳嗽，辅助胸部物理疗法，达到有效痰液引流。

（2）患者能认识到增加营养物质摄入的重要性，并能接受医务人员对饮食的合理化建议。

（3）患者能表达其焦虑情绪，焦虑减轻。

【护理措施】

（一）生活护理

患者居室应经常通风换气，换气时注意保护患者避免受凉。室内温湿度适宜，温度保持在 22℃ ~24℃，湿度保持在 50% ~60%，保持气道湿润，利于纤毛运动，维护气道正常的廓清功能。因患者慢性咳嗽并咳大量脓性痰，机体消耗大，故应进食营养丰富的饮食，特别是供给优质蛋白，如蛋、奶、鱼、虾、瘦肉等。加强口腔护理，大量咳痰的患者，口腔内残留有痰液，易发生口腔感染及口腔异味，因此，应嘱患者勤漱口，保持口腔清洁。

（二）心理护理

支气管扩张的患者多数为青年、幼年期发病，其病程之长，反复发作，使患者产生焦虑、悲观的心理，呼吸困难、反复咯血等症状又使患者感到恐惧。因此应提供一个良好的休息环境，多巡视、关心患者，建立良好的护患关系，取得患者的信任，告知患者通过避免诱因、合理用药可以控制病情继续进展，缓解症状。并教育家属尽可能地给予患者积极有效的安慰、支持和鼓励。

（三）治疗配合

1. 病情观察

慢性咳嗽、咳大量脓性痰、反复咯血、反复肺部感染是支气管扩张的主要临床表现，患者在改变体位时痰量增多，如起床时或就寝后痰量最多每日可达 100 ~400ml，当伴有厌氧菌感染时，可有恶臭味。50%～70%支气管扩张患者有咯血症状，其咯血量差异较大，可自血痰到大咯血（量>500ml）。支气管扩张合并大咯血约占25%。是由于气道压力较高的支气管小动脉破裂所致。血液急骤喷出，可一次超过数百至数千毫升。出血后血管因压力降低而收缩，出血可自行停止。咯血量与支气管病变范围及严重程度不一定平行。支气管扩张并发肺部感染时多在同一病区反复发生且迁延不愈。亦有痰量虽不多但出现全身中毒症状，如精神不振、发热、全身疲乏无力等，提示引流不畅、感染严重，应及时通知医师并提高引流效果。采集标本送检细菌培养及药物敏感实验，以便有效的应用抗生素。

2. 对症护理

支气管扩张好发于肺下叶，左侧多于右侧。因为下叶易发生引流不畅，故支气管扩张好发生于肺下叶。又由于左下叶支气管较右下叶支气管更细，与大气管的夹角较大，同时受心脏血管的压迫，更易导致引流不畅。故应根据病变的部位和解剖关系确定正确的引流体位。通过调整患者的体位，将患肺置于高位，引流支气管开口向下，以利于淤积在支气管内的脓液流入大支气管和气管而排出。体位排痰2～4次/日，每次15～20min，两餐之间进行。如痰液黏稠可在引流前行雾化吸入祛痰药或支气管扩张药，并在引流时用手轻叩患者背部，使附于支气管壁的痰栓脱落，促进引流效果。引流过程中注意观察患者反应，如发现面色苍白、出冷汗、头晕、脉率增快、血压下降及有大咯血等，应立即停止引流，并采取相应措施。由于50%～70%支气管扩张患者有咯血症状，咯血量少的患者应适当卧床休息，取患侧卧位，以利体位压迫止血。大量咯血时取侧卧头低足高位，预防窒息，并暂进食。咯血停止后给软饭，忌用咖啡、浓茶等刺激性食品。备好抢救物品，如负压吸引器、气管插管、气管镜、气管切开包、口咽通气管、吸痰管及止血药、呼吸兴奋药、升压药、全血等。观察再咯血征象，如患者突感胸闷、气急、心悸、头晕、咽喉部发痒、口有腥味，并有烦躁、发绀、神色紧张、面色苍白、冷汗、突然坐起，甚至抽搐、昏迷、尿失禁等，提示再咯血的可能。立即置患者于头低足高侧卧位，通知医师并准备抢救。大咯血时可因血块堵塞大气管而致窒息或肺不张，故须立即将口腔血块吸出。抽吸同时辅以轻拍背部，使气管内的血液尽快进入口腔。

（四）用药护理

合并严重感染时可根据细菌培养及药物敏感试验结果选用抗生素，用法用量应遵医嘱，并可局部用药，如雾化吸入。吸入前协助患者进行体位引流效果更好。咯血患者常规留置套管针，建立有效的静脉通路。大咯血时遵医嘱应用止血药，如垂体后叶素有收缩肺部小血管、封闭出血口的作用，用于咯血患者效果较好，常用剂量5～10U加入25%～50%葡萄糖液40ml内缓慢推注，或10～15U加入10%葡萄糖液500ml内静脉滴注，滴速不宜过快。用药过程中注意观察止血效果和不良反应，如发现患者出现心悸、面色苍白、腹痛等，除通知医生外立即减慢滴速。孕妇、高血压、心脏病患者禁用。另外，根据患者出血情况时可选用巴曲酶血、氨甲苯酸、卡巴克洛、云南白药等药物。

（五）健康教育

有其他慢性感染性病灶如慢性扁桃体炎、鼻窦炎、龋齿等患者，应劝其积极治疗，以防复发，指导患者进行体位排痰。因支气管扩张感染后黏膜受损，纤毛消失，清除功能障碍而致脓性分泌物积滞。当患者变换体位时，分泌物可接触并刺激正常黏膜而引起咳嗽，遂咳出大量脓性痰而减轻症状。根据这一原理，可指导患者将以往确定的病变肺叶和肺段置于高位，引流支气管开口向下，使痰液顺体位流至气管，嘱患者深呼吸数次，然后用力咳嗽将痰液咳出，如此反复进行。指导患者和家属了解疾病的发生、发展和治疗、护理过程及感染、咯血等症状的监测。嘱患者戒烟，注意保暖，预防感冒，并加强体育锻炼，增强机体免疫力和抗病能力。建立良好生活习惯，养成良好的心态，防止疾病的进一步发展。

（张洁）

第六节　呼吸衰竭的护理

【概述】

呼吸衰竭（respiratory failure）系指由于各种原因引起的肺通气和（或）换气功能的严重障碍，使机体不能进行有效的气体交换，导致缺氧（伴或不伴）二氧化碳潴留。从而产生一系列的病理生理改变和相应的临床表现的一组综合征。诊断标准：在海平面大气压下，在静息状态呼吸室内空气并除外心内解剖分流，动脉血氧分压 PaO_2 < 8.0kPa（60mmHg），或伴有二氧化碳 $PaCO_2$ > 6.67kPa（50mmHg），作为诊断呼吸衰竭的标准。

【护理评估】

（一）临床表现

1. 呼吸困难

呼吸困难是最早最突出的表现，表现为呼吸浅速，出现"三凹征"，尤其活动后呼吸困难，呼吸频率增快，鼻翼煽动，辅助呼吸运动增强，呼吸节律发生改变。并发 CO_2 麻醉时，则出现浅慢呼吸或潮式呼吸。

2. 发绀

发绀是缺氧的主要表现。当动脉血氧饱和度低于90%或氧分压 < 50mmHg 时，可在口唇、指甲、舌等处出现发绀。

3. 精神、神经症状

缺氧早期可有注意力不集中，定向力障碍，随缺氧的加重可出现烦躁，精神混乱，后期表现躁动、抽搐、昏迷。慢性缺氧多表现为智力和定向力障碍。有 CO_2 潴留时常表现出兴奋状态，CO_2 潴留严重者可发生肺性脑病。

4. 血液循环系统

早期血压升高，心率加快；晚期血压下降，心率减慢，出现心律失常甚至心脏停搏。

5. 其他

严重呼吸衰竭对肝肾功能和消化系统都有影响，可有消化道出血，尿少，尿素氮升高，肌酐清除率下降，肾功能衰竭。

（二）辅助检查

1. 血气分析

$PaO_2 < 60mmHg$，伴或不伴 $PaCO_2 > 50mmHg$。

2. 实验室检查

尿中可见红细胞、蛋白及管型，丙氨酸氨基转移酶、尿素氮升高，亦可见低血钾、高血钾、低血钠、低血氯等。

（三）护理问题

（1）呼吸困难、发绀。

（2）语言沟通受限、焦虑、恐惧。

（3）体液不足。

（4）营养失调，体重减轻。

【护理目标】

（1）患者的缺氧和二氧化碳潴留症状得以改善，患者的呼吸道通畅，呼吸形态得以纠正。

（2）患者可以进行语言沟通，焦虑、恐惧心理减轻。

（3）患者能保证摄入足够的液体和电解质。

（4）患者能认识到增加营养的重要性并能接受医务人员的合理饮食建议。

【护理措施】

（一）生活护理

居室应空气流通，每日定时开窗通风，每次 30min，避免对流风，防止受凉，室温保持在 18℃~22℃，湿度 55%~65% 为宜，避免烟雾灰尘及异味刺激。控制探视人员，尤其在流感期间，尽量减少人员探视，防止交叉感染。咳痰的患者应加强口腔护理，保持口腔清洁，预防口臭、舌炎、口腔溃疡的发生。每日做口腔护理 2 次，饭前、饭后漱口，口唇干燥者涂抹液状石蜡。

慢性呼吸衰竭患者由于病程较长、反复发作、迁延数年，多有明显的营养不良，容易发生呼吸肌疲劳，影响康复，应加强营养支持，给高热量、高蛋白、易消化富含维生素的饮食，不能进食的患者可给鼻饲流质饮食；如混合奶、要素膳、果汁、菜汁等。也可根据患者病情考虑给予全胃肠外营养（T. P. N），热量 105~126kJ/（kg·d）。针对 II 型呼吸衰竭的患者，不宜给高糖的饮食，因为过高比例的糖类增加二氧化碳产生量，可导致或加重高碳酸血症，故呼吸衰竭患者总热卡中糖类的比例应适当，不要过高，一般以占总热卡的50%~60% 为宜。呼吸衰竭患者应减少产气食物的摄入，如豆类、薯类食品及碳酸类饮料等，以避免出现腹胀影响膈肌运动。另外，应该结合慢性呼吸衰竭患者是否合并其他器官功能减退或疾病状态而制定饮食计划，如心衰的患者应限制钠盐摄入 <2g/d，准确记录24h 的液体出入量，消化能力差的患者嘱其少食多餐。

呼吸衰竭合并右心衰竭时因体循环淤血、水肿，皮肤可出现弹性、温度、颜色的变化，应注意观察水肿的程度及皮肤的完整性，定时翻身，在受压部位垫气圈，防止压疮的发生。

（二）心理护理

呼吸衰竭的患者由于病情的严重及经济上的困难往往容易产生焦虑、恐惧等消极心理，因此从护理上应该重视患者心理情绪的变化，积极采用语言及非语言的方式跟患者进行沟通，了解患者的心理及需求，提供必要的帮助。同时加强与患者家属之间的沟通，使家属能适应患者疾病带来的压力，能理解和支持患者，从而减轻患者的消极情绪，提高生命质量，延长生命时间。

（三）治疗配合

1. 病情观察

呼吸衰竭的主要临床表现为缺 O_2 和 CO_2 潴留所致的呼吸困难及多脏器的功能紊乱。

呼吸困难：呼吸衰竭的患者都存在有不同程度的呼吸困难，主要表现为呼吸频率、节律和幅度的改变。COPD 患者开始出现呼吸费力和呼气延长，随着病情发展可表现为浅而快的呼吸或不规则呼吸，辅助呼吸肌活动加强，呈点头样和呼气延长，并发肺性脑病时可出现浅慢或潮式呼吸。

发绀：是缺氧的典型临床表现，当动脉血氧饱和度低于 85％ 时，在血流较丰富的口唇、指甲部位出现，由于发绀的程度与还原型血红蛋白含量有关，因此，在红细胞增多后，发绀表现明显，贫血者不明显。发绀还受到皮肤色素及心功能的影响。

精神神经症状：轻度缺氧表现为注意力不集中，智力减退，定向力障碍；随着缺氧的加重，可导致烦躁不安，神志恍惚，谵妄；当 PaO_2 低于 30mmHg 时，可出现神志丧失。

循环系统症状：CO_2 的潴留可使外周浅表静脉充盈，皮肤温暖多汗，眼球结膜水肿，心率增快，由于心搏出量增加，脉搏洪大有力，血压升高。由于脑血管扩张，可产生搏动性头痛，慢性缺氧和二氧化碳潴留可导致肺循环阻力增加，右心室后负荷加重，形成慢性肺源性心脏病，并伴有右心衰竭和体循环淤血的体征。

消化道和泌尿系统的影响：严重的呼吸衰竭可影响肝、肾功能。患者可出现谷丙转氨酶和尿素氮的增高，由于缺氧和二氧化碳潴留导致的酸中毒可引起肠道黏膜充血水肿，糜烂渗血或应激性溃疡。在慢性呼吸衰竭急性加重期上消化道出血发生率约为 20％。随着呼吸衰竭的治疗好转上述症状可逐渐缓解。

酸碱失衡和电解质的监测：呼吸衰竭时二氧化碳潴留致呼吸性酸中毒，缺氧使乳酸产量增加也可导致酸中毒，结果形成混合性酸中毒。酸中毒时钾离子从细胞内逸出，导致高血钾，严重的高血钾可引起心脏传导阻滞、心律失常、心肌收缩无力，甚至心跳骤停。因此，重度呼吸衰竭患者应严密监测血气分析及电解质变化，防止混合性酸中毒导致致命性高血钾。

血气分析监测：动脉血气分析检查在呼吸衰竭的诊断、病情判断及治疗中起着重要的指导作用。$PaCO_2$ 是衡量肺通气功能、判断呼吸性酸碱失衡、诊断 II 型呼吸衰竭和肺性脑病的重要指标，$PaCO_2 > 6.0kPa$（45mmHg）指示肺通气不足，$PaCO_2 > 6.7kPa$（50mmHg）即可诊断为 II 型呼吸衰竭。随着 $PaCO_2$ 持续上升，大于 10.7kPa（80mmHg）时，皮质下层受到抑制，使中枢神经处于麻醉状态，患者可由嗜睡转入昏迷，称为 CO_2 麻醉。缺氧和 CO_2 潴留均可使脑血管扩张，血流阻力减少，血流量增加。严重的缺氧和 CO_2 潴留可增加脑血管通透性，造成脑细胞间质和脑细胞内水肿，使得颅压增加，挤压脑组织。

2. 对症护理

（1）呼吸困难护理：保持呼吸道通畅，改善通气功能。对意识清醒的患者可教会其有效的咳嗽、咳痰方法，鼓励患者咳痰，患者痰液黏稠不易咳出时，嘱其适量饮水，无心力衰竭的患者，每日饮水量在 1500~2000ml，并可给予雾化吸入疗法，在雾化液中加入化痰药物如沐舒坦和（或）扩张支气管的药物如爱全乐等，以使痰液稀释易于咳出，对年老体弱、咳痰费力的患者可采取翻身、拍背排痰的方法，通过震动使痰栓松动、脱落易于咳出，提高清除分泌物的效果。对意识不清及咳痰无力的患者，可使用吸痰管经口或经鼻吸痰。不仅可以及时清除分泌物，同时还刺激了鼻咽部咳嗽反射感受器利于排痰。对因缺氧和二氧化碳潴留导致出现神经精神症状的患者，应采取安全措施，如加用床档或给患者以适当的约束，防止坠床等意外事故的发生。

（2）缺氧的护理：缺氧给机体造成的严重危害远远大于二氧化碳潴留，是因为人体重要脏器如脑、心脏耗氧量大，对缺氧敏感，耐受性差，而在机体内氧储备极少，仅供 3~4min 消耗。严重缺氧可使重要脏器组织受到损害及功能障碍，最后危及生命。因此，氧疗成为治疗呼吸衰竭的重要措施之一。根据不同的呼吸衰竭类型，给氧方式与浓度也不同，根据氧浓度可将氧疗分为两类。

1）非控制性氧疗：氧浓度不必严格控制，可根据病情需要调节氧流量，以达到纠正低氧血症的目的。多用于无通气功能障碍者，例如急性肺水肿、肺不张、弥漫性间质性肺炎、肺实变、肺间质性纤维化、肺泡细胞癌等所致的唤起功能障碍。一般可吸入较高浓度的氧（35%~50%），甚至高浓度氧（>50%）使 PaO_2 提高到 60mmHg 或 SaO_2 在 90% 以上。

2）控制性氧疗：严格控制氧浓度，原则上应低浓度（<35%）持续吸氧。常用于慢性呼吸衰竭急性加重时，例如 COPD 患者，既存在缺氧又有二氧化碳潴留。对于慢性呼吸衰竭急性加重期患者，给予控制性氧疗的具体方法是先给予吸入 25%~27%（1.0~1.5l/min）左右的氧，30min 后复查动脉血气并观察患者的神志改变，若 PaO_2 轻度升高，$PaCO_2$ 升高不超过 1.33kPa（10mmHg）可适当提高氧浓度（<35%），使 PaO_2 达到 8.0kPa（60mmHg），而 $PaCO_2$ 上升不超过 2.67kPa（20mmHg）即达到要求。

氧疗监测：通过监测患者的生命体征及动脉血气指标了解患者的氧疗效果，当患者呼吸困难减轻、心率减慢、血压正常、神志清醒、发绀消失，动脉血氧分压增加，说明患者的缺氧症状得到改善。

（3）应用无创正压通气治疗的护理：无创正压通气（Non invasire positive pressure ventilation，NIPPV）是指通过鼻面罩将呼吸机与患者相连，由呼吸机提供正压支持而完成通气辅助的人工通气方式。NIPPV通过改善通气延长慢性呼吸衰竭患者的生命，改善其生活质量，因此NIPPV广泛应用于各类慢性呼吸衰竭。欲行NIPPV要求患者具备一些基本条件：患者清醒能够合作；血流动力学稳定；不需要气管插管保护（无误吸、严重消化道出血、气道分泌物过多且排痰不利等情况）；无影响使用鼻/面罩的面部创伤；能够耐受鼻/面罩。NIPPV的操作与有创通气相比有明显的不同，更强调操作的规范性，并要与患者进行充分的交流，使其尽快适应无创通气。操作是否规范直接关系到NIPPV能否成功。当不具备这些条件时，宜行有创通气。

（4）酸碱失衡和电解质紊乱的护理：呼吸性酸中毒为呼吸衰竭最基本和最常见的酸碱紊乱类型。由于肺泡通气不足，二氧化碳在体内潴留产生高碳酸血症，处理应以改善肺泡通气量为主，一般不易补碱。包括有效地控制感染，祛痰平喘，合理用氧，正确使用呼吸兴奋剂及机械通气来改善通气，促进二氧化碳排出。水和电解质紊乱以低钾、低钠、低氯最为常见。慢性呼吸衰竭因低盐饮食、水潴留、应用利尿剂等造成低钠，应注意预防。

（四）用药护理

1. 抗感染药治疗的护理

呼吸道感染是呼吸衰竭的诱发因素，控制感染是治疗呼吸衰竭的重要措施，应针对感染菌种选择抗生素，及时做痰、血培养或痰涂片检查，以明确菌类或菌种。在应用抗生素治疗时，应遵医嘱按时定量准确给药，保持满意的血药浓度，同时注意观察治疗效果及副作用。

2. 呼吸兴奋剂治疗的护理

（1）药物知识

①尼可刹米：直接兴奋延髓呼吸中枢，使呼吸加深加快，并可提高呼吸中枢对CO_2的敏感性，对大脑皮质、血管运动中枢和脊髓有一定兴奋作用。一般先静脉内推注0.75g作为冲击剂量，继之静脉维持滴注；

②洛贝林：通过刺激颈动脉窦和主动脉体化学感受器，反射性兴奋呼吸中枢。作用迅速，但持续时间短，在兴奋呼吸中枢同时亦兴奋迷走中枢而使心率减慢。可静脉缓慢注射，每次3mg，必要时每30min重复静脉注射1次。

（2）用药观察：呼吸兴奋药物作用快，即刻增加呼吸幅度和频率，使发绀减轻，神志渐清。用药后可出现血压增高、心悸、心律失常、咳嗽、呕吐、皮肤瘙痒、震颤、肌强直、出汗、颜面潮红、烦躁不安和发热等不良反应，中毒时可出现惊厥，继之中枢抑制。洛贝林过量时可导致心动过缓和传导阻滞。当出现以上不良反应时，应减慢滴速或停药，并通知医生。

（3）注意事项：呼吸兴奋剂用药过程中应保持呼吸道通畅，滴速不宜过快，密切观察患者神志、呼吸频率和节律变化，随访动脉血气分析，以调节滴入浓度。

3. 利尿剂治疗的护理

利尿剂通过抑制钠、水重吸收，减少血容量、减轻右心负荷。应用利尿剂过程中应观察患者水肿、呼吸困难情况有否减轻，准确记录尿量。特别要注意低钾、低氯性碱中毒的表现，如肌无力、食欲不振、腹胀、心律失常，还应注意有无痰液干结不宜咳出。

（五）健康教育

1. 向患者及家属讲解疾病的发病机制、发展和转归

语言应通俗易懂。对一些文化程度不高的患者或老年人可借助简易图形进行讲解，使患者理解康复保健的意义与目的。

2. 鼓励患者进行呼吸运动锻炼

教会患者有效咳嗽、咳痰技术，如缩唇呼吸、腹式呼吸、体位引流、拍背等方法，提高患者的自我护理能力，加速康复，延缓肺功能恶化。

3. 遵医嘱正确用药

熟悉药物的用法、剂量和注意事项等。直到教会低氧血症的患者及家属学会合理的家庭氧疗方法及注意事项。

4. 指导患者制定合理的活动与休息计划，教会患者减少氧耗量的活动与休息方法。

5. 增强体质

避免各种引起呼吸衰竭的诱因。

①鼓励患者进行耐寒锻炼和呼吸功能锻炼，如用冷水洗脸等，以提高呼吸道抗感染的能力；

②指导患者合理安排膳食，加强营养，达到改善体制的目的；

③避免吸入刺激性气体，劝告吸烟患者戒烟；

④避免劳累、情绪激动等不良因素刺激；

⑤少去人群拥挤的地方，尽量避免与呼吸道感染者接触，减少感染的机会。

6. 若有咳嗽加剧、痰液增多和变黄、气急加重等变化，应尽早就医。

（张洁）

第七节　肺栓塞的护理

【概述】

肺栓塞（pulmonary embolism，PE）是以各种栓子阻塞肺动脉系统为其发病原因的一组疾病或临床综合征的总称，包括肺血栓栓塞症、脂肪栓塞综合征、羊水栓塞、空气栓塞等。而肺血栓栓塞症为 PE 的最常见类型，占 PE 中的绝大多数，本文中所称 PE 即指肺血栓栓塞症（Pulmonary thromoembolism，PTE）。

【护理评估】

（一）临床表现

PTE 的临床表现缺乏特异性，主要与被栓塞动脉的大小、数目及发生缓急有关，临床表现复杂多样。

1. 症状

小的 PTE（栓塞面积＜20%）可无明显症状，或仅有发热、短暂气急、胸背疼痛、咳嗽、咯血、心悸、多汗和血压下降等。大块或多发性 PTE（栓塞面积＞50%）时，可出现典型的栓塞四联症：

①突发性呼吸困难，占80%～90%；

②胸背疼痛，吸气时加重，常呈胸膜炎样疼痛，少数类似心绞痛发作，占88%～100%；

③咯血，占30%～70%，多在栓塞后24h内发生；

④剧烈咳嗽，占30%～55%，严重者由于心排血量下降，可致血压急剧下降，出现烦躁不安、面色苍白、大汗淋漓、四肢厥冷，甚至休克等表现；因冠状动脉供血不足，引起心肌缺血，可出现胸闷不适和胸骨后疼痛，少数可出现晕厥，严重者可发生猝死。有些患者可无症状及体征。Nielsen 等通过肺通气灌注显像证实，87 例 PE 患者中 43 例无症状，但静脉造影均证实有 DVT。

2. 体征

约半数患者出现发热，多为低热，可持续一周左右，合并肺部感染时也可以出现高热，部分患者可有发绀、心动过速、颈静脉怒张和低血压。听诊 P_2 亢进或有胸膜摩擦音。

（二）辅助检查

1. 实验室检查

（1）血常规：白细胞数增多，但很少超过 $1.5 \times 10^9/L$。

（2）血沉增快。

（3）血清胆红素增高。

（4）血清酶学同步增高，但肌酸磷酸激酶不高。

（5）D-二聚体（D-Dimer，DD）：为特异性的纤维蛋白降解产物。D-二聚体敏感性和特异性取决于所用的检测方法。用酶联免疫吸附法检测证明肺栓塞的敏感性为97%，通常以 $500\mu g/L$ 作为分界值，当 DD 低于此值时可以除外肺栓塞或深部静脉血栓。但是，DD 的检测存在假阳性结果。因此，DD 只能用来作为除外肺栓塞的指标。

（6）血气检查：患者可出现低氧血症和低碳酸血症，肺泡动脉分压差 $[P(A\text{-}a)O_2]$ 增加，但血气正常也不能排除肺栓塞。

2. 特殊检查

（1）心电图：心电图的常见表现为，动态出现 $S_I Q_{III} T_{III}$ 征及右侧胸导联波倒置、肺性 P 波及完全或不完全性右束支传导阻滞。

（2）胸部 X 线检查：常见 X 线征象为栓塞区域的肺纹理减少及局限性透过度增加。

（3）放射性核素肺扫描：是安全、无创的肺栓塞的诊断方法。肺栓塞者肺灌注扫描的典型表现是呈肺段分布的灌注缺损。

（4）心脏超声检查

1）直接征象：对于肺栓塞，超声诊断的直接依据是检出肺动脉内栓子。

2）间接征象：主要通过检出肺栓塞所造成的血流动力学改变提供诊断信息。如心腔内径及容量改变、室壁运动异常、三尖瓣环扩张伴少至中量的三尖瓣反流、肺动脉高压。

（5）CT 及 MRI 检查：螺旋 CT 可直接显示肺血管，在诊断段以上的肺动脉栓塞的敏感性为 75%～100%，特异性为 76%～100%。但尚不能可靠的诊断段以下的肺动脉栓塞。直接征象可见肺动脉半月形或环形充盈缺损或完全梗阻，间接征象包括主肺动脉扩张，或左右肺动脉扩张，血管断面细小缺支，肺梗死灶或胸膜改变等。

（6）肺动脉造影：是目前临床诊断肺栓塞最佳确诊的方法。它不仅可以明确诊断，还可显示病变部位、范围、程度和肺循环的某些功能状态。肺动脉造影常见的征象有：

①肺动脉及其分支充盈缺损，诊断价值最高；

②栓子阻塞造成的肺动脉截断现象；

③肺动脉阻塞引起的肺野无血流灌注，不对称的血管纹理减少，肺透过度增强；

④栓塞部位出现"剪枝征"（图 7－3）。

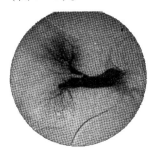

图 7－3　肺栓塞"剪枝征"

（三）护理问题

（1）呼吸困难。

（2）胸痛。

（3）恐惧。

【护理目标】

（1）患者的呼吸频率、节律和呼吸形态正常，呼吸困难得以缓解。

（2）患者主诉疼痛消失或疼痛有所缓解。

（3）患者能主动的表达自己的恐惧心理，恐惧减轻。

【护理措施】

（一）生活护理

1. 休息

肺栓塞活动期应绝对卧床休息，一般卧床时间应在充分抗凝的前提下卧床 2～3 周；

无明显症状且生活能自理者也应卧床，床上活动时避免突然坐起、并注意不要过度屈曲下肢，严禁挤压、按摩患肢，防止血栓脱落，造成再次肺栓塞。

2. 饮食护理

宜食用蛋白质、维生素、纤维素含量高的食品，少食用油腻、高胆固醇的食物，禁食辛辣食物，保持平衡膳食和良好的饮食习惯。牢记高脂饮食和富含维生素 K 的食物，如卷心菜、菜花、莴苣、绿萝卜、洋葱、鱼肉等，可以干扰华法林的药效。因此，在口服抗凝药物期间应减少使用富含维生素 K 的食物和蔬菜。

3. 预防便秘保持大便通畅

以免因腹腔压力突然增高使深静脉血栓脱落，必要时给予缓泻剂。

4. 皮肤护理

由于急性期限制患者活动，以卧床休息为主，应注意观察患者受压部位皮肤颜色的变化，保持床单的清洁、干燥，可以在患者受压的骨隆突处使用压疮贴以防止压疮的发生。告知患者避免创伤和出血，应用软毛刷刷牙，使用电动剃须刀刮胡子。

（二）心理护理

肺栓塞的患者由于其呼吸困难、胸痛、咯血等症状及有发生晕厥，甚至有濒死感、猝死的可能，所以患者易产生恐惧心理，因此我们应加强沟通，鼓励患者表达自己恐惧的心理，并对患者进行心理疏导，多去患者床旁陪伴，多关心患者，多给患者安全感，并鼓励患者家属理解和支持患者，增加患者的信心，以便更好地配合治疗。

（三）治疗配合

1. 病情观察

（1）由于 PTE 患者病情变化快，所以应注意观察呼吸、心率、血压、血氧饱和度、心电图及血气的变化，一旦出现病情变化随时处理。

（2）观察患者双下肢的变化，如有无酸胀、乏力、肿胀、双下肢不对称等，每日用皮尺测量双下肢的周径（大腿：距髌骨上缘 15cm 处测量；小腿：距髌骨下缘 1cm 处测量）准确记录并报告医生。

（3）做好治疗过程中出凝血系统的监测：主要包括 APTT、PT-INR 和血小板计数的监测，这些都是常用检查。

2. 对症护理

即低氧血症的护理对有低氧血症的患者，可经鼻导管或面罩吸氧。当合并严重呼吸衰竭时可采用经鼻（面）罩无创机械通气或经气管插管机械通气治疗。避免气管切开，以免在抗凝过程中发生局部不易控制的大出血。

（四）用药护理

肺血栓栓塞症的药物治疗包括溶栓治疗和抗凝治疗，溶栓治疗主要适用于大面积肺栓塞病例，即出现因栓塞所致休克和（或）低血压的病例；对于次大面积肺栓塞，即血压正常但超声心动图显示右室运动功能减退的病例，若无禁忌证可以进行溶栓治疗。抗凝治疗能预防血栓的形成，但不能直接溶解已经存在的血栓，使用抗凝治疗可以减少肺栓塞的复发率，延长患者的寿命。常用的抗凝药物有肝素、低分子肝素和华法林。关于溶栓治疗的护理请详见危重症章节的相关内容，以下我们重点讲述抗凝治疗的护理。

1. 抗凝治疗的适应证

不伴有肺动脉高压及血液动力学障碍的急性 PTE 和非近端肢体 DVT，对于临床或实验室高度疑诊 PTE 而尚未确诊者或已经确诊 DVT 但尚未治疗者，如无抗凝治疗禁忌证，均应立即开始抗凝治疗，同时进行下一步的确诊检查。对于有溶栓治疗适应证的确诊急性 PTE 和 DVT 患者，可停用抗凝药更改溶栓治疗，但在溶栓治疗后仍需序贯抗凝治疗，以巩固加强溶栓效果，避免栓塞复发。

2. PTE 抗凝治疗方案

（1）开始时静脉泵入普通肝素，然后过渡到口服华法林。

（2）开始时皮下注射低分子肝素，然后过渡到口服华法林。

（3）整个疗程一直皮下注射低分子肝素。

3. 抗凝治疗中的监测

（1）监测部分活化凝血激酶时间：在应用普通肝素抗凝治疗时要注意部分活化凝血激酶时间的监测，正常参考值为 30～45s，当受检者的测定值与正常对照延长 10s 以上为异常，因 APTT 对肝素抑制凝血酶 Xa 和 IXa 的作用较敏感，故常作为肝素抗凝治疗时的监测指标。

（2）监测凝血酶原时间：口服抗凝药物华法林需监测凝血酶原时间，正常参考值 11～13s，超过正常对照值 3s 为延长，现临床多采用国际标准化比值作为评估口服抗凝药用量最好的表达方式，理想的国际标准化比值维持在 2.0～3.0。

4. 口服抗凝药物华法林

口服抗凝药物华法林时，应告知患者遵循每天固定同一时间服药的原则，未经医生许可不应自行停药。如有漏服应及时补上，但不应为弥补而服用两倍药量。

5. 皮下注射低分子肝素的方法

由于低分子肝素的抗凝作用，可在注射部位出现小血肿及坚硬的小结。为了避免上述不良反应的发生，对皮下注射低分子肝素的方法有其特殊要求，有别于常规皮下注射操作。其注射要点如下：

（1）注射部位为脐部周围，距脐左右 5cm，除外脐周 1cm，每针上下相距 2cm，左右交替注射。如果注射的次数多，选择以脐为界，位置在横向距脐左右各 10cm，纵向距脐 5cm，除外脐周 1cm，每针上下仍相距 2cm，左右交替注射，禁止在任何有损伤的部位注射。

（2）轻轻捏起皮肤，形成皱褶，并保持到注射完毕再放松皮肤，小心操作。

（3）垂直进针，缓慢注射完毕。

（4）注射完毕，不用棉签压迫注射部位，特别是不能增加外力压迫，如果注射部位有药液溢出时，将棉签轻轻停留在注射部位 5~10s，即可停止渗液。

6. 抗凝治疗并发症的监测

出血和血小板减少是 PTE 抗凝治疗中的常见并发症。严重出血，特别是颅内出血，可直接导致患者死亡，普通肝素和低分子肝素均有一定程度的严重出血的发生。所以在抗凝治疗过程中要密切观察患者神志、生命体征的变化，及时发现各部位的出血并及时处理。华法林过量可导致机体任何部位出血，局部组织器官如皮肤、泌尿系统、溃疡病变等出血多见。出血的风险与国际标准比值的延长有关。普通肝素可能引起血小板减少症，应监测血小板的变化，但对大多数患者来说皮下注射低分子肝素无需常规监测，血小板减少症并不常见。

（五）健康宣教：肺栓塞的预防

预防肺栓塞的方法通常包括药物方法和物理方法两种。药物方法包括低分子肝素、低剂量肝素、华法林等。物理方法包括序贯加压袜和间歇充气压缩泵等。药物预防一般需要在医生指导下进行。物理方法是护士在预防肺栓塞中能做到的。首先护士要了解肺栓塞有哪些易患因素，针对易患因素进行预防。例如经济舱综合征的预防，在长途旅行时应衣着宽松，身心放松。经常做腿部及全身活动，如有可能每隔一小时起来走动走动。避免吸烟（引起缺氧及血液黏稠度增加），应多饮水，保持湿度，防止脱水，但避免饮用酒精性或咖啡因饮料及碳酸饮料（因其使胃肠道扩张，膈肌向下活动，影响下肢静脉回流）。使用分级弹力袜、间歇充气压缩泵等机械方法，也能够增加下肢血流、减少血液淤滞，有研究显示，机械方法能够减少肺栓塞的发生。其主要优势在于无出血危险，可作为抗凝剂预防肺栓塞的辅助方法。以上这些预防肺栓塞的方法安全、有效、容易使用、便宜、监测简单，患者、护士和医生都可接受。

（张洁）

第八节　肺间质纤维化的护理

【概述】

间质性肺病（interstitial lung disease，ILD）或弥漫性肺实质疾病（diffuse parenchymal lung disease，DPLD）指一组容易形成肺脏气体交换单位炎性渗出，以致纤维化，并具有相似的临床表现、影像学改变及病理生理学特征的疾病。其病变累及范围常扩展到小气道，包括肺泡小管、呼吸性细支气管及终末细支气管，包括许多可引起肺部不同程度的炎症和纤维化的急性和慢性肺部疾病（200 多种）。

【护理评估】

（一）临床表现

1. 症状

进行性加重的呼吸困难是主要的症状，约占 84%~100%，另一常见症状为刺激性干咳和劳力性气促。随着肺纤维化的发展，发作性干咳和气促逐渐加强，进展的速度有明显的个体差异。另外，常伴发的症状有乏力、厌食、消瘦等，有时可有关节疼痛。

2. 体征

活动时出现明显气短，超过80%的病例双肺底闻及吸气末期Velcro啰音，20%～50%有杵状指（趾），重症患者出现低氧血症，直至终末期可合并高碳酸血症。

（二）辅助检查

1. 肺部影像学检查

X线检查显示双肺弥漫的网格状或网格小结节状浸润影，以双下肺和外周（胸膜下）明显。通常伴有肺容积减小。高分辨率CT有利于发现早期病变，如肺内呈现不规则线条网格样改变，伴有囊性小气腔形成，较早在胸膜下出现，可形成胸膜下线，是诊断IPF的重要手段之一（图7-4）。

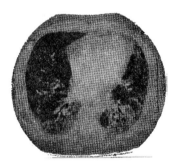

图7-4 肺间质病CT表现

2. 肺功能

表现为进行性限制性通气功能障碍和弥散量减少。

3. 其他

血清学检查、纤维支气管镜检查、支气管肺泡灌洗、肺活检。

（三）护理问题

（1）呼吸困难。

（2）咳嗽、咳痰。

（3）紧张、焦虑。

（4）营养不足，体重下降。

【护理目标】

（1）患者的呼吸频率、节律和呼吸形态正常，呼吸困难得以缓解。

（2）患者呼吸道通畅，能有效的咳嗽、咳痰。

（3）患者能主动的表达自己的焦虑情绪，焦虑减轻。

（4）患者能理解并接受医务人员对于合理营养饮食的建议。

【护理措施】

（一）生活护理

1. 为住院患者介绍病房环境，主管医生和护士，减轻其焦虑不安、紧张、恐惧心理。

2. 为患者提供安静、舒适的休养环境，减少探视人员，避免交叉感染。

3. 急性期绝对卧床休息，给予中流量吸氧 3～5L/min，血氧饱和度维持在 90% 以上。疾病缓解期根据情况鼓励患者室内活动并间断吸氧。疾病恢复期如果体力允许指导患者进行室外活动。

4. 缺氧导致机体能量消耗增加，因此为患者提供高蛋白、高热量、高纤维素、易消化的饮食，经常变换食谱，注意少食多餐。进餐时可以吸氧，避免进餐时气短而导致食欲下降。

（二）心理护理

由于本病多数呈慢性过程，预后不良。因此，患者在病情反复且逐渐加重的治疗过程中会产生恐惧、悲观、预感性悲哀等不良情绪反应，医护人员要主动与患者建立有效的沟通，并争取家属及单位对患者的支持，从而帮助他们树立信心，调整心态，积极配合治疗。

（三）治疗配合

1. 病情观察

（1）注意咳嗽、咳痰情况。如果患者由干咳变为湿咳并伴有痰量增多、体温增加，常表示合并细菌感染，应指导患者正确留取痰培养标本并及时送检，以便指导用药。

（2）根据医嘱给予有效的抗生素，进行抗感染治疗。咳嗽频繁者不宜选用强力镇咳药，以免抑制呼吸中枢，影响排痰。

（3）气短加重者应告诫患者持续吸氧，以改善静息状态下的呼吸困难和活动后的喘息。

（4）重症患者应用心电监护，监测血氧饱和度，使血氧饱和度保持在 90% 以上，必要时进行动脉血气分析，观察有无二氧化碳潴留，以调整用氧。

2. 对症护理

（1）咳嗽、咳痰明显的患者，应遵医嘱给予祛痰止咳药，用吉诺通时应嘱患者在饭前服用，使药物顺利到达小肠，与特异抗体结合发挥作用。服用止咳糖浆后不要再服用水冲服，并注意观察止咳祛痰药的疗效。

（2）发热患者如果体温低于 37.5℃，多是由于非体液免疫反应所致，无须处理。超过 39℃，要给予头置冰袋、温水擦浴等物理降温措施。

（3）患者出现胸闷、憋气、呼吸困难等呼吸衰竭症状时，应给予中流量吸氧 3～5L/min，血氧饱和度维持在 90% 以上，必要时应用文丘里面罩给予患者高流量高浓度吸氧，如有二氧化碳潴留，则应给予持续低流量吸氧 1～2L/min，注意气道湿化。对于重度呼吸衰竭的患者可应用机械通气治疗（具体内容详见有关的危重症章节）。

（四）用药护理

由于糖皮质激素具有抗炎、抑制免疫反应、减少肺泡巨噬细胞数量、抑制其活化和细胞因子释放的作用，因此，在特发性肺间质纤维化早期肺泡炎阶段有一定的疗效作用。糖皮质激素药物治疗期间应注意以下事项：

1. 严格按医嘱坚持服药

告诫患者切忌不要随意停药或减量，因为突然停药易造成病情反复，如要减药必须在医护人员的监护下进行。

2. 激素治疗

激素治疗期间应进食含钙、含钾较高的食物，如牛奶、鱼、虾皮、橘子汁等，防止低钙低钾症。

3. 长期服用激素

可造成骨质疏松，应避免参加剧烈活动，否则易造成病理性骨折。

4. 注意口腔护理

长期大量应用激素，易发生白色念珠菌感染，应每日刷牙 2 ~ 3 次，每日常规检查口腔黏膜，如已发生白色念珠菌感染可用氟康唑生理盐水涂抹。

5. 用激素期间由于机体抵抗力低，容易加重或诱发各种感染。因此，应严格无菌操作，尽量避免留置尿管等侵袭性操作。

6. 严密观察激素的副作用

如满月脸、水牛背、水钠潴留、胃溃疡、高血压、糖尿病、精神症状、停药后反跳等，及时向患者做好解释工作，解除患者对激素的不安心理。

（五）健康教育

1. 指导患者及家属识别与自身疾病有关的诱发因素，如避免吸烟、接触刺激性气体及减少呼吸道感染等易使本病反复发作及加重的因素。

2. 为患者及家属讲解氧疗知识，使患者在出院后仍能继续进行吸氧治疗。

3. 合理安排生活起居，注意休息，避免过度劳累。

4. 鼓励患者进行呼吸锻炼，掌握活动的方法及原则。如做呼吸操、慢跑，以不感到疲劳、喘憋为宜。告诉患者如果出现胸闷、气短、呼吸困难、咳嗽、咳脓痰或伴有发热等症状时，应及时到门诊就诊。

（张洁）

第九节　原发性支气管肺癌的护理

【概述】

原发性支气管肺癌简称肺癌，肿瘤细胞位于支气管黏膜或腺体。在临床上，一般将肺癌简略地分为鳞癌、腺癌、细支气管-肺泡癌、大细胞癌和小细胞肺癌五种组织学类型，此外，有 2% ~4% 可为混合型（腺鳞癌最多）。肺癌可以通过四种途径播散：直接蔓延、淋巴道转移、血行转移、种植性转移。不同组织学类型播散的主要途径可有不同。鳞癌以淋巴道转移为主；小细胞肺癌早期可有血行和淋巴道转移；腺癌则往往淋巴道和血行转移兼有。对于腺癌的病因一般多强调它与慢性炎症、结核、支气管炎症、慢性脓疡和各种原因引起的纤维化以及痊愈的肺梗死有关。吸烟是主要的致癌因素,约85%～90%的肺癌患者为吸烟患者。

【护理评估】

（一）临床表现

1. 症状

理论上讲,从单个恶性细胞逐渐长成可检测到的病变需要一定的时间,故有5%～15%的患者发现肺癌时无症状。肺癌临床表现多种多样,大致可归纳为由肿瘤局部生长、区域浸润、远处转移以及副癌综合征引起的肺外表现。肺癌临床表现与肿瘤发生的部位、大小、类型、发展的阶段、有无并发症或转移密切相关。

（1）由原发肿瘤局部生长或区域浸润引起的症状:45%～75%的患者的初始症状是咳嗽,可为刺激性干咳或少量咳痰,当肿瘤增大引起支气管狭窄时,咳嗽加重,多为持续性,高金属音调干咳,主要原因是由于肿瘤或它的分泌物刺激气管、支气管黏膜,或形成阻塞性肺炎/肺不张引起。1/3～1/2患者起初表现为呼吸困难,主要原因是肿瘤致大气道阻塞、阻塞性肺炎/肺不张、胸腔积液、淋巴转移、心包转移、肺血管血栓形成或较少见的肿瘤微栓塞以及并存的疾病,如COPD、肺间质纤维化。回顾性的研究发现,肺癌占咯血患者的19%～29%,胸片正常的咯血患者中,2%～9%后来发现有肺癌。咯血常表现为痰中带血,大的中心型肿瘤可致患者大咯血窒息而死。25%～30%的患者最初主诉胸痛,主要是由于肿瘤侵及壁层胸膜、胸壁和纵隔,肋骨转移及肺栓塞等引起。

（2）由肿瘤局部扩散引起的症状:肺癌局部扩展可直接侵犯或转移至纵隔淋巴结肿大后产生压迫,累及大气管,引起吸气性呼吸困难;累及喉返神经,引起声音嘶哑;累及食管,引起咽下困难甚至支气管-食管瘘;累及上腔静脉,引起上腔静脉压迫综合征;累及心包膜时,可产生心包积液引起心脏压塞症状;累及膈神经,引起膈肌麻痹。

（3）由肿瘤远处转移引起的症状:肺癌常见的转移部位有体表淋巴结、骨、中枢神经系统、肝及肾上腺,转移至不同部位常引起相应症状。有时原发灶不明显,而以转移性病变作为主诉就诊,这就需要医生仔细地进行全面检查。

（4）肿瘤引起的副癌综合征:肺癌引起的副癌综合征表现是近年十分引人关注的问题,肺癌细胞产生某些激素、抗原和酶,可解释一部分临床表现的机制,但尚有许多表现目前难以解释。

2. 体征

胸部体征视肺癌的发展程度而出现不同的表现,早期可无明显阳性体征,发生支气管阻塞肺不张、继发肺部感染、胸水、心包积液、淋巴静脉回流受阻时可出现相应的体征。部分肺癌患者有皮肤色素沉着、皮疹、皮肌炎、脉管炎、杵状指等肺癌相关的伴癌综合征表现。

（二）辅助检查

1. 影像学检查

是发现肺癌最主要的一种方法，包括 X 线、胸透、胸部 CT、正侧位胸片、体层摄影、磁共振、支气管和血管造影。如周围型肺癌 CT 显示肿块呈结节状，有毛刺（图 7 - 5）。

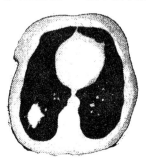

图 7 - 5　肺癌 CT 表现

2. 痰脱落细胞检查

是最简便、有效、易行的无创性早期检查方法，也可用于高危人群的早期筛选。

3. 纤维支气管镜检查

对明确肿瘤的存在和组织学诊断均具有重要意义。

4. 其他

如淋巴结活组织检查、胸水癌细胞检查等。

（三）护理问题

（1）恐惧。

（2）呼吸困难。

（3）疼痛。

（4）营养不足、体重下降。

（5）潜在并发症：化疗药物毒性反应。

【护理目标】

（1）患者能够表达其恐惧、绝望心理，能与医务人员和家属沟通，恐惧心理减轻，主动参与对未来做决定，积极配合治疗。

（2）患者的呼吸频率、节律和形态正常，呼吸困难得以缓解。

（3）患者主诉疼痛次数减轻，程度减轻。

（4）患者能接受医务人员对饮食的合理化的建议。

（5）不发生并发症或并发症发生后能被及时发现和积极处理。

【护理措施】

（一）生活护理

1. 环境

保持室内空气的流通与新鲜，并维持适宜的温度和湿度，尤其在化疗期间。必要时用紫外线消毒灯照射，以避免感染的发生。

2. 休息

由于患者气急、疼痛和焦虑、害怕，无法获得足够的休息与睡眠，应为患者创造安静、舒适、清洁、整齐的良好休息环境；必要时遵医嘱用镇静剂；采取合适的体位，减轻气急。

3. 饮食护理

向患者提供营养丰富、易消化吸收的食物，鼓励进食。一般每天需要蛋白质 100 ~ 150g，总热量约 1672 ~ 2508kJ（400 ~ 600kcal），注意调整食物的色、香、味，配制患者喜爱的食物，以适口、清淡为原则，少量多餐。有恶心、呕吐者饭前给予口腔护理。若无法进食时，则应肠道外营养或鼻饲，补充足够所需的热量和营养。

（二）心理护理

对大多数已知诊断结论的患者，可适当地向患者介绍病情、治疗计划及可能取得的效果，调动其积极性。进行特殊检查和治疗时要对患者讲明目的和不良反应，以取得患者的积极配合。重视家属的心理反应，使家属对患者的病情变化保持镇静，以免恶性情绪扩散，加重病情。帮助患者增加社会支持，以减轻心理压力。

晚期患者随机体功能逐渐衰退，呈恶病质状态，身心极为痛苦，亦感到生命快要终结。此时更需要医务人员和亲人的体贴和关心，需采取各种支持措施，解除患者身心痛苦，做好死亡教育和临终关怀。

（三）治疗配合

1. 不同种治疗方法的护理

（1）药物治疗的护理：化学治疗（简称化疗）是肺癌的一种全身性治疗方法，它对肺内局部病灶及经血道和淋巴道的微转移病灶均有作用，小细胞肺癌对化疗最敏感，有效率达 80% ~ 95%，鳞癌次之，腺癌最差。

1）用药观察：用药后观察压迫或转移症状是否减轻，X 线影像肿瘤占位灶是否缩小。大多数化疗药物在杀伤肿瘤细胞的同时，可引起正常细胞的损害，尤其对生长旺盛的正常细胞。

①骨髓抑制：表现为粒细胞减少和血小板降低，也可引起红细胞减少。血细胞的减少极易导致严重的感染或出血，甚至危及生命。化疗期间严密观察血象的变化，发现和处理不良反应；

②胃肠道反应：药物对消化道黏膜的刺激和损伤，以及影响自主神经功能，可引起严重的胃肠道反应、口腔炎等；

③肝、肾、心等功能损伤：抗肿瘤药物大多数通过肝、肾代谢和排泄，要注意肝功能变化。应用多柔比星或柔红霉素可引起心律失常或心力衰竭，应做心电图等检查。环磷酰胺可引起出血性膀胱炎，某些药物引起肢体麻木、腱反射消失等，大多数药物可引起脱发。

2）化疗药物副作用的护理

①预防化疗引起的组织坏死：化疗药物注射如不慎外漏，可致局部组织的坏死、剧痛，甚至经久不愈。应积极预防，静脉给药时可先用无化疗药物的液体引导静脉注射，确定通畅无外渗后再输入化疗药物。注射完毕后用无药液体冲洗，减少药液对局部血管的刺激。一旦出现药液外漏现象，立即停止输液，迅速用生理盐水或5%利多卡因5ml+地塞米松5mg局部封闭，冰敷24h；

②预防栓塞性静脉炎：化疗时应制定静脉使用计划，按计划使用，让静脉有休息时间。化疗时最好用上肢血管，静脉注射或静脉滴注不宜过快，以减少刺激性。如发现静脉出现红、肿、热、痛时应停止滴注，局部皮肤外敷金黄散、硫酸镁或理疗；

③加强胃肠道反应的护理：化疗前2h内应避免进食，有呕吐者，遵嘱使用止吐药，记录出入液量，补充足够的液体。出现血性腹泻、严重腹痛等肠黏膜坏死及穿孔情况时及时报告医生；

④其他：做好必要的消毒、隔离，积极预防各种感染，尤其是上呼吸道感染。化疗期间鼓励多饮水，反复排尿。

（2）特殊治疗的护理：放射治疗的护理

1）放疗知识：放疗可分为根治性和姑息性两种，并常与化疗联合应用：

①根治性放疗用于病灶局限，或因各种原因不宜手术或不愿手术的患者。

②姑息性放疗可抑制肿瘤的发展，延迟肿瘤的扩散和缓解症状：如咳嗽、咯血、骨转移性疼痛、气管或支气管梗阻引起的呼吸困难等。亦用于治疗支气管梗阻所致的肺不张、肺炎。不同组织类型的肺癌对放疗的敏感性不同，小细胞癌、鳞状细胞癌、腺癌的敏感性依次递减。常用放射线有钴-60γ线、电子束β线等。放射剂量一般40~70Gy，分5~7周照射。

2）病情观察和护理

①重视皮肤护理：向患者解释放疗可能发生局部反应。对皮肤红斑、表皮脱屑、色素沉着、搔痒者，应避免搔伤和衣服摩擦，内衣宜柔软、宽大、吸湿性强。保持皮肤清洁，避免过热水和肥皂水洗涤。勿自行将涂在皮肤放射部位上的标记擦去，照射部位避免用力揉擦及涂乙醇、碘酊、红汞、油膏，禁止在照射部位贴胶布；

②注意放疗后的全身反应：由于瘤组织的崩解，毒素被吸收，在照射数小时或1~2天后，患者可出现全身反应，易头晕、头痛、乏力、恶心或呕吐。故照射前不宜进食，照射后应卧床休息30min，宜进食清淡易消化食物，多食蔬菜、水果，多饮水，促进毒素排出。有放射性食管炎发生时，可出现咽下困难、疼痛、黏液增多。嘱患者注意保持口腔清洁，饭后喝温水冲洗，饮食宜流质或半流质，避免刺激性饮食。放疗1个月后易并发放射性肺炎，应严密观察呼吸情况，有无咳嗽、咳痰加重等。放疗中应每周复查血象，如血象明显降低，要暂停放疗。

2. 对症护理

主要为疼痛的护理。了解并倾听患者诉说对疼痛的感受、忍受程度，尽快缓解其躯体的不适。

（1）非药物止痛：包括局部按摩或冷敷、针灸、放松、气功、看电视、听音乐、阅读报纸、指导放松、深呼吸的技巧等。分散患者的注意力，增进患者身体与心理的舒适，减轻疼痛的感受强度。

（2）药物止痛

1）药物知识：不要过多地限制止痛药物的应用，遵医嘱按 WHO 制定的三阶梯止痛方案给药。第一阶段：轻微的疼痛，给非麻醉性止痛药物，如吲哚美辛（消炎痛）、阿司匹林等。第二阶段：中度疼痛，进展到轻微的麻醉性止痛药，或增加止痛药物的剂量，24h 按时给药，如布桂嗪、可待因等。第三阶段：疼痛无法控制时，使用强烈的麻醉止痛剂，每 4h 一次，当疼痛被控制 48h 后，可改成长效制剂，如吗啡、哌替啶等。用药期间应取得患者配合，以确定有效止痛作用的药物最佳剂量。

2）用药观察：观察疼痛缓解的情况，如呼吸速率、意识状况、食欲是否增加、睡眠质量是否提高、情绪是否稳定。观察用药后的不良反应，如阿片类止痛药物应用后可出现便秘，应嘱患者多饮水、多食富含维生素的水果与蔬菜及富含纤维素的食物，必要时给缓泻剂。吗啡类止痛剂会作用于脑干呼吸中枢，随剂量增加会出现呼吸抑制、嗜睡、恶心等，应及时调整用药剂量。

（四）健康教育

大力宣传吸烟对人体健康的危害，提倡戒烟。力争改善劳动和生活条件，对职业性致癌物接触者和高发地区人群，定期进行重点普查。开展防止肺癌的宣传教育，对高危人群做到早发现、早治疗。对肿瘤缓解期教育家属帮助患者切实安排好每天的生活、休息、饮食和活动。指导患者在门诊随访，掌握下次放疗、化疗的时间，及时就诊。

（张洁）

第十节　肺动脉内膜剥脱术的护理

【概述】

慢性栓塞性肺动脉高压（chronic thromboembolic pulmonary hypertension，CTEPH）是由于肺动脉内反复栓塞和血栓形成而造成的肺动脉高压。可由急性肺动脉栓塞演变而来，也可因下肢静脉血栓等反复栓塞肺动脉所致。慢性栓塞性肺动脉高压呈渐进性，最终造成右心衰竭和呼吸衰竭而死亡。在体外循环下行肺动脉切开取栓、肺动脉内膜剥脱术是治疗本病的有效手段，其护理与一般的心脏直视手术护理有相似之处，但其术后呼吸监护有其特殊性，同时持续肺动脉高压及术后再灌注性肺损伤是患者术后死亡的主要原因，术后积极抗凝预防再次栓塞也是术后成功的关键。

【护理评估】

（一）手术适应证

1. 有严重低氧血症的呼吸功能不全患者

经 CT 肺动脉造影（CTPA）、肺灌注显像和肺动脉造影（Pulmonary arteriography，PAA）证实肺动脉主干和大分支（手术可及范围）血栓栓塞 >50%，支气管动脉造影显示远端血管床内无血栓存在，伴随血流动力学障碍。

2. 肺动脉高压

肺动脉（PAP）>2.7~4.0kPa，肺血管阻力（PVR）>30kPa/(s·L)，PVR 是个重要的参考指标但并不是决定因素。

3. PAA 发现有以下 5 种征象：肺动脉内有凹凸性影像，在肺叶或肺段水平发现肺动脉网的密度降低，内膜不规则，继发于再通、同心狭窄和反应性动脉收缩而发生的主动脉突然狭窄，肺叶血管阻塞。

（二）手术相对禁忌证

1. 严重的心功能衰竭。

2. 伴随其他严重危及生命的疾病。

3. 过度肥胖。

4. 高龄。

（三）手术绝对禁忌证

严重的阻塞性或限制性通气功能障碍是手术的绝对禁忌证。

【护理措施】

（一）术前监护要点

1. 加强交流与沟通

主动与患者交流，除告知患者和家属一般心脏直视术前术后常规注意事项外，要特别强调术后留置气管插管、术后使用呼吸机的目的，气管插管带管时间会延长，同时会有口渴、咽痛、无法讲话等不适症状。告知患者可利用口形判别、书写反馈、模仿动作、图片示意等多种形式进行交流与沟通，取得患者和家属的配合，减轻患者和家属焦虑。

2. 观察并记录心功能不全的情况

每 24h 测量心律、心率及血压 2 次，记录出入量及体重变化。

3. 指导患者术前用药

术前患者一般服用强心药如地高辛和降低肺动脉高压的药物如卡托普利、保达新等，用药期间注意观察强心药物中毒反应以及降低肺动脉高压的同时防止低血压。

4. 指导患者进行呼吸功能训练

如深呼吸、爬楼梯、吹气球、呼吸功能锻炼仪训练，为术后尽早脱机做准备，并给予间断吸氧 6h/d，1.5~2L/min，雾化吸入 2 次/d。

5. 如有因下肢明确深静脉血栓形成而行下肢静脉滤器置入术者同血管术后护理。

（二）术后监护要点

1. 血流动力学监测

患者术后进入 ICU 时带有桡动脉置管、漂浮导管，能直接监测有创血压、持续心排量、心脏指数、中心静脉压、肺动脉压、肺毛压、混合静脉氧饱和度；打开报警开关，设置好报警线，发现异常情况应及时报告医生。遵医嘱使用正性肌力药和扩血管药，加强心肌收缩力，降低后负荷。

2. 严格控制出入量

记录每小时出入量，每 24h 至少监测血常规及电解质 2～3 次，防止电解质紊乱。由于体外循环常导致心律失常，气管插管刺激诱发肺动脉压升高，因此，术后需严密观察患者意识、心电、血压、肺动脉压、中心静脉压、血氧等指标。

3. 呼吸系统监护

留置双腔气管插管是其呼吸道管理的特点，手术后再灌注性肺水肿和肺动脉高压是肺动脉内膜剥脱术围手术期死亡的两大主要原因，因此，术后呼吸机的使用和护理以及肺水肿和肺动脉高压的预防、治疗和护理是术后恢复成功的关键。

（1）呼吸道管理：在使用呼吸机辅助通气期间，根据患者病情放置双腔气管插管，监护护士必须了解双腔气管插管构造及使用目的，双腔气管插管分别通向左右主支气管，根据患者病情放置，主要用于单侧肺动脉栓塞的患者。患侧导管短，健侧导管长，可根据病情需要封闭一侧主支气管，在术中可避免患侧肺泡内溢出液进入健侧，影响健侧肺的通气和交换功能。术后可保留双腔气管插管，必要时应用 2 台呼吸机对双侧肺进行辅助呼吸。因此，患者返回病室时护士应对气管插管进行明确的左右刻度标记，定位标记患侧肺并详细交接班。在带管期间护士须及时吸取其插管内血性液体，观察并记录血性液体减少的过程。吸痰前必须给高浓度氧至血氧饱和度达 99% 以上，操作轻快柔和，同时严密观察肺动脉压变化，避免各项不适刺激引起肺动脉高压。当患侧无明显血性液体吸出后，及时提示医生更换单腔气管插管。顺利脱机后，立刻给予双鼻导管氧气吸入或面罩吸氧以及定时给予雾化吸入，鼓励患者主动咳痰，拍背协助呼吸。病情平稳后逐渐由持续低流量氧气吸入改为间断吸氧再逐渐停止吸氧。

（2）再灌注性肺水肿的监护：再灌注性肺水肿是术后的主要致死原因之一，术后早期由于原来闭塞的肺血管床得到重新灌注，肺血增多、肺再灌注损伤必然引起肺血管通透性增加，导致肺间质水肿、肺泡水肿。在使用呼吸机辅助通气期间，为了预防肺水肿的发生，给予相对较高一些的 PEEP 8～10cmH₂O 减少肺泡渗出；在维持动脉血氧分压正常情况下，使用尽可能低的氧浓度以减少自由基的产生，吸入氧浓度控制在 45% 以下控制肺水肿，同时可遵医嘱应用激素、利尿药、胶体预防和治疗肺水肿。

（3）肺动脉高压的监护：患者术后平均肺动脉压立刻降低，但手术打击、缺血、低氧等可造成反应性肺动脉高压，因此在术后充分镇静的情况下根据患者肺动脉压的情况可应用前列腺素 E 等药物降低肺动脉压。

4. 抗凝的观察和护理

基于该手术是在深低温停循环下进行的特点，患者有脑损伤，术后及时给予降温、脱水和应用激素等脑复苏措施进行脑保护。预防栓子脱落防止再次栓塞，术后早期应用抗凝药物，及时监测凝血机制，同时密切观察意识瞳孔及四肢运动情况。术后早期每小时观察心包胸腔引流量、颜色、性质、温度，进行记录及对比，了解是否有明显出血。拔除引流管后继续观察伤口敷料有无渗出，术后4~6h患者开始应用肝素抗凝，应用肝素抗凝的同时监测活化部分凝血酶原激酶时间（APTT），根据APTT调整剂量，尽快使APTT达到并维持于正常值的1.5~2.5倍。

5. 早期康复护理

术后早期康复训练可加速血液循环，有利于全身各器官的血液灌注，防止血栓的形成。对患者进行康复期全方位的护理，首先对患者进行全面评估，制定周密细致的护理计划，按护理程序对患者实施护理。从促进康复着手，制定详细的训练计划，包括呼吸功能的训练，由于患者带管时间长，卧床时间长，全身各部位的肌张力减弱，早期的康复运动也存在着潜在的危险性，这就要求我们护理人员现身宣教、指导要领、循序渐进，增强患者的自我保护意识，使患者早日康复。

6. 健康教育

（1）向患者及家属讲解术后进行呼吸功能恢复锻炼的方法，使患者掌握咳嗽技巧和深呼吸运动并取得患者和家属的配合。

（2）进食有营养、易消化的食物，多食蔬菜、水果，保持大便通畅：

（3）加强身体锻炼，逐渐增加活动量，保持室内空气清新。

（4）嘱咐患者按时服用抗凝药物，定期监测出凝血时间及时调整用药量。告诉患者注意观察皮肤、黏膜有无出血倾向及有无血尿，一旦出现及时到医院就诊。

（5）保持情绪稳定，心情愉快，戒烟酒。

（6）术后两周到门诊复查，以后定期随诊。

（张洁）

第三章　呼吸专科重症急救护理

第一节　急性呼吸窘迫综合征

【概述】

急性呼吸窘迫综合征（acute respiratory distress syndrome，ARDS）是由于多种原发病和诱因作用下发生的急性呼吸衰竭，以非心源性肺水肿和顽固性低氧血症为特征，表现为严重呼吸困难、呼吸窘迫，是全身炎症反应综合征（systemic inflammatory response syndrome，SIRS）、代偿性抗炎反应综合征（compensatory antiinflammatory response syndrome，CARS）在肺部的表现。其病理基础是急性肺损伤（acute lung injury，ALI），常引发或合并多脏器功能障碍综合征（multiple organ dysfunction syndrome，MODS），甚至多脏器功能衰竭（multiple organ failure，MOF），是临床常见的急危病。

【护理评估】

（一）临床表现

临床表现为以进行性呼吸困难和顽固性低氧血症为主要特征的急性呼吸衰竭，其特点是起病急、呼吸频速、发绀进行性加重、呼吸 >30 次/min，且不能用原发病解释、一般氧疗难以缓解低氧。早期无阳性体征，中期肺部可闻及干、湿啰音，喘鸣音，后期出现肺实变，呼吸音降低并闻及水泡音。

（二）辅助检查

尽管已出现急性呼吸窘迫和低氧血症的表现，胸部的 X 线片表现早期可无异常，或呈现轻度间质改变，表现为纹理增多、边缘模糊。若病情进一步加重，可出现斑片状或大片状阴影，若两肺有广泛的渗出和实变，在胸片上则表现为典型的"白肺"。随着肺水肿的吸收和消退，X 线反射减少，透过度增加，后期可出现肺纤维化的表现（图 7 - 6）。

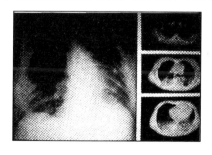

图 7 - 6　典型的 ARDS 患者胸部影像

血气分析：低氧血症是 ALI/ARDS 患者血气最重要的表现，早期即可出现，并且对常规氧疗反应不明显。

心脏彩超和 Swan-Ganz 导管检查有助于明确心脏情况和指导治疗。

（三）主要护理问题

（1）气体交换受损：与疾病致肺换气障碍有关。

（2）清理呼吸道无效：与气管插管致不能咳嗽有关。

（3）生活自理能力缺陷：与长期卧床或气管插管有关。

（4）营养失调：低于机体需要量，与慢性疾病消耗有关。

（5）活动无耐力：与体力下降有关。

（6）焦虑/恐惧：与担心疾病预后有关。

（7）便秘：与长期卧床致肠蠕动减慢有关。

（8）语言沟通障碍：与气管插管致失音有关。

（9）有皮肤完整性受损的危险：与长期卧床有关。

【护理措施】

（一）观察病情演变

1. 严密观察呼吸频率、节律、深度。安静平卧时呼吸频率大于 28 次/min，且有明显缺氧表现，血氧饱和度小于 90%，经常规给氧方法不能缓解。

2. 监测生命体征，尤其是心律、血压、体温的变化。

3. 观察缺氧情况，动态观察血气分析，监测血氧饱和度、动脉血氧分压及发绀程度。

（二）建立通畅气道，改善通气功能

1. 湿化痰液、适当补液、清除气道分泌物。对咳嗽无力者定时翻身拍背，对痰液黏稠者给予雾化吸入，对无力咳嗽或昏迷者可用导管吸痰。

2. 必要时建立人工气道，可以选择插入口咽导管、建立口咽气道、气管插管或气管切开。

（三）控制感染、纠正酸碱和电解质失衡

根据血、痰、分泌物培养，血气、生化检查选择药物进行治疗。注意科学合理使用抗生素，严格各项操作，减少院内感染的发生。

（四）呼吸机使用的护理

1. 呼吸机的主要功能是维持有效的通气量，在使用中护士应严密监视呼吸机的工作状态，各部件衔接情况，监听运转声音，并根据患者的病情变化，及时判断和排除故障。

2. 要密切注意患者的自主呼吸频率、节律与呼吸机是否同步；观察实际吸入气量，有效潮气量，同时观察漏气量、吸气压力水平、压力上升时间等指标。

3. 如患者安静，表明自主呼吸与机械同步；如出现烦躁，则自主呼吸与呼吸机不同步，或是由于通气量不足或痰堵，应及时清除痰液或调整通气量。

总之，护士除了必须具备扎实的基础护理技术和丰富的临床经验，还需要熟练掌握各型呼吸机的治疗参数及调节，变被动护理为主动全程护理。

（五）药物治疗过程中的监测护理

1. 输液管理

准确记录出入量（ARDS 时肺间质与肺泡水肿，液体潴留增加）；准确记录每小时的出入液体量，以防止液体大进大出，加重肺水肿；早期输液应以晶体为主，在毛细血管内皮损伤逐渐恢复后，可适当使用胶体液，以提高血浆胶体渗透压，促进间质及肺泡内液体回吸收。

2. 糖皮质激素应用的观察

早期大量应用地塞米松可保护肺毛细血管内皮细胞，减少毛细血管渗出，减轻炎症反应，缓解支气管痉挛，但严重创伤后患者易并发消化道大出血，而使用糖皮质激素后更容易导致上消化道大出血，护士应严密观察胃液，大便的颜色、性状、量，并做常规检查。

3. 应用血管活性药物的观察

ARDS 时适当使用血管扩张剂，可减轻心脏前后负荷，同时也可扩张肺血管，解除肺小血管痉挛，改善肺循环。在应用血管扩张剂时，应严密监测血流动力学状态的变化，为及时调整其用量提供准确的依据；最好有输液泵经中心静脉通道输注血管扩张剂，以防止药物对小血管的刺激。

（六）心理护理

由于患者健康状况的发生改变，不适应环境。患者易出现紧张不安、忧郁、悲痛、易激动，治疗不合作。在护理患者应注意以下几点：

1. 同情、理解患者的感受

和患者一起分析其焦虑产生的原因及表现，并对其焦虑程度做出评价。

2. 主动向患者介绍环境

解释机械通气、监测及呼吸机的报警系统，消除患者的陌生和紧张感。

3. 当护理患者时保持冷静和耐心

表现出自信和镇静。耐心向患者解释病情，对患者提出的问题要给予明确、有效和积极的信息，消除心理紧张和顾虑。

4. 如果患者由于呼吸困难或人工通气不能讲话，可提供纸笔或以手势与患者交流。

5. 限制患者与其他具有焦虑情绪的患者及亲友接触。

6. 加强巡视，了解患者的需要，帮助患者解决问题。

7. 保持环境安静，保证患者的休息。帮助并指导患者及家属应用松弛疗法、按摩等。

（武士敏）

第二节　咯血窒息

【概述】

(一) 咯血定义

咯血是指喉部以下气管、支气管、肺组织的出血经口腔咯出。

(二) 咯血前兆

1. 喉痒，患者恐怖不安。

2. 突然胸闷，挣扎坐起。

3. 呼吸困难增剧，面色青紫，继而发生窒息、昏迷。

(三) 咯血原因判断

咯出的血常与痰混在一起，其特点见表7-1。

表7-1　咯出的血液特点与相关疾病

出血性状	有关疾病
痰中有小血点或血丝	外伤、支气管肺癌、肺结核
血脓痰相混	肺炎、肺脓肿急性期（有毒腥气）。地放张患者的痰存放分层；上层为泡沫，中层为黏液，下层为脓肿
粉红带泡沫	肺水肿，左心衰竭
鲜红色痰	呼吸道外伤，梗死、淤血，血液疾病，支气管扩张，肺结核，肺脓肿
铁锈色痰	大叶性肺炎
巧克力色血痰	阿米肝脓肿突破到肺
暗红色痰	尘肺
血痰带蓝绿	铜绿假单胞菌感染

(四) 窒息定义

窒息是指喉或气管的骤然梗死，造成吸气性呼吸困难，如抢救不及时很快发生低氧高碳酸血症和脑损伤，最后导致心动过缓、心跳骤停而死亡。

(五) 突发症状

吸气性呼吸困难，咳嗽似犬吠状，眼结膜点状出血，烦躁不安，失音，声音嘶哑，浮肿，三凹征阳性。心率由快至慢，出现心律失常，直至心跳、呼吸停止。

(六) 窒息原因判断

1. 外伤

闭合或开放性喉部损伤，包括气管插管损伤。

2. 异物

花生米、纽扣等误入呼吸道，或呕吐物、咯血块、脓性黏痰以及溺水后的泥沙等堵住气管。

3. 炎症

急性喉外伤、急性喉炎、喉水肿。

4. 狭窄

化学物质腐蚀伤，气管插管伤，气管切开不当愈后有瘢痕，外伤、炎症、放射性损伤等形成的瘢痕组织引起狭窄。

5. 挤压

喉及气管周围组织的外伤，颈部的肿瘤、脓肿，皮下气肿、水肿、血肿，甲状腺疾病与纵隔疾患，还有气胸、血胸、肋骨骨折等。

【护理评估】

（一）先驱症状的评估

在大咯血出现24h内，患者多有先驱症状，可有出血侧胸内"发热"感、喉痒、胸部或喉部痰鸣之声，以及咳嗽、心悸、头晕等。

（二）病情的判断

1. 判断患者是否咯血　发现患者从口中吐出血性物时，要排除上呼吸道出血和消化道出血（即呕血）后才可判定为咯血。

2. 咯血与呕血的鉴别（表7-2）

表7-2　咯血与呕血的鉴别

项目	咯血	呕血
病史	肺结核、支气管扩张、肺炎、肺脓肿、肺癌、心脏病等	消化性溃疡、急性胃黏膜病变、肝硬化等
出血前症状	喉部痒感、胸闷、咳嗽等	上腹部不适、恶心、呕吐等
出血方式	咯出	呕出，可为喷射状
血液性状	鲜红色、泡沫状伴有痰液呈碱性	暗红色，伴有食物残渣呈酸性
演变	大咯血后常持续痰血数天，除非咽入多量血液，否则少见黑粪	呕血停止后无持续痰血，但常有黑粪甚至便血

3. 咯血严重程度的判断

判断咯血的严重程度，除了注意咯血量多少、咯血次数及速度外，还应结合患者的年龄、体质、病程及肺功能损坏程度等情况综合分析：

①小量咯血，24h内咯血量<100ml；

②中等量咯血，24h内咯血量100~600ml；

③大咯血，1次咯血量>100ml；或24h内咯血量>600ml；或持续咯血需输液以维持血容量；因咯血引起起到阻塞窒息。

（三）主要护理问题

（1）潜在并发症：窒息，与大咯血致气道阻塞有关。

（2）焦虑/恐惧：与大咯血有关。

（3）躯体移动障碍：与医嘱制动有关。

（4）活动无耐力：与体力下降有关。

（5）知识缺乏：与缺乏咯血的预防保健知识有关。

【急救原则】

咯血窒息常是引起病者死亡的主要原因，应注意判断抢救。

（一）主因

1. 短时间内不能将血全部咯出。

2. 支气管被堵塞或狭窄。

3. 肺部有严重疾患或心肺功能不全。

4. 患者精神过度紧张，血块刺激喉、支气管引起痉挛。

5. 患者过度虚弱或用镇静、镇咳药过量。

（二）判断

1. 病者突然胸闷、烦躁不安、端坐呼吸、气促、发绀、咯血不通畅、血块暗红。

2. 突然呼吸困难，显著的痰鸣音（"咕噜声"）神志不清，大咯血停止，口唇、指甲青紫。

3. 突然咯血终止，从鼻腔、口腔流出少量暗红色血液。吸气时呈三凹征。张口目呆，面色苍白，呼吸减弱或消失。

注：只要患者出现上述症状时，应首先考虑窒息。

（三）急救原则

保持呼吸道通畅，并及时供氧。

1. 让患者侧卧，头偏向一侧，将舌用纱布包住拉出，在上下牙之间放置压舌板或纱布卷，防止咬破舌。清除口腔、喉部血块，同时拍打胸背部，让患者将血块、痰液咯出。

2. 吸氧给予高流量氧气吸入（5~6L/min），必要时给予气管插管或气管切开。

3. 有条件时在喉镜指引下插管，用吸引器吸出血块。控制休克、防止酸中毒、预防感染等，应在医师指导下进行救治。

【急救流程】（图7-7）

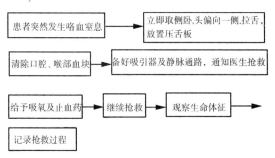

图7-7　急救流程

【护理措施】

（一）一般护理

1. 大咯血期间应绝对卧床休息，取患侧卧位，翻身时注意动作轻柔，不做大幅度的活动，以免加重出血。

2. 鼓励患者轻轻将血咯出，避免屏气下咽等动作，及时清除血污，倾倒血液，以免对患者造成恶性刺激。

3. 加强口腔护理，每次咯血后用生理盐水或冷开水漱口，也可用5%碳酸氢钠液漱口，防止真菌生长，减少并发感染。

4. 给予氧气持续中流量吸入，3～5L/min。

5. 指导患者排便时避免屏气用力，便秘者可给予缓泻剂。

6. 指导患者有效地咳嗽以促进排痰，辅助拍背，以防止血痰阻塞细小支气管，避免发生肺不张等并发症。

7. 根据调查分析，咯血高发时间为患者晨起、入睡阶段，这种变化可能与人体的内分泌变化有关，应在晨晚间加强观察。

（二）饮食护理

大咯血时暂禁食，咯血停止后给予温凉的流质饮食为宜，每次适宜量为150～200ml，避免浓茶、咖啡等刺激性饮料，避免引起肺血管扩张的各种因素如饭菜过热、饮酒。恢复期给予高热量、高维生素、高蛋白质、高铁质饮食，以补充机体消耗，纠正贫血。

（三）心理护理

患者的心理因素、情绪与病情的发展与转归有密切的关系。大咯血发生比较突然，来势凶险，患者常有恐惧不安、濒死感，表现面色苍白、心跳加快，不敢深呼吸及咳嗽，有下咽和屏气现象，恐惧、烦躁会使交感神经兴奋增加，血循环增速，肺循环血量增多而不利于止血，甚至因恐惧、紧张、窒息时缺氧引起休克。对于反复大咯血的患者，一方面迫切希望得到有效的治疗，尽快康复，另一方面也易于对治疗缺乏信心而出现悲观、绝望。护理人员应及时安慰患者，进行放松疗法，分散患者注意力，让患者意识到大咯血时保持镇静是关键，否则会加重出血，耐心讲解咯血的病因及诱因。向患者介绍一些治疗咯血成功的实例，说明咯血与疾病的严重程度不成正相关，帮助患者树立战胜疾病的信心。

（四）健康教育

1. 通过宣教使患者具备一些防止咯血窒息的相关知识和自护能力，向患者介绍咯血窒息的早期征象，一旦发生窒息，可在其背后两手沿着肋弓下缘环抱上腹部，呈冲击式压迫上腹部，使膈肌上升，增加腹内压，同时令患者咳嗽将气管内血凝块咳出。

2. 避免过重体力劳动及剧烈运动。

3. 提高患者的自我保护意识，特别是在秋冬季节，积极预防上呼吸道感染，及时添加衣被防止着凉，房间定时开窗通风，保持室内空气清新。

4. 加强锻炼，以增加机体抗病能力。

5. 痰、血及时做焚烧处理，避免发生交叉感染。

6. 保持排便通畅，鼓励多食新鲜水果，有便秘者可使用缓泻剂，忌用力排便而发生再次出血。

7. 积极治疗原发病。

（武士敏）

第三节　重症哮喘

【概述】

支气管哮喘是一种常见病、多发病，已成为全球的社会卫生问题，对人类的健康构成了严重的威胁。根据我国多年来进行的有关哮喘病流行病学调查表明，我国成人患病率可能为 1%～3%。尽管对哮喘的病理生理日趋了解及治疗药物不断增多，GINA（Global Initia tive for Asthma）方案在我国也开始逐渐推广，大部分患者在脱离激发因子刺激后，经正规治疗可在短时间内终止哮喘发作，但严重的哮喘病例依然较多。约 10% 的患者经一般的处理不足以控制症状，病情继续发展甚至危及生命。因此，作为呼吸科专科护理人员，临床上需要高度重视，并积极探讨有关重症支气管哮喘的病因，对如何识别危重哮喘，如何对危重哮喘急救和护理，是必须应该掌握的。

重症支气管哮喘简称重症哮喘，也称难治性哮喘，指哮喘急性发作持续 24h 或以上，经常规治疗症状无法缓解或哮喘呈暴发性发作，发作开始后短时间内进入危重状态者。以往将哮喘发作 24h 或以上不能改善者称为哮喘持续状态，如今，哮喘持续状态包括在重症哮喘之中。

【护理评估】

正确的临床评估可以对危重哮喘患者的诊断提供重要线索，对患者的救治有着非常重要的意义。

（一）临床表现

1. 面色苍白，口唇发绀，端坐位。

2. 气急逐渐加重，极度呼吸困难，严重时，还可出现耸肩，张口呼吸，甚至三凹征。

3. 双肺可闻及广泛的哮鸣音，严重时，呼吸音或哮鸣音明显降低甚至消失，这是支气管痉挛和痰栓广泛阻塞的结果。

4. 过度充气体征明显　胸廓饱满，运动幅度下降。

5. 多数患者伴有脱水和全身衰竭的表现，患者出现嗜睡或意识障碍，意识障碍是重症发作末期的表现。

6. 大多数患者伴有心动过速，心率 >120 次/min，这是由于患者呼吸功、低氧血症和肺血管阻力增加所致。

（二）辅助检查

1. 血常规

白细胞总数和中性粒细胞数一般正常，合并细菌感染时明显增高。

2. 痰液

一般为白色泡沫痰，感染严重时为黄色黏稠痰。

3. 动脉血气分析

重症哮喘患者常有不同程度的低氧血症，尤其当一秒用力呼气容积FEV_1低于1L或峰流值PEF小于120L/min时，建议测定动脉血气。

4. 肺功能检查　PEF和FEV_1的测定可以比较客观地反映气流阻塞情况，一般认为如果PEF或FEV_1小于患者最后状态30%～50%，通常PEF小于120L/min和FEV_1小于1l时，提示哮喘病情严重。

（三）主要护理问题

（1）气体交换受损：与疾病致肺通气、换气功能障碍有关。

（2）睡眠型态紊乱：与心悸、憋气有关。

（3）焦虑、恐惧：与担心疾病预后有关。

（4）清理呼吸道无效：与痰液黏稠，不易咳出有关。

（5）活动无耐力：与疾病致体力下降有关。

（6）知识缺乏：与缺乏支气管哮喘的预防保健知识有关。

【急救流程】

重症哮喘患者病情危重，严重者甚至有生命危险，护理人员应具备良好的专业素养，配合医生尽快为患者实施抢救。处理原则一般有以下几个要点：

1. 氧疗

重症哮喘患者常确有不同程度的低氧血症，因此原则上都应吸氧，根据病情需要，可选用鼻导管或面罩给氧。氧气需要加温湿化，以免干燥、过冷刺激气道。对于伴有CO_2潴留的患者应给予持续低流量低浓度吸氧，以使呼吸衰竭的患者既解除低氧血症又保持一定的缺氧刺激，以免加重二氧化碳潴留。面罩给氧气混合气可明显改善通气功能，使部分患者免除机械通气。

2. 解除支气管痉挛

在治疗过程中，可以应用β_2受体激动剂、茶碱类药物、抗胆碱能药物、糖皮质激素等药物降低气道阻力，改善通气功能。

3. 纠正脱水

重症哮喘患者由于哮喘时过度呼吸、发热、出汗及摄入量不足等原因，常有不同程度的脱水，使气道分泌物黏稠，痰难以排出，影响通气，故必须及时纠正脱水，如不能经日摄入，可由静脉路给予补充。根据心功能和脱水程度，一般每日补液2000～3000ml。

4. 纠正酸碱失衡和电解质紊乱

重症哮喘时，由于二氧化潴留产生呼吸性酸中毒，以及低氧血症、乳酸生成增加可致代谢性酸中毒。在酸性环境中很多支气管扩张剂不能充分发挥作用，故积极纠正酸中毒非常重要。可适当应用碳酸氢钠，但应避免反馈性通气量减少，使二氧化碳潴留加重。由于酸中毒，钾从细胞内移出，血钾升高，但在应用 β_2 激动剂和激素后，钾排出增多，加上进食少等因素，可无高血钾产生。但当使用碳酸氢钠及机械通气后，血钾可明显下降，而出现碱中毒及心律失常。故应注意监测电解质变化，及时补钾。

5. 去除病因

根据评估，仔细分析导致哮喘病情加重或持续不缓解的因素并给予合理治疗，这是非常重要的环节。

6. 控制感染

不提倡常规应用抗生素，要根据患者病情包括血常规、痰液细菌涂片及培养、药敏试验结果慎重选择抗生素。

7. 促进痰液排出

重症哮喘患者由于存在气道炎症、痰液黏稠及支气管痉挛等导致气道阻塞的因素，因此加强排痰，保持气道通畅尤为重要。

①选择药物祛痰；

②补充液体，以稀稠的痰液；

③给予雾化吸入；

④机械性排痰，如翻身拍背，或借助振动排痰机促进患者痰液的排出，必要时给予吸痰。

8. 针对诱发因素的处理和并发症的预防

及时脱离致敏环境。要注意并防治脑水肿、颅内高压、消化道出血、休克、心律失常、肺水肿、心力衰竭和 DIC 等。

9. 机械通气

对经上述治疗症状仍无明显改善的患者，特别是 $PaCO_2$ 进行性增高伴酸中毒者，为了避免严重并发症的发生，在医疗条件允许的情况下，应及时建立人工气道，实施机械通气。机械通气的方式有非侵入性正压通气和气管插管或气管切开机械通气。

10. 营养支持

因患者摄入量少，呼吸肌消耗能量大，机械通气后热量消耗更大，因此，应注意补充营养，可鼻饲高蛋白、高脂肪和低糖饮食，也可静脉输注葡萄糖液、氨基酸、脂肪乳和冻干血浆等，必要时可应用静脉营养治疗。

【护理措施】

（一）病情观察

病情观察是护理最为基础也是最为重要的部分，全面细致并具有预见性的观察能够为患者提供宝贵的救治时间。

1. 密切观察患者生命体征以及神志和尿量等情况，以掌握病情进展情况。

2. 观察药物作用和副作用，比如应用茶碱类药物时，注意患者有无恶心、呕吐、心律失常等不良反应。尤其注意糖皮质激素药物应用后的副反应，吸入性糖皮质激素可引起局部不良反应，如咽部的念珠球菌感染，声音嘶哑，一般为可逆性。而长期糖皮质激素全身用药可引起严重的全身副反应，包括骨质疏松、高血压、液体潴留、体重增加、满月脸、股骨头非化脓性坏死等。

3. 了解患者复发哮喘的病因和过敏源，避免诱发因素。

4. 密切观察哮喘发作先兆症状，如胸闷鼻咽痒、咳嗽、打喷嚏等，若出现上述症状，应立刻通知医生，尽早采取相应措施。

5. 密切观察患者有无白发性气胸、脱水、酸中毒、电解质紊乱、肺不张等并发症或伴发症。

（二）对症护理

1. 采取舒适的体位，让患者取坐位，床上放小桌，缓解呼吸困难症状。

2. 根据血气分析结果，给予鼻导管或面罩吸氧。氧流量 1 ~ 3L/min，为避免气道干燥，吸入的氧气应尽量温暖湿润。

3. 促进排痰，痰液黏稠必然影响通气，因此咳嗽咳痰的护理很重要。

①要保证患者的液体入量，根据心脏和脱水情况，一般要达到 2000 ~ 3000ml/d；

②要给予患者拍背排痰。手法如下：将手掌微曲成弓行，五指并拢，有节奏的拍打患者背部，也可以使用机械叩拍器。频率 3 ~ 5 次/s；重点叩击需引流部位，沿着支气管走向由外周向中央叩击，利用腕关节活动、力量适中，重复叩击时间 1 ~ 5min。对咳嗽无力的患者，应给予手法辅助，或应用振动排痰机辅助；

③根据医嘱给予患者雾化吸入治疗。

（三）一般护理

1. 病室的安排

1）病室应保持空气清新、流通，尽量避免室内存在有可能诱发哮喘发作的物质。

2）保持室内空气温暖，防止哮喘患者因对冷空气过敏而导致哮喘发作或加重。

3）室内应备齐必需的药物和抢救设施。

4）有条件尽量安排在重症监护室。

2. 饮食护理

哮喘患者的饮食要清淡、易于消化。饮食过饱、过于油腻都不利于哮喘病情的控制。要尽量避免具有刺激性的食物和饮料。护理人员应善于观察，提高与患者的沟通能力，以了解并找出与哮喘发作有关的食物，可以预防哮喘发作。

（四）机械通气的护理

护士必须密切观察病情变化，熟悉应用呼吸机的指征。及时准备好气管插管的用物，熟练有序，积极主动配合医生抢救是治疗成功的关键。对应用机械通气治疗的患者，在机械通气护理过程中，护理人员应熟悉呼吸机的性能和一般故障的处理，掌握各种参数的意义和调节原则，严密观察机械的运转和患者的全身情况，准确记录呼吸机各参数，尤其是注意患者的自主呼吸是否与呼吸机同步以及对呼吸机报警原因的判断，我们在临床护理工作中最常发生高压报警，提示气道阻力增加，常见于患者咳嗽、痰液堵塞、激动、烦躁不安或想要交谈，应及时给予安慰使患者情绪稳定，检查原因，作相应处理。另外在建立人工气道后，吸入气体绕开了具有温暖和湿润功能的额窦和上呼吸道，只能从呼吸道本身吸收水分导致呼吸道黏膜干燥，黏液纤毛运载系统损伤，清除痰液能力减低，呼吸道痰栓易于形成，湿化疗法是机械通气中防止和减少并发症，保持呼吸道通畅的一个重要措施。再有由于人工气道的建立，咳嗽反射减弱，纤毛运载系统受阻，呼吸肌无力等原因，造成分泌物潴留，堵塞气道，导致肺部感染加重，必须依靠吸引才能保持呼吸道通畅，不重视病情的常规吸痰，不但易损伤呼吸道黏膜，还会增加感染机会，所以吸痰的原则是按需吸痰，并注意无菌操作以及负压吸引的压力大小。

（五）心理护理

这是非常值得强调的一点。对于实施机械通气的患者，由于病情相对危重，更容易产生紧张、焦虑甚至恐惧的情绪，且患者通常在监护室进行治疗，远离亲友、陌生的环境，呼吸机的警报声和对医护人员的不信任等因素，更使患者产生孤独、抑郁、不安全感，害怕及恐惧等心理表现，心理护理在这时更加重要。要针对不同文化层次，不同心理状态的患者做好心理护理，给予更多的关心、支持，灵活应用疏导、解释、鼓励、诱导、示范等心理支持疗法，使患者处于最佳心理状态。可通过表情、手势、书面、语言等形式沟通，鼓励患者表达其痛苦及需求。护士要注意领会患者的求助信号，对于合理的要求给予满足，有利于患者保持平衡的心态。护理人员的仪表、姿态等身体语言无形中也影响患者的情绪，微笑的服务、关切的眼神，让患者感到温暖、亲切，保持从容镇静；有序地抢救，使患者有安全感。了解机械通气患者的心理特点，对保持患者良好的心理状态，促进早日康复有重要的意义。

（武士敏）

第四节　大面积肺栓塞的溶栓配合与护理

【概述】

1. 肺栓塞（pulmonary embolism, PE）

是以各种栓子阻塞肺动脉系统为其发病原因的一组疾病或临床综合征的总称，包括肺血栓栓塞症、脂肪栓塞综合征、羊水栓塞、空气栓塞等。

2. 肺血栓栓塞症（pulmonary thromboembolism, PTE）

为血栓阻塞肺动脉或其分支所致的疾病，以肺循环和呼吸功能障碍为其主要临床和病理生理特征。PTE 为肺栓塞的最常见类型，占 PE 中的绝大多数，通常所称 PE 即指 PTE。

3. 大面积 PTE（massive PTE）

临床上以休克和低血压为主要表现，即体循环收缩压 <90mmHg，或较基础值下降 <40mmHg，持续 15min 以上，须除外新发生的心律失常、低血容量或感染重度症所致血压下降。

【护理评估】

（一）临床表现

PTE 的临床症状多种多样，不同病例常有不同的症状组合，但均缺乏特异性。

1. 呼吸困难及气促（80%～90%）　是 PTE 最常见的症状。

2. 胸痛　包括胸膜炎性胸痛（40%～70%）或心绞痛样疼痛（4%～12%）。

3. 晕厥（11%～20%）　可为 PTE 的唯一或首发症状。

4. 烦躁不安、惊恐甚至濒死感（55%）。

5. 咯血（11%～30%）　常为小量咯血，大咯血少见。

6. 咳嗽（20%～37%）。

7. 心悸（18%）。

（二）辅助检查

1. 血浆 D-二聚体（D-dimer，DD）

检查是交联纤维蛋白在纤溶系统作用下产生的特异性降解产物。在健康人群中，血浆 DD 罕有升高。但是当存在纤维蛋白形成和降解时，如静脉血栓栓塞症、感染、妊娠、恶性肿瘤、外科手术、创伤、休克和急性心肌梗死等，血浆 DD 可以升高。所以，DD 对 PTE 诊断的特异性差，在临床应用中，DD 对 PTE 有较大的排除诊断价值。

2. 血气分析

临床上 PTE 患者常表现为低氧血症，低碳酸血症，肺泡-动脉血氧分差 $P(A\text{-}a)O_2$ 增大。尤其是年纪较轻、既往无肺部疾患的中青年 PTE 患者。所以单纯依靠 PaO_2 诊断 PTE 缺乏足够的依据。

3. 心电图

大多数病例表现有非特性的心电图。

4. 胸部 X 线片

传统的 X 线片在 PTE 诊断中是较为重要的诊断手段。PTE 在 X 线胸片上可表现为：区域性肺血管纹理变细、稀疏或消失，肺野透亮度增加；肺野局部浸润性阴影；尖端指向肺门的楔形阴影；肺不张或膨胀不全；右下肺动脉干增宽或伴饥饿段征；肺动脉段膨隆以及右心室扩大征；患侧横膈抬高；少至中量胸腔积液征等。

5. 超声心动图

超声心动图在提示诊断和除外其他心血管疾患方面有重要的价值。在 PTE 症状发生初期常被作为首选的检查手段，起到提示和筛查的作用；通过右心系统血栓和周围静脉血栓，直接提示 PTE 诊断；无创评估心脏功能，监测血流动力学改变。

6. CT 肺动脉造影

诊断 PTE 的直接征象，是在纵隔窗内出现管腔部分充盈缺损；管腔完全性充盈缺损，若肺小动脉受累，可表现为分支段缺失或扩张增粗；漂浮征，即血栓游离于肺动脉内，又称"轨道征"；主肺动脉及左右肺动脉管壁不规则；血栓钙化，为慢性 PTE 征象，很少见（图 7 - 8）。

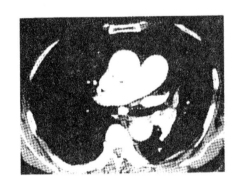

图 7 - 8　左肺动脉干内的血栓向舌叶延伸

7. 磁共振肺动脉造影

适用于碘造影剂过敏的患者。

8. 肺动脉造影是被公认的诊断 PTE 的金标准。

（三）主要护理问题

潜在并发症：出血，与应用溶栓药有关。

【急救流程】

1. 大面积 PTE 患者应收入重症监护治疗病房

严密监测呼吸、心率、血压、静脉压、心电图及血气的变化。为防止栓子再次脱落，要求绝对卧床，不可过度屈曲下肢；保持大便通畅，避免用力。

2. 对有低氧血症者予鼻导管或面罩吸氧

严重呼吸衰竭时可予无创通气或气管插管。尽可能避免气管切开，以免在抗凝或溶栓过程中局部大量出血。

3. 选择较粗大的外周静脉留置套管针建立通畅的静脉通道

以方便溶栓药物输入及溶栓治疗过程中采血监测。尽量避免不必要的动静脉穿刺，尤其是不易压迫止血的部位。溶栓前所有穿刺部位使用弹力绷带加压包扎，以避免溶栓过程中出血。一般不做 PICC 及深静脉穿刺。

4. 完善各项检查

测定基础 APTT、血生化、血常规、血小板计数，作为溶栓前后对照值。充分评估出血的危险性，查血型，以便必要时配血备用。

5. 测量双下肢腿围

距髌骨上缘15cm处，距髌骨下缘10cm处，做好记录并交班。如两腿围差别超过2cm或较前增粗，应引起重视，可行下肢超声检查，及时发现下肢深静脉血栓。

6. 备好溶栓药和急救物品及药品

如除颤器、鱼精蛋白等，保证急救用品处于备用状态。转科或外出做检查时应备好抢救物品及药品，如氧气、简易呼吸器、除颤器、尿激酶等。遵医嘱给予溶栓治疗常用药物有尿激酶（UK）、链激酶（NK）和重组组织型纤溶酶原激活剂（rt-PA）。

【护理措施】

（一）溶栓中的护理

1. 观察生命体征、血压变化及有无出血倾向。

2. 观察呼吸急促、喘憋的情况。

3. 注意神志及瞳孔的变化，以观察有无颅内出血。

（二）溶栓后的护理

1. 绝对卧床休息，一般需绝对卧床2~3周。

2. 观察有无胸痛、咳嗽、咯血、气短加重等症状，预防新的血栓栓塞。

3. 观察下肢的变化，如有无酸胀、乏力、肿胀、双下肢不对称等。

测量腿围方法见图7-9、图7-10。

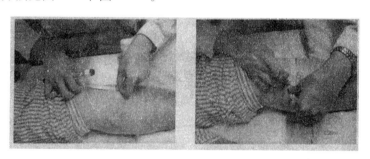

图7-9　测量标记点　　　　图7-10　测量标记处腿围

4. 出血并发症的观察与护理

可发生在溶栓治疗过程中，也可发生在溶栓治疗结束后。应注意复查血常规、血小板计数，出现不明原因血红蛋白、红细胞下降时，应注意是否有出血并发症。

（1）皮肤、黏膜出血：最常见，包括皮肤、穿刺点、牙龈、鼻腔等，尤其要注意曾进行深部血管穿刺的部位是否有血肿形成。注意测血压时袖带不可长时间捆绑，必要时采用手动测血压。应尽量减少穿刺次数，穿刺后应延长按压时间，特别是动脉穿刺后。

（2）脑出血：注意观察神志及瞳孔变化。

（3）消化道出血：注意观察胃内容物、呕吐物及粪便的颜色。

（4）腹膜后出血：隐匿，多表现为原因不明的休克。

（5）泌尿系统出血：注意观察尿色。

（6）呼吸道出血：可有血性痰，偶见小量咯血。

5. 溶栓结束后即刻复查心电图，并定时复查，观察心电图变化。溶栓治疗结束后，应每2~4h测定一次凝血酶时间（PT）或活化部分凝血酶时间（APTT），当其水平低于正常值的2倍时，应重新开始规范的肝素治疗。

6. 调整饮食结构

宜食用蛋白质、维生素、纤维素含量高的食品，禁食硬、辣等刺激性食物，少食油腻、高胆固醇的食物，保持排便通畅。

7. 加强皮肤护理。

8. 保持口腔清洁，禁用牙刷，可用生理盐水或温水漱口。

9. 做好心理护理

肺栓塞患者心理状态较紧张，护理人员应观察其心理变化，运用语言技巧进行疏导、安慰、解释、鼓励，结合成功病例介绍治疗效果，减轻患者的恐惧心理，树立战胜疾病的信心，以最佳的心理状态，配合治疗护理。

（武士敏）

第八篇 妇产科护理学

第一章 女性生殖系统解剖生理

第一节 内生殖器

女性内生殖器包括阴道、子宫、输卵管及卵巢，后两者常被称为子宫附件。

（一）阴道

是性交器官，也是排出月经血和娩出胎儿的通道。阴道壁由黏膜层、肌层和纤维层构成。环绕子宫颈周围的组织称为阴道穹隆，可分为前、后、左、右四部分。后穹隆较深，其顶端与子宫直肠陷凹贴接，是腹腔的最低部分，当该陷凹有积液时，可经阴道后穹隆进行穿刺或引流，是诊断某些疾病或实施手术的途径。阴道上端比下端宽，后壁长约 10 ~ 12cm，前壁长约 7 ~ 9cm。阴道壁富有很多皱襞及弹力纤维，伸展性大。因富有静脉丛，局部受损易出血或形成血肿。在性激素的作用下，阴道黏膜有周期性变化。幼女及绝经后妇女的阴道黏膜上皮很薄，皱襞少，伸展性小，容易受创伤及感染。

（二）子宫

位于骨盆腔中央，呈倒置的梨形，前面扁平，后面稍凸出，是产生月经和孕育胎儿的空腔器官。成人子宫重约50g，长 7 ~ 8cm，宽 4 ~ 5cm，厚 2 ~ 3cm，宫腔容积约5ml。子宫上部较宽称子宫体，其上端隆突部分为子宫底，宫底两侧为子宫角，与输卵管相通。子宫下部较窄，呈圆柱状称子宫颈。成人子宫体与子宫颈的比例为2:1，婴儿期为 1:2。

子宫体与子宫颈之间形成的最狭窄部分称子宫峡部，在非孕期约长1cm。子宫峡部的上端因解剖上较狭窄，称为解剖学内口；下端因黏膜组织在此处由宫腔内膜转变为宫颈黏膜称为组织学内口。子宫颈主要由结缔组织构成，含平滑肌纤维、血管及弹力纤维。子宫颈内腔呈梭形，称子宫颈管，成年妇女长约3cm，其下端称为子宫颈外口，开口于阴道。宫颈下端伸入阴道内的部分称宫颈阴道部。子宫颈外口柱状上皮与鳞状上皮交界处，是子宫颈癌的好发部位。未产妇的子宫颈外口呈圆形；已产妇的宫颈外口受分娩的影响呈横裂口。

子宫壁外为浆膜层，最薄，覆盖在子宫底及子宫的前后面，与肌层紧贴。中层为子宫肌层，是子宫壁最厚的一层，由平滑肌束及弹力纤维组成，大致分为3层：外层多纵行．

内层环行，中层多为各方交织如网。肌层中含血管，子宫收缩时可压迫贯穿肌纤维间质血管起到止血作用。子宫内层为黏膜层，即子宫内膜，它分为功能层和基底层两部分，基底层与肌层紧贴，功能层受卵巢激素影响，发生周期性改变。

子宫借助于4对韧带以及骨盆底肌肉和筋膜的支托作用，来维持正常的位置。

1. 圆韧带

呈圆索状起于两侧子宫角的前面，向前方伸展达两侧骨盆壁，再穿越腹股沟，终止于大阴唇前端，有维持子宫前倾位的作用。

2. 阔韧带

由子宫两侧至骨盆壁的一对翼形的腹膜皱襞，将骨盆分为前、后两部分，维持子宫在盆腔的正中位置。子宫动、静脉和输尿管均从阔韧带基底部穿过。

3. 主韧带

又称子宫颈横韧带，横行于子宫颈两侧和骨盆侧壁之间，为一对坚韧的平滑肌与结缔组织纤维束，是固定子宫颈正常位置的重要组织。

4. 宫骶韧带

从子宫颈后上侧方，向两侧绕过直肠达第2、3骶椎前面的筋膜，韧带含平滑肌和结缔组织，将宫颈向后上牵引，间接保持子宫于前倾的位置。

（三）输卵管

为一对细长而弯曲的管，内侧与子宫角相连，外端游离，与卵巢靠近，全长约8～14cm，是精子和卵子相遇的场所。根据输卵管的形态由内向外可分为4部分：

①间质部，长约1cm；

②峡部，管腔最狭窄的部分，长约2～3cm；

③壶腹部，管腔较宽大，为正常情况下受精部位，长约5～8cm；

④伞端，形似漏斗，是输卵管的末端，长约1～1.5cm，开口于腹腔，有"拾卵"作用。

输卵管壁由黏膜、肌层及浆膜层构成。阔韧带上缘包绕输卵管大部，构成输卵管的浆膜。肌层由两层平滑肌组成，内层为环行，外层为纵行，整个基层愈接近壶腹部越薄，愈接近子宫端愈肥厚。平滑肌收缩可产生由外向内的蠕动以及相反方向的逆蠕动，使输卵管液流动，而将精子送至壶腹部，并将在壶腹部受精的卵子送至宫腔。输卵管黏膜由单层高柱状上皮构成，包括有纤毛细胞、无纤毛细胞。纤毛细胞的纤毛向子宫端摆动，有助于运送卵子；无纤毛细胞分泌输卵管液。

总之，为了运送卵子和卵子受精的生理需要，输卵管黏膜上皮细胞的形态、功能及管壁的蠕动均发生相应的改变。

（四）卵巢

为一对扁椭圆形腺体，是妇女性腺器官，产生卵子和激素。成年妇女的卵巢约4cm×3cm×1cm大小，重约5～6g，呈灰白色；绝经后卵巢萎缩变小、变硬。卵巢表面无腹膜。

卵巢组织分为皮质与髓质两部分，皮质在外，含有原始卵泡及致密的结缔组织；髓质在卵巢的中心部分，含有疏松的结缔组织及丰富的血管、神经、淋巴管及少量的平滑肌纤维。

（五）内生殖器的邻近器官

1. 尿道

位于阴道前、耻骨联合后，从膀胱三角尖端开始，经过泌尿生殖隔，止于阴道前庭的尿道外口。长 4~5cm，短而直，邻近阴道，故易发生泌尿系统感染。

2. 膀胱

为一空腔器官，位于子宫与耻骨联合之间。其大小、形状因盈虚及邻近器官的情况而变化。充盈的膀胱在手术中易遭误伤，并妨碍盆腔检查，故妇科检查及手术前必须排空膀胱。

3. 输尿管

为一对肌性圆索状长管，约长 30cm，粗细不一。从肾盂开始下行，于宫颈旁约 2cm处，在子宫动脉后方，与之交叉，向前方进入膀胱。在施行子宫切除结扎子宫动脉时，应避免损伤输尿管。

4. 直肠

上接乙状结肠，下接肛管，从左侧骶髂关节至肛门，全长约 15~20cm。前为子宫及阴道，后为骶骨。肛管长约 2~3cm，在其周围有肛门内、外括约肌和肛提肌。肛门外括约肌为骨盆底浅层肌肉的一部分。因此，妇科手术及分娩处理时均应注意避免损伤肛管、直肠。

5. 阑尾

上连接盲肠，长 7~9cm，通常位于右髂窝内。其位置、长短、粗细变化颇大，有的下端可达右侧输卵管及卵巢部位。妊娠时阑尾的位置可随妊娠月份的增加而逐渐向上外方移位。因此，妇女患阑尾炎时可能累及子宫附件。

（布合力其·依明尼亚孜）

第二节 外生殖器

（一）范围

女性外生殖器又称外阴，是女性生殖器官的外露部分；包括耻骨联合至会阴及两股内侧之间的组织。

（二）组成

包括阴阜、大阴唇、小阴唇、阴蒂和阴道前庭。

（布合力其·依明尼亚孜）

第三节 骨 盆

（一）骨盆的组成及分界

1. 组成

骨盆由左右两块髋骨和骶骨及尾骨组成。每块髋骨又由髂骨、坐骨和耻骨融合而成；骶骨由5~6块骶椎合成；尾骨由4~5块尾椎组成。骨与骨之间有耻骨联合、骶髂关节及骶尾关节。以上关节和耻骨联合周围均有韧带附着，以骶、尾骨与坐骨结节之间的骶结节韧带和骶骨、尾骨与坐骨棘之间的骶棘韧带较为重要。

2. 骨盆的分界

以耻骨联合上缘、髂耻缘、骶岬上缘的连线（即髂耻线）为界，分界线以上部分为假骨盆；分界线以下为真骨盆。测量假骨盆的某些径线，可作为了解真骨盆大小的参考。真骨盆的标记有：

①骶岬；

②坐骨棘；

③耻骨弓。

（二）骨盆的平面及径线

为了便于理解分娩过程时胎儿通过骨产道的过程，一般将骨盆腔分为3个假想平面。

1. 骨盆入口平面

（1）入口前后径：也称真结合径，是耻骨联合上缘中点至骶岬前缘中点的距离，平均值约为11cm，是胎先露部进入骨盆入口的重要径线。

（2）入口横径：两侧髂耻线间的最大距离，平均值约为13cm。此径线为入口平面最长的径线。

（3）入口斜径：左右各一，左骶髂关节至右髂耻隆突间的距离为左斜径，反之为右斜径。平均值约为12.75cm。

2. 中骨盆平面

是骨盆最窄平面，呈前后径长的椭圆形。前方为耻骨联合下缘，两侧为坐骨棘，后方为骶骨下端。此平面具有产科临床重要性，有2条径线：

（1）中骨盆前后径：耻骨联合下缘中点通过两侧坐骨棘连线中点至骶骨下端间的距离，平均值约为11.5cm。

（2）中骨盆横径：也称坐骨棘间径，为两坐骨棘间的距离，平均值约为10cm，其长短与分娩关系密切。

3. 骨盆出口平面

由两个不在一个水平面上的两个三角区组成。坐骨结节间径为两个三角共同的底，前三角平面的顶为耻骨联合下缘，两侧为耻骨弓；后三角平面的顶为骶尾关节，两侧为骶结节韧带。此平面有4条径线：

（1）出口前后径：耻骨联合下缘至骶尾关节间的距离，平均值约为11.5cm。

（2）出口横径：也称坐骨结节间径，为两坐骨结节内侧缘间的距离，平均值约为9cm，是出口的重要径线。

（3）出口前矢状径：耻骨联合下缘至坐骨结节间径中点间的距离，平均值约为6cm。

（4）出口后矢状径：骶尾关节至坐骨结节间径中点间的距离。平均值约为8.5cm。若出口横径稍短，而出口后矢状径较长，两径线之和＞15cm时，一般大小的胎头可利用后三角经阴道娩出。

（布合力其·依明尼亚孜）

第四节　子宫内膜的周期性变化及月经周期的调节

（一）子宫内膜的周期性变化

1. 增生期

月经周期的第5～14天。行经时子宫内膜功能层剥落，随月经血排出，仅留下子宫内膜的基底层。在雌激素影响下，内膜很快修复，逐渐生长变厚，细胞增生。子宫内膜的增生与修复在月经期即已开始。

2. 分泌期

月经周期的第15～28天，占月经周期的后一半。排卵后，黄体分泌雌激素与孕激素，使子宫内膜在增生期的基础上，出现分泌期的变化。约于排卵后1～10天，子宫内膜继续增厚，腺体增大，腺体内的分泌上皮细胞分泌糖原，为受精卵着床做准备。至月经的第24～28天，为分泌期晚期，子宫内膜厚达10mm，呈海绵状。内膜腺体开口面向宫腔，有糖原等分泌物溢出，间质更疏松，水肿。

3. 月经期

约在月经周期的第1～4天。体内孕激素、雌激素水平降低，内膜螺旋小动脉痉挛，组织缺血、缺氧而局灶性坏死，坏死的内膜剥落，表现为月经来潮。

（二）月经的周期性调节

1. 下丘脑调节激素及其功能

（1）促性腺激素释放激素：为下丘脑调节月经的主要激素。功能：使垂体合成和释放促黄体生成素；调节和促使垂体合成和释放促卵泡素。

（2）生乳素抑制激素：下丘脑通过抑制作用调节垂体的生乳素分泌和释放。

2. 垂体调节激素及其功能垂体接受促性腺激素释放激素的刺激，合成并释放下列激素：

（1）促卵泡素：促进卵泡周围的间质分化成为泡膜细胞，又使卵泡的颗粒细胞增生及颗粒细胞内的芳香化酶系统活化。促卵泡素有刺激卵巢卵泡发育的功能，但需与少量黄体生成素协同作用，才能使卵泡成熟，并分泌雌激素。

（2）促黄体生成素：与促卵泡素协同作用，促使成熟卵泡排卵，从而促使黄体形成并分泌孕激素和雌激素。

3. 卵巢

分泌雌激素、孕激素及少量雄激素，维持女性生理功能。

4. 下丘脑－垂体－卵巢轴的相互关系

下丘脑的促性腺激素释放激素，通过下丘脑与垂体之间的门静脉系统进入腺垂体，垂体在其作用下释放促卵泡素与促黄体生成素，二者直接控制卵巢的周期性变化，产生孕激素和雌激素。卵巢所分泌的性激素可以逆向影响下丘脑和垂体促性腺激素的分泌功能，这种作用称为反馈作用，产生促进作用的称为正反馈；产生抑制作用的称为负反馈。雌激素既能产生正反馈，也能产生负反馈；孕激素通过对下丘脑的负反馈作用，影响垂体促性腺激素的分泌。雌、孕激素协同作用时，负反馈影响更显著。垂体的促性腺激素能在促性腺激素释放激素的调节下分泌，又可通过血液循环对下丘脑的促性腺激素释放激素产生负反馈作用。

5. 月经周期的调节机制

（1）卵泡期：在前次月经周期的卵巢黄体萎缩后，雌孕激素水平降至最低，对下丘脑及垂体的抑制解除，下丘脑又开始分泌 GnRH，使垂体 FSH 分泌增加，促使卵泡逐渐发育，在少量 LH 的协同作用下，卵泡分泌雌激素。在雌激素的作用下，子宫内膜发生增生期变化，随着雌激素逐渐增加，对下丘脑的负反馈作用增强，抑制下丘脑 GnRH 的分泌，使垂体 FSH 分泌减少。随着卵泡逐渐发育成熟，雌激素出现高峰，对下丘脑产生正反馈作用，促使垂体释放大量 LH，出现高峰，FSH 同时亦形成一个较低的峰，大量的 LH 与一定量 FSH 协同作用，使成熟卵泡排卵。

（2）黄体期：排卵后，循环中 LH 和 FSH 均急速下降，在少量 LH 及 FSH 作用下，黄体形成并逐渐发育成熟。黄体主要分泌孕激素，使子宫内膜转变为分泌期。黄体也分泌雌激素，排卵后雌激素高峰即来自成熟黄体的分泌。由于大量孕激素和雌激素共同的负反馈作用，垂体分泌的 LH 和 FSH 相应减少，黄体开始萎缩，孕激素和雌激素的分泌也减少。子宫内膜失去性激素支持，发生坏死、脱落，从而月经来潮。孕激素、雌激素减少解除了对下丘脑、垂体的负反馈抑制，FSH、LH 分泌增加，卵泡开始发育，下一个月经周期又重新开始，如此周而复始。

（三）月经的临床表现

月经是性功能成熟的一项标志。在内分泌周期性调节下，子宫内膜发生了从增生到分泌的反应。如不发生受精和孕卵着床，内膜则萎缩脱落并伴有出血，如此周而复始发生的子宫内膜剥脱性出血，称为月经。

月经第一次来潮，称为初潮。初潮年龄约在 11~16 岁，多数为 13~14 岁。月经初潮的迟早受遗传、营养、气候、环境等因素影响。两次月经第 1 日的间隔时间，称为月经周期。一般为 21～35 天，提前或延后 3 天左右仍属正常。周期的长短因人而异，但每位妇女的月经周期有自己的规律性。月经持续的天数称为月经期，一般为 2～8 天。月经量约为 30～50ml。

月经血呈暗红色，除血液外，尚含有子宫内膜碎片、宫颈黏液及脱落的阴道上皮细胞等。其主要特点是不凝固，偶尔亦有些小凝块。现认为月经血在刚离开血液循环后是凝固的，但开始剥落的子宫内膜中含有一定量的激活因子，能激活血中的纤溶酶原，以致月经血呈液体状态。通常，月经期无特殊不适，有些妇女可出现腰骶部酸胀、膀胱刺激症状、轻度神经系统不稳定症状、胃肠功能紊乱以及鼻黏膜出血、皮肤痤疮等，但一般并不严重，不影响妇女的正常工作和学习。

（布合力其·依明尼亚孜）

第五节　卵巢的周期性变化及内分泌功能

（一）卵巢周期性变化

1. 卵泡的发育与成熟

在新生儿卵巢内约有 200 万个卵泡，但在妇女一生中仅有 400～500 个卵泡发育成熟，其余的卵泡发育到一定程度即自行退化，称卵泡闭锁。临近青春期，原始卵泡开始发育，形成生长卵泡。每一个月经周期一般只有一个卵泡达到成熟程度，称成熟卵泡。

2. 排卵

随着卵泡的发育成熟，其逐渐向卵巢表面移行并向外突出，当接近卵巢表面时，该处表面细胞变薄，最后破裂，出现排卵。排卵多发生在两次月经中间，一般在下次月经来潮之前 14 天左右，两侧卵巢轮流排卵，也可由一侧卵巢连续排卵。

3. 黄体形成

排卵后，卵泡壁塌陷，卵泡膜血管壁破裂，血液流入腔内形成血体，继而卵泡的破口由纤维蛋白封闭，残留的颗粒细胞变大，细胞质内含黄色颗粒状的类脂质，此时血体变为黄体。

4. 黄体退化

若卵子未受精，在排卵后 9～10 天黄体开始萎缩，血管减少，细胞呈脂肪变性，黄色消退，最后细胞被吸收，组织纤维化，外观色白，称为白体。正常排卵周期黄体寿命为 12～16 天，平均 14 天，黄体衰退后月经来潮，卵巢中又有新的卵泡发育，开始新的周期。

（二）卵巢功能

卵巢功能是产生卵子并排卵（即生殖功能）和分泌女性激素（即内分泌功能）。

（三）卵巢激素的生理功能

巢外肾上腺皮质亦分泌少量雌、孕激素。目前认为在排卵前卵泡内膜细胞分泌雌激素，排卵后黄体细胞分泌孕激素，雄激素由卵巢门细胞产生。

1. 雌激素的生理功能

（1）对卵巢的作用：促进卵泡发育、调节卵泡内分泌功能。有助于卵巢积储胆固醇。

（2）对子宫的作用：促进子宫发育，促进子宫血行、血运增加，促进子宫平滑肌细胞增生肥大，提高子宫平滑肌对缩宫素的敏感性和收缩力。对子宫内膜的功能层上皮细胞和腺体有增生作用。雌激素可使宫颈口松弛，宫颈黏液分泌增多，质变稀薄，易拉成丝状。

（3）对输卵管的作用：促进输卵管发育和加强输卵管节律性收缩的振幅，使上皮细胞分泌增多，纤毛生长，有利于受精卵的运行。

（4）对阴道上皮的作用：促进阴道上皮增生和角化。

（5）雌激素参与下丘脑－垂体－卵巢轴的正负反馈调节，控制垂体促性腺激素的分泌。

（6）促进水、钠潴留。

（7）促进骨钙的沉积：青春期在雌激素的影响下可使骨骺闭合，绝经后由于雌激素缺乏而发生骨质疏松。

2. 孕激素的生理功能

（1）孕激素通过对下丘脑的负反馈作用，影响垂体促性腺激素的分泌。

（2）对子宫的作用：使子宫肌松弛，活动力下降，对外界刺激的反应能力低下，降低妊娠子宫对缩宫素的敏感性，有利于受精卵在子宫腔内生长发育；可使增生期子宫内膜转化为分泌期内膜；抑制宫颈内膜的黏膜分泌，使其稠厚，形成黏液栓。

（3）对输卵管的作用：抑制输卵管肌节律性收缩的振幅。

（4）使阴道上皮脱落加快。

（5）对乳房的作用：孕激素、雌激素和生乳素相互作用，使乳腺细胞和乳腺小叶增生发育。

（6）对代谢作用：孕激素能促进蛋白分解，增加尿素氮的排出量，促进肾脏排出钠离子和氯离子。

（7）对体温的作用：兴奋体温调节中枢有升高体温作用。正常妇女在排卵后基础体温可升高 $0.3\text{℃} \sim 0.5\text{℃}$，这种基础体温的改变是排卵的重要标志，排卵前基础体温低，排卵后由于孕激素的作用基础体温升高。

（8）促进体内水与钠的排泄。

3. 雄激素的生理功能

（1）雄激素是合成雌激素的前体。

（2）维持女性正常生殖功能；维持第二性征，促进阴毛和腋毛的生长。

（3）促进蛋白质的合成，促进肌肉和骨骼的发育，在青春期后导致骨骺愈合。

（布合力其·依明尼亚孜）

第二章 妊娠期妇女的护理

第一节 妊娠生理

一、受精与着床

（一）受精

已获能的精子和成熟的卵子相结合的过程称为受精。

1. 精子获能

精子进入阴道后，与子宫内膜白细胞产生的 α、β 淀粉酶作用有获得受精能力的过程，称精子获能。获能的主要部位是子宫和输卵管。

2. 受精过程

当精子与卵子相遇后，精子溶解卵子外围的放射冠和透明带，精子头部与卵子表面接触，开始受精。逐渐精原核与卵原核融合，受精完成，新的生命诞生。

3. 受精卵的输送与发育

受精卵进行有丝分裂的同时，借助输卵管内纤毛推动和输卵管平滑肌蠕动的影响，逐渐向子宫腔方向移动，约受精后 3 天，分裂为由 16 个细胞组成的实心细胞团，称桑椹胚，又称早期囊胚。约在受精后 4 天，进入宫腔，在子宫腔内继续发育成晚期囊胚。约在受精后 6~7 天，晚期囊胚的透明带消失，开始着床。

（二）着床

晚期囊胚侵入到子宫内膜的过程，称受精卵着床。

二、胎儿附属物的形成与功能

胎儿附属物是指胎儿以外的组织，包括胎盘、胎膜、脐带和羊水。

（一）胎盘的形成、结构与功能

1. 胎盘的形成

胎盘由羊膜、叶状绒毛膜和底蜕膜组成。是母体与胎儿间进行物质交换的重要器官。

（1）羊膜：是胎盘的最内层，构成胎盘的胎儿部分。有活跃的物质转运功能。

（2）叶状绒毛膜：构成胎盘的胎儿部分，是胎盘的主要部分。胚胎发育至 13~21 天时，是绒毛膜分化发育最旺盛的时期，此时绒毛逐渐形成。约在受精后 3 周，当绒毛内血管形成时，建立起胎儿胎盘循环。

（3）底蜕膜：构成胎盘的母体部分。

2. 胎盘的结构

胎盘约在妊娠 12 周末形成，妊娠足月胎盘呈圆形或椭圆形盘状，重 450~650g，约为足月新生儿体重的 1/6，直径 16~20cm，厚约 2.5cm，中间厚，边缘薄，胎盘分为子面与母面，子面光滑，呈灰白色，表面为羊膜，脐带附着于子面中央或稍偏，脐动脉、脐静脉从脐带附着点向四周呈放射状分布，分支深入胎盘各小叶，直达边缘。母面粗糙，呈暗红色，由 18~20 个胎盘小叶组成。

3. 胎盘的功能

（1）气体交换：氧气是维持胎儿生命的最重要的物质。在母体与胎儿之间，氧气及二氧化碳以简单扩散方式进行交换，替代胎儿呼吸系统的功能。

（2）营养物质供应：替代胎儿的消化系统的功能。

（3）排出胎儿代谢产物：替代胎儿的泌尿系统功能。胎儿代谢产物如尿酸、尿素、肌酐、肌酸等经胎盘进入母血，由母体排出体外。

（4）防御功能：母血中的免疫物质如 IgG 可以通过胎盘，使胎儿得到抗体，对胎儿起保护作用。但各种病毒、细菌、弓形虫、衣原体、支原体、螺旋体等可在胎盘形成病灶，破坏绒毛结构，从而感染胎儿。

（5）合成功能：胎盘能合成数种激素和酶。激素有蛋白激素（如绒毛膜促性腺激素和胎盘生乳素等）和甾体激素（如雌激素、孕激素）两类。酶有缩宫素酶和耐热性碱性磷酸酶等。

1）绒毛膜促性腺激素（HCG）：胚泡一经着床，合体滋养细胞即开始分泌 HCG，在受精后 10 天左右即可用放射免疫法自母体血清中测出，成为诊断早孕的敏感方法之一。至妊娠 8~10 周时分泌达高峰，持续 1~2 周后逐渐下降。正常情况下，产后 2 周内消失。其作用是维持妊娠、营养黄体，使子宫内膜变为蜕膜，维持孕卵生长发育。

2）胎盘生乳素（HPL）：由合体滋养细胞分泌。HPL 的主要功能为：

①与胰岛素、肾上腺皮质激素协同作用，促进乳腺腺泡发育，刺激其合成功能，为产后泌乳做准备；

②促胰岛素生成作用，使母血中胰岛素浓度增高，促进蛋白质合成；

③通过脂解作用，提高游离脂肪酸、甘油的浓度，抑制母体对葡萄糖的摄取和利用，使多余葡萄糖运转给胎儿，成为胎儿的主要能源，也是蛋白质合成的能源。

3）雌激素和孕激素：为甾体激素。妊娠早期由卵巢妊娠黄体产生，自妊娠第 8~10 周起，由胎盘合成。雌、孕激素的主要生理作用为共同参与妊娠期母体各系统的生理变化。

4）酶：胎盘能合成多种酶，包括缩宫素酶和耐热性碱性磷酸酶。

（二）胎膜

胎膜是由绒毛膜和羊膜组成。胎膜外层为绒毛膜，在发育过程中因缺乏营养供应而逐渐退化萎缩成为平滑绒毛膜，妊娠晚期与羊膜紧密相贴，但能与羊膜完全分开。胎膜内层为羊膜，为半透明的薄膜，与覆盖胎盘、脐带的羊膜层相连接。

（三）脐带

脐带是连接胎儿与胎盘的带状器官。妊娠足月胎儿的脐带长约 30～70cm，平均约50cm，直径 1.0～2.5cm，表面被羊膜覆盖呈灰白色，内有一条管腔较大、管壁较薄的脐静脉和两条管腔较小、管壁较厚的脐动脉。血管周围有保护脐血管的胚胎结缔组织，称华通胶。若脐带受压致使血流受阻时，缺氧可致胎儿窘迫，甚至危及胎儿生命。胎儿通过脐带血液循环与母体进行营养和代谢物质的交换。

（四）羊水

羊水为充满于羊膜腔内的液体。

1. 羊水的来源

妊娠早期的羊水，主要由母体血清经胎膜进入羊膜腔的透析液。妊娠中期以后，胎儿尿液是羊水的重要来源。

2. 羊水的吸收

约 50% 由胎膜完成。

3. 羊水量、性状及成分

①羊水量：正常足月妊娠羊水量约为 1000ml。在妊娠的任何时期，如羊水量超过2000ml，可诊断为羊水过多；如在妊娠晚期羊水量少于 300ml，可诊断为羊水过少；

②羊水性状及成分：妊娠足月时羊水比重为 1.007～1.025，呈中性或弱碱性，pH 约为 7.20，妊娠足月羊水略混浊，不透明，羊水内常悬浮有小片状物，包括胎脂。

4. 羊水的功能

①保护胎儿：在羊水中自由活动，不致受到挤压，防止胎体畸形及胎肢黏连；保持羊膜腔内恒温；适量羊水避免子宫肌壁或胎儿对脐带直接压迫所致的胎儿窘迫；有利于胎儿体液平衡；临产宫缩时，避免胎儿局部受压；

②保护母体：妊娠期羊水可减少因胎动给母亲带来的不适感；临产后，前羊水囊扩张子宫颈口及阴道；破膜后羊水冲洗阴道可减少感染发生的机会。

三、胎儿发育及生理特点

（一）胎儿发育

在妊娠 8 周（即受精后 6 周）前称胚胎，为主要器官分化发育的时期；从妊娠第 9 周起称胎儿，为各器官进一步发育成熟的时期。胎儿发育的特征大致为：

妊娠 8 周末：胚胎初具人形，头的大小约占整个胎体一半。可分辨出眼、耳、鼻、口，四肢已具雏形。超声显像可见早期心脏形成并有搏动。

妊娠 12 周末：胎儿身长约 9cm，体重约 20g，外生殖器已发育，部分可分辨性别。

妊娠 16 周末：胎儿身长约 16cm，体重约 100g，从外生殖器可确定胎儿性别；头皮已长出毛发。除胎儿血红蛋白外，开始形成成人血红蛋白。部分孕妇自觉有胎动，X线检查可见到脊柱阴影。

妊娠20周末：胎儿身长约25cm，体重约300g。临床可听到胎心音，全身覆有胎脂并有毳毛，出生后已有心跳、呼吸、排尿及吞咽运动。自20周至满28周前娩出的胎儿，称为有生机儿。

妊娠24周末：胎儿身长约30cm，体重约700g，各脏器均已发育，皮下脂肪开始沉积，但皮肤仍呈皱缩状，出现眉毛及睫毛。

妊娠28周末：胎儿身长约35cm，体重约1000g，皮下脂肪沉积不多，皮肤粉红色。可以有呼吸运动，但肺泡Ⅱ型细胞产生的表面活性物质含量较少。此期出生者易患特发性呼吸窘迫综合征。若能加强护理可以存活。

妊娠32周末：胎儿身长约40cm，体重约1700g，面部毳毛已脱落。

妊娠36周末：胎儿身长约45cm，体重约2500g，皮下脂肪发育良好，毳毛明显减少，指（趾）甲已达指（趾）尖。出生后能啼哭及吸吮，生活力良好。此期出生基本可以存活。

妊娠40周末：胎儿已成熟，身长约50cm，体重约3000g或以上。体形外观丰满，皮肤粉红色，男性胎儿睾丸已降至阴囊内，女性胎儿大小阴唇发育良好。出生后哭声响亮，吸吮能力强，能很好存活。

（二）胎儿的生理特点

1. 循环系统

胎儿循环、营养供给和代谢产物排出均需由脐血管经过胎盘、母体来完成。

（1）解剖学特点

①脐静脉1条：带有来自胎盘氧含量较高、营养较丰富的血液进入胎体；

②脐动脉2条：带有来自胎儿氧含量较低的混合血，注入胎盘与母血进行物质交换；

③动脉导管：位于肺动脉及主动脉弓之间，生后肺循环建立后，肺动脉血液不再流入动脉导管，动脉导管闭锁成动脉韧带；

④卵圆孔：位于左右心房之间。

（2）血液循环特点

①来自胎盘的血液沿胎儿腹前壁进入体内分为3支；一支直接入肝，一支与门静脉汇合入肝，此两支的血液最后由肝静脉入下腔静脉；另一支为静脉导管，直接入下腔静脉；

②卵圆孔位于左右心房之间，由于卵圆孔开口处正对着下腔静脉入口，从下腔静脉进入右心房的血液，绝大部分经卵圆孔进入左心房。而从上腔静脉进入右心房的血液，很少或不通过卵圆孔而是直接流向右心室进入肺动脉；

③由于肺循环阻力较高，肺动脉血液大部分经动脉导管流入主动脉，只有约1/3的血液通过肺静脉入左心房。左心房含氧量较高的血液迅速进入左心室，继而入升主动脉，先直接供应心、脑及上肢，小部分左心室的血液进入降主动脉至全身，后经腹下动脉，再经

脐动脉进入胎盘，与母血进行交换。

胎儿出生后开始自主呼吸，肺循环建立，胎盘循环停止，循环系统血流动力学发生显著变化。左心房压力增高，右心房压力下降，卵圆孔在胎儿出生后数分钟开始闭合，大多数在生后6~8周完全闭锁。肺循环建立，肺动脉血流不再流入动脉导管，动脉导管闭锁为动脉韧带。脐静脉闭锁为静脉韧带，脐动脉闭锁，与之相连的闭锁之腹下动脉形成腹下韧带。

2. 血液

（1）红细胞：妊娠早期红细胞生成主要来自卵黄囊。妊娠10周时在肝脏，以后在骨髓、脾。妊娠足月时至少90%的红细胞由骨髓产生。红细胞总数无论是早产儿或足月儿均较高，约为6.0×10^{12}/L。胎儿期红细胞体积较大，红细胞的生命周期短，仅为成人的2/3，故需不断生成红细胞。

（2）血红蛋白：胎儿血红蛋白从其结构和生理功能上可分为三种，即原始血红蛋白、胎儿血红蛋白和成人血红蛋白。随妊娠进展，血红蛋白的合成不仅数量的增多，且其种类也从原始类型向成人类型过渡。

（3）白细胞：妊娠8周以后，胎儿血循环出现白细胞，形成防止细菌感染的第一道防线，妊娠足月时白细胞计数可高达$1.5 \sim 2 \times 10^{10}$/L。白细胞出现不久，胸腺、脾发育产生淋巴细胞，成为体内抗体的主要来源，构成了对抗外来抗原的第二道防线。

3. 呼吸系统

胎儿的呼吸功能是由母儿血液在胎盘进行气体交换完成的。

4. 消化系统

妊娠11周时小肠有蠕动，至妊娠16周胃肠功能基本建立，胎儿吞咽羊水、吸收水分，同时能排出尿液控制羊水量。胎儿肝功能尚不健全，特别是酶的缺乏，如葡萄糖醛酸转移酶、尿苷二磷酸葡萄糖脱氢酶等，以致不能结合因红细胞破坏后产生的大量游离胆红素。

5. 泌尿系统

胎儿肾脏在妊娠11~14周时有排泄功能，妊娠14周胎儿膀胱内已有尿液，妊娠后半期胎尿成为羊水的重要来源之一。

6. 内分泌系统

胎儿甲状腺是胎儿期发育的第一个内分泌腺。约在受精后第4周甲状腺即能合成甲状腺激素。胎儿肾上腺的发育最为突出，且胎儿肾上腺皮质主要由胎儿带组成，约占肾上腺的85%以上，能产生大量甾体激素。

（布合力其·依明尼亚孜）

第二节　妊娠诊断

根据妊娠不同时期的特点，临床将妊娠全过程共40周分为3个时期：妊娠12周末以前称早期妊娠，第13~27周末称中期妊娠；第28周及其后称晚期妊娠。

一、早期妊娠诊断

（一）临床表现

1. 停经

月经周期正常的生育年龄妇女，一旦月经过期10天或以上，应首先考虑早期妊娠的可能。停经是妊娠最早、最重要的症状。

2. 早孕反应

约半数妇女于停经6周左右出现早孕反应。早孕反应多于妊娠12周左右自行消失。

3. 尿频

妊娠早期因增大的子宫压迫膀胱而引起，至妊娠12周左右，增大的子宫进入腹腔，尿频症状自然消失。

4. 乳房

自妊娠8周起，在雌、孕激素的影响下，乳房逐渐增大。孕妇自觉乳房轻度胀痛及乳头刺痛，乳头及乳晕着色加深，乳晕周围有深褐色蒙氏结节出现。

5. 妇科检查

子宫增大变软，妊娠6~8周，阴道黏膜及宫颈充血，呈紫蓝色。阴道检查子宫随停经月份而逐渐增大，子宫峡部极软，感觉宫颈与宫体似不相连称黑加征。随妊娠进展至8周，子宫约为非妊娠子宫的2倍，妊娠12周时约非妊娠子宫的3倍，在耻骨联合上方触及。

（二）辅助检查

1. 妊娠试验

利用孕卵着床后滋养细胞分泌HCG，并经孕妇尿中排出的原理，用免疫学方法测定受检者血或尿中HCG含量，协助诊断早期妊娠。

2. 超声检查

是检查早期妊娠快速准确的方法。B超检查可见增大的子宫轮廓，有圆形妊娠环。用超声多普勒仪能听到有节律，单一高调的主音，胎心率多在150~160次/min，可确诊为早期妊娠且为活胎，最早出现在妊娠7周时。

3. 黄体酮试验

利用孕激素在体内突然撤退能引起子宫出血的原理，对月经过期可疑早孕妇女，每日肌内注射黄体酮20mg，连用3~5天，若停药后超过7天仍未出现阴道流血，则早期妊娠的可能性很大。停药后 3～7 天内出现阴道流血，排除早孕可能。

4. 宫颈黏液检查

宫颈黏液量少、质稠，拉丝度差，涂片干燥后光镜下见到排列成行的椭圆体，不见羊齿植物叶状结晶，则早期妊娠的可能性大。

5. 基础体温测定

双相型体温的妇女，停经后高温相持续 18 天不见下降者，早期妊娠的可能性大。高温相持续 3 周以上，早孕的可能性更大。

如就诊时停经时间尚短，根据病史、体征和辅助检查难以确定早孕时，可嘱 1 周后复诊。

二、中晚期妊娠诊断

（一）临床表现

1. 一般表现

有早期妊娠经过，且子宫明显增大，可感觉胎动，触及胎体，听诊有胎心音，容易确诊。

2. 子宫增大

子宫随妊娠进展逐渐增大。手测子宫底高度或尺测耻上子宫高度，可以判断子宫大小与妊娠周数是否相符。增长过速或过缓均可能为异常（见表 8 -1）。

表 8 -1　不同妊娠周数的子宫底高度及子宫长度

妊娠周数	妊娠月份	首测子宫底高度	尺测耻上子宫底高度
满 12 周	3 个月末	耻骨联合上 2～3 横指	
满 16 周	4 个月末	脐耻之间	
满 20 周	5 个月末	脐下 1 横指	18（15.3～21.4）cm
满 24 周	6 个月末	脐上 1 横指	24（22.0～25.1）cm
满 28 周	7 个月末	脐上 3 横指	18（22.4～29.0）cm
满 32 周	8 个月末	脐与剑突之间	18（25.3～32.0）cm
满 36 周	9 个月末	剑突下 2 横指	18（29.8～34.5）cm
满 40 周	10 个月末	脐与剑突之间或略高	18（30.0～35.3）cm

3. 胎动

胎儿在子宫内冲击子宫壁的活动称胎动，孕妇于妊娠 18～20 周时开始自觉胎动，胎动每小时约 3～5 次。

4. 胎心音

妊娠 18～20 周用听筒在孕妇腹壁上可听到胎心音，呈双音，第一音和第二音相接近，似钟表"滴答"声，速度较快，每分钟 120～160 次。

5. 胎体

妊娠 20 周以后，经腹壁可触到子宫内的胎体，妊娠 24 周以后，运用四部触诊法可区分胎头、胎背、胎臀和胎儿肢体。从而判断胎产式、胎先露和胎方位。胎头圆而硬，用手经阴道轻触胎头并轻推，得到胎儿浮动又回弹的感觉，称之为浮球感。

（二）辅助检查

1. 超声检查

B 型超声显像法不仅能显示胎儿数目、胎方位、胎心搏动和胎盘位置，且能测量胎头双顶径，观察胎儿有无体表畸形。超声多普勒法能探出胎心音，胎动音，脐带血流音及胎盘血流音。

2. 胎儿心电图

目前国内常用间接法检测胎儿心电图，通常于妊娠 12 周以后显示较规律的图形，于妊娠 20 周后的成功率更高。

（布合力其·依明尼亚孜）

第三节　妊娠期母体变化

一、生理变化

妊娠期在胎盘产生的激素作用下，母体各系统发生了一系列适应性的解剖和生理变化，并调整其功能以满足胎儿生长发育和分娩的需要，同时为产后的哺乳作好准备。

（一）生殖系统

1. 子宫

（1）子宫体：明显增大变软，早期子宫呈球形且不对称，妊娠 12 周时，子宫增大均匀并超出盆腔。妊娠晚期子宫多呈不同程度的右旋，与盆腔左侧有乙状结肠占据有关。宫腔容积由非妊娠时的 5ml 增至足月妊娠时的 5000ml。子宫大小由非妊娠时的 7cm×5cm×3cm 增大至妊娠足月时的 35cm×22cm×25cm。子宫壁厚度非妊娠时约 1cm，妊娠中期逐渐增厚，妊娠末期又渐薄，妊娠足月时约 0.5~1.0cm。子宫增大主要由于肌细胞的增生和肥大，细胞质内充满的肌球蛋白和肌动蛋白，为临产后子宫收缩提供物质基础。

孕 14 周起，子宫开始有不规则无痛性收缩，随着孕周的增加宫缩的频率和幅度亦逐渐增加，但这种宫缩的宫内压力 <15mmHg，常不引起痛感，亦不使子宫颈扩张，故称 Braxton Hicks 收缩。

（2）子宫峡部：是子宫体与子宫颈之间最狭窄的部分，非孕时长约 1cm，孕 12 周起逐步伸展拉长变薄，成为子宫腔的一部分，形成子宫下段，临产时其长度可达 7~10cm。

（3）子宫颈：孕期子宫颈血管增多伴水肿，外观肥大呈紫蓝色。颈管腺体因受孕激素影响分泌增多，形成黏稠的黏液塞，有防止细菌侵入的作用。

2. 阴道

妊娠时阴道黏膜着色、增厚、皱襞增多，结缔组织变松软，伸展性增加。阴道脱落细胞增多，分泌物增多成糊状。阴道上皮在大量雌、孕激素影响下，细胞内糖原积聚，经阴道杆菌分解成乳酸，使阴道内酸度增高，对防止细菌感染起重要作用。

3. 外阴

妊娠期外阴部充血，皮肤增厚，大小阴唇色素沉着，大阴唇内血管增多及结缔组织变松软，故伸展性增加。

4. 卵巢

妊娠期略增大，停止排卵。一侧卵巢可见妊娠黄体。妊娠黄体于妊娠 10 周前产生雌激素及孕激素，以维持妊娠。黄体功能于妊娠 10 周后由胎盘取代。

5. 输卵管

妊娠期输卵管伸长，但肌层无明显增厚。黏膜上皮细胞变扁平，在基质中可见蜕膜细胞，有时黏膜呈蜕膜样改变。

（二）乳房

妊娠早期开始增大，充血明显。孕妇自觉乳房发胀，乳头增大变黑，易勃起。乳晕变黑，乳晕上的皮脂腺肥大形成散在的结节状小隆起，称蒙氏结节。垂体生乳素、胎盘生乳素等多种激素参与乳腺发育完善，为泌乳做准备，但妊娠期间并无乳汁分泌，与大量雌、孕激素抑制乳汁生成有关。妊娠末期，尤其在接近分娩期挤压乳房时，可有数滴稀薄黄色液体溢出称初乳。正式分泌乳汁需在分娩后。

（三）循环系统及血液系统

1. 心脏

妊娠期由于膈肌升高，心脏向左、向上、向前移位，更贴近胸壁，心尖搏动左移约 1cm，心浊音界稍扩大。心脏容量从妊娠早期至妊娠末期约增加 10%，心率于妊娠晚期每分钟增加 10~15 次。由于血流量增加、血流加速及心脏移位使大血管轻度扭曲，多数孕妇的心尖区及肺动脉区可听及 Ⅰ~Ⅱ 级柔和吹风样收缩期杂音，产后逐渐消失。

2. 心排出量和血容量

心排血量约自妊娠 10 周开始增加，至妊娠 32~34 周达高峰，维持此水平直至分娩。临产后，特别在第二产程期间，心排血量显著增加。循环血容量于妊娠 6 周起开始增加，至妊娠 32~34 周达高峰，约增加 30%~45%，平均约增加 1500ml，维持此水平直至分娩。血浆增加多于红细胞增加，血浆约增加 1000ml，红细胞约增加 500ml，使血液稀释，出现生理性贫血。

3. 静脉压

妊娠期盆腔血液回流至下腔静脉的血量增加，右旋增大的子宫压迫下腔静脉使血液回流受阻，使孕妇下肢、外阴及直肠的静脉压增高，加之妊娠期静脉壁扩张，孕妇容易发生下肢、外阴静脉曲张和痔。孕妇若长时间处于仰卧位姿势，可引起回心血量减少，心排血量降低，血压下降，称仰卧位低血压综合征。

4. 血液成分

（1）红细胞：妊娠期骨髓不断产生红细胞，网织红细胞轻度增多。由于血液稀释，红细胞计数约为 $3.6 \times 10^{12}/L$（非孕妇女约为 $4.2 \times 10^{12}/L$），血红蛋白值约为110g/L（非孕妇女约为130g/L），红细胞比容从未孕时 0.38～0.47 降至 0.31～0.34，孕妇储备铁约0.5g，为适应红细胞增加和胎儿生长及孕妇各器官生理变化的需要，容易缺铁，应在妊娠中、晚期开始补充铁剂，以防缺铁性贫血。

（2）白细胞：妊娠期白细胞稍增加，约为 $10 \times 10^9/L$，有时可达 $15 \times 10^9/L$，主要为中性粒细胞增多，淋巴细胞增加不多，而单核细胞和嗜酸粒细胞几乎无改变。

（3）凝血因子：妊娠期血液处于高凝状态，凝血因子 Ⅱ、Ⅴ、Ⅶ、Ⅷ、Ⅸ、Ⅹ 均增加，对预防产后出血有利，血小板数无明显改变。

（4）血浆蛋白：由于血液稀释，从妊娠早期开始降低，至妊娠中期血浆蛋白约为60～65g/L，主要是白蛋白减少，以后持续此水平直至分娩。

（四）泌尿系统

由于孕妇及胎儿代谢产物增多，肾脏负担过重。肾血浆流量（RPF）及肾小球滤过率（GFR）均受体位影响，孕妇仰卧位尿量增加，故夜尿量多于日尿量。妊娠早期，由于增大的子宫压迫膀胱，引起尿频，妊娠12周以后子宫体高出盆腔，压迫膀胱的症状消失。妊娠末期，由于胎先露进入盆腔，孕妇再次出现尿频，甚至腹压稍增加即出现尿液外溢现象。此现象产后可逐渐消失，孕妇无需减少液体摄入来缓解症状。由于 GFR 增加，肾小管对葡萄糖再吸收能力不能相应增加，约15%孕妇饭后可出现糖尿，应注意与真性糖尿病相鉴别。受孕激素影响，泌尿系统平滑肌张力降低。自妊娠中期肾盂及输尿管轻度扩张，输尿管有尿液逆流现象，孕妇易患急性肾盂肾炎，以右侧多见。

（五）呼吸系统

妊娠早期孕妇的胸廓即发生改变，主要表现为胸廓横径加宽，周径加大，横膈上升，呼吸时膈肌活动幅度增加。孕妇妊娠中期肺通气量增加大于耗氧量，孕妇有过度通气现象，有利于提供孕妇和胎儿所需的氧气。妊娠后期子宫增大，膈肌活动幅度减少，使孕妇以胸式呼吸为主，气体交换保持不减。呼吸次数在妊娠期变化不大，每分钟不超过20次，但呼吸较深。呼吸道黏膜充血、水肿，易发生上呼吸道感染；妊娠后期因横膈上升，平卧后有呼吸困难感，睡眠时稍垫高头部可减轻症状。

（六）消化系统

妊娠早期（停经6周左右），约50%的妇女出现不同程度的早孕反应，一般于妊娠12周左右自行消失。受雌激素影响，牙龈充血、水肿、增生，刷牙时易出血，牙齿易松动及出现龋齿。孕妇常有唾液增多，有时流涎。受雌激素影响，胃肠道平滑肌张力降低，使蠕动减少、减弱，胃排空时间延长，易出现上腹部饱胀感。妊娠中晚期，由于胃部受压及幽门括约肌松弛，胃内酸性内容物可反流至食管下部，产生"烧心"感。肠蠕动减弱，易便秘。

（七）内分泌系统

妊娠期腺垂体增大 1～2 倍。嗜酸细胞肥大、增多，形成"妊娠细胞"。约于产后 10 天左右恢复。产后有出血性休克者，可使增大的垂体缺血、坏死，导致席汉综合征。

由于妊娠黄体以及胎盘分泌大量雌、孕激素，对下丘脑及垂体的负反馈作用使促性腺激素分泌减少，故妊娠期间卵巢内的卵泡不再发育成熟，也无排卵。垂体催乳激素随妊娠进展逐渐增量，分娩前达高峰，为非妊娠期的 20 倍，与其他激素协同作用，促进乳腺发育，为产后泌乳做准备。促甲状腺激素、促肾上腺皮质激素分泌增多，但因游离的甲状腺素及皮质醇不多，孕妇没有甲状腺、肾上腺皮质功能亢进的表现。

（八）其他

1. 皮肤

妊娠期垂体分泌促黑色素细胞激素增加，加之雌、孕激素大量增多使黑色素增加，导致孕妇面颊、乳头、乳晕、腹白线、外阴等处出现色素沉着。随妊娠子宫增大，孕妇腹壁皮肤弹力纤维过度伸展而断裂，使腹壁皮肤出现紫色或淡红色不规则平行的裂纹，称妊娠纹。

2. 体重

于妊娠 13 周前体重无明显变化。以后平均每周增加 350g，直至妊娠足月时体重平均增加 12.5kg，包括胎儿、胎盘、羊水、子宫、乳房、血液、组织间液及脂肪沉积等。

3. 矿物质

胎儿生长发育需要大量的钙、磷、铁。近足月妊娠的胎儿体内含钙约 25g，磷 24g，绝大部分是在妊娠末期 2 个月内积累的，故至少应于妊娠后 3 个月补充维生素及钙，以提高钙含量。

二、心理变化

（一）孕妇常见的心理反应

1. 惊讶和震惊

在怀孕初期，不管是否计划中妊娠，几乎所有的孕妇都会产生惊讶和震惊的反应。

2. 矛盾心理

在惊讶和震惊的同时，孕妇可能会出现爱恨交加的矛盾心理，尤其是原先未计划怀孕的孕妇。当孕妇自觉胎儿在腹中活动时，多数孕妇会改变当初对怀孕的态度。

3. 接受

随着妊娠进展，出现了"筑巢反应"，计划为孩子购买衣服、睡床等，关心孩子的喂养和生活护理等方面的知识，给未出生的孩子起名字、猜测性别等。妊娠晚期，孕妇常因婴儿将要出生而感到愉快，又因可能产生的分娩痛苦而焦虑，担心能否顺利分娩、分娩过程中母儿安危、胎儿有无畸形，也有的孕妇担心婴儿的性别能否为家人接受等。

4. 情绪不稳定

孕妇情绪波动起伏较大，可能是由于体内激素的作用。往往表现为易激动，为一些极小的事情而生气、哭泣。

5. 内省

孕妇表现出以自我为中心，变得专注于自己及身体，注重穿着、体重和一日三餐，同时也较关心自己的休息，喜欢独处，这种专注使孕妇能计划、调节、适应，以迎接新生儿的来临。

（二）孕妇的心理调节

美国心理学家鲁宾提出妊娠期孕妇为接受新生命的诞生，维持个人及家庭的功能完整，必须完成4项孕期母性心理发展任务：

1. 确保自己及胎儿能安全顺利地度过妊娠期、分娩期。

2. 促使家庭重要成员接受新生儿。

3. 学习为孩子贡献自己。

4. 情绪上与胎儿连成一体。

（布合力其·依明尼亚孜）

第四节　妊娠期常见症状及其护理

【临床表现】

1. 恶心、呕吐

约50%孕妇在妊娠6周左右出现恶心、晨起呕吐等早孕反应，12周左右消失。

2. 尿频、尿急、白带增多

于妊娠初3个月及末3个月明显，是妊娠期正常的生理变化。但应排除真菌、滴虫、淋菌、衣原体等感染。

3. 下肢水肿及下肢、外阴静脉曲张

孕妇在妊娠后期常有踝部及小腿下半部轻度浮肿，经休息后消退，属正常现象。若下肢明显凹陷性水肿或经休息后不消退者，应警惕妊娠高血压综合征的发生。

4. 便秘

由于妊娠期间肠蠕动及肠张力减弱，巨大子宫及胎先露部的压迫，加之孕妇运动量减少，容易发生便秘。

5. 腰背痛

妊娠期间由于关节韧带松弛，增大的子宫向前突使躯体重心后移，腰椎向前突使背肌处于持续紧张状态，常出现轻微腰背痛。

6. 下肢肌肉痉挛

是孕妇缺钙的表现，发生于小腿腓肠肌，于妊娠后期多见，常在夜间发作。

7. 仰卧位低血压综合征

于妊娠末期，孕妇若较长时间取仰卧姿势，由于增大的妊娠子宫压迫下腔静脉，使回心血量及心排血量骤然减少，出现低血压。

8. 贫血

血容量增加导致血液稀释，出现生理性贫血。

9. 失眠。

【护理措施】

1. 常见症状的护理

（1）恶心、呕吐：应避免空腹，起床时宜缓慢，避免突然起身；每天进食 5~6 餐，少量多餐；两餐之间进食液体；食用清淡食物；给予精神鼓励和支持。

（2）尿频、尿急：应排除真菌、滴虫、淋菌、衣原体等感染。此现象产后可逐渐消失。

（3）白带增多：嘱孕妇保持外阴部清洁，每日清洁外阴或经常洗澡，以避免分泌物刺激外阴部，但严禁阴道冲洗。穿透气性好的棉质内裤，经常更换。分泌物过多的孕妇，可用卫生巾并经常更换，增加舒适感。

（4）水肿：嘱孕妇左侧卧位，解除右旋增大的子宫对下腔静脉的压迫，下肢垫高 15°，避免长时间地站或坐以免加重水肿的发生。适当限制孕妇对盐的摄入，但不必限制水分。

（5）下肢及外阴静脉曲张：孕妇应避免两腿交叉或长时间站立、行走，并注意时常抬高下肢；指导孕妇穿弹力裤或弹力袜，避免穿妨碍血液回流的紧身衣裤，以促进血液回流；会阴部有静脉曲张者，可于臀下垫枕，抬高髋部休息。

（6）便秘：应养成每日定时排便的良好习惯，并多吃含纤维素多的新鲜蔬菜和水果，同时增加每日饮水量，注意适当的活动。未经医生允许不可随便使用大便软化剂或轻泻剂。

（7）腰背痛：指导孕妇穿低跟鞋，在俯拾或抬举物品时，保持上身直立，弯曲膝部，用两下肢的力量抬起。疼痛严重者，必须卧床休息（硬床垫），局部热敷。

（8）下肢肌肉痉挛：发生下肢肌肉痉挛时，嘱孕妇背屈肢体或站直前倾以伸展痉挛的肌肉，或局部热敷按摩，直至痉挛消失。指导孕妇避免腿部疲劳、受凉，伸腿时避免脚趾尖伸向前，走路时脚跟先着地。必要时遵医嘱口服钙剂。

（9）仰卧位低血压综合征：此时若改为左侧卧位，使下腔静脉血流通畅，血压迅即恢复正常。

（10）失眠：每日坚持户外活动，如散步。睡前用梳子梳头，温水洗脚，或喝热牛奶等方式均有助于入眠。

（11）贫血：应适当增加含铁食物的摄入，如病情需要补充铁剂时，可用温水或水果汁送服，以促进铁的吸收，且应在餐后 20min 服用，以减轻对胃肠道的刺激。

2. 心理护理

了解孕妇对妊娠的心理适应程度，可在每一次产前检查接触孕妇时进行。

（布合力其·依明尼亚孜）

第五节　胎产式、胎先露、胎方位

由于胎儿在子宫内的位置和姿势不同，因此有不同的胎产式、胎先露和胎方位。

一、胎产式

胎儿身体纵轴与母体身体纵轴之间的关系称胎产式。两轴平行者称纵产式。两轴垂直者称横产式。两轴交叉者称斜产式，属暂时的，在分娩过程中多数转为纵产式，偶尔转成横产式。

二、胎先露

最先进入骨盆入口的胎儿部分称胎先露，纵产式有头先露、臀先露，横产式有肩先露。偶见头先露或臀先露与胎手或胎臀同时入盆，称复合先露。

三、胎方位

胎儿先露部的指示点与母体骨盆的关系称胎方位，简称胎位。枕先露以枕骨，面先露以颏骨，臀先露以骶骨，肩先露以肩胛骨为指示点，根据指示点与母体骨盆左、右、前、后、横的关系而有不同的胎位。

（布合力其·依明尼亚孜）

第三章 分娩期妇女的护理

妊娠满 28 周及以后的胎儿及其附属物，从临产发动至从母体全部娩出的过程称为分娩。妊娠满 37 周至不满 42 足周（259～293 天）间分娩称为足月产。妊娠满 28 周至不满 37 足周（196～258 天）间分娩称为早产。妊娠满 42 周及其后（294 天及以上）分娩称为过期产。

第一节 影响分娩的因素

影响正常分娩的因素包括产力、产道、胎儿和精神心理因素。正常分娩要依赖于这些因素之间的相互适应和协调，分娩是一个正常的生理过程。

（一）产力

是指将胎儿及其附属物从子宫内逼出的力量。产力包括子宫收缩力（简称宫缩）、腹肌及膈肌收缩力（统称腹压）和肛提肌收缩力。子宫收缩力为分娩的主要力量，贯穿于整个分娩过程中，腹肌、膈肌和肛提肌在第二产程时起辅助作用。

1. 子宫收缩力

分娩时子宫肌产生规律性收缩称宫缩，宫缩能使宫颈管缩短直至消失，子宫颈口扩张，胎先露下降及胎盘娩出。正常的子宫收缩具有三个特点。

（1）节律性：宫缩具有节律性是临产的重要标志之一。

（2）对称性和极性：正常宫缩每次开始于左右两侧宫角，以微波形式迅速向子宫底部集中，然后再向子宫下段扩散，以 2cm/s 速度由宫底部向下移动，约 15s 扩展到整个子宫，引起协调一致的宫缩，称为子宫收缩的对称性。子宫底部收缩力最强、最持久，向下则逐渐减弱、变短，子宫底部收缩力的强度几乎是子宫下段的 2 倍，宫缩的这种下行性梯度称为宫缩的极性。

（3）缩复作用：每次宫缩时，子宫肌纤维缩短变宽，宫缩后肌纤维虽又重新松弛，但不能完全恢复到原来长度，经过反复收缩，肌纤维越来越短，此现象称为缩复作用。

2. 腹肌及膈肌收缩力

腹肌和膈肌收缩力（腹压）是第二产程时娩出胎儿的主要辅助力量。另外，腹压在第三产程中可促使胎盘娩出。

3. 肛提肌收缩力

第二产程中，宫缩时肛提肌的收缩可协助胎先露在骨盆腔内完成内旋转及仰伸等动作，有利于胎儿娩出，并且在第三产程时可协助胎盘娩出。

（二）产道

产道是胎儿娩出的通道，分骨产道及软产道两部分。骨产道通常指真骨盆，软产道是由子宫下段、子宫颈、阴道及盆底等软组织所组成的弯曲的管道。

1. 骨产道

（1）骨盆各平面及其径线：一般将骨盆腔分为 3 个骨盆平面，中骨盆与分娩机制的关系最为密切，中骨盆难产是临床工作中最难判断与处理的问题。

（2）骨盆轴及骨盆倾斜度

1）骨盆轴：连接骨盆各假想平面中点的曲线称为骨盆轴。

2）骨盆倾斜度：当妇女直立时，骨盆入口平面与地平面所形成的角度，称为骨盆倾斜度，一般为 60°。

2. 软产道

软产道是由子宫下段、子宫颈、阴道和骨盆底软组织构成的弯曲管道。

（1）子宫下段的形成：由非孕期时长约 1cm 昀子宫峡部伸展形成。

（2）子宫颈的变化

1）宫颈管消失：临产前的宫颈管长为 2～3cm，初产妇一般是宫颈管先消失，宫颈口后扩张，经产妇的宫颈管消失与宫颈口扩张同时进行。

2）宫颈口扩张：临产前，初产妇的宫颈外口只能容一指尖，而经产妇则能容纳一指，随着产程的进展，子宫口从指尖逐渐扩大直至 10cm，妊娠足月的胎头方能通过。

（3）骨盆底、阴道及会阴的变化：软产道下段形成一个向前弯曲的筒状，会阴被胎先露扩张和肛提肌向下及两侧扩展而变薄。

（三）胎儿

胎儿能否顺利通过产道，还取决于胎儿大小、胎位和有无畸形。

1. 胎儿大小

在分娩过程中，胎儿大小是决定分娩难易的重要因素之一。

（1）胎头颅骨：胎头颅骨由顶骨、额骨、颞骨各两块及枕骨一块构成。颅骨间的缝隙称为颅缝，两顶骨间为矢状缝，顶骨与额骨间为冠状缝，枕骨与顶骨间为人字缝，颞骨与顶骨间为颞缝，两额骨间为额缝。两颅缝交界处空隙较大称为囟门。胎头前部菱形的称为前囟，前囟也称为大囟门。后部三角形的称为后囟，后囟也称为小囟门。

（2）胎头径线

1）双顶径：为两顶骨隆突间的距离，是胎头最大横径，一般足月妊娠时平均值约为 9.3cm。

2）枕额径：又称前后径。为鼻根至枕骨隆突的距离，胎头以此径衔接，妊娠足月时平均值约为 11.3cm。

3）枕下前囟径：又称小斜径。为前囟中点至枕骨隆突下方的距离，妊娠足月时平均值约为 9.5cm。

4）枕颏径：又称大斜径，为颏骨下方中央至后囟顶部的距离，妊娠足月时平均值约为12.5cm。

2. 胎位

如为纵产式，胎体纵轴与骨盆轴相一致，容易通过产道。横位时，妊娠足月的活胎不能通过产道，对母婴威胁极大。

3. 胎儿畸形

当胎儿某一部分发育不正常，由于胎头或胎体过大，通过产道发生困难。

（四）精神心理因素

在分娩过程中精神心理状态可以明显地影响产力，导致宫口扩张缓慢，胎先露部下降受阻，产程延长，产妇体力消耗过多，同时也促使产妇神经内分泌发生变化，肺内气体交换不足，导致胎儿缺血缺氧，出现胎儿窘迫等。

（布合力其·依明尼亚孜）

第二节　正常分娩妇女的护理

一、枕先露的分娩机制

分娩机制是指胎儿先露部为适应骨盆各平面的不同形态，被动地进行一系列适应性转动，以其最小径线通过产道的全过程。临床上枕先露占95.55%～97.55%，以枕左前位最多见。

1. 衔接

指胎头双顶径进入骨盆入口平面，胎头颅骨最低点接近或达到坐骨棘水平，称为衔接（入盆）。胎头进入骨盆入口时呈半俯屈状态，以枕额径衔接。

2. 下降

是指胎头沿骨盆轴前进的动作。宫缩的压力迫使胎儿下降，下降贯穿于整个分娩过程中，并与其他动作相伴随。下降动作呈间歇性，宫缩时前进，间歇期少许退回。

临床上以观察胎头下降的程度作为判断产程进展的重要标志。胎头下降程度可通过肛门检查或阴道检查，先露部颅骨最低点与坐骨棘的关系来确定。若先露部颅骨最低点在坐骨棘水平时以"0"表示，棘上1cm为"1"，棘下1cm为"+1"，依此类推。

3. 俯屈

胎头继续下降至骨盆底时，处于半俯屈状态的胎头枕骨遇到肛提肌及骨盆侧壁的阻力，借杠杆作用胎头进一步俯屈，使下颌接近胸部，由胎头衔接时的枕额径变为枕下前囟径，以适应产道的最小径线，有利于胎头继续下降。

4. 内旋转

胎头为适应骨盆纵轴而旋转，使其矢状缝与中骨盆及骨盆出口前后径相一致，称为内旋转。当俯屈下降时，枕部受肛提肌的收缩力将胎头推向前方，使枕部向前旋转45°，即后囟转到耻骨弓下面，此时往往是在第一产程末完成内旋转动作。

5. 仰伸

完成内旋转后，胎头极度俯屈达到外阴部，腹压以及宫缩继续迫使胎头下降，而肛提肌收缩力又将胎头向前推进。两者的共同作用使胎头沿骨盆轴下段向下前的方向转向前，胎头枕部达耻骨联合下缘时，以耻骨弓为支点胎头逐渐仰伸，胎头的顶、额、鼻、口、颏相继娩出。当胎头仰伸时，胎儿双肩径沿左斜径进入骨盆入口。

6. 复位及外旋转

胎头娩出时，胎儿双肩径沿骨盆入口左斜径下降。胎头娩出后，为使胎头与胎肩恢复正常关系，胎头枕部向左旋转45°，使胎头与胎肩成正常关系，称为复位。胎肩在盆腔内继续下降，前（右）肩向母体前方旋转45°，使胎儿双肩径转成与出口前后径相一致的方向，以适应出口前后径大于横径的特点。同时，胎头枕部需在外也继续向左旋转45°，以保持胎头矢状缝与胎肩成垂直关系，称为外旋转。

7. 胎儿娩出

胎儿完成外旋转后，胎儿前（右）肩出现于耻骨联合下方，前肩娩出，之后，后（左）肩从会阴部娩出，然后胎儿腹部、臀部及下肢全部娩出。

二、先兆临产

出现预示不久将临产的症状称为先兆临产。

1. 不规律的子宫收缩

分娩前1~2周，子宫出现不规律的收缩，常在夜里出现，收缩持续<30s，间隔10~20min，收缩强度不进行性加强，间隔时间不一，孕妇自觉轻微腰酸、下腹轻微酸胀。

2. 胎儿下降感

临产前胎先露下降进入骨盆入口使宫底下降，初产妇感到上腹部较前轻松，食欲好，食量增加，呼吸轻快，尿频。

3. 见红

为可靠的分娩先兆。正式临产前1~2天，阴道内流出少量血性黏液或血性白带，称为见红。因为子宫下段扩张，宫颈管消失，宫颈内口附近的黏膜与该处的宫壁分离，毛细血管破裂出血与宫颈管内的黏液相混排出。

三、临床诊断

有规律且逐渐增强的子宫收缩，持续30s或以上，间歇时间5~6min左右，同时伴有进行性子宫颈管消失、宫口扩张和胎先露部下降。

四、产程分期

分娩的全过程是从规律性宫缩开始至胎儿胎盘娩出，称为总产程。临床上根据不同阶的特点又分为三个产程。

1. 第一产程（宫颈扩张期）

从有规律宫缩开始至宫口开全。初产妇约需 11~12h，经产妇 6~8h。

2. 第二产程（胎儿娩出期）

从宫颈口开全到胎儿娩出。初产妇需 1~2h。经产妇约需几分钟至 1h。

3. 第三产程（胎盘娩出期）

从胎儿娩出到胎盘娩出。约需 5~15min，一般不超过 30min。

五、产程护理

（一）第一产程妇女的观察和护理

【临床表现】

1. 规律宫缩。

2. 宫颈扩张

阴道检查或肛门检查可以确定宫口扩张程度。第一产程又分为潜伏期和活跃期。潜伏期是指从临产出现规律宫缩至子宫颈扩张 3cm，此期子宫颈扩张速度较慢，约需 8h，超过 16h 称为潜伏期延长。活跃期是指从宫颈扩张 3cm 至宫口开全 10cm，约需 4h，超过 8h 称为活跃期延长。

3. 胎头下降程度

是决定能否经阴道分娩的重要观察项目。

4. 胎膜破裂

当羊膜腔内压力增加到一定程度时，胎膜自然破裂，称为破膜。破膜多发生于宫口近开全时。

【辅助检查】

1. 胎儿监护仪

胎儿监护仪有外监护与内监护两种类型。

2. 胎儿头皮血检查

第一产程时，正常胎儿头皮血 pH 值应为 7.25~7.35。

【护理】

1. 一般护理

待产妇于临产后入院，当发生特殊情况如胎膜早破、阴道流血量多等，应紧急入院；

①待产环境；

②支持系统；

③健康教育；

④监测生命体征：入院后应测体温、脉搏、血压，血压应每 4h 测一次；

⑤观察合并症的征象；

⑥备皮：一般初产妇常规行外阴备皮，其优点是有利于会阴切开术的缝合，缺点是可能增加感染的机会；

⑦灌肠：初产妇宫口开大3cm以下且无特殊情况，可给予1%温肥皂水灌肠。其目的是通过反射作用刺激子宫收缩，同时清洁直肠，避免分娩时粪便溢出污染消毒区域。灌肠后要观察子宫收缩，勤听胎心；

⑧活动；

⑨注意破膜时间：破膜后应立即卧床，听胎心音，行肛门检查，注意观察有无脐带脱垂征象，记录破膜时间，羊水量及性状，破膜时间＞12h尚未分娩者，应用抗生素，预防感染；

⑩饮食；

⑪预防尿潴留：每2～4h提醒待产妇排尿一次；

⑫基础护理；

2. 产程护理

（1）产程图：产程图以临产时间（h）为横坐标，以宫颈扩张度（cm）为纵坐标在左侧，胎头下降程度在右侧，画出宫颈扩张和胎头下降的曲线。

（2）勤听胎心音：正常胎心率为120～160次/min。临产后，应每隔1h在宫缩间歇时听取胎心音一次，每次听1min并记录。宫缩紧时应每30min听取一次。

（3）观察子宫收缩：最简单的方法是助产人员将手掌放于待产妇腹壁上，宫缩时宫体部隆起变硬，间歇期松弛变软。应定时连续观察宫缩的持续时间、频率、强度，并做好记录。

（4）肛门检查：应在宫缩时进行。肛门检查主要了解子宫颈软硬程度、厚薄，宫口扩张程度，此外，还可了解胎膜是否破裂、骨盆腔大小、胎儿先露部及先露部下降的程度。

肛门检查方法：产妇仰卧，两腿屈曲分开。检查者站于待产妇右侧，右手戴一次性薄膜手套涂上甘油润滑后，轻轻伸入直肠内，拇指伸直，其余各指屈曲以利于食指深入。食指在直肠内向后触及尾骨尖端，了解尾骨活动度，再摸两侧坐骨棘是否突出，并确定胎先露高低，然后用指端掌侧探查子宫颈口，摸清其四周边缘，估计宫口扩张情况。

（5）阴道检查：应在严密消毒外阴后进行，检查者戴无菌手套。适用于肛查时胎先露不明、宫口扩张及胎头下降不明、怀疑有脐带先露或脐带脱垂、轻度头盆不称经试产4～6h产程进展缓慢者。初产妇宫口开全至10cm，经产妇宫口开大3～4cm且宫缩好，可护送至产房准备接生。

（二）第二产程妇女的观察和护理

【临床表现】

第二产程宫缩持续时间长，间歇时间短，产力最强。胎头于宫缩时暴露于阴道口，当宫缩间歇时又缩回阴道内，称为胎头拨露。随着产程进一步发展，在宫缩间歇时，胎头也不再回缩，此时胎头双顶径已越过骨盆出口，称为胎头着冠。

【辅助检查】

用胎儿监护仪监测胎心率以及胎心率与宫缩的变化关系。

【护理】

1. 产房准备

一般要求产房的设施大致和手术室相似。

2. 指导待产妇正确使用腹压

指导待产妇在宫缩时屏气用力，增加腹压，将胎儿娩出，是第二产程的首要护理目标。

3. 胎儿监护

应每5~6min听胎心音一次，有条件时可使用胎心监护仪。

4. 消毒外阴。

5. 接生准备。

6. 胎头娩出

当会阴水肿、会阴过紧缺乏弹力、耻骨弓过低、胎儿过大、胎儿娩出过速等，均容易造成会阴撕裂，因此接生者要掌握好胎头娩出的时机。会阴过紧或胎头过大，估计分娩时会阴撕裂不可避免者，或母儿有病理情况急需结束分娩者，应行会阴切开术。会阴切开术包括会阴后一侧切开术及会阴正中切开术。

①会阴左侧后一侧切开术：因会阴切开后出血较多，故应适时切开，不应过早；

②会阴正中切开术：术者于宫缩时沿会阴后联合中央垂直切开，长约2cm，不要损伤肛门括约肌。此方法剪开组织少、出血量少、术后局部组织肿胀及疼痛较轻微。胎儿娩出后，及时用新生儿吸痰器吸出口腔、鼻腔内的羊水及黏液，以防发生吸入性肺炎。

7. 脐带处理

用无菌纱布擦净脐根周围后，在距脐根0.5~1.0cm处用气门芯或脐带夹结扎脐带，或用粗丝线分别在距脐根0.5cm、1.0cm处结扎两遍，注意用力适当，必须扎紧，以防脐带出血。于线上0.5cm处剪断脐带，挤净断面上的脐血，由20%高锰酸钾或2.5%碘酒及75%乙醇消毒脐带断面，注意高锰酸钾不可触及新生儿皮肤，以免皮肤烧伤。

（三）第三产程妇女的观察及护理

【临床表现】

1. 胎盘剥离

胎盘剥离征象：子宫体变硬呈球形，胎盘剥离后降至子宫下段，下段被扩张，子宫体呈狭长形被推向上，子宫底升高达脐上；阴道突然流出大量血液；剥离的胎盘降至子宫下段，阴道口外露的一段脐带自行延长；用手掌尺侧在产妇耻骨联合上方轻压子宫下段，子宫体上升而外露的脐带不再回缩。

胎盘剥离及排出方式：

①胎儿面娩出式：也称希氏法机转。胎盘从中央开始向周围剥离，并由胎儿面先出现在阴道口。胎盘娩出后有少许出血，此方式多见；

②母体面娩出式：也称邓氏法机转。胎盘从边缘开始剥离再向中央剥离，它会卷起来

随着子宫表面滑出，以母体面或粗糙面先出现在阴道口。其特点是先有较多出血后再排出胎盘，此方式较少见。常会伴随胎盘碎片存留。

2. 胎儿娩出后，子宫底降至平脐，宫缩暂停，几分钟后又重新出现。

【诊断】

1. 协助胎盘娩出

当确定胎盘完整剥离时，应在宫缩时用左手握住宫底轻压子宫，产妇稍向下用力，同时右手轻轻牵拉脐带，协助胎盘娩出。如胎儿娩出后 15～30min，排除膀胱充盈及给宫缩剂后胎盘仍不排出，可经脐静脉注入 40℃ 生理盐水 200～500ml，利用膨胀绒毛和温热的刺激，促使胎盘剥离。如经上述处理仍无效者，应在严格执行无菌技术操作下行手取胎盘术。

2. 检查胎盘胎膜

将胎盘铺平。仔细检查胎盘、胎膜是否完整，注意有无胎盘小叶缺损，血管有无断裂，及时发现副胎盘。若发现有残留胎盘和胎膜时，应产后刮宫。

3. 检查软产道。

4. 预防产后出血。

5. 新生儿即时护理

新生儿娩出后，采用阿普加评分法判断新生儿有无窒息或窒息的程度。以出生后 1min 时的心率、呼吸、肌张力、喉反射及皮肤颜色五项体征为依据，每项 0～2 分，满分 10 分。8～10 分为正常新生儿；4～7 分为轻度窒息，需积极处理；0～3 分为重度窒息，需紧急抢救。

6. 产后即时护理

分娩后继续在产房内观察 2h。因为此阶段产妇易发生合并症，最常见是产后出血。应观察子宫收缩、宫底高度、膀胱充盈度、阴道流血量、会阴阴道内有无血肿。每 15～30min 测量一次血压、脉搏，询问产妇有无头晕、乏力等。同时注意以下情况：

①阴道流血不多，但宫缩欠佳，子宫底上升表示子宫腔内有积血，应挤压子宫底排出积血，同时按摩子宫，给予宫缩剂；

②注意膀胱是否过胀，必要时导尿，以免影响子宫收缩；

③产妇自觉肛门坠胀感，应警惕有无会阴阴道血肿，应行肛门检查以便确诊。

（布合力其·依明尼亚孜）

第四章　产褥期妇女的护理

【概述】

从胎盘娩出至产妇除乳腺外全身各器官恢复至非孕期状态的一段时期称为产褥期，一般为6周。

【临床表现】

1. 体温、脉搏、呼吸、血压

产后体温一般多在正常范围。有些产妇产后24h内体温略有升高，但一般不超过38℃，这可能与产程延长或过度疲劳有关。未母乳喂养的产妇或未做到及时有效的母乳喂养，通常于产后3~4d因乳房血管、淋巴管极度充盈可有发热，称为泌乳热，体温高达38.5℃~39℃，一般仅持续数小时，最多不超过16h，体温即下降，不属病态。产后脉搏在正常范围内，略缓慢，约60~70次/min，与子宫胎盘循环停止及卧床休息有关，产后呼吸深而慢，约14~16次/min。血压一般无变化。

2. 褥汗

产褥早期皮肤排泄功能旺盛，出汗多，尤其以夜间睡眠和初醒时更明显，一般1周内可自行好转。

3. 产后宫缩痛

产褥早期因子宫收缩，常引起阵发性的腹部剧烈疼痛，尤其是经产妇更为明显，称为产后宫缩痛。一般持续2~3d后会自行消失。当婴儿吸吮产妇乳房时，可反射性刺激下丘脑的神经垂体分泌缩宫素增加，使疼痛加重。

4. 子宫复旧

产后第一天宫底稍上升平脐，以后每日下降1~2cm，产后10d子宫降入骨盆腔内，此时腹部检查于耻骨联合上方摸不到宫底。

5. 会阴

产后会阴可有轻度水肿，一般于产后2~3d自行消退。

6. 恶露

产后随子宫蜕膜特别是胎盘附着处蜕膜的脱落，含有血液、坏死蜕膜等组织经阴道排出，称为恶露。恶露分为：

（1）血性恶露：色鲜红，含大量血液，量多，有时有小血块。有少量胎膜及坏死蜕膜组织。血性恶露持续3~4d。

（2）浆液恶露：色淡红含多量浆液。浆液恶露持续10d左右。

（3）白色恶露：黏稠，色泽较白。白色恶露持续3周干净。

正常恶露有血腥味，但无臭味，持续 4~6 周，总量约 250~500ml，个体差异较大。

【护理措施】

1. 一般护理

（1）环境；

（2）个人卫生；

（3）生命体征：产后 24h 内应密切观察血压、脉搏、体温、呼吸的变化。一般产后应每日测量体温、脉搏、血压、呼吸 2 次。

（4）休息与活动：产后 12h 内以卧床休息为主，早期下床活动可增强血液循环，促进子宫收缩、恶露排出、会阴伤口愈合，促进大小便排泄通畅，并可预防盆腔或下肢静脉血栓形成。

2. 生殖器官的观察与护理

（1）子宫收缩：产后 2h 内，易发生产后出血。应严密观察宫缩及恶露情况，每 30min 检查一次，共 4 次。

（2）恶露：恶露的评估应包括恶露量、颜色和气味的变化。若恶露量多且色鲜红，应检查是否有子宫颈或阴道壁的撕裂伤。当产妇能自我护理时，要鼓励产妇勤换会阴垫。

（3）会阴护理：必须作好外阴的清洁卫生，预防感染，促进愈合，增加患者舒适感。每日用 0.2% 苯扎溴铵冲洗外阴两次。每次冲洗外阴时要观察恶露量、性质及气味。水肿严重者局部用 50% 硫酸镁湿热敷，每日 2~3 次，每次 20min。产后 24h 后可用红外线照射外阴，能退肿消炎促进伤口愈合。如有侧切伤口，产妇应采取健侧卧位，勤换会阴垫，以减少恶露流进会阴伤口。伤口局部有硬结或分泌物时，于分娩后 7~10d 可温水坐浴，但恶露量多且颜色鲜红者应禁止坐浴。

3. 尿潴留和便秘的处理

产后 4~6h 应排尿。

4. 乳房护理

每次哺乳前，产妇应洗净双手，用湿毛巾擦净乳房。产妇因各种原因不能哺乳时，应及时退奶。

5. 产褥期保健操

产后第 2d 开始可进行产后锻炼，应注意产后运动量由简单轻便的项目开始，根据产妇的情况逐渐加强，避免过于劳累。

6. 性生活

指导一般产褥期期间恶露尚未干净时，不宜性生活，应在产后 6 周检查后，确认生殖器官已复原的情况下，方可恢复性生活。排卵可在月经未复潮前即先恢复，故应采取避孕措施，可选用工具法，包括男用工具法（避孕套）和女用工具法（宫内节育器）以及口服避孕药等方法。一般正常分娩者产后 3 个月，剖宫产者产后 6 个月可放宫内节育器。

7. 产后复查

分娩后 6 周进行产后复查。

8. 心理护理

帮助产妇保持心情愉快，精神放松，给予知识及技能的指导，使产妇能很快适应母亲角色的转变，顺利渡过产褥期。

9. 出院指导。

（布合力其·依明尼亚孜）

第五章 妊娠期并发症妇女的护理

第一节 流 产

【概述】

凡妊娠不足 28 周、胎儿体重不足 1000g 而终止者，称为流产。发生于妊娠 12 周以前者称早期流产，发生在妊娠 12 周至不足 28 周者称晚期流产。

（一）病因

1. 染色体异常 是主要原因。

2. 母体因素

全身性疾病如妊娠期急性高热、患严重贫血或心力衰竭、感染后细菌毒素或病毒通过胎盘进入胎儿血循环可能引起流产。母体的生殖器官疾病如子宫发育不良、子宫畸形、子宫肌瘤、宫腔黏连等可影响胎儿的生长发育而导致流产。子宫颈重度裂伤，宫颈内口松弛易因胎膜早破而引起晚期流产。此外，内分泌功能失调、身体或精神创伤也可导致流产。

3. 胎盘因素

滋养细胞的发育和功能不全是胚胎早期死亡的重要原因。此外，胎盘内巨大梗死、前置胎盘、胎盘早期剥离而致胎盘血循环障碍、胎儿死亡等可致流产。

4. 其他因素

如免疫因素、母儿血型不合可能引起流产。

（二）病理

早期流产时胚胎多数先死亡，继之底蜕膜出血，造成胚胎的绒毛与蜕膜层剥离，引起子宫收缩而被排出。在妊娠 8 周内发生的流产，妊娠产物多数可以完全从子宫壁剥离而排出，出血不多。在妊娠 8 ~ 12 周时，若发生流产，妊娠产物不易完全从子宫壁剥离而排出，出血较多。妊娠 12 周后，胎盘已完全形成，流产过程与足月分娩相似。

【临床表现】

停经、腹痛及阴道出血是流产的主要临床症状。

1. 先兆流产

表现为停经后先出现少量阴道流血，量比月经少，有时伴有轻微下腹痛、腰痛。妇科检查子宫大小与停经周数相符，宫颈口未开，胎膜未破，妊娠产物未排出。经休息及治疗后，若流血停止或腹痛消失，妊娠可继续进行；若流血增多或腹痛加剧，则可能发展为难免流产。

2. 难免流产

由先兆流产发展而来，流产已不可避免。表现为阴道流血量增多，阵发性腹痛加重。妇科检查子宫大小与停经周数相符或略小，宫颈口已扩张，但组织尚未排出；晚期难免流产还可有羊水流出或见胚胎组织或胎囊堵于宫口。

3. 不全流产

由难免流产发展而来，妊娠产物已部分排出体外，尚有部分残留于宫内，阴道出血持续不止，严重时引起出血性休克，下腹痛减轻。妇科检查子宫一般小于停经周数，宫颈口已扩张，不断有血液自宫颈口内流出，有时尚可见胎盘组织堵塞宫颈口或部分妊娠产物已排出于阴道内，而部分仍留在宫腔内，有时宫颈口已关闭。

4. 完全流产

妊娠产物已完全排出，阴道出血逐渐停止，腹痛逐渐消失。妇科检查子宫接近未孕大小或略大，宫颈口已关闭。

5. 稽留流产

指胚胎或胎儿已死亡，滞留在宫腔内尚未自然排出者。妇科检查子宫小于妊娠周数，宫颈口关闭。听诊不能闻及胎心。

6. 习惯性流产

指自然流产连续发生 3 次或 3 次以上者。流产时若阴道流血时间过长、有组织残留于宫腔内或非法堕胎等，有可能引起宫腔内感染。严重时感染可扩展到盆腔、腹腔乃至全身，并发盆腔炎、腹膜炎、败血症及感染性休克等，称感染性流产。

【辅助检查】

1. 妇科检查

在消毒条件下行妇科检查，了解宫颈口是否扩张，羊膜是否破裂，宫颈口内有无妊娠产物堵塞；子宫大小与停经周数是否相符，有无压痛等。并应检查双侧附件有无肿块、压痛等。

2. 实验室检查

多采用放射免疫方法对绒毛膜促性腺激素（HCG）、胎盘生乳素、雌激素等进行定量，如测定的结果低于正常值，提示有流产可能。

3. B 型超声显像

超声显像可显示有无胎囊、胎动、胎心等，从而可诊断并鉴别流产及其类型，指导正确处理。

【治疗原则】

1. 先兆流产

处理原则是卧床休息，禁止性生活；减少刺激；必要时给予对胎儿危害小的镇静剂；对于黄体功能不足的孕妇，每日肌内注射黄体酮 20mg，以利于保胎；并注意及时进行超声检查，了解胚胎发育情况，避免盲目保胎。

2. 难免流产

一旦确诊，应尽早使胚胎及胎盘组织完全排出，以防止出血和感染。

3. 不全流产

一经确诊，应行吸宫术或钳刮术以清除宫腔内残留组织。

4. 完全流产

如无感染征象，一般不需特殊处理。

5. 稽留流产

应及时促使胎儿和胎盘排出，以防稽留日久发生凝血机能障碍。处理前应做凝血功能检查。

6. 习惯性流产

以预防为主，在受孕前，对男女双方均应进行详细检查。

【护理措施】

1. 先兆流产孕妇的护理

需卧床休息，禁止性生活，禁用肥皂水灌肠。护士除了为其提供生活护理外，通常遵医嘱给孕妇适量镇静剂、孕激素等。随时评估孕妇的病情变化、孕妇的情绪反应。

2. 妊娠不能再继续者的护理

及时做好终止妊娠的准备，协助手术过程。

3. 预防感染

护士应监测患者的体温、血象及阴道流血、分泌物的性质、颜色、气味等，并严格执行无菌操作规程，加强会阴部护理。指导孕妇使用消毒会阴垫并保持清洁，嘱患者流产后返院复查，确定无禁忌证后，方可开始性生活。

4. 协助患者度过悲伤期

患者由于失去胎儿，往往会出现伤心、悲哀等情绪。护士应给予同情和理解，帮助患者及家属接受现实，顺利度过悲伤期。并给予出院指导。

（布合力其·依明尼亚孜）

第二节　妊娠高血压综合征

【概述】

妊娠高血压综合征（妊高征）是指妊娠20周以后出现高血压、水肿、蛋白尿三大症候群，严重时可出现抽搐、昏迷、心、肾衰竭，甚至发生母婴死亡。目前，妊娠期妇女所患有的高血压被统称为妊娠期高血压疾病，与以前描述的妊娠高血压的术语是统一的。

（一）病因

1. 妊高征好发因素

①寒冷季节或气温变化过大，特别是气压升高时；

②精神过度紧张或受刺激致使中枢神经系统功能紊乱者；

③年轻初产妇或高龄初产妇；

④有慢性高血压、慢性肾炎、糖尿病等病史的孕妇；

⑤营养不良，如贫血、低蛋白血症者；

⑥体型矮胖者；

⑦子宫张力过高（如羊水过多、双胎妊娠、糖尿病巨大儿及葡萄胎等）者；

⑧家族中有高血压史，尤其是孕妇之母有重度妊高征史者。

2. 病因学说

①免疫学说：认为妊高征病因是胎盘某些抗原物质免疫反应的变态反应，与移植免疫的观点很相似；

②子宫—胎盘缺血缺氧学说：认为由于子宫张力增高，影响子宫血液供应，造成子宫—胎盘缺血缺氧从而引起妊高征。此外，全身血液循环不能适应子宫—胎盘需要时也易伴发本病；

③血管内皮机能障碍学说：发现细胞毒性物质和炎性介质如氧自由基、过氧化脂质、血栓素 A1 等含量增高，而前列环素、维生素 E、血管内皮素等减少，血管收缩致使血压升高，并且导致一系列病理变化；

④营养缺乏及其他因素：妊高征的发生可能与钙缺乏有关。

（二）病理

基本病变是全身小动脉痉挛。小动脉痉挛造成管腔狭窄，周围阻力增大，内皮细胞损伤，通透性增加，体液和蛋白质渗漏，表现为血压上升、蛋白尿、水肿和血液浓缩等。

【临床表现】

高血压、水肿、蛋白尿是妊高征的三大临床表现。

1. 轻度妊娠高血压综合征

①高血压：妊娠 20 周后血压开始升高，≥140/90mmHg 但＜150/100mmHg，或超过原基础血压30/15mmHg；

②蛋白尿：略晚于血压升高，量一般＜0.5g/24h 尿，开始时可无蛋白尿；

③水肿：最初可表现为体重的异常增加（即隐性水肿），每周超过 0.5kg，或出现凹陷性水肿。水肿多由踝部开始，渐延至小腿、大腿、外阴、腹部，按之凹陷。水肿可分四级："＋"：水肿局限于踝部和小腿；"＋＋"：水肿延至大腿；"＋＋＋"水肿延及外阴和腹部；"＋＋＋＋"：全身水肿或伴腹水。

2. 中度妊娠高血压综合征

血压≥150/100mmHg，但＜160/110mmHg 尿蛋 A（＋），或≥0.5g/24h 尿，但＜5g/24h 尿，或伴有水肿；无自觉症状。

3. 重度妊娠高血压综合征

血压≥160/110mmHg 尿蛋 A（＋＋）~（＋＋＋＋），或≥5g/24h 尿；可有不同程度的

水肿，并有一系列自觉症状。此阶段可分为先兆子痫或子痫。

（1）先兆子痫：除上述表现外，还出现头痛、眼花、胃区疼痛、恶心、呕吐等症状。表明颅内血管病变进一步加重，可能随时发生抽搐，称先兆子痫。

（2）子痫：即在先兆子痫的基础上进而出现抽搐发作，或伴昏迷。子痫多发生于妊娠晚期或临产前，称产前子痫；少数发生于分娩过程中，称产时子痫；个别发生在产后 24h 内，称产后子痫。

【辅助检查】

1. 实验室检查

（1）血液检查：主要测定血红蛋白、血细胞比容、血浆黏度、全血黏度以了解血液浓缩程度；重症患者应测定血小板计数、出凝血时间、凝血酶原时间等。同时进行血气分析测定血电解质及二氧化碳结合力。

（2）尿液检查：留取 24h 尿液，进行蛋白定量检查；根据镜检出现管型判断肾功能受损情况。

（3）肝、肾功能测定：如测定谷丙转氨酶、血尿素氮、肌酐及尿酸等。

2. 眼底检查

重度妊高征时，眼底小动脉痉挛，动静脉比例可由正常的 2∶3 变为 1∶2，甚至 1∶4，或出现视网膜水肿、渗出、出血，甚至视网膜脱离、一时性失明等。

3. 其他检查

如心电图、超声心动图、胎盘功能、胎儿成熟度检查等，可视病情而定。

【治疗原则】

治疗原则为解痉、降压、镇静，合理扩容及利尿，适时终止妊娠。

1. 解痉药物　以硫酸镁为首选。

2. 镇静药物。

3. 降压药物

仅适用于血压过高，特别是舒张压高的患者。常用药物有肼屈嗪、卡托普利等。

4. 扩容药物

扩容应在解痉的基础上进行，应严密观察生命体征及尿量，防止肺水肿和心力衰竭的发生。常用的有：白蛋白、全血、平衡液和低分子右旋糖酐。

5. 利尿药物

仅用于全身性水肿、急性心力衰竭、肺水肿、脑水肿、血容量过高且伴有潜在肺水肿者。常用药物有速尿、甘露醇等。

【护理措施】

1. 妊高征的预防

护士加强孕早期健康教育，促使孕妇自觉于妊娠早期开始做产前检查，并坚持定期检查，指导孕妇合理饮食。

2. 轻度妊高征孕妇的护理

（1）保证休息：可在家采取左侧卧位休息，减轻工作，保证充足睡眠。此外，孕妇精神放松、心情愉快也有助于抑制妊高征的发展。

（2）调整饮食：轻度妊高征孕妇需摄入足够的蛋白质、蔬菜，补充维生素、铁和钙剂。食盐不必严格限制（全身浮肿者除外）。

（3）加强产前保健。

3. 中、重度妊高征孕妇的护理

（1）一般护理

1）中、重度妊高征孕妇需住院治疗，左侧卧位卧床休息。保持病室安静，避免各种刺激。

2）监测血压变化：随时观察和询问孕妇有无头晕、头痛、恶心等自觉症状。

3）注意胎心变化，以及胎动有无改变。

4）重度妊高征孕妇适当限制食盐入量，记出入量、测尿蛋白，查肝肾功能、二氧化碳结合力等项目。

（2）用药护理：硫酸镁是目前治疗中、重度妊高征的首选解痉药物。

1）用药方法：可采用肌内注射或静脉用药。临床多采用两种方式互补长短，以维持体内有效浓度。

2）毒性反应：硫酸镁的治疗浓度和中毒浓度相近。通常硫酸镁的滴注速度以 1g/h 为宜，不超过 2g/h。每日维持用量 15～20g。中毒现象首先表现为膝反射减弱或消失，随着血镁浓度的增加可出现全身肌张力减退及呼吸抑制，严重者心跳可突然停止。

3）注意事项：护士在用药前及用药过程中均应监测孕妇血压，同时还应检测膝腱反射必须存在、呼吸不少于 16 次/min、尿量每 24h 不少于 600ml，或每小时不少于 25ml，并随时准备好 10% 的葡萄糖酸钙注射液，以便及时予以解毒。10% 葡萄糖酸钙 10ml 在静脉推注时宜在 3min 以上推完，必要时可每小时重复一次，直至呼吸、排尿和神经抑制恢复正常，但 24h 内不超过 8 次。

（3）子痫患者的护理

1）协助医生控制抽搐：硫酸镁为首选药物。

2）专人护理，防止受伤：子痫发生后，首先应保持患者呼吸道通畅，并立即给氧，在患者昏迷或未完全清醒时，禁止给予一切饮食和口服药。

3）减少刺激，避免诱发抽搐

4）严密监护

5）为终止妊娠做准备

4. 妊高征孕妇的产时及产后护理

若经阴道分娩，在第一产程中，应密切监测患者的生命体征、尿量、胎心及宫缩情况以及有无自觉症状。尽量缩短第二产程。第三产程中须预防产后出血，在胎儿娩出前肩后立即静脉推注缩宫素（禁用麦角新碱），及时娩出胎盘并按摩宫底，观察血压变化，重视患者主诉。重症患者产后应继续硫酸镁治疗 1~2d，因产后 24h 至 5d 内仍有发生子痫的可能。

（布合力其·依明尼亚孜）

第三节　异位妊娠

【概述】

正常妊娠时，受精卵着床于子宫体腔内膜。受精卵在子宫体腔外着床发育时，称为异位妊娠。在异位妊娠中，输卵管妊娠最为常见。

【临床表现】

1. 症状

（1）停经：多数患者会在停经 6~8 周后出现不规则阴道流血，但有些患者因月经仅过期几天，也可能无停经主诉。

（2）腹痛：是就诊的主要症状，未发生流产或破裂前，常为一侧下腹隐痛或酸胀感；流产或破裂时，常突感一侧下腹撕裂样疼痛，随后疼痛遍及全腹，甚至放射到肩部；当血液积聚于直肠子宫陷凹处，可出现肛门坠胀感。

（3）阴道流血：胚胎死亡后，常有不规则阴道流血，色暗红或深褐，一般不超过月经量。

（4）晕厥与休克：急性大量内出血及剧烈腹痛可引起患者晕厥或休克。内出血的症状可能与阴道流血量不成比例。

2. 体征

根据内出血情况，患者可呈贫血貌。腹部检查：下腹压痛、反跳痛明显，出血较多时，叩诊有移动性浊音。

【辅助检查】

1. 腹部及盆腔检查

输卵管妊娠流产或破裂者，下腹部有明显压痛和反跳痛，以患侧为甚，轻度腹肌紧张；出血多时，叩诊有移动性浊音；如出血时间长，在下腹可触及软性肿块。未发生流产或破裂者，盆腔检查发现子宫略大较软，可触及胀大的输卵管并有轻度压痛；流产或破裂者，阴道后穹隆饱满，有宫颈抬举痛或摇摆痛，是输卵管妊娠的主要体征之一。子宫稍大而软，腹腔内出血多时检查子宫呈漂浮感。

2. 妊娠试验

放射免疫法测血中 HCG，尤其是 β-HCG 阳性有助诊断，但 β-HCG 阴性者仍不能完全排除异位妊娠。

3. 阴道后穹隆穿刺

阴道后穹隆穿刺是一种简单可靠的诊断方法，适用于疑有腹腔内出血的患者。

4. B 型超声

B 型超声可协助诊断异位妊娠。

5. 腹腔镜检查

适用于输卵管妊娠尚未流产或破裂的早期患者和诊断有困难的患者，但腹腔内大量出血或伴有休克者，慎做腹腔镜检查。应根据医疗条件及手术者的经验而定。

【护理措施】

1. 接受手术治疗患者的护理

（1）护士在严密监测患者生命体征的同时，积极纠正患者休克症状，做好术前准备。

（2）加强心理护理。

2. 接受非手术治疗患者的护理

（1）护士需密切观察患者的一般情况、生命体征，并重视患者的主诉，尤应注意阴道流血量与腹腔内出血量不成比例。护士应协助患者正确留取血标本，以监测治疗效果。

（2）患者应卧床休息，避免腹部压力增大。护士需提供相应的生活护理，并指导患者摄取足够的营养，尤其是富含铁的食物。

3. 出院指导

护士应做好妇女的健康保健工作，防止发生盆腔感染。

（布合力其·依明尼亚孜）

第四节　胎盘早期剥离

【概述】

妊娠 20 周后或分娩期，正常位置的胎盘在胎儿娩出前，部分或全部从子宫壁剥离，称为胎盘早期剥离，简称胎盘早剥。

（一）病因

1. 血管病变

妊高征、慢性高血压和肾炎患者常并发胎盘早剥。

2. 机械性因素

如腹部受撞击、挤压，摔伤或行外倒转术纠正胎位，均可造成胎盘早剥。

3. 子宫静脉压突然升高

妊娠晚期或临产后，孕产妇长时间取仰卧位时，巨大的妊娠子宫压迫下腔静脉，子宫静脉压升高，导致蜕膜静脉床淤血或破裂，部分或全部胎盘自子宫壁剥离。

4. 其他

一些高危因素包括吸烟、营养不良、吸毒等。

【临床表现】

1. 轻型

以外出血为主，剥离面通常不超过胎盘的 1/3，多见于分娩期。主要症状是阴道大量出血，色暗红，伴轻微腹痛或无腹痛，贫血程度与出血量成正比。腹部检查：子宫软，宫缩有间歇，子宫大小符合妊娠月份，胎位清，胎心率多正常，腹部压痛不明显或仅有局部轻压痛。

2. 重型

以内出血和混合性出血为主，剥离面超过胎盘面积的1/3，同时有较大的胎盘后血肿，多见于重度妊高征。主要症状为突然发生的持续性腹部疼痛和（或）腰酸、腰背痛，程度与胎盘后积血多少呈正相关。严重时可出现恶心、呕吐、面色苍白、出汗、脉弱及血压下降等休克征象。可无阴道流血或少量阴道流血及血性羊水，贫血程度与外出血量不符。腹部检查：子宫硬如板状，有压痛，子宫比妊娠周数大，宫底随胎盘后血肿增大而增高。若剥离面超过胎盘面积的1/2，胎儿多因缺氧死亡。

【辅助检查】

1. 产科检查

通过四步触诊判定胎方位、胎心情况、宫高变化、腹部压痛范围和程度等。

2. B 型超声检查

若胎盘与子宫壁之间有血肿时，在胎盘后方出现液性低回声区，暗区常不止一个，并见胎盘增厚。若血液渗入羊水中，见羊水回声增强。重型胎盘早剥常伴胎心、胎动消失。

3. 实验室检查

主要了解患者贫血程度及凝血功能。

【治疗原则】

纠正休克、及时终止妊娠是处理胎盘早剥的原则。患者入院时，情况危重，处于休克状态，应积极补充血容量，及时输入新鲜血液，尽快改善患者状况。胎盘早剥一旦确诊，必须及时终止妊娠；终止妊娠的方法根据胎次、早剥严重度、胎儿宫内状况及宫口开大等情况而定。

【护理措施】

1. 纠正休克。

2. 严密观察有无凝血功能障碍或急性肾衰竭等表现。

3. 为终止妊娠做准备。

4. 预防产后出血。分娩后及时给予宫缩剂，并配合按摩子宫，必要时按医嘱做切除子宫的术前准备，同时预防晚期产后出血的发生。

5. 在产褥期应注意加强营养，纠正贫血。更换消毒会阴垫，保持会阴清洁，防止感染。根据孕妇身体情况给予母乳喂养指导。死产者可在分娩后 24h 内尽早使用退奶药物，少进汤类食物。

（布合力其·依明尼亚孜）

第五节　前置胎盘

【概述】

正常胎盘附着于子宫体部的后壁、前壁或侧壁。孕 28 周后若胎盘附着于子宫下段，甚至胎盘下缘达到或覆盖宫颈内口处，其位置低于胎儿先露部时，称为前置胎盘。多见于经产妇及多产妇。

【临床表现】

妊娠晚期或临产时，发生无诱因、无痛性反复阴道流血是前置胎盘的主要症状，偶有发生于妊娠 20 周左右者。阴道流血时间的早晚、反复发作的次数、流血量的多少与前置胎盘的类型有关。

1. 完全性前置胎盘

子宫颈内口全部为胎盘组织所覆盖，又称中央性前置胎盘。初次出血早，约在妊娠 28 周，反复出血次数频繁，量较多，有时一次大量阴道流血即可使患者陷入休克状态。

2. 部分性前置胎盘

子宫颈内口部分为胎盘组织所覆盖。出血情况介于完全性前置胎盘和边缘性前置胎盘之间。

3. 边缘性前置胎盘

胎盘附着于子宫下段，边缘不超越子宫颈内口。初次出血发生较晚，多于妊娠 37～40 周或临产后，量较少。

【辅助检查】

1. 产科检查

子宫大小与停经月份一致，胎方位清楚，先露高浮，胎心可正常或异常或消失。

2. 超声波检查

B 型超声断层像可清楚看到子宫壁、胎头、宫颈和胎盘的位置。可反复检查，是目前最安全、有效的首选方法。

3. 阴道检查

一般不主张应用。怀疑前置胎盘的个案切忌肛查。

4. 产后检查

胎盘及胎膜胎盘的前置部分可见陈旧血块附着呈黑紫色或暗红色，如这些改变位于胎盘的边缘，而且胎膜破口处距胎盘边缘小于 7cm，则为部分性前置胎盘。

【治疗原则】

治疗原则是制止出血、纠正贫血和预防感染。

1. 期待疗法

适用于妊娠不足 36 周或估计胎儿体重小于 2300g，阴道流血量不多，孕妇全身情况良好、胎儿存活者。

2. 终止妊娠

适用于入院时出血性休克者，或期待疗法中发生大出血或出血量虽少，但妊娠已近足月或已临产者。剖宫产术是主要手段。阴道分娩适用于边缘性前置胎盘，胎先露为头位、临产后产程进展顺利并估计能在短时间内结束分娩者。

【护理】

需立即终止妊娠者，孕妇取去枕侧卧位，开放静脉，配血，作好输血准备。在抢救休克的同时，按腹部手术患者的护理进行术前准备，并作好母儿生命体征监护及抢救准备工作。

接受期待疗法的孕妇的护理：

1. 保证休息，减少刺激

孕妇需卧床休息，有出血者需绝对卧床，以左侧卧位为佳，定时间断吸氧。避免各种刺激。医护人员进行腹部检查时动作要轻柔，禁做阴道检查及肛查。

2. 纠正贫血

除口服硫酸亚铁、输血等措施外，还应加强饮食营养指导，建议孕妇多食高蛋白以及含铁丰富的食物，如动物肝脏、绿叶蔬菜以及豆类等。

3. 监测病情变化

严密观察并记录孕妇生命体征，阴道流血的量、色、时间及一般状况，监测胎儿宫内状态。

4. 预防产后出血和感染

严密观察产妇的生命体征及阴道流血情况；保持会阴部清洁、干燥；胎儿娩出后，及早使用宫缩剂，对新生儿严格按照高危儿护理。

5. 加强管理和宣教

指导围孕期妇女避免吸烟、酗酒等不良行为，避免多次刮宫、引产或宫内感染，防止多产。对妊娠期出血，无论量多少均应就医，做到及时诊断，正确处理。

（布合力其·依明尼亚孜）

第六章 妊娠期并发症妇女的护理

第一节 心脏病

【概述】

（一）妊娠对心脏病的影响

1. 妊娠期孕妇总循环血量于妊娠第 6 周开始逐渐增加，32～34 周达高峰，约增加 30%～45%，此后维持较高水平，产后 2～6 周逐渐恢复正常。总循环血量的增加引起心排出量增加和心率加快；尤其在妊娠晚期子宫增大，膈肌升高使心脏向上、向左前发生移位，导致心脏大血管轻度扭曲，易使患心脏病的孕妇发生心力衰竭而危及生命。

2. 分娩期是孕妇血流动力学变化最显著的阶段，加之机体能量及氧的消耗增加，是心脏负担最重的时期。在第一产程中，每次子宫收缩约 250～500ml 的血液被挤人体循环，加重心脏负担。第二产程中，除子宫收缩外，腹肌和骨骼肌的收缩使外周循环阻力增加，且分娩时产妇屏气用力动作使肺循环压力增加，心脏前后负荷显著加重。第三产程，胎儿娩出后，腹腔内压力骤减，大量血液流向内脏，回心血量减少；继之胎盘循环停止，子宫收缩使子宫血窦内约 500ml 血液进入体循环，使回心血量骤增，造成血流动力学急剧变化，极易诱发心力衰竭。

3. 产褥期的前 3 天内，子宫收缩和缩复使大量血液进入体循环，且产妇体内组织间隙内潴留的液体也回流至体循环，体循环血量仍有一定程度的增加；而妊娠期心血管系统的变化不能立即恢复至非孕状态，加之产妇伤口和宫缩疼痛、分娩疲劳、新生儿哺乳等负担，仍需预防心衰的发生。

总之，妊娠 32～34 周、分娩期及产后的最初 3 天内，是患有心脏病的孕妇最危险的时期。

（二）心脏病对妊娠的影响

心脏病不影响患者受孕。心功能 I～II 级、无心力衰竭病史、且无其他并发症者，在密切监护下可以妊娠，必要时给予治疗。但有下列情况者一般不宜妊娠：心功能 III～IV 级、既往有心力衰竭病史、肺动脉高压、严重心律失常、右向左分流型先天性心脏病（法洛四联症等）、围生期心肌病遗留有心脏扩大、并发细菌性心内膜炎、风湿热活动期者。如已妊娠应在早期终止。

心脏病孕妇心功能状态良好者，多以剖宫产终止妊娠。不宜妊娠的心脏病患者一旦受孕或妊娠后心功能状态不良者，则流产、早产、死胎、胎儿生长受限、胎儿宫内窘迫及新生儿窒息的发生率明显增加，围生儿死亡率增高。

根据患者所能耐受的日常体力活动将心功能分为四级：

心功能Ⅰ级：一般体力活动不受限。

心功能Ⅱ级：一般体力活动稍受限制，休息时无自觉症状。

心功能Ⅲ级：心脏病患者体力活动明显受限，休息时无不适，轻微日常活动即感不适，心悸，呼吸困难或继往有心力衰竭病史者。

心功能Ⅳ级：不能进行任何体力活动，休息状态下即出现心衰症状，体力活动后加重。

【临床表现】

一般情况下，妊娠合并心脏病孕妇无特异性症状，只有发生心力衰竭时有以下表现：

1. 早期心力衰竭

出现下列症状和体征应考虑为早期心力衰竭：

①轻微活动后即有胸闷、心悸、气短；

②休息时心率超过110次/min；

③夜间常因胸闷而需坐起，或需到窗口呼吸新鲜空气；

④肺底部出现少量持续性湿啰音，咳嗽后不消失。

2. 左心衰竭

以肺淤血及心排出量降低为主要临床表现。

症状包括：

①不同程度的呼吸困难：劳力性呼吸困难为最早出现的症状，端坐呼吸，夜间阵发性呼吸困难，严重者有哮鸣音即心源性哮喘，急性肺水肿是左心衰竭呼吸困难最严重的表现；

②咳嗽、咯痰、咯血；

③疲倦、乏力、头晕、心慌；

④少尿及肾功能损害症状。

体征包括：

①肺部湿啰音；

②除心脏病固有的基础体征外，一般均有心脏扩大，肺动脉瓣区第二心音亢进及舒张期奔马律。

3. 右心衰竭

症状包括：

①消化道症状：腹胀、恶心、呕吐、食欲不振；

②劳力性呼吸困难。体征有：

①水肿，肝脏肿大；

②颈静脉征，如出现肝颈静脉反流征阳性则更具特征性；

③除心脏病固有体征外，还可因右心室显著扩大而出现三尖瓣关闭不全的反流性杂音。

4. 全心衰竭

右心衰继发于左心衰而形成全心衰。出现右心衰后，阵发性呼吸困难等肺淤血症状有所减轻。而左心衰则以心排血量减少的相关症状和体征为主，如疲乏、无力、头晕、少尿等。

【辅助检查】

1. 心电图检查

提示各种严重的心律失常，如心房颤动，Ⅲ度房室传导阻滞，ST 段改变，T 波异常等。

2. X 线检查

显示有心脏扩大，尤其个别心腔的扩大。

3. 超声心动图

更精确地反映各心腔大小的变化，心瓣膜结构及功能情况。

4. 胎儿电子监护仪

预测宫内胎儿储备能力，评估胎儿健康。

【治疗原则】

心脏病孕妇的主要死亡原因是心力衰竭和严重的感染。

其治疗原则为：

1. 非孕期

根据孕妇所患心脏病类型、病情及心功能状态，确定患者是否可以妊娠。

2. 妊娠期

凡不宜妊娠却已怀孕者，应在妊娠 12 周前行人工流产术；妊娠超过 12 周者应密切监护。对顽固性心力衰竭孕妇应在严密监护下衍剖宫产术终止妊娠。

3. 分娩期

心功能Ⅰ～Ⅱ级，胎儿不大，胎位正常，宫颈条件良好者，在严密监护下可经阴道分娩，第二产程时需助产。心功能Ⅲ～Ⅳ级，胎儿偏大、宫颈条件不佳、合并有其他并发症者，可选择剖宫产终止妊娠。

4. 产褥期

产后 3 天内，尤其 24h 内，仍是心力衰竭发生的危险期，产妇应充分休息且需严密监护。按医嘱应用广谱抗生素，产后 1 周无感染征象时停药。心功能Ⅲ级或以上者不宜哺乳。不宜再妊娠者，建议 1 周行绝育术。

【护理】

1. 非妊娠期

根据心脏病的种类、病情、心功能及是否手术矫治等具体情况，决定是否适宜妊娠。

对不应妊娠者，指导患者采取有效措施严格避孕。

2. 妊娠期

（1）加强孕期保健，定期产前检查或家庭访视。重点评估心功能及胎儿宫内情况。

若心功能在Ⅲ级或以上，有心力衰竭者，均应立即入院治疗。心功能Ⅰ～Ⅱ级者，应在妊娠36～38周入院待产。

（2）预防心力衰竭，保证孕妇每天至少10h的睡眠且中午宜休息2h，休息时采取左侧卧位或半卧位。提供良好的支持系统。注意营养的摄取，指导孕妇应摄入高热量、高维生素、低盐低脂饮食且富含多种微量元素如铁、锌、钙等，少量多餐，多食蔬菜和水果。妊娠16周后，每日食盐量不超过4～5g。

（3）预防及治疗诱发心力衰竭的各种因素，如贫血、心律失常、妊娠高血压综合征、各种感染、尤其是上呼吸道感染等。

（4）指导孕妇及家属掌握妊娠合并心脏病的相关知识，及时为家患者家属提供信息。

3. 急性心力衰竭的紧急处理

患者取坐位，双腿下垂；立即高流量加压吸氧，可用50%的酒精湿化；按医嘱用药，如吗啡、快速利尿剂、血管扩张剂（硝普钠、硝酸甘油、酚妥拉明）、强心剂、氨茶碱等。另外，一定情况下可用四肢轮流三肢结扎法。

4. 分娩期

（1）严密观察产程进展，防止心力衰竭的发生。左侧卧位，上半身抬高。观察子宫收缩，胎头下降及胎儿宫内情况，正确识别早期心力衰竭的症状及体征。第一产程，每15min测血压、脉搏、呼吸、心率各1次，每30min测胎心率1次。第二产程每10min测1次上述指标，或持续监护。给予吸氧。观察用药后反应。严格无菌操作，给予抗生素治疗持续至产后1周。

（2）缩短第二产程，减少产妇体力消耗。

（3）预防产后出血。胎儿娩出后，立即在产妇腹部放置沙袋，持续24h。为防止产后出血过多，可静脉或肌内注射缩宫素（禁用麦角新碱）。遵医嘱输血、输液，仔细调整滴速。

（4）给予生理及情感支持，降低产妇及家属焦虑。

5. 产褥期

（1）产后72h内严密监测生命体征，产妇应半卧位或左侧卧位，保证充足休息，必要时镇静，在心功能允许时，鼓励早期下床适度活动。

（2）心功能Ⅰ～Ⅱ级的产妇可以母乳喂养；Ⅲ级或以上者，应及时回乳。指导摄取清淡饮食，防止便秘。保持外阴部清洁。产后预防性使用抗生素及协助恢复心功能的药物。

（3）促进亲子关系建立，避免产后抑郁发生。

（4）不宜再妊娠者在产后1周做绝育术，未做绝育术者应严格避孕。

（5）详细制定出院计划。

（布合力其·依明尼亚孜）

第二节　病毒性肝炎

【概述】

（一）妊娠对病毒性肝炎的影响

妊娠期间孕妇容易感染病毒性肝炎，也易使原有的肝病加重，其原因如下：

①孕期孕妇所需热量增加，新陈代谢率增高，营养消耗增多，肝内糖原储备降低，使肝脏负担加重；

②体内雌激素水平增高，而雌激素需在肝内灭活且妨碍肝对脂肪的转运和胆汁的排泄；

③胎儿的代谢产物需在母体肝脏内解毒；

④分娩的疲劳、出血、手术和麻醉等均可加重肝脏损害。

（二）病毒性肝炎对妊娠的影响

1. 对孕妇的影响

孕早期可加重妊娠反应，晚期则使妊娠期高血压疾病发生率增高。

2. 对胎儿及新生儿的影响

围生儿患病率及死亡率高。围生期感染的婴儿，部分转为慢性病毒携带状态，易发展为肝硬化或原发性肝癌。

【辅助检查】

1. 肝功能检查

血清中丙氨酸氨基转移酶（ALT）增高，持续时间较长，血清胆红素 > 17μmol/L（1mg/dL），尿胆红素阳性对病毒性肝炎有诊断意义。

2. 血清病毒学检测及意义

（1）甲型病毒性肝炎：急性期患者血清中抗 HAV – IgM 阳性有诊断意义。

（2）乙型病毒性肝炎：HBsAg 是 HBV 感染的特异性标志，见于慢性肝炎、病毒携带者。HBsAb 是机体曾经感染过 HBV，但已具有免疫力，也是评价接种疫苗效果的指标之一。HBeAg 是肝细胞内有 HBV 活动性复制，具有传染性。HBeAb 是血清中病毒颗粒减少或消失，传染性减低。HBcAg – IgM 是表示 HBV 在体内复制，肝炎急性期。HBcAg – IgG 表示肝炎恢复期或慢性感染。

（3）丙型病毒性肝炎：血清中检测出 HCV 抗体即可确诊。

3. 凝血功能及胎盘功能检查

凝血酶原时间，HPL 及孕妇血或尿雌三醇检测等。

【治疗要点】

肝炎患者原则上不宜妊娠。妊娠期轻型肝炎的处理与非孕期肝炎相同，即增加休息，加强营养，积极保肝治疗，预防感染。妊娠期重症肝炎需保护肝脏，积极预防及治疗肝性脑病的发生，限制蛋白质的摄入，每日蛋白质摄入应 <0.5g/kg，增加糖类，保持大便通畅，预防 DIC 及肾衰竭。妊娠末期重症肝炎，经积极治疗 24h 后，以剖宫产结束妊娠。分娩期应备新鲜血液，缩短第二产程，并注意防止母婴传播及产后出血。产褥期应用对肝脏损害较小的广谱抗生素预防产褥感染。

【护理】

1. 加强卫生宣教，普及防病知识。

2. 妊娠合并轻型肝炎者的护理与非孕期肝炎患者相同，更需注意增加休息，避免体力劳动。加强营养，增加优质蛋白、高维生素、富含糖类、低脂肪食物的摄入。保持大便通畅。定期产前检查，防止交叉感染。阻断乙型肝炎的母婴传播，孕妇于妊娠 28 周起每 4 周肌内注射 1 次乙型肝炎免疫球蛋白 200IU，直至分娩。

3. 妊娠合并重症肝炎者需保护肝脏，积极防治肝性脑病。保持大便通畅，并严禁肥皂水灌肠。严密监测生命体征，记出入量。注意观察有无出血倾向。预防产后出血，产前 4h 及产后 12h 内不宜使用肝素治疗。

4. 分娩期密切观察产程进展，避免各种不良刺激，防止并发症发生。并监测凝血功能。于临产前一周开始服用维生素 K、维生素 C，临产后备新鲜血。阴道助产缩短第二产程，严格执行操作程序。胎儿娩出后，正确应用缩宫素、止血药，预防产后出血。严格执行消毒隔离制度，应用广谱抗生素预防其他感染性疾病的发生。

5. 产褥期观察子宫收缩及阴道流血，加强基础护理，并继续遵医嘱给予对肝脏损害较小的抗生素预防感染。指导母乳喂养时注意，目前认为如乳汁中 HBV－DNA 阳性不宜哺乳，母血 HBsAg、HBeAg 及抗－HBcAg 三项阳性及后两项阳性产妇均不宜哺乳。对新生儿接受免疫，母亲为携带者（仅 HBsAg 阳性），建议母乳喂养。对不宜哺乳者，可口服生麦芽冲剂或乳房外敷芒硝回乳，不宜使用雌激素回乳。新生儿出生后 6h 和 1 个月时各肌内注射 1ml 的 HBIG，出生后 24h 内、生后 1 个月、6 个月分别注射乙型肝炎疫苗。继续保肝治疗，加强休息和营养，指导避孕措施。

（布合力其·依明尼亚孜）

第七章 异常分娩的护理

第一节 产道异常

【骨盆分类及特征】

1. 骨盆入口平面狭窄

骨盆入口平面呈横扁圆形，骶耻外径小于18cm，前后径小于10cm，对角径小于11.5cm。常见有单纯扁平骨盆和佝偻病性扁平骨盆两种。

2. 中骨盆及骨盆出口平面狭窄

常见于漏斗骨盆。即骨盆入口平面各径线正常，两侧骨盆壁向内倾斜，状似漏斗。其特点是中骨盆及出口平面明显狭窄，坐骨棘间径小于10cm，坐骨结节间径小于8cm，耻骨弓角度小于90°。坐骨结节间径与出口后矢状径之和小于15cm。

3. 骨盆三个平面狭窄

骨盆外型属女性骨盆，但骨盆每个平面的径线均小于正常值2cm或更多，称均小骨盆。

【临床表现】

（一）骨盆异常的临床表现

1. 骨盆入口平面狭窄

表现为胎头衔接受阻，不能入盆，前羊水囊受力不均，易致胎膜早破。或者胎头入盆不均，或胎头骑跨在耻骨联合上方（即跨耻征阳性），表现为继发性宫缩乏力，潜伏期和活跃早期延长。胎头双顶径一旦通过入口平面，可经产道分娩。但跨耻征阳性者强行经阴道分娩可致子宫破裂。

2. 中骨盆及骨盆出口平面狭窄

临产后先露入盆不困难，但胎头下降至中骨盆和出口平面时，常不能顺利转为枕前位，形成持续性枕横位或枕后位，产程进入活跃晚期及第二产程后进展缓慢，甚至停滞。

3. 骨盆三个平面狭窄

多见于身材矮小、体形匀称的妇女。胎儿小、产力好、胎位正常者可借助胎头极度俯屈和变形，经阴道分娩。中等大小以上的胎儿经阴道分娩则有困难。

（二）软产道异常的临床表现

1. 外阴异常

常见于外阴瘢痕、外阴坚韧和外阴水肿，由于组织缺乏弹性，无伸展，使阴道口狭窄，影响胎头娩出或造成严重的撕裂伤。

2. 阴道异常

常见阴道纵隔、横膈和阴道尖锐湿疣。当隔膜较薄而完全时，可因先露扩张和压迫自行断裂，隔膜过厚可影响胎儿娩出。阴道瘢痕性狭窄者因妊娠后组织变软，不影响分娩。若瘢痕广泛、部位较高者可影响先露下降。此外，阴道尖锐湿疣于妊娠期生长迅速，患者于分娩时容易发生阴道裂伤、血肿及感染。

3. 宫颈异常

常见于宫颈外口黏连、宫颈水肿、宫颈坚韧和宫颈瘢痕等，均可造成宫颈性难产。影响胎头下降，导致产程延长、产妇体力衰竭等。

【治疗原则】

明确狭窄骨盆的类别和程度，了解胎位、胎儿大小、胎心、宫缩强弱、宫颈扩张程度、破膜与否，结合年龄、产次、既往分娩史综合判断，选择合理的分娩方式。

对软产道异常应根据局部组织的病变程度及对阴道分娩的影响，选择局部手术治疗处理，或行剖宫产术结束分娩。

【护理】

（一）产程处理过程的护理

1. 有明显头盆不称，不能从阴道分娩者，按医嘱作好剖宫产术的术前准备与护理。

2. 对轻度头盆不称，在严密监护下可以试产，试产中的护理要点为：

①专人守护，保证良好的产力。关心产妇饮食、营养、水分、休息。少肛查，禁灌肠。试产过程一般不用镇静、镇痛药；

②密切观察胎儿情况及产程进展情况，注意有无脐带脱垂；试产 2~4h，胎头仍未入盆，并伴胎儿窘迫者，则应停止试产，通知医师并作好剖宫产术的术前准备；

③注意子宫破裂的先兆，发现异常，立即停止试产，及时通知医师及早、处理，预防子宫破裂。

3. 中骨盆狭窄者，若宫口已开全，胎头双顶径达坐骨棘水平或更低，按医嘱作好胎头吸引、产钳等阴道助产术，以及抢救新生儿准备；若胎头未达坐骨棘水平，或出现胎儿窘迫征象，则应作好剖宫产术的术前准备。

4. 骨盆出口狭窄者不宜试产。若出口横径与后矢状径之和大于 15cm，多数可经阴道分娩；两者之和为 13~15cm 者，多数需阴道助产，护士必须配合医师作好阴道助产的术前准备；两径之和小于 13cm，按医嘱做剖宫产的术前准备。

（二）心理护理

1. 向产妇及家属讲清楚阴道分娩的可能性及优点，增强其自信心。

2. 认真解答产妇及家属提出的疑问，使其了解目前产程进展的状况。

3. 向产妇及家属讲明产道异常对母儿的影响，使产妇及家属解除对未知的焦虑，以取得良好的合作。

4. 提供最佳服务，使她们建立对医护人员的信任感，缓解恐惧心理，安全度过分娩。

（三）预防产后出血和感染

胎儿娩出后，及时注射缩宫剂。按医嘱使用抗生素，保持外阴清洁，每日冲（擦）洗会阴2次，使用消毒会阴垫。胎先露长时间压迫阴道或出现血尿时，应及时留置导尿管8~12d，必须保证导尿管通畅，以防止发生生殖道瘘。定期更换引流袋，防止感染。

（四）新生儿护理

胎头在产道压迫时间过长或经手术助产的新生儿，应按产伤处理，严密观察颅内出血或其他损伤的症状。

（朱同丽）

第二节　产力异常

【概述】

（一）异常分娩的概念

分娩能否顺利进行的四个主要因素是产力、产道、胎儿及产妇的精神心理状态。这些因素在分娩过程中相互影响，其中任何一个或一个以上的因素发生异常，或这些因素之间不能相互适应而使分娩过程受阻，称为异常分娩，俗称难产。

（二）产力异常的概念

产力包括子宫收缩力、腹肌和膈肌收缩力以及肛提肌收缩力，其中以子宫收缩力为主，子宫收缩力贯穿于分娩全过程。在分娩过程中，子宫收缩的节律性、对称性及极性不正常或强度、频率有改变，称为子宫收缩力异常。

（三）分类

子宫收缩力异常临床上分为子宫收缩乏力和子宫收缩过强两类。每类又分为协调性子宫收缩和不协调性子宫收缩。

（四）原因

1. 子宫收缩乏力

（1）精神因素：多发于初产妇。

（2）产道与胎儿因素：骨盆异常或胎位异常时，胎儿先露部下降受阻，可导致继发性子宫收缩乏力。

（3）子宫因素：子宫壁过度膨胀、多次妊娠分娩、子宫的急慢性炎性反应、子宫肌瘤、子宫发育不良、子宫畸形等均能影响子宫的收缩力。

（4）内分泌失调：临产后，产妇体内雌激素、缩宫素、前列腺素、乙酰胆碱等分泌不足，孕激素下降缓慢，子宫对乙酰胆碱的敏感性降低等致使子宫收缩乏力。电解质异常也影响子宫肌纤维收缩的能力。

（5）药物影响：临产后不适当地使用大剂量镇静剂与止痛剂可以使子宫收缩受到抑

制。

（6）其他：营养不良、贫血和其他慢性疾病，临产后进食与睡眠不足、过多的体力消耗、产妇过度疲劳、膀胱直肠充盈、前置胎盘等均可使宫缩乏力。

2. 子宫收缩过强

（1）缩宫素应用不当，如引产时剂量过大、误注射子宫收缩剂或个体对缩宫素过于敏感，分娩发生梗阻或胎盘早剥血液浸润肌层。

（2）产妇的精神过度紧张、产程延长、极度疲劳、胎膜早破及粗暴地、多次宫腔内操作等，均可引起子宫壁某部肌肉呈痉挛性不协调性宫缩过强。

【临床表现】

1. 子宫收缩乏力

（1）协调性子宫收缩乏力（低张性子宫收缩乏力）：子宫收缩具有正常的节律性、对称性和极性，但收缩力弱，宫腔压力低，小于 15mmHg，持续时间短，间歇期长且不规律，宫缩小于 2 次/10min。在收缩的高峰期，子宫体不隆起和变硬，用手指压宫底部肌壁仍可出现凹陷。可分为：

①原发性宫缩乏力，指产程开始即子宫收缩乏力，宫口不能如期扩张，胎先露部不能如期下降，产程延长；

②继发性宫缩乏力，指产程开始子宫收缩正常，在产程进行到某一阶段（多在活跃期或第二产程），子宫收缩力较弱，产程进展缓慢，甚至停滞。

（2）不协调性子宫收缩乏力（高张性子宫收缩乏力）：子宫收缩的极性倒置，宫缩不是起自两侧子宫角部，宫缩的兴奋点是来自子宫的一处或多处，节律不协调。宫缩时宫底部不强，而是中段或下段强，宫缩间歇期子宫壁不能完全松弛，表现为子宫收缩不协调，这种宫缩不能使宫口扩张和先露下降，属无效宫缩。由于胎儿－胎盘循环障碍，可出现胎儿宫内窘迫。

（3）产程曲线异常

①潜伏期延长：从临产规律宫缩开始至宫口开大 3cm 为潜伏期，超过 16h 为潜伏期延长；

②活跃期延长：从宫口开大 3cm 开始至宫口开全为活跃期，超过 8h 为活跃期延长；

③活跃期停滞：进入活跃期后，宫口不再扩张达 2h 以上，为活跃期停滞；

④第二产程延长：第二产程初产妇超过 2h，经产妇超过 1h 尚未分娩，为第二产程延长；

⑤第二产程停滞：第二产程达 1h 胎头下降无进展，为第二产程停滞；

⑥胎头下降延缓：活跃期晚期至宫口扩张 9～10cm，胎头下降速度初产妇 <1cm/h，经产妇 <2cm/h，称胎头下降延缓；

⑦胎头下降停滞：活跃期晚期胎头停留在原处不下降达 1h 以上称胎头下降停滞。总产程超过 24h 称为滞产。

2. 子宫收缩过强

（1）协调性子宫收缩过强：子宫收缩的节律性、对称性和极性均正常，仅子宫收缩力过强、过频（10min 内有 5 次或以上的宫缩且持续达 60s 或更长），若产道无阻力，无头盆不称及胎位异常，分娩在短时间内结束，造成急产，即总产程不超过 3h。多见于经产妇。

（2）不协调性子宫收缩过强

①强直性子宫收缩：宫缩间歇期短或无间歇，产妇烦躁不安、持续腹痛、拒按。胎方位触诊不清，胎心音听不清。有时可在脐下或平脐处见一环状凹陷，即病理性缩复环；

②子宫痉挛性狭窄环：指子宫壁某部肌肉呈痉挛性不协调性子宫收缩所形成的环状狭窄，持续不放松。此环特点是不随宫缩上升，阴道检查可触及狭窄环。产妇持续性腹痛、烦躁、宫颈扩张缓慢、胎先露下降停滞、胎心率不规则。

【治疗要点】

1. 子宫收缩乏力

（1）协调性子宫收缩乏力：对头盆不称、胎位异常或其他剖宫产指征者，应及时行剖宫产术。对可经阴道分娩者，应先改善产妇全身状况，然后根据产程进展情况采取措施加强子宫收缩，促使产妇尽快分娩。

（2）不协调性子宫收缩乏力：原则是恢复子宫收缩的生理极性和对称性，给予适当的镇静剂，使产妇充分休息后恢复为协调性子宫收缩。若有胎儿窘迫或头盆不称者，应行剖宫产术。若不协调性子宫收缩被控制，而子宫收缩力仍弱，可按协调性子宫收缩乏力处理。

2. 子宫收缩过强

对有急产史的产妇，提前住院待产。产兆开始即应作好接生及抢救新生儿窒息的准备工作。

【护理措施】

1. 子宫收缩乏力

（1）协调性子宫收缩乏力者：明显头盆不称不能从阴道分娩者，应积极做剖宫产的术前准备。估计可经阴道分娩者作好以下护理。

1）第一产程的护理

①改善全身情况

a. 保证休息；

b. 补充营养、水分、电解质；

c. 保持膀胱和直肠的空虚状态；

②加强子宫收缩：子宫收缩乏力，且能排除头盆不称、胎位异常和骨盆狭窄，无胎儿窘迫，产妇无剖宫产史，则按医嘱加强子宫收缩，针刺合谷、三阴交、太冲、关元、中极等穴位，刺激乳头，可加强宫缩；宫颈扩张 3cm 或 3cm 以上，无头盆不称，胎头已衔接者，可行人工破膜；缩宫素静脉滴注时，必须专人监护，随时调节剂量、浓度和滴速，以

免因子宫收缩过强而发生子宫破裂或胎儿窘迫;

③剖宫产术的准备:如经上述处理产程仍无进展,或出现胎儿宫内窘迫,产妇体力衰竭等,应立即行剖宫产的术前准备。

2)第二产程的护理:作好阴道助产和抢救新生儿的准备。若第二产程出现子宫收缩乏力时,在无头盆不称的前提下,也应加强子宫收缩。

3)第三产程的护理:凡破膜时间超过12h,总产程超过24h,肛查或阴道助产操作多者,按医嘱应用抗生素预防感染。

(2)不协调性宫缩乏力者:按医嘱给予哌替啶100mg或吗啡10～15mg肌内注射,确保产妇充分休息。指导产妇宫缩时做深呼吸、腹部按摩及放松技巧,减轻疼痛。若宫缩仍不协调或伴胎儿窘迫、头盆不称等,应及时通知医师,并做好剖宫产术和抢救新生儿的准备。

(3)提供心理支持,减少焦虑与恐惧。

2. 子宫收缩过强

(1)预防宫缩过强对母儿的损伤:有急产史的孕妇提前2周住院待产。一旦发生产兆,卧床休息,最好左侧卧位。需解大小便时,先查宫口大小及胎先露的下降情况。有产兆后提供缓解疼痛、减轻焦虑的支持性措施。

(2)密切观察宫缩与产程进展:对急产者,提早做好接生及抢救新生儿准备。

(3)分娩期及新生儿的处理:分娩时尽可能做会阴侧切术。新生儿按医嘱给维生素K肌内注射,预防颅内出血。

(4)作好产后护理:除观察宫体复旧、会阴伤口、阴道出血、生命体征等情况外,应向产妇进行健康教育及出院指导。

(朱同丽)

第三节　胎位、胎儿发育异常

分娩时除枕前位(约占90%)为正常胎位外,其余均为异常胎位,是造成难产的原因之一。

一、持续性枕后位、枕横位临床表现

1. 在分娩过程中,胎头以枕后位或枕横位衔接。在下降过程中,有5%～10%胎头枕骨持续不能转向前方,直至分娩后期仍位于母体骨盆后方或侧方,致使分娩发生困难者,称持续性枕后位或持续性枕横位。临床表现为临产后胎头衔接较晚及俯屈不良,由于胎先露部不易贴紧子宫下段及宫颈内口,常导致协调性宫缩乏力及宫口扩张缓慢。枕后位时因枕骨持续位于骨盆后方压迫直肠,产妇自觉肛门坠胀及排便感,致使宫口尚未开全时过早使用腹压,容易导致宫颈前唇水肿和产妇疲劳,影响产程进展。持续性枕后位、枕横位常

致活跃期晚期及第二产程延长。若在阴道口虽已见到胎发，历经多次宫缩时屏气却不见胎头继续顺利下降时，应想到可能是持续性枕后位。

2. 腹部检查

在宫底部触及胎臀，胎背偏向母体的后方或侧方，在对侧明显触及胎儿肢体。若胎头已衔接，有时可在胎儿肢体侧耻骨联合上方扪到胎儿颏部。胎心在脐下一侧偏外方听得最响亮，枕后位时因胎背伸直，前胸贴近母体腹壁，胎心在胎儿肢体侧的胎胸部位也能听到。

3. 肛门检查或阴道检查

当肛查宫口部分扩张或开全时，若为枕后位，感到盆腔后部空虚，查明胎头矢状缝位于骨盆斜径上，前囟在骨盆右前方，后囟在骨盆左后方则为枕左后位，反之为枕后右位。查明胎头矢状缝位于骨盆横径上，后囟在骨盆左侧方，则为枕左横位，反之为枕右横位。当出现胎头水肿、颅骨重叠、囟门触不清时，需行阴道检查借助胎儿耳廓及耳屏位置及方向判定胎方位，若耳廓朝骨盆后方，诊断为枕后位；若耳廓朝向骨盆侧方，诊断为枕横位。

二、臀先露的临床表现及治疗要点

1. 臀先露的临床表现

臀先露指胎儿以臀、足或膝为先露，以骶骨为指示点，在骨盆的前、侧、后构成 6 种胎位的总称，约占足月分娩总数的 3%～4%。其中以单臀先露最多见。由于臀小于头，后出头困难，易发生胎膜早破、脐带脱垂、胎儿窘迫、新生儿产伤等并发症，围生儿死亡率是枕先露的 3～8 倍。

2. 治疗要点

（1）临产前：胎位异常者，定期产前检查，妊娠 30 周以前随其自然；妊娠 30 周以后胎位仍不正常者，则根据不同情况给予矫正。

（2）临产后：根据产妇及胎儿具体情况综合分析，以对产妇、胎儿造成最少的损伤为原则，采用阴道助产或剖宫产术结束分娩。

三、胎儿发育异常

胎儿发育异常也可引起难产，如巨大胎儿及畸形胎儿。

1. 巨大胎儿

出生体重达到或超过 4000g 者，称巨大胎儿。多见于父母身材高大、孕妇患轻型糖尿病、经产妇、过期妊娠等。临床表现为妊娠期子宫增大较快，妊娠后期孕妇可出现呼吸困难，自觉腹部及肋两侧胀痛等症状。常引起头盆不称、肩性难产、软产道损伤、新生儿产伤等不良后果。

2. 胎儿畸形

（1）脑积水：胎头颅腔内、脑室内外有大量脑脊液（500～3000ml）潴留，使头颅体积增大，头周径大于50cm，颅缝明显增宽，囟门增大，称为脑积水。临床表现为明显头盆不称，跨耻征阳性，如不及时处理可致子宫破裂。

（2）其他：联体儿可经 B 超确诊。此外胎儿颈、胸、腹等处发育异常或发生肿瘤，使局部体积增大致难产，通常于第二产程出现胎先露下降受阻，经阴道检查时被发现。

（朱同丽）

第八章　分娩期并发症妇女的护理

第一节　胎膜早破

【概述】

胎膜早破是指在临产前胎膜自然破裂，是常见的分娩期并发症，妊娠满 37 周后的胎膜早破发生率为 10%，妊娠不满 37 周的胎膜早破发生率为 2.0%~3.5%。

【临床表现】

1. 症状

孕妇突感有较多液体自阴道流出，继而少量间断性排出。当咳嗽、打喷嚏、负重等腹压增加时，羊水即流出。

2. 体征

行肛诊检查，触不到羊膜囊，上推胎儿先露部可见到流液量增多。

3. 并发症

可引起早产、感染和脐带脱垂。

【辅助检查】

1. 阴道液酸碱度检查

正常阴道液呈酸性，pH 值为 4.5~5.5；羊水的 pH 值为 7.0~7.5。用 pH 试纸检查，若流出液 pH 值≥6.5 时，视为阳性，胎膜早破的可能性极大。

2. 阴道液涂片检查

阴道液干燥片检查有羊齿状结晶出现为羊水。

3. 羊膜镜检查

可直视胎先露部，看不到前羊膜囊，即可确诊为胎膜早破。

【治疗原则】

1. 住院待产，严密注意胎心音变化。胎先露部未衔接者应绝对卧床休息，抬高臀部，避免不必要的肛诊与阴道检查。

2. 严密观察产妇的生命体征、白细胞计数，了解感染的征象。

3. 一般于胎膜破裂后 12h 即给抗生素预防感染发生。

4. 妊娠<35 周时，给予地塞米松 10mg，静脉滴注，每日 1 次共 2 次，以促胎肺成熟。

若羊水池深度≤2cm，可经腹羊膜腔输液，减轻脐带受压。

5. 监测胎心 NSF、阴道检查以确定有无隐性脐带脱垂，若有脐带先露或脐带脱垂应在数分钟内结束分娩；孕期达 35 周以上并有分娩发动，可自然分娩；若孕龄 < 37 周，已临产或孕龄达 37 周，在破膜 12 ~ 18h 后尚未临产者，均可采取措施，尽快结束分娩。

【护理】

1. 住院待产

胎先露部未衔接者绝对卧床休息，侧卧位，抬高臀部，以防脐带脱垂。

2. 密切观察

定时观察并记录羊水性状、颜色、气味等；注意胎心率的变化，监测胎动及胎儿宫内安危；严密观察产妇的生命体征、白细胞计数，了解感染的征象。

3. 外阴护理

保持外阴清洁，放置吸水性好的消毒会阴垫于外阴，勤换会阴垫，保持清洁干燥；每日用1%。苯扎溴铵（新洁尔灭）棉球擦洗会阴部两次。

4. 遵医嘱用药

遵医嘱给予抗生素预防感染，给予地塞米松促胎肺成熟。

5. 心理护理

帮助孕妇分析目前状况，讲解胎膜早破的影响，使孕妇积极参与护理。

6. 健康教育

使孕妇重视妊娠期卫生保健，积极预防和治疗下生殖道感染；妊娠后期禁止性交，避免负重及腹部受压；宫颈内口松弛者，应卧床休息，并于妊娠 14 ~ 16 周行宫颈环扎术，环扎部位应尽量靠近宫颈内口水平。

（朱同丽）

第二节　产后出血

【概述】

（一）概念

胎儿娩出后 24h 内出血量超过 500ml 者为产后出血。产后出血是分娩期的严重并发症，是产妇死亡的重要原因之一，在我国居产妇死亡原因的首位，其发生率约占分娩总数的 2% ~ 3%。

（二）病因

1. 子宫收缩乏力

是产后出血的最主要原因，占产后出血总数的 70% ~ 80%。子宫收缩乏力可由产妇的全身因素所致，也可由子宫局部因素所致。

2. 胎盘因素

根据胎盘剥离情况，胎盘因素所致产后出血类型有：胎盘剥离不全、胎盘剥离后滞留、胎盘嵌顿、胎盘粘连、胎盘植入、胎盘和（或）胎膜残留。以上各种原因均可影响子宫正常收缩而致产后出血。

3. 软产道裂伤

常因急产、子宫收缩过强、产程进展过快、软产道未经充分的扩张、胎儿过大、保护会阴不当、助产手术操作不当、未做会阴侧切或因会阴侧切过小胎儿娩出时致软产道撕裂。软产道裂伤常见会阴、阴道、宫颈裂伤，严重者裂伤可达阴道穹窿、子宫下段，甚至盆壁形成腹膜后血肿，阔韧带内血肿而致大量出血。

4. 凝血机能障碍

包括两种情况：其一为妊娠合并凝血功能障碍性疾病；其二为妊娠并发症导致凝血功能障碍，凝血功能障碍所致的产后出血常为难以控制的大量出血。

【临床表现】

1. 症状

产后出血的主要临床表现为阴道流血量过多。产妇面色苍白、出冷汗、主诉口渴、心慌、头晕，产妇表现为怕冷、寒战、打哈欠、懒言或表情淡漠、呼吸急促，甚至烦躁不安，很快转入昏迷状态。软产道损伤造成阴道壁血肿的产妇会有尿频或肛门坠胀感，且有排尿疼痛。

2. 体征

血压下降，脉搏细数，子宫收缩乏力性出血及胎盘因素所致出血者，子宫轮廓不清，触不到宫底，按摩后子宫收缩、变硬，停止按摩又变软，按摩子宫时阴道有大量出血。血液积存或胎盘已剥离而滞留于子宫腔内者，宫底可升高，按摩子宫并挤压宫底部刺激宫缩可促使胎盘和淤血排出。因软产道裂伤或凝血功能障碍所致的出血，腹部检查宫缩较好，轮廓较清晰。

3. 并发症

发病急，短时间内阴道大量出血可导致休克而危及生命；持续少量出血或隐性出血易被忽视而带来严重后果，可并发贫血、产褥感染。如失血严重，休克时间长，可能导致垂体功能减退，引起席汉综合征。

【治疗原则】

1. 产后子宫收缩乏力造成的大出血

（1）按摩子宫

①第一种方法：用一手置于产妇腹部，触摸子宫底部，拇指在子宫前壁，其余4指在子宫后壁，均匀而有节律地按摩子宫，促使子宫收缩，是最常用的方法；

②第二种方法：一手在产妇耻骨联合上缘按压下腹中部，将子宫向上托起，另一手握住宫体，使其高出盆腔，在子宫底部进行有节律地按摩子宫，同时间断地用力挤压子宫，

使积存在子宫腔内的血块及时排出；

③第三种方法：一手在子宫体部按摩子宫体后壁，另一手握拳置于阴道前穹窿挤压子宫前壁，两手相对紧压子宫并做按摩，不仅可刺激子宫收缩，还可压迫子宫内血窦，减少出血。

（2）应用宫缩剂：可根据产妇情况采用肌内注射缩宫素10U或麦角新碱0.2~0.4mg，或静脉滴注宫缩剂，也可宫体直接注射麦角新碱0.2mg，以促进宫缩、减少出血（心脏病、高血压患者慎用麦角新碱）。

（3）填塞宫腔：应用无菌纱布条填塞宫腔，有明显局部止血作用。适用于子宫全部松弛无力，虽经按摩及宫缩剂等治疗仍无效者。由于宫腔内填塞纱布条可增加感染的机会，只有在缺乏输血条件、病情危急时考虑使用。

（4）结扎盆腔血管止血：主要用于子宫收缩乏力、前置胎盘等所致的严重产后出血的产妇。

2. 软产道撕裂伤造成的大出血

止血的有效措施是及时准确地修复缝合。若为阴道血肿所致要首先切开血肿，清除血块，缝合止血，同时注意补充血容量。

3. 胎盘因素导致的大出血

要及时将胎盘取出，并作好必要的刮宫准备。胎盘已剥离尚未娩出者，可协助产妇排空膀胱，然后牵拉脐带，按压宫底协助胎盘娩出；胎盘部分剥离者，可以徒手伸入宫腔，协助胎盘剥离完全后，取出胎盘；胎盘部分残留者、徒手不能取出时，可用大刮匙刮取残留组织；胎盘植入者应及时作好子宫切除的准备；若子宫狭窄环所致胎盘嵌顿，要配合麻醉师使用麻醉，待环松解后用手取出胎盘。

4. 凝血功能障碍者所致出血

应针对不同病因、疾病种类进行治疗，如血小板减少症、再生障碍性贫血等患者应输新鲜血或成分输血，如发生弥散性血管内凝血应进行抗凝与抗纤溶治疗，全力抢救。

【护理】

1. 协助医生针对原因执行止血措施

（1）宫缩乏力性出血：立即按摩子宫，同时注射宫缩剂。若按摩止血效果不理想，及时配合医师作好结扎髂内动脉、子宫动脉，必要时作好子宫次全切除术的术前准备。

（2）软产道裂伤造成的出血：及时准确地修补缝合，若为阴道血肿，在补充血容量的同时，切开血肿，清除血块，缝合止血。

（3）胎盘因素导致的大出血：根据不同情况处理，如胎盘剥离不全、滞留、粘连，可徒手剥离取出；胎盘部分残留则需刮取胎盘组织，导尿后按摩宫底促使嵌顿的胎盘排出。

（4）凝血功能障碍者所致出血：若发现出血不凝立即通知医生，同时取血做凝血试验及配血备用。并针对不同病因、疾病种类进行护理，如血小板减少症、再生障碍性贫血等患者应输新鲜血或成分输血，如发生弥散性血管内凝血应配合医师全力抢救。

2. 失血性休克的护理

对失血过多尚未有休克征象者，应及早补充血容量；对失血多甚至休克者应输血，以补充同等血量为原则；为患者提供安静的环境．保持平卧、吸氧、保暖；严密观察并详细记录患者的意识状态、皮肤颜色、血压、脉搏、呼吸及尿量；观察子宫收缩情况及有无压痛，观察恶露量、色、气味；观察会阴伤口情况及严格进行会阴护理；遵医嘱给予抗生素防治感染。

3. 作好产妇及家属的心理护理和健康教育

大量失血后，产妇抵抗力低下，体质虚弱，活动无耐力，生活自理有困难，医护人员应主动给予产妇关爱，使其增加安全感，教产妇一些放松的方法，鼓励产妇说出内心的感受，针对产妇的具体情况，有效地纠正贫血，增加体力，逐步增加活动量，以促进身体的康复过程。

出院时指导产妇怎样注意加强营养和活动，继续观察子宫复旧及恶露情况，明确产后复查的时间、目的和意义，使产妇能按时接受检查，以了解产妇的恢复情况，及时发现问题，调整产后指导方案，使产妇尽快恢复健康。告知产妇产褥期应禁止盆浴，禁止性生活。

（朱同丽）

第三节　子宫破裂

【概述】

子宫破裂是指子宫体部或子宫下段于妊娠期或分娩期发生的破裂。是产科最严重的并发症，若未及时诊治可导致胎儿及产妇死亡。此病多发生于经产妇，特别是多产妇。

【临床表现】

1. 先兆子宫破裂

（1）症状：在临产过程中，当胎儿下降受阻时，子宫收缩加强，产妇烦躁不安疼痛难忍，下腹部拒按，表情极其痛苦，呼吸急促，脉搏加快。由于胎先露部紧压膀胱使之充血，出现排尿困难，甚至形成血尿。由于子宫收缩过频，胎儿供血受阻，表现为胎动频繁，胎心加快或减慢等胎儿宫内窘迫症状。

（2）体征：先兆子宫破裂阶段，子宫呈强直性收缩，子宫下段压痛明显。胎心表现先加快后减慢或听不清。强有力的宫缩使子宫下段拉长变薄，而宫体更加增厚变短，两者间形成明显的坏状凹陷，此凹陷逐渐上升达脐部或脐部以上，称为病理性缩复环。这种情况若不及时排除，子宫将很快在病理性缩复环处及其下方发生破裂。

2. 子宫破裂

（1）症状：产妇突然感觉到下腹部发生一阵撕裂样的剧痛之后腹部疼痛缓解，子宫收缩停止。稍感舒适后即出现面色苍白，出冷汗，脉搏细数，呼吸急促，血压下降等休克征象。

（2）体征：进入子宫破裂阶段，患者全腹压痛，反跳痛，可叩及移动性浊音；腹壁下可清楚扪及胎体，子宫缩小位于胎儿侧边，胎心、胎动消失。阴道可能有鲜血流出，量可多可少。阴道检查发现宫颈口较前缩小，先露部上升，可扪及宫壁裂口。

【治疗要点】

1. 先兆子宫破裂

立即采取有效措施抑制子宫收缩，如乙醚全麻或肌内注射哌替啶。尽快行剖宫产术，迅速结束分娩。

2. 子宫破裂

在抢救休克的同时，无论胎儿是否存活，均应尽快作好剖宫产术前准备。手术原则力求简单、迅速，能达到止血目的。手术方式应根据产妇的全身情况、破裂的部位及程度、发生破裂时间以及有无严重感染而决定。术中、术后应给大剂量抗生素控制感染。

【护理】

1. 预防子宫破裂

子宫破裂的预后与其是否能得到及时发现、正确处理有很大关系。预防工作包括：

（1）建立健全三级保健网，认真作好计划生育及围生期保健工作，减少多产、多次人工流产等高危因素。

（2）密切观察产程，及时识别异常，出现病理性缩复环或其他先兆子宫破裂征象时，及时报告医师，作好剖宫产准备。

（3）严格掌握缩宫素、前列腺素等子宫收缩剂的使用指征和方法，避免滥用。

（4）严格各种阴道手术指征，遵守操作规程。

（5）严格剖宫产指征。第一次剖宫产时，必须严格掌握适应证。凡属下列情况应行选择性剖宫手术。

1）前次剖宫产适应证仍存在。

2）前次剖宫产术式为子宫体部者，或虽在子宫下段，有严重撕裂或术后有感染、切口愈合不良者。

3）已有 2 次剖宫产史者。

2. 先兆子宫破裂

（1）密切观察产程进展，及时发现导致难产的诱因。注意胎儿心率的变化。

（2）在待产时出现宫缩过强产妇下腹部压痛，或腹部出现病理性缩复环，应立即报告医师或停止缩宫素引产，同时测量产妇的生命体征，给予抑制宫缩、吸氧处理，作好剖宫产的术前准备，输液、输血准备。

（3）协助医师向家属交待病情，并获得家属签字同意手术的协议书。

3. 子宫破裂

严格执行医嘱，医护密切配合。在抢救休克的同时，迅速作好术前准备。

（1）迅速给予输液、输血，短时间内补足血容量。

（2）补充电解质及碱性药物，纠正酸中毒。

（3）保暖、面罩给氧作好术前准备，并于术中、术后应用大剂量抗生素以防感染。

（4）严密观察并记录生命体征、出入量；急查血红蛋白，评估失血量指导治疗护理方案。

4. 提供心理支持

（1）向产妇及家属解释子宫破裂的治疗计划和对再次妊娠的影响。

（2）对胎儿已死亡的产妇，要帮助其度过悲伤阶段，允许其表现悲伤情绪甚至哭泣，倾听产妇诉说内心的感受。

（3）为产妇及其家属提供舒适的环境，给予生活上的护理、更多的陪伴，鼓励其进食以更好地恢复体力。

（4）为产妇提供产褥期的休养计划，帮助产妇尽快调整情绪，接受现实，以适应现实生活。

（朱同丽）

第九章 产后并发症妇女的护理

第一节 产褥感染

【概述】

产褥感染是指分娩时及产褥期生殖道受病原体感染引起局部和全身的炎性变化，发病率约为1%～7.2%，是产妇死亡的原因之一。产褥病率是指分娩24h以后至10天内，用体温表表每日测量4次，体温有2次达到或超过38℃，造成产褥病率的原因以产褥感染为主，但也包括生殖道以外的其他感染，如急性乳腺炎、上呼吸道感染、泌尿系统感染、血栓性静脉炎等。

【临床表现】

1. 急性外阴、阴道、宫颈炎

表现为局部的灼热、疼痛、下坠感、伤口边缘红肿、脓性分泌物流出，压痛明显。阴道、宫颈感染表现为黏膜充血、溃疡、分泌物增多并呈脓性。产妇可有轻度发热、畏寒、脉速等全身症状。

2. 急性子宫内膜炎、子宫肌炎

病原体经胎盘剥离面侵入，扩散到子宫蜕膜层称子宫内膜炎，侵入子宫肌层称子宫肌炎，两者常伴发。轻型者表现为恶露量多，混浊有臭味；下腹疼痛、宫底压痛、质软伴低热。重型者表现高热、头痛、寒战、心率增快、白细胞增多，下腹压痛，恶露增多有臭味。有些产妇全身症状重，而局部症状和体征不明显。

3. 急性盆腔结缔组织炎、急性输卵管炎

局部感染经淋巴或血液扩散到子宫周围组织而引起盆腔结缔组织炎，累及输卵管时可引起输卵管炎。产妇表现为寒战、高热、腹胀、下腹痛，严重者侵及整个盆腔形成"冰冻骨盆"。

4. 急性盆腔腹膜炎及弥漫性腹膜炎

炎性反应进一步扩散至腹膜，可引起盆腔腹膜炎甚至弥漫性腹膜炎。患者出现严重全身症状及腹膜炎性反应状和体征，如高热、恶心、呕吐、腹胀，下腹部明显压痛、反跳痛，因产妇腹壁松弛，腹肌紧张多不明显。急性期治疗不彻底可发展成慢性盆腔炎而导致不孕。

5. 血栓性静脉炎

来自胎盘剥离处的感染性栓子，经血行播散引起盆腔血栓性静脉炎，常侵及子宫静脉、卵巢静脉、髂内静脉、髂总静脉及阴道静脉，厌氧性细菌为常见病原体，病变常为单侧性。患者多于产后1~2周，继子宫内膜炎后出现反复发作寒战、高热，持续数周。临床表现随静脉血栓形成的部位不同而有所不同。髂总静脉或股静脉栓塞时影响下肢静脉回流，出现下肢水肿、皮肤发白和疼痛（称股白肿）。小腿深静脉栓塞时可出现腓肠肌及足底部疼痛和压痛。

6. 脓毒血症及败血症

当感染血栓脱落进入血液循环可引起脓毒血症，出现肺、脑、肾脓肿或肺栓塞。当侵入血液循环的细菌大量繁殖引起败血症时，可出现严重全身症状及感染性休克症状，如寒战、高热、脉细数、血压下降、呼吸急促、尿量减少等，可危及生命。

【治疗原则】

1. 纠正贫血和水、电解质紊乱，加强营养和休息，增加蛋白质、维生素的摄入，增强机体抵抗力。

2. 抗生素的选择要依据细菌培养和药敏试验结果，注意需氧菌与厌氧菌及耐药菌株的问题。感染严重者，首选广谱高效抗生素等综合治疗，必要时短期加用肾上腺糖皮质激素以提高机体应激能力。

3. 清除宫腔残留物，对盆腔脓肿要切开排脓或穿刺引流。

4. 对血栓性静脉炎患者，在应用大剂量抗生素的同时，可加用肝素，并口服双香豆素，也可用活血化瘀中药及溶栓类药物。

5. 严重病例有感染性休克或肾衰竭者应积极进行抢救。

【护理措施】

1. 采取半卧位或抬高床头，促进恶露引流、炎性反应局限，防止感染扩散。

2. 作好病情观察与记录，包括生命体征、恶露的颜色、性状与气味，子宫复旧情况，腹部体征及会阴伤口情况。

3. 保证产妇获得充足休息和睡眠；给予高蛋白、高热量、高维生素饮食；保证足够的液体摄入。

4. 鼓励和帮助产妇作好会阴部护理，及时更换会阴垫，保持床单位及衣物清洁，促进舒适。

5. 正确执行医嘱，注意抗生素使用间隔时间，维持血液有效浓度。配合作好脓肿引流术、清宫术、后穹隆穿刺术的准备及护理。

6. 对产妇出现高热、疼痛、呕吐时按症状进行护理，解除或减轻产妇的不适。

7. 操作时严格执行消毒隔离措施及无菌技术原则，避免院内感染。

8. 作好心理护理，解答产妇及家属的疑问，让其了解产褥感染的症状、诊断和治疗的一般知识，减轻其焦虑。为婴儿提供良好的照顾，提供母婴接触的机会，减轻产妇的焦虑。鼓励产妇家属为产妇提供良好的社会支持。

9. 作好健康教育与出院指导

（1）建立良好的个人卫生习惯，大小便后及时清洗会阴；勤换会阴垫，并注意由前向后的原则；指导产妇正确进行乳房护理；产妇使用的清洗会阴用物应及时清洁和消毒，作好隔离预防工作。

（2）教会产妇识别产褥感染复发征象如恶露异常、腹痛、发热等，如有异常情况及时就诊检查。

（3）提供有关产后休息、饮食、活动、服药、产后复查的指导。

（朱同丽）

第二节　晚期产后出血

【概述】

晚期产后出血是指分娩24h后，在产褥期内发生的子宫大量出血。以产后1~2周发病最常见，亦有迟至产后6周发患者。

【病因】

1. 胎盘、胎膜残留

这是最常见的原因，多发生于产后10d左右。黏附在子宫腔内的小块胎盘组织发生变性、坏死、机化，可形成胎盘息肉。当组织脱落时，基底部血管受损，引起大量出血。

2. 蜕膜残留

正常蜕膜多在产后1周内脱落，并随恶露排出。若蜕膜剥离不全长时间残留，也可影响子宫复旧，继发子宫内膜炎性反应，可引起晚期产后出血。

3. 子宫胎盘附着部位复旧不全

子宫胎盘附着面血管在分娩后即有血栓形成，随着血栓机化出现玻璃样变，血管上皮增厚，管腔变窄、堵塞。胎盘附着部边缘有内膜向内生长，底蜕膜深层的残留腺体和内膜亦重新生长，使子宫内膜得以修复，此过程需6~8周。如果胎盘附着面感染、复旧不全可使血栓脱落，血窦重新开放，导致子宫大量出血。

4. 剖宫产术后子宫伤口裂开

多见于子宫下段剖宫产横切口两侧端。引起切口愈合不良造成出血的原因主要有：

（1）子宫切口感染

①子宫下段与阴道口较近，增加感染机会，细菌易感染宫腔；

②手术操作过多，尤其是阴道检查频繁，增加感染机会；

③产程过长；

④无菌操作不严格。

（2）横切口选择过低或过高

①过低：宫颈侧以结缔组织为主，血供较差，组织愈合能力差，且靠近阴道，增加感染机会；

②过高：切口上缘宫体肌组织与切口下缘子宫下段肌组织厚薄相差大，缝合时不易对

齐，影响愈合。

（3）缝合技术不当

①组织对位不佳；

②手术操作粗暴；

③出血血管缝扎不紧；

④切口两侧角部未将回缩血管缝扎形成血肿；

⑤缝扎组织过多过密，切口血循环供应不良等，均影响伤口愈合。

5. 感染

以子宫内膜炎为多见，炎性反应可引起胎盘附着面复旧不全及子宫收缩不佳，导致子宫大量出血。

6. 肿瘤

产后滋养细胞肿瘤、子宫黏膜下肌瘤等均可引起晚期产后出血。

【临床表现】

1. 胎盘、胎膜残留

临床表现为血性恶露持续时间延长，以后反复出血或突然大量流血。检查发现子宫复旧不全、宫口松弛，有时可触及残留组织。

2. 蜕膜残留

临床表现与胎盘残留不易鉴别，宫腔刮出物病理检查可见坏死蜕膜，混以纤维素、玻璃样变的蜕膜细胞和红细胞，但不见绒毛。

3. 子宫胎盘附着面感染或复旧不全

表现为突然大量阴道流血，检查发现子宫大而软，宫口松弛，阴道及宫口有血块堵塞。

4. 剖宫产术后子宫伤口裂开

各种因素均可致在肠线溶解脱落后，血窦重新开放。多发生在术后 2～3 周，出现大量阴道流血，甚至引起休克。

【治疗原则】

1. 药物治疗

少量或中等量阴道流血，应给予足量广谱抗生素、子宫收缩剂、支持疗法及中药治疗。

2. 手术治疗

疑有胎盘、胎膜、蜕膜残留或胎盘附着部位复旧不全者，应行刮宫术。刮出物送病理检查，以明确诊断。剖宫产术后阴道流血，少量或中等量应住院给予抗生素并严密观察。阴道大量流血需积极抢救，此时刮宫手术应慎重，因剖宫产组织残留机会甚少，刮宫可造成原切口再损伤导致更多量流血。必要时应开腹探查，若组织坏死范围小，炎性反应轻，产妇又无子女，可选择清创缝合以及髂内动脉、子宫动脉结扎法止血而保留子宫。否则，宜切除子宫，由于病灶在子宫下段，切除子宫必须包括子宫体及部分宫颈，故宜行低位子宫次全切除术，或行子宫全切术。

【护理措施】

1. 失血性休克患者的护理

为产妇提供安静的环境，保证舒适和休息。严密观察出血征象，观察皮肤颜色、血压、脉搏；观察子宫复旧情况、有无压痛等。遵医嘱使用抗生素防治感染，遵医嘱进行输血。

2. 心理护理

护士应耐心向产妇及家属讲解晚期产后出血的有关知识及抢救治疗计划，取得家属支持。安慰产妇，取得产妇配合，解除恐惧心理。

（朱同丽）

第十章 女性生殖系统炎性反应患者的护理

第一节 阴道炎性反应

一、滴虫阴道炎

【概述】

滴虫阴道炎由阴道毛滴虫引起。可经性交直接传播，还可经游泳池、浴盆、衣物等间接传播。通过污染的器械及敷料造成医源性感染。此病常于月经后复发，故治疗中一定要达到治愈标准且夫妇同时治疗。

【病因及发病机制】

滴虫适宜生长的温度 25℃ ~ 40℃，在 pH 为 5.2 ~ 6.6 的潮湿环境中 3℃ ~ 5℃ 能生存 21 天，在 46℃ 存活 20 ~ 60min。月经前后，阴道 pH 发生变化，经后接近中性，隐藏在腺体及阴道皱襞中的滴虫在月经前后得以繁殖，造成滴虫阴道炎。滴虫还可寄生于尿道、尿道旁腺、膀胱、肾盂以及男性包皮褶、尿道、前列腺等处。

【临床表现】

1. 症状

滴虫阴道炎的典型症状是阴道分泌物增加伴瘙痒，分泌物典型特点为稀薄泡沫状，如有其他细菌混合感染，白带可呈黄绿色、血性、脓性且有臭味，如有尿道口感染可有尿频、尿痛甚至血尿。阴道毛滴虫能吞噬精子并能阻碍乳酸生成，影响精子在阴道内生存造成不孕。

2. 体征

检查时可见阴道黏膜充血，严重时有散在的出血点。

【辅助检查】

1. 生理盐水悬滴法

具体方法：在玻片上加 1 滴温生理盐水，自阴道侧壁取少许典型分泌物混于生理盐水中，用低倍光镜检查，如有滴虫可见其呈波动运动而移动位置，敏感性率达 60% ~ 70%。

2. 培养法

适于症状典型而悬滴法未见滴虫者，可用培养基培养，其准确率可达98%左右。

【治疗原则】

1. 局部治疗

先用 0.5% 醋酸或 1% 乳酸或 1∶5000 高锰酸钾溶液阴道灌洗，然后阴道用药如甲硝唑等置阴道穹窿部。

2. 全身治疗

口服甲硝唑（灭滴灵）400mg/次，每日 3 次 ×7 天。偶有胃肠道不良反应，妊娠期、哺乳期妇女慎用。

【护理】

1. 作好卫生宣传，积极开展普查普治。消灭传染源，禁止滴虫患者、带虫者进入游泳池，浴盆、浴巾要消毒。医疗单位作好消毒隔离，以免交叉感染。

2. 指导患者自我护理，保持外阴清洁、干燥，避免搔抓外阴以免皮肤破损，每天更换内裤，清洗外阴，患者用物应煮沸消毒 5~10min 以消灭病原体，保证治疗效果。避免交叉感染。

3. 指导患者用药的方法，口服甲硝唑可有食欲不振、恶心、呕吐、头痛、皮疹、白细胞减少等不良反应，一旦发现应停药。阴道灌洗要注意温度、浓度、方法。

4. 性伴侣同治期间禁止性生活。

5. 甲硝唑可通过乳汁排泄，哺乳期妇女在用药后 24h 内不宜哺乳。

6. 取分泌物检查前 24~28h 避免性交及阴道灌洗、阴道上药。

7. 嘱患者坚持治疗及随访，直至症状消失。

二、老年性阴道炎

【概述】

老年性阴道炎常见于妇女绝经后，因卵巢功能减退，雌激素水平降低，阴道壁萎缩，黏膜变薄，致局部抵抗力下降，病菌易入侵并繁殖引起炎性反应。

【病因及发病机制】

妇女绝经后、手术切除双侧卵巢或盆腔放射治疗后，雌激素水平降低，阴道上皮萎缩，黏膜变薄，上皮细胞糖原减少，阴道内 pH 值增高，阴道自净作用减弱，致使病菌易入侵并繁殖，引起炎性反应。

【临床表现】

1. 症状

白带增多，分泌物稀薄，呈淡黄色，伴严重感染时白带可呈脓性，有臭味。黏膜有表浅溃疡时，分泌物可为血性，有的患者可有点滴出血，可伴外阴瘙痒、灼热、尿频、尿痛、尿失禁症状。

2. 体征

阴道检查可见阴道皱襞消失，上皮菲薄，黏膜出血，表面可有散在小出血点或片状出血点，严重时可形成表浅溃疡。阴道弹性消失、狭窄，慢性炎性反应、溃疡还可引起阴道粘连，导致阴道闭锁。若炎性反应分泌物引流不畅可形成阴道积脓甚至宫腔积脓。

【治疗原则】

1. 增加阴道内酸度抑制细菌生长

用 0.5% 醋酸或 1% 乳酸阴道灌洗，每日 1 次。灌洗后局部应用抗生素。

2. 增加阴道抵抗力

全身用药可口服尼尔雌醇或小剂量雌激素。局部用药可阴道涂抹雌激素软膏。乳腺癌和子宫内膜癌患者慎用雌激素制剂。

【护理】

1. 对围绝经期、老年妇女进行健康教育，使其掌握老年性阴道炎的预防措施和技巧。

2. 指导患者或家属阴道灌洗及上药方法，注意操作前先洗净双手、消毒器具。局部治疗时药物应置于阴道深部。

3. 保持外阴清洁，勤换内裤。穿棉织内裤，减少刺激。

4. 对卵巢切除、放疗患者给予雌激素替代治疗指导，并进行相关知识指导。

（朱同丽）

第二节　外阴部炎性反应

一、外阴炎

【概述】

外阴炎主要指外阴部皮肤与黏膜的炎性反应。

【临床表现】

1. 症状

外阴皮肤黏膜瘙痒、疼痛、灼热，性交及排尿排便时加重。

2. 体征

局部充血、肿胀、糜烂，有抓痕，局部红肿、湿疹，偶见溃疡，皮肤黏膜粗糙增厚、皲裂或呈棕色改变。

【治疗原则】

去除病因及物理刺激，积极治疗阴道炎、尿瘘、粪瘘、糖尿病。注意个人卫生，保持外阴清洁、干燥。局部可用 1∶5000 高锰酸钾溶液坐浴，水温 40℃ 左右，每日 2 次，每次 15～30min，如有破溃可涂抗生素软膏，急性期可用物理治疗。

【护理】

1. 对高危人群如糖尿病、尿瘘、粪瘘患者加强指导和健康教育。

2. 保持外阴清洁、干燥，尤其在经期、孕期、产褥期，每天清洗外阴，清洗时勿用刺激性肥皂。

3. 对妇女进行外阴清洁及疾病预防知识的教育，不穿化纤内裤和紧身衣，着棉织内衣裤，每天更换内裤。

4. 指导患者及时就医，以便寻找病因，积极治疗原发病。

5. 局部坐浴时注意溶液浓度、温度及坐浴时间，月经期免做。老年患者注意水温，防止烫伤。

6. 嘱患者不要搔抓局部皮肤，避免破溃或合并细菌感染。

二、前庭大腺炎

【概述】

前庭大腺炎是病原体侵入前庭大腺引起的炎性反应，包括前庭大腺脓肿和前庭大腺囊肿。育龄妇女多见。

【病因】

主要病原体为葡萄球菌、链球菌、大肠埃希菌、肠球菌等，随着性传播疾病发病率的增加，淋病奈瑟菌及沙眼衣原体已成为常见病原体。在性交、流产、分娩或其他情况污染外阴部时，病原体侵入引起炎性反应。急性炎性反应发作时，病原体先侵犯腺管，腺管口因炎性反应肿胀阻塞，渗出物不能外流，积存而形成脓肿。当急性炎性反应消退后，腺管口粘连闭塞，分泌物不能排出，脓液逐渐转为清液而形成前庭大腺囊肿。

【临床表现】

前庭大腺脓肿多发生于一侧。

1. 症状

急性期，大阴唇下 1/3 处疼痛、肿胀，严重时走路受限。

2. 体征

检查局部可见皮肤红肿、发热、压痛明显，可伴发烧，偶见腹股沟淋巴肿大。当脓肿形成时触之有波动感，脓肿可自行破溃，引流良好者炎性反应消退而自愈；如引流不畅，炎性反应可持续不退或反复发作。

【治疗原则】

取前庭大腺开口处分泌物做细菌培养，依据培养结果使用抗生素。脓肿形成时行切开引流及造口术，形成前庭大腺囊肿较大时行造口术。

【护理】

1. 急性期卧床休息。

2. 注意外阴清洁卫生，月经期、产褥期禁止性交，月经期使用消毒卫生巾预防感染。

3. 切开引流术和造口术后要引流，每日换药 1 次；用氯己定棉球擦洗外阴，每日 2 次；伤口愈合后可用 1∶8000 呋喃西林溶液坐浴，每日 2 次。

4. 观察伤口有无红肿，观察引流物性质。

（朱同丽）

第三节　盆腔炎性反应

一、急性盆腔炎

【临床表现】

1. 症状

（1）患者常见症状为起病时下腹疼痛，呈持续性，活动后加重，发热，阴道分泌物增多。

（2）腹膜炎时可出现恶心、呕吐、腹胀、腹泻。

（3）月经期发病可使经量增多、经期延长。

（4）膀胱刺激症状如尿痛、尿频、排尿困难；直肠刺激症状如腹泻、里急后重、排便困难。腹膜刺激症状如压痛、反跳痛、肌紧张。

2. 体征

典型体征呈急性病容，体温升高，下腹部压痛、反跳痛、肌紧张。妇科检查：阴道黏膜充血，脓性分泌物自宫颈口外流。穹窿明显触痛、饱满，宫颈充血，宫颈举痛，宫体略大、压痛、活动受限，输卵管增粗并有压痛。如为输卵管卵巢囊肿可触及包块，宫旁结缔组织炎时可扪及宫旁一侧或两侧有片状增厚，可触及后穹窿或侧穹窿肿块且有波动感。

【治疗原则】

（1）支持疗法：卧床休息，输液纠正电解质紊乱及维持酸碱平衡，高热时给予物理降温。尽量避免不必要的妇科检查以免炎性反应扩散。

（2）抗生素治疗：急性盆腔炎主要的治疗手段。根据细菌培养和药敏试验选择细菌敏感抗生素。抗生素应用要求达到足量，联合用药，注意毒性反应。

（3）手术治疗：对药物治疗无效、患者中毒症状加重者可手术治疗。

（4）中药治疗以活血化瘀、清热解毒为主。

【护理】

1. 体温过高应给予物理降温。每4h测T、P、R，观察病情变化。

2. 卧床休息，半卧位，使盆腔位置相对较低有利于脓液积聚于直肠子宫凹陷而使炎性反应吸收或局限。给予高热量、高蛋白、高维生素流质、半流质饮食。

3. 给予床边隔离。

4. 遵医嘱准确给予抗生素治疗并注意过敏反应。

5. 腹胀时可胃肠减压，并观察恶心、呕吐及腹胀的情况。

6. 手术治疗应作好术前准备。

7. 给予心理支持。

8. 观察病情，发现腹痛加剧、寒战、高烧、恶心、呕吐、腹部拒按考虑有脓肿破裂，应通知医生。

9. 健康教育。

二、慢性盆腔炎

【概述】

慢性盆腔炎常因急性盆腔炎治疗不彻底、不及时或患者体质较弱、病程迁延而致。慢性盆腔炎病程长，症状可在月经期加重，机体抵抗力下降时反复发作，严重影响妇女健康。

【临床表现】

1. 症状

（1）全身症状多不明显，有时可有低热，全身不适，易疲劳。

（2）慢性盆腔痛：下腹坠痛、腰痛、肛门坠胀、月经期或性交后症状加重，也可有月经失调、痛经或经期延长。

（3）不孕及异位妊娠。

2. 体征

妇科检查：子宫常后位，活动受限，粘连固定，输卵管炎可在子宫一侧或两侧触到增厚的输卵管呈条索状，输卵管卵巢积水或囊肿可摸到囊性肿物。

【治疗原则】

1. 中药治疗

以清热利湿、活血化瘀为主，也可用中药灌肠。

2. 物理疗法

可以促进盆腔局部血液循环，改善组织的营养状况，提高新陈代谢以利于炎性反应的吸收和消退。常用方法有短波、超短波、离子透入、蜡疗等。

3. 其他药物治疗

在应用抗生素的同时使用α-糜蛋白酶或透明质酸酶，以利粘连和炎性反应的吸收，提高疗效。

4. 手术治疗。

5. 一般治疗

加强锻炼，增加营养，提高机体抵抗力。

【护理】

1. 注意个人卫生尤其是经期卫生，节制性生活，防止反复感染，加重病情。

2. 指导患者安排好日常生活，避免过度疲劳，鼓励患者坚持参加适当的体育锻炼如慢跑、散步、跳绳、踢毽、打太极拳、各种球类等，增强体质和免疫力。

3. 向患者讲授疾病发生、发展过程、治疗措施，增加患者的参与意识。

4. 药物治疗要交代清楚用药的剂量、方法及注意事项，抗生素不宜长期使用，使用地塞米松停药时应逐渐减少剂量。

5. 腹痛、腰痛时注意休息，防止受凉，必要时可遵医嘱给予镇静止痛药以缓解症状。

6. 倾听患者诉说思想顾虑并解答疑问，增强患者战胜疾病的信心。

7. 需要手术者应作好术前准备和术后护理。

（朱同丽）

第四节　子宫颈炎性反应

【概述】

子宫颈炎可分为急性子宫颈炎和慢性子宫颈炎。临床上以慢性子宫颈炎多见。

（一）病因

慢性子宫颈炎多由急性子宫颈炎转变而来，多见于分娩、流产或手术损伤宫颈后，病原体侵入而引起感染。也有的患者无急性子宫颈炎性反应状，直接发生慢性子宫颈炎。卫生不良、雌激素缺乏、局部抗感染能力差也易引起慢性子宫颈炎。

（二）病理

1. 宫颈糜烂

是慢性子宫颈炎最常见的一种病理改变。宫颈外口处的宫颈阴道部外观呈细颗粒状的红色区。糜烂面与正常宫颈上皮界限清楚。

宫颈糜烂根据糜烂深浅程度分3型：单纯型糜烂、颗粒型糜烂、乳突型糜烂。根据糜烂面的面积大小将宫颈糜烂分为3度：糜烂面积小于宫颈面积的1/3为轻度糜烂；糜烂面积占宫颈面积的1/3～2/3为中度糜烂；糜烂面积大于宫颈面积的2/3为重度糜烂。描写宫颈糜烂时应同时表明糜烂面积和深度，如中度糜烂、颗粒型。

2. 宫颈肥大

由于慢性炎性反应的长期刺激，宫颈组织充血、水肿、腺体及间质增生，使宫颈肥大，但表面光滑，由于结缔组织增生而使宫颈硬度增加。

3. 宫颈息肉

慢性炎性反应长期刺激使宫颈局部黏膜增生，逐渐自基底层向宫颈外口突出而形成息肉，色红质脆易出血。由于炎性反应存在，息肉去除后常有复发。

4. 宫颈腺囊肿

在宫颈糜烂愈合的过程中，新生的鳞状上皮覆盖宫颈腺管口或伸入腺管，将腺管口阻塞。腺管周围的结缔组织增生或瘢痕形成，压迫腺管，使腺管变窄甚至堵塞，腺体分泌物引流受阻，潴留而形成囊肿。

5. 宫颈黏膜炎

也称宫颈管炎，病变局限于宫颈管内的黏膜及黏膜下组织，宫颈管黏膜增生向外口突出，宫颈口充血、红、肿，炎性反应细胞浸润和结缔组织增生致宫颈肥大。

【临床表现】

1. 症状

主要症状为阴道分泌物增多。多数呈乳白色黏液状，也可为淡黄色脓性，如有宫颈息肉时为血性分泌物或性交后出血。患者可有腰骶部疼痛、下坠感。

2. 体征

检查可见宫颈有不同程度的糜烂、囊肿、肥大或息肉。

【治疗原则】

以局部治疗为主，在治疗前需常规做宫颈刮片甚至活组织检查，排除早期宫颈癌。

1. 物理治疗

是宫颈糜烂最常用的有效治疗方法。物理治疗的原理是将宫颈糜烂面单层柱状上皮破坏，使之坏死脱落后由新生的鳞状上皮覆盖。治疗方法有激光、冷冻、微波疗法等。治疗时机是月经干净后 3~7d 之内。

2. 药物疗法

适宜于宫颈糜烂面小、炎性反应浸润较浅者。

3. 手术疗法。

【护理】

1. 分娩及手术时应减少宫颈裂伤，发现裂伤及时缝合。

2. 向患者传授防病知识，注意个人卫生，每天更换内裤，清洗外阴，定期妇科检查。

3. 物理治疗后分泌物增多，甚至有多量水样排液，在术后 1~2 周脱痂时可有少量出血。嘱患者保持外阴清洁，每日清洗外阴 2 次，2 个月内禁止性生活、盆浴及阴道冲洗。两次月经干净后复查，一般可痊愈，效果欠佳者可进行第二次治疗。

4. 宫颈息肉手术摘除术后做病理检查，宫颈管炎患者阴道冲洗后将栓剂置于宫颈管内保证疗效。

5. 急性期患者不宜做物理治疗。

（朱同丽）

第十一章　月经失调患者的护理

第一节　闭　经

【概述】

闭经是妇科疾病的常见症状。根据既往有无月经来潮将闭经分为原发性闭经和继发性闭经两类。年龄超过 16 岁（有地域性差异）、第二性征已发育且无月经来潮者，年龄超过 14 岁或第二性征尚未发育，且无月经来潮者称为原发性闭经；以往曾建立正常月经，但以后因某种病理性原因而月经停止 6 个月以上者，或按自身原来月经周期计算停经 3 个周期以上者称为继发性闭经。

【病因及发病机制】

原发性闭经较少见，由于遗传或先天发育缺陷引起。继发性闭经与性腺轴及靶器官有关。以下丘脑闭经最常见。

1. 下丘脑性闭经

常见原因有精神、神经因素如过度紧张、忧虑、恐惧及环境改变等引起神经内分泌障碍导致闭经；严重营养不良或长期消耗性疾病；剧烈运动致机体肌肉/脂肪比例增加或总体脂肪减少，因为脂肪是合成甾体激素的原料。另外运动加剧后 GnRH 释放受到抑制可引起闭经。长期应用某些药物，抑制下丘脑分泌 GnRH 或使垂体分泌催乳素增加，可出现闭经和异常乳汁分泌。一般在停经后 3～6 个月，月经自然恢复。

2. 垂体性闭经

主要病变在垂体。由于垂体促性腺激素分泌失调或垂体器质性病变，影响了卵巢功能而导致闭经。常见的原因有垂体肿瘤、席汉综合征、原发性垂体促性腺功能低下等。

3. 卵巢性闭经

闭经的原因在卵巢。由于卵巢分泌激素水平低下，不能引起子宫内膜的周期性变化而致。常见的原因有先天性卵巢发育不全或缺如、卵巢功能早衰、卵巢功能性肿瘤或多囊卵巢综合征。

4. 子宫性闭经

月经的调节功能正常，第二性征发育也往往正常，但子宫内膜对卵巢激素不能产生正常的反应，从而引起闭经。常见的原因有子宫发育不全或缺如、因刮宫过度造成子宫内膜损伤或黏连、子宫内膜炎、宫腔放射性治疗等。

5. 其他内分泌功能异常

肾上腺、甲状腺、胰腺等功能异常也可引起闭经。

【辅助检查】

1. 子宫功能检查

包括诊断性刮宫、子宫输卵管碘油造影、子宫镜检查及药物撤退试验（包括孕激素试验和雌激素试验）。

2. 卵巢功能检查

包括基础体温测定、阴道脱落细胞检查、宫颈黏液结晶检查、血甾体激素测定、B 超监测及卵巢兴奋试验。

3. 垂体功能检查

包括血 PRL、FSH、LH 放射免疫测定，垂体兴奋试验，影像学检查，甲状腺功能及肾上腺功能等检查。

4. 染色体核型分析及分带检查。

【治疗原则】

1. 全身治疗

首先要排除精神和环境因素的影响，改善全身健康情况及心理状态。

2. 积极治疗

诱发闭经的原发疾病。

3. 激素治疗

达到补充激素不足及拮抗激素过多的目的。

4. 手术治疗

适用于生殖器畸形、黏连、垂体及生殖器官肿瘤。

【护理措施】

1. 向患者讲述发生闭经的原因，耐心向患者讲清病情、治疗经过等，减轻患者的思想压力。

2. 解释必须按时、按规定接受有关检查的意义，取得其配合以便得到准确的检查结果和满意的治疗效果。

3. 指导合理用药，应将药物的作用、剂量、具体用药方法、时间、不良反应等详细讲清，并确认患者完全正确掌握为止。

（朱同丽）

第二节　功能失调性子宫出血

【概述】

功能失调性子宫出血简称功血，是指由调节生殖的神经内分泌机制失常所引起的异常子宫出血，无全身及生殖器官的器质性病变。功血分为排卵性和无排卵性两类。

【病因及发病机制】

1. 无排卵性功血

多发生于青春期与绝经过渡期妇女。青春期下丘脑－垂体－卵巢轴间的调节功能尚未发育成熟，与卵巢间尚未建立稳定的协调关系，垂体分泌的 FSH 相对不足，无正常月经周期中血 LH 高峰形成，导致卵巢不能排卵；绝经过渡期妇女则因卵巢功能衰退，剩余卵泡对垂体促性腺激素反应低下，不能发育成熟而无排卵。

2. 排卵性功血

较无排卵性功血少见，多发生于生育年龄妇女。常见有两种类型：黄体功能不足与子宫内膜不规则脱落。

（1）黄体功能不足：月经周期中有卵泡发育及排卵，但黄体期孕激素分泌不足或黄体过早衰退，导致子宫内膜分泌反应不良。

（2）子宫内膜不规则脱落：在月经周期中，有排卵，黄体发育良好，但萎缩过程延长导致子宫内膜不规则脱落。子宫内膜不规则脱落是由于下丘脑－垂体－卵巢轴调节功能紊乱引起黄体萎缩不全、内膜持续受孕激素影响，以致不能如期完整脱落。

【临床表现】

1. 无排卵性功血

最常见症状是不规则子宫出血，其特点是：月经周期紊乱，经期长短不一，出血量时多时少，多停经数周或数月后大量出血，可持续 2～3 周甚至更长时间，不易自止，亦有表现为长时间少量出血，淋漓不断。失血者可出现贫血，一般无腹痛。根据异常子宫出血特点分为：

①月经过多：周期规则，经期大于 7 天或经量多于 80ml；

②经量过多：周期规则，经期正常，但经量过多；

③子宫不规则过多出血：周期不规则，经期延长，经量过多；

④子宫不规则出血：周期不规则，经期可延长而经量不太多。

2. 有排卵性功血

黄体功能不足，常表现为月经周期缩短，可有不孕或在孕早期流产。子宫内膜不规则脱落者表现为月经周期正常，但因子宫内膜不规则脱落，经期延长，常达 9～10d，出血量多。

【辅助检查】

1. 妇科检查

生殖器官无器质性病变。

2. 基础体温测定

是测定排卵简单易行的方法。排卵后体温上升 0.3℃～0.5℃。有排卵者的基础体温曲线呈双相型，无排卵者基础体温始终处于较低水平，呈单相型。如黄体期短，提示黄体功能不足。子宫内膜不规则脱落者基础体温呈双相型，但下降缓慢。

3. 诊断性刮宫

通过诊刮达到止血及明确子宫内膜病理诊断的目的。

4. 超声检查

了解子宫大小、宫腔内有无赘生物、子宫内膜厚度等。

5. 宫腔镜检查

可直视病变部位取活检以诊断宫腔病变。

6. 宫颈黏液结晶检查

经前出现羊齿植物叶状结晶者提示无排卵。

7. 阴道脱落细胞涂片检查

可了解有无排卵及雌激素水平。

8. 激素测定

经前测定血清孕酮值，若在卵泡期水平为无排卵。

【治疗原则】

无排卵性功血的青春期及生育期患者以止血、调整周期、促排卵为目的。绝经过渡期以止血、调整周期、减少经量、防止子宫内膜病变为主，排卵性功血应以恢复其黄体功能为治愈目标。对于急性大出血及有子宫内膜癌高危因素的患者采用刮宫术止血，刮宫是立即有效的止血措施，而且刮出物送检可明确诊断以排除器质性疾病，尤其是妇科肿瘤。

【护理措施】

1. 一般护理

（1）给予心理支持。指导卧床休息，保持充足的睡眠，防止体力消耗。

（2）鼓励患者多食高蛋白、高维生素及含铁量高的食物。

（3）作好局部清洁卫生，勤换会阴垫和内裤，大便后外阴应冲洗，或患者自己用1∶5000高锰酸钾液由外阴前方向肛门部清洗。

（4）禁止用未经严格消毒的器械或手套进入阴道做检查或治疗操作。

（5）禁止盆浴，可淋浴或擦浴，告诫患者禁止性生活。

（6）按医嘱准确用药，在口服抗生素与激素类药物出现不良反应时，应及时与医师联系。

2. 大出血患者的护理

（1）患者绝对卧床休息，取平卧位或仰卧位。

（2）观察并记录患者的生命体征及意识状态，尤其要准确记录出入量。

（3）作好给氧、输液及输血准备。

（4）配合医师的止血措施，作好手术止血准备，如刮宫术。

（5）严密观察与感染有关的症状体征，监测白细胞计数和分类。

（6）协助生活护理，防止患者因体弱引起外伤。

3. 性激素治疗患者的护理

（1）向患者说明激素治疗的原理和注意事项，指导其正确服药。

（2）使用性激素治疗时，必须严格按照医嘱准时按量给药。

（3）用大量雌激素口服治疗时，部分患者可能引起恶心、呕吐、头昏、乏力等副反应，故宜在睡前服用。长期用药者，需注意肝功能监测。

（4）在使用促排卵药物治疗时，应嘱患者坚持测基础体温，以监测排卵情况。

（朱同丽）

第十二章　妊娠滋养细胞疾病患者的护理

第一节　侵蚀性葡萄胎

【概述】

侵蚀性葡萄胎，又称恶性葡萄胎，是指病变侵入子宫肌层或转移至子宫以外。

【病理改变】

大体可见水泡状物或血块，葡萄胎组织侵入肌层或其他部位，可见子宫表面单个或多个紫色结节，严重者可使整个肌层全部为葡萄胎组织所破坏。显微镜下可见子宫肌层及转移病灶有显著增生的滋养细胞并呈团块状，细胞大小、形态均不一致，该滋养细胞可破坏正常组织侵入血管。增生的滋养细胞有明显的出血及坏死，但仍可见变性的或完好的绒毛结构。

【临床表现】

1. 阴道出血

为侵蚀性葡萄胎最常见的症状。多发生在葡萄胎排除后，阴道不规则出血。阴道出血可以在葡萄胎排除后持续不断，或断续出现，亦有患者先有几次正常月经，然后出现闭经，再发生阴道流血。合并有阴道转移结节，破溃时可发生反复大出血。

2. 转移灶表现

侵蚀性葡萄胎最常见的转移部位是肺，其次是阴道、宫旁，脑转移较少见。出现肺转移时，患者往往有咯血。阴道转移灶表现为紫蓝色结节，破溃后大量出血。脑转移患者可出现头痛、呕吐、抽搐，偏瘫及昏迷等症状。

【辅助检查】

1. 绒毛膜促性腺激素（HCG）测定

正常情况下，葡萄胎清除后 8～12 周降至正常范围，如 HCG 仍持续高水平，或 HCG 曾一度降至正常水平又迅速升高，即考虑发生恶性滋养细胞肿瘤。

2. 超声检查

侵蚀性葡萄胎具有亲血管性特点，一旦病灶侵蚀子宫肌层，超声检查常可以发现广泛的肌层内肿瘤血管浸润及低阻性血流频谱。超声检查有助于早期确定滋养细胞疾病的性质。

3. 盆腔动脉造影

由于恶性滋养细胞肿瘤的病理特征为侵入子宫肌层，破坏血管，并在肌壁形成较大的血窦，故盆腔动脉造影时可见特殊征象。通过该项检查可了解病灶部位及侵蚀程度。

4. 妇科检查

子宫大于正常，质软，发生阴道宫颈转移时局部可见紫蓝色结节。

5. 其他影响学检查

X线摄片检查可发现肺转移病灶；CT可用于发现脑转移病灶及早期肺转移病灶；MRI可用于脑转移的诊断。

【治疗原则】

见绒毛膜癌的治疗。

【护理】

见绒毛膜癌部分。

（朱同丽）

第二节　葡　萄　胎

【概述】

葡萄胎是一种良性滋养细胞疾病，又称良性葡萄胎，是胚胎外层的滋养细胞发生变形，绒毛水肿而形成水泡状物，病变局限于子宫腔内。葡萄胎的发病原因尚不清楚。目前认为可能与营养不良、病毒感染、种族因素、卵巢功能失调、细胞遗传异常及免疫功能等因素有关。

【临床表现】

1. 阴道流血

是最常见的症状，多数患者在停经12周左右发生不规则阴道出血，开始量少，呈咖啡色黏液状或暗红色血样，以后出血量逐渐增多，时出时停，且常反复发生阴道大量出血，有时可排出水泡状组织。阴道出血时间长未及时有效治疗的患者可导致贫血及继发感染。

2. 子宫异常增大

由于葡萄胎的迅速增长以及宫腔内出血，子宫体积一般增长较快，约有2/3的患者子宫大于相应月份的正常妊娠子宫，且质地极软，1/3的患者子宫大小与停经月份相符，少数患者子宫小于停经月份。

3. 卵巢黄素化囊肿

葡萄胎患者滋养细胞超常增生，产生大量绒毛膜促性腺激素（HCG），由于大量HCG的刺激，双侧或一侧卵巢往往呈多发性囊肿改变，称之卵巢黄素化囊肿。一般不产生症状，偶因急性扭转而致急腹症。黄素化囊肿在葡萄胎清除后，随着HCG水平下降，于2～4个月内自然消失。

4. 妊娠呕吐及妊娠高血压综合征

由于增生的滋养细胞产生大量HCG，因此患者呕吐往往比正常妊娠严重且持续时间长。又因患者子宫增长速度较快，子宫内张力大，患者在妊娠早、中期即可出现妊娠高血压综合征，葡萄胎患者在孕 24 周前即可出现高血压、水肿、蛋白尿，1/4 的患者发展为先兆子痫。

5. 腹痛

由于子宫急速扩张而引起下腹隐痛，一般发生在阴道流血前。如果是黄素化囊肿急性扭转则为急腹痛。

6. 咯血

少数葡萄胎患者有咯血的症状出现，在葡萄胎排出后多能自然消失。

【辅助检查】

1. 一般情况的评估

监测患者的生命体征。

2. 产科检查

子宫大小一般大于停经月份；腹部检查扪不到胎体；用多普勒超声检查听不到胎心音。

3. 绒毛膜促性腺激素（HCG）测定

测定患者血、尿 HCG 处于高值范围或超过正常妊娠相应月份值。

4. 超声检查

B 超可见增大的子宫内充满弥漫分布的光点和小囊样无回声区，未见正常的妊娠囊或胎体影像。

【治疗原则】

1. 清除宫腔内容物

葡萄胎的诊断一经确定后，应立即给予清除。

2. 子宫切除术

年龄超过 40 岁的患者，葡萄胎恶变率高，可直接切除子宫、保留附件。

3. 黄素化囊肿的处理

黄素化囊肿一般情况下不需要处理，但当发生黄素化囊肿扭转且卵巢血运发生障碍应手术切除一侧卵巢。

4. 预防性化疗

对于具有恶变倾向的葡萄胎患者选择性地采取预防性化疗，包括：

①年龄大于 40 岁；

②葡萄胎排出前 β – HCG 值异常升高；

③葡萄胎清除后，HCG 下降曲线不呈进行性下降，而是降至一定水平后即持续不降或始终处于较高值；

④子宫明显大于停经月份；

⑤黄素化囊肿直径大于 6cm；

⑥第二次清宫仍有滋养细胞高度增生；

⑦无条件随访者。

【护理措施】

1. 心理护理

详细评估患者对疾病的心理冲突程度及对接受治疗的心理准备，与患者建立良好的护患关系，解除顾虑和恐惧，增强信心。

2. 病情观察

应严密观察患者腹痛及阴道流血情况，保留会阴垫。注意观察阴道排出物内有无水泡状组织并评估出血量及性质。流血过多时，要注意观察患者的面色、皮肤情况，倾听患者的主诉，密切观察患者的生命体征变化。

3. 预防感染

患者阴道出血期间，保持局部的清洁干燥，每日冲洗会阴一次，监测体温，及时发现感染征兆。

4. 清宫术的护理

为防止术中大出血，术前建立有效的静脉通路，备血，准备好抢救措施。术前协助患者排空膀胱，术中严密观察患者一般情况，注意有无面色苍白、出冷汗、口唇发绀的表现，及时测量血压、脉搏，防止出血性休克发生。术后将刮出组织送病理检查。同时注意观察阴道出血及腹痛情况。

5. 预防性化疗的护理

按妇科肿瘤化疗患者护理。

6. 健康及随访指导

（1）预防感染：葡萄胎清宫术后禁止性生活一个月。保持外阴清洁，每日清洗外阴。同时注意体温的变化，体温升高要随时就诊。

（2）避孕：葡萄胎后应避孕两年，避孕方法宜选用阴茎套或阴道隔膜。

（3）随诊：葡萄胎患者有 10% ~20% 恶变可能，因此患者要定期随访。尤其是随访尿或血内 HCG 的变化，可早期发现恶变倾向，对疾病预后尤为重要。葡萄胎清宫术后必须每周查血或尿的 HCG 一次，直到阴性，以后每月一次，半年以后每三个月一次，至少随访两年。随访期间坚持避孕，并注意观察自身症状，如出现不规则阴道出血、咯血等症状应及时就诊。

（朱同丽）

第三节　绒毛膜癌

【概述】

绒毛膜癌简称绒癌，是一种高度恶性的滋养细胞肿瘤，早期就可以通过血液转移至全身各个组织器官，引起出血坏死。最常见的转移部位依次为肺、阴道、脑及肝等。

【病理改变】

绒毛膜癌的病理特点为增生的滋养细胞大片地侵犯子宫肌层及血管，并常伴有远处转移。肉眼观察，子宫不规则增大，柔软，表面可见一个或几个紫蓝色结节。瘤细胞呈暗红色，常伴有出血，坏死和感染。显微镜下检查典型的病变为滋养细胞极度不规则增生，增生与分化不良的滋养细胞排列成片状，侵入子宫内膜和肌层，并伴有大量出血和坏死，绒毛结构消失。

【临床表现】

1. 阴道流血

为最主要的症状。表现为产后、流产后，尤其是在葡萄胎清宫术后出现阴道持续不规则出血，量多少不定，也可以由于子宫病灶侵蚀血管或阴道转移结节破溃引起。

2. 盆腔包块及内出血

患者往往有下腹包块。子宫内肿瘤穿破浆膜可引起腹腔内大出血，但多数在将穿破时大网膜即移行过来而黏于破口之处。

3. 腹痛

癌组织侵蚀子宫壁或子宫腔积血所致。也可因转移所致。

4. 转移灶症状

如阴道转移破溃出血可发生阴道大出血，发生肺转移，则患者可有咯血、胸痛及憋气等；肺转移可出现头痛、喷射性呕吐、抽搐、偏瘫以及昏迷等。

【辅助检查】

1. 绒毛膜促性腺激素（HCG）测定

产后、流产后，尤其葡萄胎清除后血 HCG 测定持续高水平，或一度正常后又有升高，在除外胎盘残留、不全流产或残存葡萄胎的情况下，应考虑有绒毛膜癌的可能。

2. 超声检查

滋养细胞肿瘤具有极强的亲血管性特点，一旦病灶侵蚀子宫肌层，彩超检查可发现广泛的肌层内肿瘤血管浸润低阻性血流频谱。超声检查有助于早期确定滋养细胞疾病的性质。

3. 其他影响学检查

X 线摄片检查可发现肺转移病灶；CT 可用于发现脑转移病灶及早期肺转移病灶；MRI 可用于脑转移的诊断。

【治疗原则】

滋养细胞肿瘤的治疗原则：以化疗为主，手术为辅，但手术在控制出血、感染等并发症及切除残存病灶或耐药方面仍起重要作用。

1. 化学治疗

常用的化疗药物有：5 - 氟尿嘧啶、环磷酰胺、异环磷酰胺、长春新碱等。

2. 手术治疗

病变在子宫或肺、化疗疗程较多但效果差者，可考虑手术治疗。肺转移可行肺叶切除术，病变在子宫者可行次广泛子宫切除及卵巢动、静脉高位结扎术，手术中主要切除宫旁静脉丛。年轻患者需要保留生育功能的可行病灶挖除术。

【护理】

1. 恶性滋养细胞肿瘤患者肺转移的护理

（1）护理问题

1）潜在的并发症：出血与肺部转移病灶可能与破溃出血有关。

2）有感染的危险与肺转移可与并发肺部感染有关。

（2）护理措施

1）密切观察病情：护士应密切观察患者有无咳嗽、咯血、胸闷、胸痛等症状。

2）吸氧：呼吸困难的患者可间断给予吸氧，取半坐卧位。

2. 滋养细胞脑转移患者的护理

（1）护理问题

1）生活自理能力受限：与卧床、昏迷、静脉输液有关。

2）有受伤的危险：与脑转移引起意识障碍有关。

（2）护理措施

1）病室环境：脑转移患者应置于单间并有专人护理，病室内保持空气新鲜，暗化光线，防止强光引起患者烦躁、紧张、头痛而加重病情。抽搐的患者应安置护栏，防止发生意外。

2）病情观察：患者可出现因瘤栓引起的一过性症状，如猝然摔倒，一过性肢体失灵，失语、失明等，约数分钟或数小时可恢复。亦可因瘤体压迫致颅压增高，或瘤体破裂引起颅内出血，出现剧烈头痛、喷射性呕吐、偏瘫、抽搐、昏迷等，护士应随时观察患者病情变化，认真倾听患者的主诉，以便能及时发现病情变化及时进行抢救。

3）皮肤护理：保持皮肤的清洁干燥及床单位的清洁无污物，偏瘫、昏迷的患者要定时翻身，防止压疮的发生。

4）严格准确记录出入量：注意患者每天的总入量应限制在2000～3000ml，以防止加重脑水肿，应用脱水药物时，应根据药物的特性掌握好输入速度，以保证良好的药效。

5）脑转移抽搐的护理：脑瘤期的患者，由于肿瘤压迫，患者可突然出现抽搐，当抽搐发生时应立即用开口器，以防舌咬伤，同时通知医生进行抢救。保持呼吸道通畅，定时吸痰，有义齿的患者取下义齿防正吞服。抽搐后，患者常有恶心、呕吐，此时为防止患者吸入呕吐物，应去枕平卧，头偏向一侧。大小便失禁者给予保留尿管长期开放。昏迷患者要定时翻身叩背，并作好口腔及皮肤护理。

3. 滋养细胞阴道转移患者的护理

（1）护理问题

有感染的危险：与阴道出血有关。

（2）护理措施

1）阴道转移患者应尽早开始应用化疗，以便结节尽快消失。

2）阴道转移结节未破溃的患者应以卧床休息为主，活动时勿用力过猛过重，以免因摩擦引起结节破溃出血。

3）减少一切增加腹压的因素，同时保持大便通畅，必要时给予缓泻剂。

4）注意饮食：保证热量及蛋白质的需要，同时要粗细搭配及维生素的供给。

5）作好大出血抢救的各种准备。

6）避免不必要的阴道检查及盆腔检查。如必须检查要先做指诊，动作要轻柔，防止碰破结节引起出血。阴道转移的患者严禁行阴道冲洗。

（朱同丽）

第十三章 妇科腹部手术患者的护理

第一节 子宫肌瘤

【概述】

子宫肌瘤是由子宫平滑肌组织增生而形成的女性生殖系统中最常见的良性肿瘤，多见于育龄妇女。

（一）病因

目前尚未找到子宫肌瘤的确切病因。临床资料表明，其好发于育龄妇女，多数发生于30~50岁之间（占70%~80%），尤多见于不孕症者。肌瘤在生育年龄期间可继续生长和发展，至绝经期停止生长，随后萎缩，提示子宫肌瘤的发生和生长可能与雌激素有关。

（二）病理

1. 巨检

子宫肌瘤为球形实质性肿瘤，多发或单个，大小不一，表面光滑，表面有一层由子宫肌层受肌瘤压迫而形成的假包膜。一般肌瘤含纤维组织多，呈白色，质较硬，若肌瘤含平滑肌较多，则色略红，质较软。当肿瘤生长快、血运不足，发生缺血，造成一系列变性，可引起急性或慢性退行性变，常见变性有玻璃样变、囊性变、红色变、肉瘤变及钙化。

2. 显微镜检

可见肌瘤由编织状排列的平滑肌纤维相互交叉组成，其间有不等量纤维组织。瘤细胞大小均匀，核染色较深。

（三）分类

1. 按肌瘤所在部位可分为宫体肌瘤（占92%）和宫颈肌瘤（占8%）。

2. 按肌瘤与子宫肌层的位置关系分3类：

①肌壁间肌瘤；

②浆膜下肌瘤；

③黏膜下肌瘤。

【临床表现】

1. 月经改变

较大的肌壁间肌瘤使宫腔变大，子宫黏膜面积随之变大，子宫收缩不良或子宫黏膜增生过长等使月经周期缩短、经期延长、经量增多、不规则阴道流血等。

2. 腹部肿块

患者常因偶然发现腹部有块状物而就诊，尤其于清晨膀胱充盈将子宫推向上方，肿物更为明显，易扪及。

3. 白带增多。

4. 腹痛、腰酸、下腹坠胀

肌瘤常引起腰酸、腰痛、下腹坠胀，且经期加重。当浆膜下肌瘤发生蒂扭转时出现急性腹痛。肌瘤红色变性时，腹痛剧烈且伴发热。

5. 压迫症状

较大的肌瘤可压迫邻近器官引起相应症状，尿频、排尿障碍、尿潴留等。

6. 不孕

肌瘤压迫输卵管或使宫腔变形，可妨碍受精卵着床而致不孕。

7. 继发性贫血

长期月经过多可引起继发性贫血，严重者出现贫血面容、全身乏力、心慌气急等症状。

8. 体征

其体征与肌瘤的大小、位置、数目及有无变性有关。肌瘤较大者在腹部可扪及。妇科检查时，肌壁间肌瘤者常可触及增大的子宫，表面不规则、呈结节状。浆膜下肌瘤者可扪及有蒂与子宫相连的质地较硬的球状物。黏膜下肌瘤的子宫多均匀增大，有时可在宫颈口或阴道内见到红色、表面光滑的肌瘤。肌瘤发生感染时有渗出，表层有炎性物覆盖或溃疡形成。

【辅助检查】

B 超检查、子宫镜、腹腔镜。

【治疗原则】

1. 保守治疗

（1）随访观察：肌瘤小且无症状者，尤其是接近围绝经期的患者，

一般不需治疗，但要每 3~6 个月随访 1 次。

（2）药物治疗：诊断明确的肌瘤，小于 2 个月妊娠子宫大小，症状不明显或较轻，尤其是近绝经年龄或全身情况不能手术的患者，可考虑药物对症治疗。

①雄激素治疗；

②黄体生成激素释放激素类似物（LHRH－α）治疗，治疗的副反应为围绝经期综合征症状，LHRH－α 长期使用还可导致骨质疏松。

2. 手术治疗

（1）肌瘤切除术：适用于 35 岁以下希望保留生育功能的患者。

（2）子宫切除术：适用于肌瘤较大，症状明显，治疗效果不佳，无生育要求者。对年龄在 50 岁以下卵巢外观正常者，可考虑保留卵巢。

【护理措施】

1. 心理护理

告诉患者子宫肌瘤一般为良性，然后根据患者肌瘤的大小及症状，协助患者选择治疗方法。

2. 营养

鼓励患者摄入高蛋白、高维生素和含铁量丰富的食物。消化不良者应少食多餐并适当活动促进消化。患者应忌烟酒，忌食辛辣食物。

3. 阴道出血

严密观察生命体征、面色、脉搏。保留会阴垫以准确估计阴道流血量和性质。大出血时，应及时与医师联系，及时处理。

4. 用药护理

（1）口服铁剂：宜饭后服用。避免同时饮用牛奶、茶等饮料，剂量由小逐渐增加。嘱患者按时服药，勿擅自停药。口服液体铁剂时应使用吸管，避免牙齿染染黑。在服药期间，大便颜色变黑系铁剂所致，勿需紧张。口服铁剂 3 周后，若血红蛋白无明显增加，应通知医师，查找原因。

（2）肌内注射铁剂：应剂量准确，深部注射，并更换注射部位。静脉注射铁剂应密切观察药物反应。

5. 腹部肿块

注意观察肿块大小和症状。浆膜下子宫肌瘤蒂扭转可出现急性腹痛，应立即住院观察处理。

6. 出院指导

出院后，应加强营养，劳逸结合，月经期间应多休息，指导患者坚持治疗，讲清楚药物的作用、给药途径、用药时间和剂量、药物不良反应的表现和处理方法，嘱患者按预定随访时间接受医疗检查和指导。全子宫切除的患者术后可有少量暗红色阴道流血，血量逐渐减少，若术后 7~8 天出现阴道流血，多为阴道残端肠线吸收所致，出血较多者可以明胶海绵压迫止血或缝合残端。术后 1 个月应到医院随访。

（朱同丽）

第二节　子宫颈癌

【概述】

子宫颈癌是妇女最常见的妇科恶性肿瘤之一，患病年龄分布呈双峰状，高峰年龄为 35 ~ 39 岁和 60 ~ 64 岁，平均年龄为 52.2 岁。由于宫颈癌有较长癌前病变阶段，因此宫颈细胞学检查可使宫颈癌得到早期诊断、早期治疗。

（一）病因

发病因素至今尚未完全明了。与下列因素的综合作用有关：

1. 婚姻　早婚或多次结婚。

2. 性生活　过早有性生活，或性生活紊乱。

3. 孕产史　早育、多产、孕产频繁。

4. 炎性反应或病毒　子宫颈慢性炎性反应，单纯疱疹病毒Ⅱ型、人乳头瘤病毒及人巨细胞病毒等。

5. 配偶　配偶患有阴茎癌、前列腺癌或其前妻患有子宫颈癌者为高危男子。

6. 其他　经济情况、种族及地理环境等。

（二）病理

1. 巨检

宫颈上皮内瘤样病变、镜下早期浸润癌及极早期宫颈浸润癌，外观可正常，或类似一般宫颈糜烂。随着病程进展，表现为以下4种类型：外生型、内生型、溃疡型和颈管型。

2. 显微镜检

按组织学划分。子宫颈癌主要有鳞癌、腺癌两类，前者占90%～95%，后者占5%～10%。按组织发展的程度，子宫颈癌可分为3个阶段：宫颈不典型增生、宫颈原位癌和宫颈浸润癌。

【临床表现】

1. 症状

（1）阴道流血：早期表现为接触性出血，可见于性交后或妇科检查后出血。阴道出血量与癌肿大小、类型、侵及血管的情况有关。早期阴道流血不多，晚期一旦较大血管被侵蚀可能引起致命性大出血。

（2）阴道排液：阴道排液增多，为白色或血色，稀薄如水或米泔样，有腥臭。晚期癌组织坏死继发感染时，有大量脓性或米汤样恶臭白带。

（3）晚期癌的症状：癌症晚期病变累及骨盆壁、闭孔神经、腰骶神经，可出现腰骶部或坐骨神经疼痛。病灶压迫输尿管或直肠，可出现尿频、尿急、肛门坠胀等。病变广泛者，可因静脉、淋巴回流受阻致输尿管积水、尿毒症。长期疾病消耗可出现恶病质。

2. 体征

随浸润癌的类型、生长发展情况，局部体征不同。外生型癌可见向外突出的赘生物，形如息肉、乳头或菜花状，合并感染时，表面有灰白色渗出物，触之易出血。内生型癌则表现为宫颈肥大、质硬、宫颈管膨大如桶状，宫颈表面光滑或有浅表溃疡。晚期癌组织脱落后形成凹陷性溃疡，整个宫颈可被空洞替代，并覆有坏死组织，有恶臭。癌肿浸润阴道时，可见到阴道壁有赘生物，浸润盆腔，妇科检查可扪及冰冻骨盆。

【辅助检查】

1. 宫颈刮片细胞学检查

常用于宫颈癌普查。

2. 碘试验

正常宫颈、阴道上皮含丰富糖原，被碘溶液浸染后呈棕色或赤褐色。宫颈癌的鳞状上皮不含糖原，故不染色，为阳性结果。用此法可确定活组织取材部位，提高诊断率。

3. 氦激光肿瘤固有荧光诊断法

通过激光对病灶进行目测，若呈紫色或紫红色为检查阳性。

4. 阴道镜检查。

5. 宫颈和宫颈管活组织检查

是确定宫颈癌前病变和宫颈癌的最可靠方法。

6. 其他检查 P 胸部 X 线摄片、淋巴造影、膀胱镜、直肠镜检查等。

【治疗原则】

治疗方案应根据癌肿临床分期、患者年龄和全身情况而定。

1. 手术治疗

0～Ⅱa 期患者，无严重内外科合并症，无手术禁忌证者。对 Ⅰb～Ⅱa 期的癌肿采用子宫颈癌根治术及盆腔淋巴结清扫术。由于子宫颈癌较少转移至卵巢，卵巢正常者可考虑保留。

2. 放射治疗

有腔内和体外照射两种方法。腔内放疗用于控制局部病灶，对早期病变以腔内放疗为主，体外照射为辅。晚期癌肿较大，应以体外照射为主，腔内放疗为辅。

3. 手术及放射治疗

适用于癌肿病灶较大者，术前先行放疗，待肿瘤缩小后再行手术治疗。放疗也可用于手术治疗后的补充治疗，如手术后淋巴结或宫旁组织有癌肿转移，或切除残端有癌细胞存留者。

4. 化学治疗

适用于晚期或复发转移的患者。也可作为手术或放疗的辅助疗法。用于治疗局部巨大肿瘤。一般采取联合化疗方案，化疗途径有经静脉化疗和动脉插管化疗。

【护理措施】

1. 心理支持

使患者了解医疗信息，减少精神压力，增加治病信心。

2. 营养评估

患者的营养状况，鼓励患者摄入营养丰富、清淡、易消化的食物。

3. 手术前后护理

除按妇科手术一般护理外，重点做好术前阴道准备、术后生命体征的观察、伤口及引流管的观察、疼痛等护理。

4. 晚期宫颈癌患者对症护理

（1）宫颈癌并发大出血：应及时报告医生，备齐急救药物和物品，配合抢救。并以明胶海绵及纱布条填塞阴道止血。

（2）有大量米汤样或恶臭脓样阴道排液者，可用 1∶5000 高锰酸钾溶液擦洗阴道，擦洗时动作应轻柔。

（3）持续性腰骶部痛或腰腿痛者可适当选用止痛剂。

（4）有恶病质表现者应加强护理，预防肺炎、口腔感染、褥疮等并发症。

5. 健康宣教

（1）保持外生殖器卫生，积极防治阴道或子宫颈的炎性反应。

（2）锻炼身体，劳逸结合，合理饮食，提高机体免疫力。注意性生活卫生，避免性接触感染。尤其要防治单纯疱疹病毒Ⅱ型、人乳头瘤病毒、人巨细胞病毒。发生白带增多等妇科症状时及时就医。

（3）定期进行普查，每 1~2 年普查 1 次，30 岁以上妇女应定期参加宫颈癌普查，以早发现、早诊断、早治疗。

（4）随访指导

随访时间：第 1 年内的 1 个月进行第 1 次随访，以后每 2~3 个月复查 1 次。第 2 年每 3~6 个月复查 1 次。3~5 年后，每半年复查 1 次。从第 6 年开始每年复查 1 次。出现不适症状应立即就诊。

随访内容：包括术后检查、血常规检查和胸部 X 线检查。术后半年内禁止性生活。

（朱同丽）

第三节　卵巢肿瘤

【概述】

卵巢是肿瘤的好发部位。卵巢肿瘤可发生于任何年龄，是女性生殖器常见的肿瘤。卵巢恶性肿瘤是女性生殖器三大恶性肿瘤之一，死亡率为妇科恶性肿瘤之首位。

（一）组织学分类

目前主要采用世界卫生组织制定的卵巢肿瘤组织学分类法。包括体腔上皮来源的肿瘤、性索间质肿瘤、生殖细胞瘤、脂质（类脂质）细胞瘤、性腺母细胞瘤、非卵巢特异性软组织肿瘤（肉瘤、纤维肉瘤、淋巴肉瘤）、未分类肿瘤、转移性肿瘤及瘤样病变。

（二）常见卵巢肿瘤的病理改变

1. 卵巢上皮性肿瘤

发病年龄多为 30~60 岁女性，可分为良性、交界性和恶性。

（1）卵巢浆液性肿瘤

1）浆液性囊腺瘤：良性，多见于育龄妇女。肿瘤多发生于单侧卵巢，呈圆形或椭圆形，大小不一，表面光滑，壁薄，囊内充满淡黄色清澈液体。

2）交界性浆液性腺囊瘤：多见于育龄妇女。双侧卵巢均有肿瘤者多见，乳头状物多向囊外生长，质脆。

3）浆液性囊腺癌：恶性，多为双侧，体积较大，半实质性，表面光滑或有乳头状增生，切面为多房，腔内充满质脆乳头。

（2）卵巢黏液性肿瘤

1）黏液性囊腺瘤：良性，多见于 30～50 岁妇女，常合并妊娠。多为单侧，囊壁光滑、稍厚，灰白色，体积大。恶变率为 5%～10%。当瘤壁破裂，黏液性上皮可在腹膜上种植并继续生长，为腹膜假黏液瘤。

2）交界性黏液性囊腺瘤：中等大小，多发生于单侧卵巢，表面光滑，切面见囊壁增厚，常为多房，见细小质软之乳头，囊内充盈黏液。

3）黏液性囊腺癌：恶性，40～70 岁妇女多见。癌肿多见于单侧卵巢，瘤体较大，灰白色，囊壁可见乳头或实质区，切面单或多房、伴实性区域，囊液浑浊或呈血性，常伴出血和坏死灶。

2. 卵巢生殖细胞肿瘤

好发于儿童和青少年，发病率仅次于卵巢上皮性肿瘤，占卵巢肿瘤第二位。

（1）畸胎瘤

1）成熟畸胎瘤：最常见的卵巢良性肿瘤。多为囊性，实性不常见，又称皮样囊肿。多为单侧圆形，中等大小，表面光滑，壁薄质韧。切面多为单房，腔内充满油脂和毛发，有时可见牙齿或骨质，甚至胎儿样结构。其内任何一种组织成分均可恶变，形成各种恶性肿瘤。

2）未成熟畸胎瘤：为恶性肿瘤，多见于 20 岁以前。肿瘤由分化程度不同的未成熟胚胎组织构成，主要为原始神经组织。肿瘤较大，常为单侧实质性，表面呈结节状。切面多以实性为主，肿瘤恶性程度高，生长迅速，常穿透包膜，侵犯周围组织器官。

（2）无性细胞瘤：为恶性肿瘤，好发于 20～30 岁女性。单侧多见，圆形或椭圆形，中等大，表面光滑，有纤维包裹，切面实性。

（3）内胚窦瘤：是罕见的恶性肿瘤，恶性程度高，生长迅速，易早期转移，多见于儿童及青年妇女。切面多为实性，质脆，可见出血坏死区，能产生甲胎蛋白（AFP），此指标可作为诊断和监护肿瘤消长的重要指标。

3. 卵巢性索间质肿瘤

特点为可产生复杂多样的类固醇激素，且形态和功能并不完全相符，有内分泌功能。

（1）颗粒－间质细胞瘤

1）颗粒细胞瘤：为低度恶性，预后较好，多发于 45～55 岁妇女，因肿瘤能分泌雌激素，多数患者以性激素分泌紊乱为首发症状，青春期前的患者可出现假性性早熟，生育年龄的患者可出现月经紊乱，绝经后的患者可有阴道流血。多为单侧，切面多为囊实性或实性。

2）卵泡膜细胞瘤：为良性肿瘤，多发生于绝经后，肿瘤能分泌雌激素，因而有女性化作用。肿瘤多为单侧，圆形或卵圆形，质硬，包膜完整，切面实性。

3）纤维瘤：较常见的卵巢良性肿瘤，多见于中年妇女。一般中等大，表面光滑或呈结节状凸起。切面灰白色，实性，质硬。约10%以上的卵巢纤维瘤患者可有腹水、甚至胸腔积液，称梅格斯综合征。腹水的量与肿瘤大小有一定关系。手术切除肿瘤后腹水消失。

（2）支持－间质细胞瘤：也称睾丸母细胞瘤，多见于40岁以下女性。多数单侧，一般较小，实性。高分化支持－间质细胞瘤常无激素分泌现象，约50%的低分化支持－间质细胞瘤患者有雄性激素分泌增多表现，少数患者可出现雌激素分泌过多症状。

4. 卵巢转移性肿瘤

由原发于卵巢外的恶性肿瘤播散至卵巢所致。

【临床表现】

1. 症状

良性卵巢肿瘤发展缓慢，早期肿瘤小，多无症状，常不被患者发觉。当肿瘤增大至中等大小时，患者可扪及肿块，并有腹胀感。肿块较大时，妇科检查可触及囊性或实性之球形肿瘤，表面光滑，蒂长者活动良好。肿瘤继续增大可占满盆腹腔，出现尿频、便秘、气急、心悸等压迫症状。

恶性卵巢肿瘤早期常无症状，一旦出现腹胀症状或发现腹部肿块时疾病已至晚期。症状轻重取决于肿瘤大小、位置、侵犯转移的程度、组织学类型及有无侵犯或压迫神经等并发症。

2. 体征

妇科检查可触及子宫一侧或两侧的卵巢囊性、实质性或半实性包块，表面光滑，活动，与周围组织无黏连，或肿块表面高低不平，与周围组织有黏连，固定不动，可有腹水。

【并发症】

1. 蒂扭转

当患者突然转身或连续旋转时，肿瘤由于偏向于身体一侧而发生蒂扭转，表现为一侧下腹腹痛加剧，或一侧下腹痛伴恶心、呕吐甚至休克，是妇科常见急症。

2. 破裂

有外伤性及自发性两种。破裂时患者可有轻度或剧烈腹痛、恶心呕吐、出血性休克和腹膜炎。

3. 感染

表现为高热、腹痛、肿块、腹部压痛、肌紧张及白细胞计数升高等腹膜炎征象。

【辅助检查】

1. 细胞学检查

在腹水和腹腔冲洗液中查出癌细胞，对于确诊、确定卵巢分期和选择治疗方案有意义。

2. 影像学检查

（1）B超检查：可测肿块部位、大小、形态和质地，显示腹水等。通过彩色多普勒超声扫描可测定卵巢及其新生物组织的血流变化，有助诊断。

（2）X线检查：腹部、胸部X线摄片可显示阳性阴影，卵巢畸胎瘤腹部平片可显示出牙齿及骨骼，有囊壁密度增高的钙化层，囊腔呈放射透明阴影。

（3）CT及MRI：可清晰显示肿块，检查脏器及淋巴转移情况。

（4）淋巴造影：可显示淋巴转移征象，明确肿瘤转移部位和范围，有助于选择和决定手术方案。

3. 腹腔镜检查

对腹腔肿块、腹水或可疑卵巢恶性肿瘤者采用腹腔镜检查，但肿块过大，肿块黏连于腹壁，腹膜炎者不宜采用此检查。

4. 其他

可通过测定患者血清中肿瘤标志物如AFP，协助诊断卵巢内胚窦瘤等卵巢肿瘤；检测卵巢上皮性癌患者血清中CA125，对确诊浆液性腺癌有帮助；血清中HCG浓度过高对诊断原发性卵巢绒癌有意义。

【治疗原则】

1. 良性肿瘤

一旦明确诊断，应进行手术治疗。仅怀疑为卵巢瘤样病变且直径小于5cm者，可进行短期随访观察。手术范围应依据患者年龄、生育要求和肿瘤情况而定，对年轻患者有一侧卵巢肿瘤者应保留对侧正常卵巢；两侧卵巢肿瘤者应行肿瘤剥出术，保留部分卵巢组织。对围绝经期妇女应高度警惕肿瘤恶变，做全子宫及双侧附件切除，对可疑病变部位进行快速活组织检查，决定相应手术范围及其他治疗措施。

2. 恶性肿瘤

对恶性肿瘤应采取综合治疗方案。原则是手术为主，化疗、放疗为辅。

（1）手术治疗：一旦疑为恶性肿瘤，应立即手术治疗。手术范围依肿瘤类型、肿瘤分期和患者年龄、对手术的耐受等情况而定。

（2）化疗：为主要辅助治疗措施。卵巢恶性肿瘤对化疗较敏感，可用于手术后预防复发、延长生命；对无法手术的晚期患者先行化疗，可减少腹水，缩小或松动肿块，以提高手术效果。

（3）放疗：放疗对于某些卵巢肿瘤可有较好疗效，无性细胞瘤对放疗非常敏感，颗粒细胞瘤中度敏感。放疗方法有应用钴^{60}或直线加速器做外照射，及在腹腔内灌注放射性核素做内照射。

【护理措施】

1. 心理支持

护理人员应富于同情心，关心体贴患者，主动与患者交谈，及时了解患者心理状况；认真听取患者的诉说，为患者讲解相关知识，使患者感受到切实的关心和帮助。

2. 手术护理

按妇科腹部手术患者的护理。

3. 化疗

按化疗护理常规护理。腹腔化疗药液灌注时应缓慢滴入，灌注后患者应注意翻身，使药液与脏器充分混合。

4. 放疗护理

按放疗护理常规护理。卵巢治疗外放射的范围大，放射治疗时应注意保护肝、肾区。

5. 健康宣教

卵巢肿瘤治疗后易复发，应坚持长期随访。

（朱同丽）

第四节　子宫内膜癌

【概述】

子宫内膜癌发生于子宫内膜层，以腺癌为主，又称子宫体癌。为女性生殖道常见的三大恶性肿瘤之一，多见于老年妇女。

（一）病因

大量的临床研究提示未婚、少育、未育或家族中有癌症史的妇女，肥胖、高血压、绝经延迟、糖尿病及其他心血管疾病患者发生子宫内膜癌的机会增多。

（二）病理

1. 目检　根据病变形态和范围可分为两种：

（1）弥漫型：子宫内膜大部分或全部被癌组织侵犯，癌组织呈不规则菜花样向宫腔内突出。

（2）局限型：癌灶局限于宫腔的一小部分，多见于子宫底部或子宫角部，后壁比前壁多见，呈息肉或小菜花状。

2. 显微镜检镜

（1）腺癌：约占80%～90%，镜下见内膜腺体异常增生，大小不一，排列紊乱，癌细胞异型明显，核大呈多形改变，深染，核分裂象多。

（2）腺癌伴鳞状上皮分化：腺癌中有鳞状上皮成分，良性者为腺角化癌，恶性者为鳞腺癌，介于两者之间为腺癌伴鳞状上皮不典型增生。

（3）透明细胞癌：癌细胞呈实质性片状、腺管状或乳头状排列，或由透明的鞋钉状细胞组成，恶性程度较高，易早期转移。

（4）浆液性腺癌：可见复杂的乳头样结构、裂隙样腺体，有明显的细胞复层和芽状结构形成和核异型性，细胞极性消失，恶性程度很高。

【临床表现】

1. 阴道流血

表现为不规则阴道流血。绝经后出现阴道流血为典型症状。

2. 阴道排液

少数患者诉阴道排液增多，早期为浆液性或浆液血性白带，晚期合并感染时，可见脓性或脓血性排液，并有恶臭。

3. 疼痛晚期

癌肿浸润周围组织，压迫神经引起下腹部和腰骶部疼痛，并向下肢及足部放射。癌肿堵塞宫颈管引起宫腔积脓时，出现下腹部胀痛和痉挛性疼痛。

4. 全身症状晚期出现恶病质表现。

5. 体征

早期无明显异常。随病情发展，子宫逐渐增大，质稍软。晚期偶见癌组织自宫颈口脱出，质脆，触之易出血。合并宫腔积脓时，子宫明显增大，极软。晚期癌肿浸润周围组织时，子宫固定，可在宫旁或盆腔内扪及不规则结节状肿物。

【辅助检查】

1. 分段诊断性刮宫

是早期诊断子宫内膜癌最常用最可靠的方法。

2. 其他诊断检查

细胞学检查、B型超声检查、子宫镜检查及MRI、CT、淋巴造影检查均有助于确诊。

【治疗原则】

根据子宫大小、肌层是否被癌肿浸润、癌细胞分化及转移等情况决定治疗方案。

1. 手术治疗

为首选方案，尤其对早期患者。根据病情选择子宫次根治术及双侧附件切除术，或广泛子宫切除术及双侧盆腔淋巴结清扫与主动脉旁淋巴结清扫术。

2. 手术加放射治疗

用于已有转移或可疑转移者，在手术前后加放射治疗，以提高手术效果。

3. 放射治疗

适用于年老、体弱不能耐受手术或癌症晚期不能手术者。

4. 药物治疗

（1）孕激素：适用于癌症晚期或癌肿复发的患者、不能经手术切除或早期癌灶的年轻患者、要求保留生育能力者。

（2）抗雌激素制剂治疗：常用药物有他莫西芬。常见的不良反应有围绝经期综合征的表现；骨髓抑制；头晕、恶心、呕吐、阴道流血、闭经等。

（3）化疗：适用于晚期不能手术或复发的患者。

【护理措施】

1. 心理支持

针对患者存在的心理问题提供心理支持，缓解或消除心理压力。

2. 治疗护理

子宫内膜癌的治疗比较复杂，有手术、放射治疗、化学药物治疗和激素治疗。对手术患者应作好心理支持及手术前后护理。广泛性全接受盆腔内放疗的患者，术前应排空膀胱，避免损伤。术后绝对卧床，避免放射源移位。放射源取出后，应逐步扩大活动范围和增加活动量。激素治疗多用于晚期或复发的患者。常用孕激素和抗雌激素药物，应鼓励患者坚持用药，监测药物不良反应。化疗患者应按化疗护理常规护理。

3. 健康宣教

中年妇女应每年接受防癌检查一次；对每位受检者认真识别高危因素，高危妇女应接受进一步防癌指导；严格掌握雌激素的使用指征，指导用药后的自我监护方法及随访措施；对围绝经期月经紊乱或阴道不规则流血者，或绝经后出现阴道流血者应高度警惕内膜癌，进行早诊断、早治疗。

4. 随访指导

子宫内膜癌的复发率约为 10% ~ 20%，绝大多数的复发时间在 3 年以内。治疗结束后应继续定期随访，监测异常情况，及早发现复发灶，给予及早处理。随访时间：一般在术后 2 年内，每 3 ~ 6 个月 1 次；术后 3 ~ 5 年，每 6 ~ 12 个月 1 次；患者有不适感觉应及时就诊检查。晚期或癌肿无法切净等特殊患者应按医生要求进行随访。

（朱同丽）

第十四章 外阴、阴道手术患者的护理

第一节 子宫脱垂

【概述】

子宫从正常位置沿阴道下降或脱出,当宫颈外口达坐骨棘水平以下,甚至子宫全部脱出阴道口以外,称子宫脱垂。

【临床表现】

1. 症状

轻度患者一般无自觉症状。Ⅱ、Ⅲ度患者主诉有外阴"肿物"脱出,行动不便,轻者卧床后"肿物消失",重者"肿物"一直存在,不可还纳。中度以上患者有不同程度的腰骶部酸痛或下坠感,久站或劳累后明显,卧床休息后可缓解。重度患者常伴有直肠、膀胱膨出,出现排便、排尿困难。暴露在外的宫颈由于长期受到摩擦,组织增厚、角化、出现溃疡、分泌物增多或因感染导致脓性分泌物。

2. 体征

子宫脱垂的分度,以患者平卧用力向下屏气时子宫下降的程度分为3度:

(1)Ⅰ度:

轻型:宫颈外口距处女膜缘<4cm,未达处女膜缘。

重型:宫颈已达处女膜缘,阴道口可见子宫颈。

(2)Ⅱ度:

轻型:宫颈脱出阴道口,宫体仍在阴道内。

重型:部分宫体脱出阴道口。

(3)Ⅲ度:子宫颈及子宫体全部脱出阴道口外。

【治疗原则】

1. 非手术治疗

(1)子宫托:适用于不同程度的子宫脱垂,因体弱以及其他疾病不能耐受手术者。使用后每3个月复查一次。

(2)盆底肌肉(肛提肌)锻炼:适用于轻度子宫脱垂者。

(3)改善全身情况:治疗使腹压增高的慢性疾病;绝经者在妇科内分泌医生指导下适

量补充雌激素；注意劳逸结合。

2. 手术治疗

适用于保守治疗无效、子宫脱垂Ⅱ度、Ⅲ度、合并直肠阴道膨出者。手术方式根据患者年龄、生育要求及全身健康情况选择。

【护理措施】

1. 心理护理

子宫脱垂病程较长，护士应亲切地对待患者、理解患者；鼓励患者说出自己的疾苦；讲解疾病知识和预后，协助患者早日康复。

2. 日常护理

（1）及早就医，及时将脱出物回纳，避免过久的摩擦。病情重、不能回纳者需卧床休息，减少下地活动次数、时间。

（2）保持外阴部的清洁、干燥，每日使用流动的清水进行外阴冲洗，禁止使用酸性或碱性等刺激性药液。若出现溃疡需遵医嘱于冲洗后涂抹溃疡油；有感染时需遵医嘱使用抗生素。

（3）冲洗后嘱患者更换干净的棉质紧内裤，或用清洁的卫生带、丁字带，它们可有效地支托下垂的子宫，避免或减少摩擦。

（4）使用纸垫时需选择吸水性、透气性均佳的用品。

（5）进食高蛋白、高维生素的饮食，促进溃疡面愈合，增加机体抵抗力。

3. 子宫托的使用

使用子宫托的患者需注意：选择合适的型号、详细学会放置的方法、保持子宫托及阴道的清洁。另外，子宫托应每天早上放入阴道，睡前取出消毒后备用。上托后，分别于第1、3、6个月时到医院检查1次，以后每3~4个月到医院检查1次。

4. 术后注意事项

患者术后仍需注意休息。不能从事重体力劳动、举重物、长时间站立、行走，预防咳嗽及便秘等使腹压增加的活动及慢性病。术后要坚持做肛提肌的锻炼，术后一般休息3个月，出院后1、3个月时进行复查。

（康建蓉）

第二节　外阴癌

【概述】

外阴恶性肿瘤中最常见的是外阴鳞状细胞癌，约占外阴恶性肿瘤的90%以上，女性恶性肿瘤的4%，其他还有黑色素瘤、腺癌及基底细胞癌等。

【临床表现】

1. 症状

外阴瘙痒是最常见症状，且持续时间较长。外阴癌常表现为结节肿物或疼痛，有时伴有溃疡或少量出血。如果有继发性感染则分泌物增多有臭味。自组织向深部浸润，出现明显的疼痛。当血管被浸润时可有大出血的危险。肿瘤侵犯直肠或尿道时，产生尿频、尿急、尿痛、血尿、便秘、便血等症状。

2. 体征

早期起病时表皮出现突起小结、肿块或局部变白，呈菜花状。癌肿向深部浸润导致基底皮肤变硬。组织脆而易脱落、溃烂、感染，流出脓性或血性分泌物，继发感染后有红、肿、痛。淋巴转移时有腹股沟淋巴结肿大、质硬。

【辅助检查】

活组织病理检查：采用甲苯胺蓝染色外阴部，再用1%醋酸洗去染料，在蓝染部位做活检，或借用阴道镜观察外阴皮肤也有助于定位活检，以提高活检阳性率。

【治疗原则】

手术治疗为主，辅以放射治疗及化学治疗。

1. 术前护理

（1）手术前进行全面的身体检查和评估，积极治疗各种内科疾病，完善各项实验室检查。特别是糖尿病患者，纠正血糖，防止影响术后伤口愈合。

（2）皮肤准备：多数外阴癌患者局部病灶都有溃疡，脓性分泌物较多，伴有不同程度的继发感染，术前3~5天给予1:5000高锰酸钾溶液坐浴，每日两次，保持外阴清洁；外阴及双侧腹股沟备皮。备皮动作轻柔，防止损伤局部病变组织。

（3）肠道准备：同妇科阴道外阴手术前准备。

（4）阴道准备：同妇科阴道外阴手术前准备。

（5）尿道准备：去手术室前排尿，将导尿管带至手术室。

2. 术后护理

（1）按硬膜外麻醉或全麻护理常规，保持患者平卧位。严密观察生命体征，严格记录出入量及护理记录。

（2）伤口护理：手术后外阴及腹股沟伤口加压包扎24h，压沙袋4~8h，注意观察伤口敷料有无渗血。外阴及腹股沟伤口拆除敷料后，要保持局部清洁，每日用1:40络合碘溶液擦洗两次，患者大便后及时擦洗外阴部。

（3）尿管护理：保持尿管通畅、无污染，保留尿管期间鼓励患者多饮水，观察尿的颜色、性质及量。一般5~7天后拔除尿管，拔尿管前2天训练膀胱功能，拔除尿管后注意观察患者排尿情况。

（4）保持局部干燥，手术后第2天即用支架支起盖被，以利通风；外阴擦洗后用冷风吹伤口，每次20min。同时观察伤口愈合情况。

（5）手术伤口愈合不良时，用1:5000高锰酸钾溶液坐浴，每日2次。

（6）饮食：外阴癌术后1天进流食，术后2天进半流食，以后根据病情改为普食。

3. 健康指导

（1）对妇女加强卫生宣传，使其了解外阴癌是可以预防及早期发现的。

（2）保持外阴清洁干燥，养成良好的卫生习惯。不滥用药物，内裤和卫生用品要干净舒适。

（3）注意外阴部的各种不适，如瘙痒、疼痛、破溃、出血等，有症状及时就诊。

（4）注意外阴部的颜色改变、发白、局部黑斑、痣点、紫蓝结节等。

（5）注意外阴部的硬结、肿物，如发现任何的异常要及时就诊，不要随意抠抓。

（6）外阴癌手术后遵医嘱坚持放化疗，按时随诊，观察治疗效果及有无复发征象。

（7）加强锻炼，劳逸结合。

（8）鼓励患者高热量、高蛋白、高维生素饮食，加强营养，促进机体康复。

（康建蓉）

第十五章 不孕症妇女的护理

【概述】

凡婚后未避孕、有正常性生活、同居 2 年而未受孕者，称为不孕症。婚后未避孕而从未妊娠者称为原发性不孕；曾有过妊娠而后未避孕连续 2 年不孕者称继发性不孕。

【病因及发病机制】

1. 女性不孕因素

据调查，属女性不孕因素约占 60%。

（1）输卵管因素：不孕症最常见的因素。任何影响输卵管功能的病变都可导致不孕，如因炎性反应、手术后感染导致输卵管粘连、先天性发育不良等。

（2）排卵障碍

原因可能是

①卵巢病变：如先天性卵巢发育不全、功能性卵巢肿瘤；

②下丘脑－垂体－卵巢轴功能紊乱：包括下丘脑性无排卵、垂体功能障碍；

③全身性因素：如营养不良、内分泌功能异常、药物不良反应等影响卵巢功能可导致不排卵。

（3）子宫因素：子宫先天性畸形、子宫内膜炎等影响精子通过而导致不孕。

（4）宫颈因素：宫颈发育异常可以影响精子进入宫腔；因宫颈炎性反应改变宫颈黏液量和性状，影响精子活力和进入宫腔的数量，可致不孕。

（5）阴道因素：外阴、阴道发育异常或阴道炎致阴道 pH 值发生改变而影响受孕。

2. 男性不孕因素

导致男性不孕的因素主要有生精障碍和输精障碍。包括：

（1）精液异常：精子的数量、结构和功能的异常。

（2）输精管道阻塞及精子运送受阻：生殖管道感染及创伤造成尿道狭窄和梗阻，导致精子输送障碍。

（3）免疫因素：男性体内产生对抗自身精子的抗体即抗精子抗体而致不孕。

（4）性功能异常：生殖器炎性反应、阳痿、不射精等因素可导致不孕。

3. 男女双方因素

约占不孕症因素 10%。其中包括：

①缺乏性生活的基本知识及精神因素；

②影响受孕的免疫因素。

【辅助检查】

通过检查找出不孕原因是诊断不孕症的关键。

1. 男方检查

除全身检查外，应检查外生殖器有无畸形或病变。重点是精液常规检查。正常精液量为 $2\sim6ml$，平均为 $3ml$；pH 为 $7.0\sim7.8$，在室温中放置 $5\sim30min$ 内完全液化，精子密度 $20\sim200\times10^9/L$，精子活率 $>50\%$，正常精子占 $66\%\sim88\%$。

2. 女方检查

除妇科检查内外生殖器官的发育和病变情况外，还需进行以下检查：

（1）卵巢功能检查：包括排卵监测及黄体功能检查。方法有基础体温测定、阴道细胞涂片检查、B 型超声监测卵泡发育、女性激素测定等。

（2）输卵管通畅检查：常用的方法有输卵管通液术、子宫输卵管碘油造影等。

（3）宫腔镜检查：了解子宫内情况，能发现宫腔粘连、黏膜下肌瘤、子宫畸形等。

（4）腹腔镜检查：进一步了解盆腔情况，直接观察子宫、输卵管、卵巢有无病变或粘连，并可结合输卵管通液术直视下确定输卵管是否通畅，必要时在病变处取活检。

（5）性交后精子穿透力试验：上述检查未见异常时进行性交后试验。根据基础体温选择在预测的排卵期进行。在试验前 3 日禁止性交，避免阴道用药或冲洗。在性交后 $2\sim8h$ 内就诊检查。每高倍视野内有 20 个活动精子为正常。若宫颈管有炎性反应，黏液黏稠并有白细胞时，影响性交后试验的效果。

（6）免疫检查：判断免疫性不孕的因素是男方的自身抗体因素还是女方的抗精子抗体因素。

【治疗原则】

针对不孕症的病因进行处理；根据具体情况选择辅助生殖技术。

【护理措施】

1. 提供心理支持

对不孕妇女的现状表示理解；向妇女解释诊断性检查的目的及可能引起的不适。

2. 指导服药

告知药物的作用、不良反应及正确服药方法；指导妇女在发生妊娠后立即停药。

3. 教会妇女提高妊娠率的技巧

①积极治疗合并症，保持健康生活方式；

②在性交前、中、后勿使用阴道润滑剂或进行阴道灌洗，性交后应该卧床，并抬高臀部，持续 $20\sim30min$，以使精子进入宫颈；在排卵期增加性交次数。

4. 其他

帮助不孕妇女选择人工辅助生殖技术。

（康建蓉）

第九篇　儿科护理学
第一章　绪　论

第一节　儿科护士的角色与素质要求

（一）素质要求
1. 思想道德素质
2. 科学文化素质
3. 专业素质
4. 身体心理素质

（二）儿科护士的角色
1. 护理活动执行者
2. 护理计划者
3. 健康教育者
4. 健康协调者
5. 健康咨询者
6. 患者代言人
7. 护理研究者

（布合力其·依明尼亚孜）

第二节　儿科护理学的任务和范围

儿科护理学的任务是从体格、智能、行为和社会等各方面来研究和保护儿童，对儿童提供综合性、广泛性的护理，以增强儿童体质，降低儿童发病率和死亡率，保障和促进儿童健康，提高中华民族的整体素质。

儿科护理学的范围包括正常小儿身心方面的保健、小儿疾病的防治与护理，并与儿童心理学、社会学、教育学等多门学科有着广泛联系。

（布合力其·依明尼亚孜）

第二章　生长发育

第一节　小儿体格生长及评价

（一）体格生长指标

1. 体重

体重为各器官、组织及体液的总重量，是反映儿童体格生长，尤其是测量营养状况的敏感指标，也是儿科临床计算药量、输液量等的重要依据。小儿年龄越小，体重增长越快：前半年每月平均增长 600~800g，呈现第 1 个生长高峰。6 个月后体重增长减慢，7~12 个月每月增长 300~400g。一般生后 3 个月时体重约力出生时的 2 倍（6kg），1 岁时体重约为出生时的 3 倍（9kg），2 岁时体重约为出生时的 4 倍（12kg），2 岁后到青春前期体重每年稳步增长约 2kg。进入青春期后体格生长复又加快，体重猛增，呈现第 2 个生长高峰。

可按以下公式粗略估计小儿体重：

1~6 个月：体重(kg) = 出生时体重(kg) + 月龄 ×0.7(kg)

7~12 个月：体重(kg) −6(kg) + 月龄 ×0.25(kg)

2~12 岁：体重(k) = 年龄 ×2 +7 或 8(kg)

2. 身长（高）

身长（高）指从头顶到足底的全身长度。3 岁以下仰卧位测量称身长，3 岁以后立位测量称身高。身长的增长规律与体重增长相似，也出现婴儿期和青春期 2 个生长高峰。新生儿出生时身长平均为 50cm，1 岁时身长为 75cm。2 岁时身长约 85cm。2 岁后身长（高）稳步增长，平均每年增加 5~7cm。

2~12 岁身长（高）的估算公式为：身高(cm) − 年龄 ×7 +70(cm)。

身长（高）包括头、躯干（脊柱）和下肢的长度。这 3 部分的增长速度并不一致。某些疾病可使身体各部分比例失常，这就需要分别测量上部量（从头顶至耻骨联合上缘）及下部量（从耻骨联合上缘到足底）以帮助判断。出生时上部量 > 下部量，中点在脐上；2 岁时在脐下；6 岁时在脐与耻骨联合上缘之间；12 岁时恰位于耻骨联合上缘，上部量与下部量相等。

3. 坐高

由头顶至坐骨结节的长度称坐高，3 岁以下取仰卧位测量，称顶臀长。坐高代表头颅与脊柱的发育。由于下肢增长速度随年龄增加而加快，坐高占身高的百分数则随年龄增加而下降，由出生时的 67% 降至 14 岁时的 53%。此百分数显示了身躯上、下部比例的改变，比坐高绝对值更有意义。

4. 头围

经眉弓上方、枕后结节绕头一周的长度为头围，与脑的发育密切相关。出生时头围相对较大，约 33 ~ 34cm。1 岁时为 46cm，2 岁时为 48cm，5 岁时为 50cm，15 岁时为 54 ~ 58cm（接近成人头围）。头围测量在 2 岁前最有价值。较小的头围常提示脑发育不良；头围增长过快则提示脑积水。

5. 胸围

沿乳头下缘水平绕胸一周的长度为胸围。胸围大小与肺、胸廓的发育密切相关。出生时胸围比头围小 1 ~ 2cm，约 32cm。1 岁时头围、胸围相等，以后则胸围超过头围。1 岁至青春前期胸围超过头围的厘米数约等于小儿岁数减 1。

6. 腹围

平脐（婴儿以剑突与脐之间的中点）水平绕腹一周的长度为腹围。2 岁前腹围与胸围大约相等，2 岁后腹围较胸围小。

7. 上臂围

沿肩峰与尺骨鹰嘴连线中点的水平绕上臂一周的长度为上臂围，代表上臂骨骼、肌肉、皮下脂肪和皮肤的发育水平。在测量体重不方便的地区，可测量上臂围以普查 5 岁以下小儿的营养状况。评估标准为：> 13.5cm 为营养良好；12.5 ~ 13.5cm 为营养中等；< 12.5cm 为营养不良。

（二）骨骼、牙齿的发育

1. 颅骨发育

颅骨随脑的发育而增长，故其发育较面部骨骼（包括鼻骨、下颌骨）为早。可根据头围大小、骨缝及前、后囟闭合迟早来评价颅骨的发育。颅骨缝出生时尚分离，约于 3 ~ 4 个月时闭合。前囟为顶骨和额骨边缘形成的菱形间隙，其对边中点连线长度在出生时约 1.5 ~ 2.0cm，后随颅骨发育而增大，6 个月后逐渐骨化而变小，1 ~ 1.5 岁时闭合。前囟早闭或过小见于小头畸形；前囟迟闭、过大见于佝偻病、先天性甲状腺功能减低症等；前囟饱满常示颅内压增高，见于脑积水、脑炎、脑膜炎、脑肿瘤、脑出血等疾病，而前囟凹陷则见于极度消瘦或脱水者。后囟为顶骨与枕骨边缘形成的三角形间隙，出生时即已很小或已闭合，最迟约于生后 6 ~ 8 周闭合。

2. 脊柱的发育

脊柱的增长反映脊椎骨的发育。出生后第 1 年脊柱增长快于下肢，1 岁以后则落后于下肢增长。新生儿时脊柱仅轻微后凸，3 个月左右随抬头动作的发育出现颈椎前凸，此为脊柱第 1 个弯曲；6 个月后会坐时出现胸椎后凸，为脊柱第 2 个弯曲；1 岁左右开始行走时出现腰椎前凸，为脊柱第 3 个弯曲。至 6 ~ 7 岁时韧带发育后，这 3 个脊柱自然弯曲为韧带所固定。生理弯曲的形成与直立姿势有关，有加强脊柱弹性的作用，有利于身体平衡。坐、立、行姿势不正及骨骼病变可引起脊柱发育异常或造成畸形。

3. 长骨的发育

长骨的生长和成熟与体格生长有密切关系。长骨生长主要依靠其干骺端软骨骨化和骨膜下成骨作用使之增长、增粗。干骺端骨骼融合，标志长骨生长结束。

4. 牙齿的发育

牙齿的发育与骨骼发育有一定的关系。人一生有两副牙齿，即乳牙（共20个）和恒牙（共32个）。出生时在颌骨中已有骨化的乳牙芽胞，但未萌出，生后4～10个月乳牙开始萌出，最晚2.5岁出齐，2岁以内乳牙的数目约为月龄减4～6，但乳牙的萌出时间也存在较大的个体差异，12个月尚未出牙可视为异常。恒牙的骨化从新生儿时开始，6岁左右开始出第1颗恒牙即第1磨牙，长于第2乳磨牙之后；7～8岁开始乳牙按萌出先后顺序逐个脱落代之以恒牙，12岁左右出第2磨牙；18岁以后出第3磨牙（智齿），但也有人终身不出此牙。恒牙一般20～30岁时出齐。

出牙为生理现象，但个别小儿可有低热、流涎、睡眠不安、烦躁等反应；较严重的营养不良、佝偻病、甲状腺功能减低症、21－三体综合征等患儿可有出牙迟缓、牙质差等。

（三）生殖系统发育

受内分泌系统下丘脑－垂体－性腺轴的控制，生殖系统迟至青春期前才开始发育。青春期大约持续6～7年，可划分为3个阶段：

①青春前期：女孩9～11岁，男孩11～13岁，体格生长明显加速，出现第2性征；

②青春中期：女孩13～16岁，男孩14～17岁，体格生长速度达高峰，第2性征全部出现，性器官在解剖和生理功能上均已成熟；

③青春后期：女孩17～21岁，男孩18～24岁，体格生长停止，生殖系统发育完全成熟。青春期开始和持续时间受多种因素的影响，个体差异较大。

（布合力其·依明尼亚孜）

第二节　小儿生长发育及其影响因素

（一）小儿年龄分组

1. 新生儿期

自出生后脐带结扎起至生后28天止称新生儿期。出生不满7天的阶段称新生儿早期。胎龄满28周（体重≥1000g）至出生后7足天称围生期，又称围产期，此期包括了胎儿晚期、分娩过程和新生儿早期，死亡率最高。

2. 婴儿期

出生后到满1周岁之前为婴儿期。此期小儿以乳汁为主要食品，又称乳儿期。这个时期为小儿出生后生长发育最迅速的时期，但此期小儿消化吸收功能尚未完善，易发生消化紊乱和营养不良。婴儿期需要有计划地接受预防接种，完成基础免疫程序，并应重视卫生习惯的培养和注意消毒隔离。

3. 幼儿期

1周岁后到满3周岁之前为幼儿期。此期小儿生长发育速度较前减慢，但智能发育较前突出，自主性和独立性不断发展，但对危险的识别能力不足，应注意防止意外伤害和中毒；幼儿饮食已逐渐过渡到成人饮食，需注意防止营养缺乏和消化紊乱。

4. 学龄前期

3周岁后（第四年）到入小学前（6～7岁）为学龄前期。此期小儿具有较大的可塑性，应加强早期教育，为入学做好准备。学龄前期小儿易患急性肾炎、风湿热等免疫性疾病。

5. 学龄期

从入小学起（6～7岁）到进入青春期（12～14岁）前称学龄前。此期是儿童心理发展上的一个重大转折时期，应加强教育，促进学龄期儿童德、智、体、美、劳全面发展。这个时期发病率较前为低，但要注意预防近视眼和龋齿，端正坐、立、行姿势，防治精神、情绪和行为等方面的问题。

6. 青春期（少年期）

从第2性征出现到生殖功能基本发育成熟，身高停止增长的时期称青春期，一般女孩从11～12岁开始到17～18岁，男孩从13～14岁开始到18～20岁，但个体差异较大。此期特点为生长发育在性激素作用下明显加快，第二性征逐渐明显，由于神经内分泌调节不够稳定，可出现良性甲状腺肿、痤疮、贫血等。外界环境对其影响越来越大，常可引起心理、行为、精神方面的问题，因此，应及时进行生理、心理卫生和性知识的教育。

（二）生长发育的规律

生长发育是小儿不同于成人的重要特点。生长一般是指小儿各器官、系统的长大和形态变化，可测出其量的改变；发育指细胞、组织、器官的分化完善和功能上的成熟，为质的改变。生长和发育两者紧密相关，不能截然分开，生长是发育的物质基础，而发育成熟状况又反映在生长的量的变化上。

1. 生长发育的连续性和阶段性

生长发育在整个小儿时期不断进行，呈一连续的过程，但各年龄阶段生长发育的速度不同。 般年龄越小，体格增长越快。出生后以最初6个月生长最快，尤其是头3个月，出现生后第一个生长高峰；后半年生长速度逐渐减慢，至青春期又猛然加快，出现第二个生长高峰。

2. 各系统器官发育的不平衡性

人体各系统的发育顺序遵循一定规律，有各自的生长特点。神经系统发育较早，生殖系统发育较晚，淋巴系统则先快而后回缩。

3. 生长发育的顺序性

生长发育通常遵循由上到下、由近到远、由粗到细、由低级到高级、由简单到复杂的顺序或规律。

4. 生长发育的个体差异

小儿生长发育虽按上述一般规律发展，但在一定范围内由于受遗传、营养、环境、教养等因素的影响而存在着较大的个体差异。体格上的个体差异一般随年龄增长而越来越显著，青春期差异更大。

（三）影响生长发育的因素

遗传因素和外界环境因素是影响小儿生长发育的两个最基本因素。

1. 遗传

小儿生长发育的特征、潜力、趋向、限度等都受父母双方遗传因素的影响。

2. 性别

性别也可造成生长发育的差异。女孩青春期开始较男孩约提前2年，此期体格生长剧增，身高、体重超过男孩，但至青春期末，其平均身高、体重较同年龄男孩为小。男孩青春期虽开始较晚，但延续的时间比女孩长，故体格发育最后还是超过女孩。因此在评价小儿生长发育时应分别按男、女标准进行。

3. 孕母情况

胎儿在宫内的发育受孕母生活环境、营养、情绪、健康状况等各种因素的影响。

4. 营养

合理的营养是小儿生长发育的物质基础，年龄越小受营养的影响越大。

（四）生活环境

良好的居住环境、卫生条件如阳光充足、空气新鲜、水源清洁等能促进小儿生长发育，反之，则带来不良影响。

（五）疾病和药物

疾病对小儿生长发育的影响十分明显。急性感染常使体重减轻；长期慢性疾病则同时影响体重和身高的增长；内分泌疾病常引起骨骼生长和神经系统发育迟缓；先天性疾病等，对体格和神经心理发育的影响更为明显。药物也可影响小儿的生长发育。

（布合力其·依明尼亚孜）

第三章　小儿保健

第一节　不同年龄期小儿保健的特点

（一）新生儿期保健

1. 合理喂养

母乳是新生儿的最佳食品，应鼓励和支持母亲母乳喂养，宣传母乳喂养的优点，教授哺乳的方法和技巧，并指导母亲观察乳汁分泌是否充足，新生儿吸吮是否有力。

2. 保暖

新生儿房间应阳光充足，通风良好，温湿度适宜。有条件者室内温度保持在22℃~24℃，湿度55%~65%。冬季环境温度过低可使新生儿（特别是低出生体重儿）体温不升，影响代谢和血液循环，甚至发生新生儿寒冷损伤综合征，所以新生儿在寒冷季节要特别注意保暖。

3. 日常护理

指导家长观察新生儿的精神状态、面色、呼吸、体温和大小便等情况，了解新生儿的生活方式。新生儿皮肤娇嫩，且新陈代谢旺盛，应每日沐浴，水温以略高于体温为宜，可用中性的婴儿沐浴露或肥皂。新生儿脐带未脱落前要注意保持清洁干燥。用柔软、浅色、吸水性强的棉布制作衣服、被褥和尿布，避免使用合成制品或羊毛织物，以防过敏。衣服式样简单，易于穿脱，宽松不妨碍肢体活动。尿布以白色为宜，便于观察大小便的颜色；且应勤换勤洗，保持臀部皮肤清洁干燥，以防红臀。新生儿包裹不宜过紧，更不宜用带子捆绑，应保持双下肢屈曲以利于髋关节发育。

4. 预防疾病和意外

定时开窗通风，保持室内空气清新。新生儿有专用用具，食具用后要消毒，保持衣服、被褥和尿布清洁干燥。母亲在哺乳和护理前应洗手。尽量减少亲友探视和亲吻，避免交叉感染。按时接种卡介苗和乙肝疫苗。新生儿出生两周后应口服维生素D，预防佝偻病的发生。注意防止因包被蒙头过严、哺乳姿势不当，乳房堵塞新生儿口鼻等造成新生儿窒息。

5. 早期教养

新生儿的视、听、触觉已初步发展，在此基础上，可通过反复的视觉和听觉训练建立各种条件反射，培养新生儿对周围环境的定向力以及反应能力。

（二）婴儿期保健

婴儿期易出现消化功能紊乱、营养不良、感染性疾病和传染病。

1. 合理喂养

4～6个月以内婴儿提倡母乳喂养。四个月以上婴儿要及时添加辅食，介绍辅食添加的顺序和原则，食物的选择和制作方法等。根据具体情况指导断奶。

2. 日常护理

（1）清洁卫生：每日早晚应给婴儿部分擦洗，勤换衣裤，用尿布保护会阴皮肤清洁。有条件者每日沐浴，浴后要特别注意揩干皮肤皱褶处，并敷爽身粉。在哺乳或进食后可喂少量温开水清洁口腔。

（2）衣着：婴儿衣着应简单、宽松、少接缝。衣服上不宜用纽扣，宜用带子代替，上衣宜用和尚领或圆领，最好穿连衣裤或背带裤。注意按季节增减衣服和被褥，尤其是冬季不宜穿得过多、过厚，以免影响四肢循环和活动，以婴儿两足温暖为宜。

（3）睡眠：一般1～2个月小婴儿尚未建立昼夜生活节律，胃容量小，可夜间哺乳1～2次，但不应含乳头入睡；3～4个月后逐渐停止夜间哺乳，婴儿的睡眠环境不需要过分安静，光线可稍暗。婴儿睡前应避免过度兴奋，保持身体清洁、干爽和舒适。有固定的睡眠场所和睡眠时间，可利用固定的乐曲催眠，不拍、不摇、不抱。各种卧位均可，但通常侧卧是最安全舒适的。但要注意两侧经常更换，以免面部或头部变形。

（4）牙齿：指导家长用软布帮助婴儿清洁齿龈和萌出的乳牙，并给较大婴儿提供一些较硬的饼干、烤面包片或馒头片等食物咀嚼，使其感到舒适。注意检查婴儿周围的物品是否能吃或安全，以防婴儿将所有能拿到的东西放入口中。

（5）户外活动：家长应每日带婴儿进行户外活动，有条件者可进行空气浴和日光浴，以增强体质和预防佝偻病的发生。

3. 早期教育

（1）大小便训练：婴儿3个月后可以把尿，会坐后可练习大小便坐盆，每次约3～5min。婴儿坐盆时不要分散其注意力。婴儿大便次数随食物性质的改变和消化功能的成熟逐渐减少，至每日1～2次时可开始训练定时大便。小便训练可从6个月开始，先训练白天不用尿布，然后是夜间按时叫醒坐盆小便，最后晚上也不用尿布，在此期间，婴儿应穿易脱的裤子，以利于培养排便习惯。

（2）视、听能力训练：对3个月内的婴儿，可以在婴儿床上悬吊颜色鲜艳、能发声及转动的玩具，逗引婴儿注意；每天定时放悦耳的音乐；家人经常面对婴儿说话、唱歌。3～6个月婴儿需进一步完善视、听觉，可选择各种颜色、形状、发声的玩具，逗引婴儿看、摸和听。对6～12个月的婴儿应培养其稍长时间的注意力，引导其观察周围事物，促使其逐渐认识和熟悉常见的事物。

（3）动作的发展：2个月时，婴儿可开始练习空腹俯卧，并逐渐延长俯卧时间，培养俯卧抬头，扩大婴儿的视野。3～6个月，婴儿喜欢注视和玩弄自己的小手，能够抓握细小的玩具，应用玩具练习婴儿的抓握能力；训练翻身。7～9个月，用能够滚动的、颜色鲜艳的软球等玩具逗引婴儿爬行，同时练习婴儿站立、坐下和迈步，以增强婴儿的活动能力和扩大其活动范围。10～12个月，婴儿会玩"躲猫猫"的游戏，鼓励婴儿学走路。

（4）语言的培养：婴儿出生后，家长就要利用一切机会和婴儿说话或逗引婴儿"咿呀"学语。5、6个月开始培养婴儿对简单语言做出动作反应，如用眼睛找物品，用动作回答简单的要求，以发展理解语言的能力。9个月开始培养有意识地模仿发音，如"爸爸"、"妈妈"等。防止异物吸入、窒息、中毒、跌伤、触电、溺水和烫伤等意外事故发生。

4. 预防疾病和意外

完成基础免疫，定期做健康检查和体格测量，进行生长发育监测。

（三）幼儿期保健

1. 合理安排膳食

注意供给足够的能量和优质蛋白，保证各种营养素充足且均衡。在2～2.5岁以前，食物应细、软、烂，做到多样化，菜色美观，以增进幼儿食欲。保健人员应帮助家长了解儿童进食的特点，指导家长掌握合理的喂养方法和技巧。

2. 日常护理

（1）衣着：幼儿衣着应颜色鲜艳便于识别，穿脱简便便于自理。

（2）睡眠：为儿童创造良好的就寝前环境，上床后用低沉的声音重复讲故事帮助其入眠。

（3）口腔保健：幼儿不能自理时，家长可用软布轻轻清洁幼儿牙齿表面，逐渐改用软毛牙刷。3岁后，幼儿应能在父母的指导下自己刷牙，早晚各一次，并做到饭后漱口。应少吃易致龋齿的食物，并去除不良习惯，定期进行口腔检查。

3. 早期教育

（1）大小便训练：家长应注意多采用赞赏和鼓励的方式，训练失败时不要表示失望或责备幼儿。

（2）动作的发展：玩具可促进动作的发展，应根据不同的年龄选择合适的玩具。

（3）语言的发展：成人应经常与其交谈，鼓励其多说话，通过游戏、讲故事、唱歌等促进幼儿语言发育，并借助于动画片等电视节目扩大其词汇量，纠正其发音。

（4）卫生习惯的培养：培养幼儿养成饭前便后洗手，不吃生水和未洗净的瓜果，不食掉在地上的食物，不随地吐痰和大小便，不乱扔瓜果纸屑等习惯。

（5）品德教育。

4. 预防疾病和意外

每3～6个月为幼儿做健康检查一次，预防龋齿，筛查听、视力异常，进行生长发育监测。指导家长防止意外发生。

5. 防治常见的心理行为问题

包括违拗、发脾气和破坏性行为等。

（四）学龄前期保健

1. 合理营养

学龄前儿童饮食接近成人，食品制作要多样化，并做到粗、细、荤、素食品搭配，保证热能和蛋白质的摄入。注意培养儿童健康的饮食习惯和良好的进餐礼仪。

2. 日常护理

（1）自理能力：学龄前儿童已有部分自理能力，如进食、洗脸、刷牙、穿衣、入厕等，但其动作缓慢、不协调，常需他人帮助，可能要花费成人更多的时间和精力，此时仍应鼓励儿童自理，不能包办。

（2）睡眠：因学龄前期儿童想象力极其丰富，可导致儿童怕黑、做噩梦等，儿童不敢一个人在卧室睡觉，常需要成人的陪伴。成人可在儿童入睡前与其进行一些轻松、愉快的活动，以减轻紧张情绪。还可在卧室内开一盏小灯。

3. 早期教育

（1）品德教育：培养儿童关心集体、遵守纪律、团结协作、热爱劳动等好品质。安排儿童学习手工制作、绘画、弹奏乐器、唱歌和跳舞、参观动物园、植物园和博物馆等活动，培养他们多方面的兴趣和想象、思维能力，陶冶情操。

（2）智力发展：学龄前儿童绘画、搭积木、剪帖和做模型的复杂性和技巧性明显增加；游戏的模仿性强，如玩"过家家"等。成人应有意识的引导儿童进行较复杂的智力游戏，增强其思维能力和动手能力。

4. 预防疾病和意外

儿童应每年进行 1～2 次健康检查和体格测量，筛查与矫治近视、龋齿、缺铁性贫血、寄生虫等常见病，继续监测生长发育，预防接种可在此期进行加强。对学龄前儿童开展安全教育，采取相应的安全措施，以预防外伤、溺水、中毒、交通事故等意外发生。

5. 防治常见的心理行为问题

学龄前期常见的心理行为问题包括吮拇指和咬指甲、遗尿、手淫、攻击性或破坏性行为等，家长应针对原因采取有效措施。

（五）学龄期保健

1. 合理营养

学龄期膳食要求营养充分而均衡，以满足儿童体格生长、心理和智力发展、紧张学习和体力活动等需求。要重视早餐和课间加餐，保证早餐的质和量，最好于上午课间补充营养食品，以保证体格发育，精力充沛；同时，要特别重视补充强化铁食品，以减低贫血发病率。家长在安排饮食时，可让儿童参与制定菜谱和准备食物，以增加食欲。

2. 体格锻炼

学龄儿童应每天进行户外活动和体格锻炼。系统的体育锻炼如体操、赛跑、球类活动、游泳等均能促进少年儿童体力、耐力的发展。

3. 预防疾病具体措施如下：

（1）培养良好的睡眠习惯：养成按时睡眠、起床和夏季午睡的习惯。保证精力充沛，身体健康。

（2）注意口腔卫生：培养儿童每天早、晚刷牙、饭后漱口的习惯，预防龋齿。

（3）预防近视眼：学龄期儿童应特别注意保护视力，教育儿童写字、读书时书本和眼睛应保持1尺左右的距离，保持正确姿势。课堂桌椅要配套，并根据不同年级配备适当型号的桌椅。教室光线充足，避免儿童在太弱的光线下看书、写字。读书、写字的时间不宜太长，课间要到户外活动、进行远眺以缓解视力疲劳。在教室内学生应定期更换座位，以免常从一侧看黑板，造成眼睛过度疲劳。教导学生写字不要过小过密。积极开展眼保健操活动，预防近视眼的发生。如果发生近视，要到医院检查和治疗。

（4）培养正确的坐、立、行等姿势：少年儿童时期是骨骼成长发育的重要阶段，骨骼的可塑性很大，如果儿童经常保持某些不良姿势，如听课、看书、写字时弯腰、歪头、扭身，站立和行走时歪肩、驼背等，可影响胸廓的正常发育，造成骨骼畸形，如驼背、脊柱侧弯等。因此，要培养学生正确的坐、立、行等姿势。

4. 防止意外事故

学龄期常发生的意外伤害包括车祸、溺水，以及在活动时发生擦伤、割伤、挫伤、扭伤或骨折等。对儿童进行法制教育，学习交通规则和意外事故的防范知识，减少伤残的发生。

5. 培养良好习惯

培养不吸烟、不饮酒、不随地吐痰等良好习惯。注意培养良好的学习习惯和性情，加强素质教育，通过体育锻炼培养儿童的毅力和奋斗精神，通过兴趣的培养陶冶高尚情操。要充分利用各种机会和宣传工具，有计划、有目的地帮助儿童抵制社会上各种不良风气的影响。

6. 防治常见的心理行为问题

学龄儿童不适应上学是此期常见问题，表现为焦虑、恐惧或拒绝上学。家长一定要查明原因，采取相应措施，帮助儿童适应学校生活。

（六）青春期保健

青春期儿童认知、心理、社会和行为发展日趋成熟，但由于神经内分泌调节尚不稳定，以及要面对更多的社会压力，他们会出现一些特殊的健康问题。应注意：

1. 供给充足营养。

2. 健康教育

（1）培养青少年良好的卫生习惯：重点加强少女的经期卫生指导。

（2）保证充足睡眠：养成早睡早起的睡眠习惯。

（3）养成健康的生活方式：加强正面教育，利用多种方法大力宣传吸烟、酗酒、吸毒及滥用药物的危害作用。

（4）进行正确性教育。

3. 法制和品德教育。

4. 预防疾病和意外

意外创伤和事故是青少年，尤其是男性青少年常见的问题，应继续进行安全教育。

5. 防治常见的心理行为问题

包括多种原因引起的出走、自杀及对自我形象不满等。

（布合力其·依明尼亚孜）

第二节　预防接种

一、人工获得的免疫方式

1. 主动免疫及常用制剂

主动免疫是指给易感者接种特异性抗原，刺激机体产生特异性抗体，从而产生免疫力。但主动免疫制剂在接种后经过一定期限产生的抗体，在持续 1～5 年后逐渐减少，故还要适时地安排加强免疫，巩固免疫效果。

主动免疫常用制剂包括：

（1）菌苗：用细菌菌体或细菌多糖体制成，包括死菌苗和活菌苗。

（2）疫苗：用病毒或立克次体接种于动物、鸡胚或组织中培养，经处理后形成，包括灭活疫苗和减毒活疫苗两种。

（3）类毒素：用细菌所产生的外毒素加入甲醛变成无菌性而仍有抗原性的制剂，如破伤风和白喉类毒素等。

2. 被动免疫及常用制剂

未接受主动免疫的易感者在接触传染源后，被给予相应的抗体，而立即获得免疫力，称之为被动免疫。由于抗体留在机体中的维持时间短暂（一般约 3 周），故主要用于应急预防和治疗。

二、计划免疫

儿童计划免疫（简称"计划免疫"）是根据儿童的免疫特点和传染病发生的情况制定的免疫程序，有针对性地将生物制品接种到婴幼儿体中，严格实施基础免疫（即全程足量的初种）及随后适时的"加强"免疫（即复种），以确保儿童获得可靠的免疫，达到预防、控制和消灭相应传染病发生的目的。

1. 免疫程序

实施预防接种证制度可保证接种对象和接种项目能够准确、及时，避免发生错种、漏种和重种（儿童计划免疫程序参见表 9－1）。

表 9 - 1 小儿计划免疫程序

预防病名	结核病	乙型肝炎	脊髓灰质炎	百日咳、白喉、破伤风	麻疹
免疫原	卡介苗（减毒活结核菌混悬液）	乙肝疫苗	脊髓灰质炎减毒活疫苗糖丸	类毒素和破伤风类毒素的混合制剂	
接种方法	皮内注射	肌内注射	口服	皮下注射	皮下注射
接种部位	左上臂三角肌上缘	上臂三角肌上臂外侧	上臂外侧		
初种次数	1 次	3 次	3 次（间隔 1 个月）	3 次（间隔 4 ~ 6 周）	1 次
每次剂量	0.1ml	5μg	每次 1 丸三型混合糖丸疫苗	0.2 ~ 0.5ml	0.2ml
初种年龄	生后 2 ~ 3 天至 2 个月内	第一次出生后 24h 内，第二次 1 个月，第三次 6 个月	2 个月以上婴儿第一次 2 个月，第 2 次 3 个月，第三次 4 个月	3 个月以上婴儿：第一次 3 个月，第二次 4 个月，第三次 5 个月	8 个月以上易感染
复种	接种后于 7 岁、12 岁进行复查，结核菌素阴性时加种	周岁时复查，免疫成功者：3 ~ 5 年加强；失败者：重复基础免疫	4 岁时加强口服三型混合糖丸疫苗	1.5 ~ 2 岁、7 岁时各加强 1 次，用吸附白破二联类毒素	7 岁时加强 1 次
注意点	2 个月以上婴儿接种前应做结核菌素试验（1:2000），阴性才能接种冷开水送服或含服，服后 1h 内禁饮热开水	掌握间隔期，避免无效注射	接种前 1 个月及接种后 2 周避免用胎盘球蛋白、丙种球蛋白制剂		

2. 预防接种的注意事项

（1）环境准备：接种场所应光线明亮，空气流通，温度适宜，接种用品及急救用品摆放有序。

（2）心理准备：做好解释、宣传工作，消除紧张、恐惧心理，争取家长和儿童的合作。

（3）严格执行查对制度及无菌操作原则：用 2% 碘酊及 75% 乙醇或 0.5% 碘伏消毒皮肤，待干后注射；接种活疫苗、菌苗时，只用 75% 乙醇消毒，因活疫苗、菌苗易被碘酊杀死，影响接种效果。抽吸后剩余药液放置不能超过 2h；接种后活菌苗应被烧毁。

（4）严格执行免疫程序：掌握接种的剂量、次数、间隔时间和不同疫苗的联合免疫方案。及时记录及预约，交代接种后的注意事项及处理措施。

（5）严格掌握禁忌证。

1）患自身免疫性疾病、免疫缺陷者。

2）有明确过敏史者禁止接种白喉类毒类、破伤风类毒类、麻疹疫苗（特别是鸡蛋过敏者）、脊髓灰质炎糖丸疫苗（牛奶或奶制品过敏）、乙肝疫苗（酵母过敏或疫苗中任何成分过敏）。

3）患有结核病、急性传染病、肾炎、心脏病、湿疹及其他皮肤患者不予接种卡介苗。

4）在接受免疫抑制剂治疗（如放射治疗、糖皮质激素、抗代谢药物和细胞毒性药物）期间，发热、腹泻和急性传染病期忌服脊髓灰质炎疫苗。

5）因百日咳菌苗可产生神经系统严重并发症，故儿童及家庭成员患癫痫、神经系统疾病、有抽搐史者禁用百日咳菌苗。

6）患有肝炎、急性传染病或其他严重疾患者不宜进行免疫接种。

3. 预防接种的反应及处理

（1）一般反应

1）局部反应：接种后数小时到24h左右，注射部位会出现红、肿、热、痛，有时还伴有局部淋巴结肿大或淋巴管炎。局部反应一般持续2~3天。如接种活菌（疫）苗，则局部反应出现较晚、持续时间较长。

2）全身反应：一般于接种后24h内出现不同程度的体温升高，多为中低度发热，持续1~2天。此外，还常伴有头晕、恶心、呕吐、腹泻、全身不适等反应。个别儿童接种麻疹疫苗后5~7天出现散在皮疹。多数儿童的局部和（或）全身反应是轻微的，无需特殊处理，注意适当休息、多饮水即可。局部反应较重时，用干净毛巾热敷，并对症处理。如局部红肿继续扩大，高热持续不退，应到医院诊治。

（2）异常反应

1）过敏性休克：于注射免疫制剂后数秒钟或数分钟内发生。表现为烦躁不安、面色苍白、口周青紫、四肢湿冷、呼吸困难、脉细速、恶心呕吐、惊厥、大小便失禁以致昏迷。如不及时抢救，可在短期内危及生命。此时应使患儿平卧，头稍低，注意保暖，给予氧气吸入，并立即皮下或静脉注射1:1000肾上腺素0.5~1ml，必要时可重复注射。

2）晕针：是由于各种刺激引起反射性周围血管扩张所致的一过性脑缺血。儿童在空腹、疲劳、室内闷热、紧张或恐惧等情况下，在接种时或几分钟内，出现头晕、心慌、面色苍白、出冷汗、手足冰凉、心跳加快等症状，重者心跳、呼吸减慢，血压下降，知觉丧失。此时应立即使患儿平卧，头稍低，保持安静，饮少量热开水或糖水，必要时可针刺人中、合谷穴，一般即可恢复正常。数分钟后不恢复正常者，皮下注射1:1000肾上腺素，每次0.5~1ml。

3）过敏性皮疹：荨麻疹最为多见，一般于接种后几小时至几天内出现，经服用抗组胺药物后即可痊愈。

4）全身感染：有严重原发性免疫缺陷或继发性免疫功能遭受破坏者，接种活菌（疫）苗后可扩散为全身感染。

（布合力其·依明尼亚孜）

第四章　小儿营养与喂养

第一节　能量与营养素的需要

（一）能量

1. 基础代谢

小儿对基础代谢的能量需要依年龄不同而发生变化。婴幼儿时期，基础代谢的能量需要占总能量的50%～60%。以后随年龄增长而逐渐减少，到12岁时接近成人。此外，由于年龄不同，各器官代谢在基础代谢中所占比例也存在差异。

2. 食物的特殊动力作用

食物经胃肠道消化、吸收及代谢过程中均能产热。因此，当人体进食后，产生的热量比进食前有所增加，这种通过食物刺激能量代谢的作用，称为食物的特殊动力作用。蛋白质的食物特殊动力作用最大。

3. 活动

用于肌肉活动的能量与活动量的大小及活动的时间有关，个体差异较大。初生婴儿睡眠时间较多，活动量较小，能量消耗较少，随年龄增长，活动量逐渐加大，需要量也增加。

4. 生长发育

生长发育所需的能量是小儿时期的特殊需要，与小儿的生长速度成正比。1岁以内婴儿体格发育速度最快，此项能量的需要量相对较多。1岁以后小儿生长速度趋于平稳，能量需要随之减少，至青春期体格发育再次加速，亦增加了能量的需要量。

5. 排泄

指每日摄入的供能食物中不能被吸收而排出体外的部分。

（二）营养素

1. 产能营养素

（1）蛋白质：构成人体细胞和组织的基本成分，也是保证各种生理功能的物质基础，具有参与调节人体的生理活动、供给能量等多项功能。蛋白质提供的能量占每日总能量的15%。

（2）脂肪：供给能量的重要营养素，同时具有提供必需脂肪酸、协助脂溶性维生素吸收、防止散热及机械保护功能。脂肪所提供的能量占每天总能量的比例依年龄不同略有变化，如婴儿期的饮食以乳类为主，脂肪所提供的能量占每日总能量的45%（35%～

50%），随年龄增长其比例逐渐下降，但仍应占总能量的25%～30%。

表9-2　各种维生素的作用和来源

维生素种类		作用	来源
脂溶性维生素	维生素A	促进生长发育和维持上皮细胞的完整性，增加皮肤黏膜的抵抗力，为形成视紫质所必须的成分，促进免疫功能	肝、牛乳、鱼肝油、胡萝卜等
	维生素D	调节钙磷代谢，促进肠道对钙磷吸收，维持血液钙、磷浓度及骨骼、牙齿的正常发育	肝、鱼肝油、蛋黄类、紫外线照射皮肤生成
	维生素K	由肝脏利用、合成凝血酶原	肝、蛋、豆类、青菜、肠内细菌和成
	维生素E	促进细胞成熟及分化，是一种有效的抗氧化剂	麦胚油、豆类、蔬菜
水溶性维生素	维生素B$_1$	构成脱羧辅酶的主要成分，为糖代谢所必需，维持神经、心肌的活动机能，调节胃肠蠕动，促进生长发育	米糠、麦麸、豆、花生、酵母
	维生素B$_2$	为辅黄酶主要成分，参与机体氧化过程，维持皮肤、口腔和眼的健康	肝、蛋、乳类、蔬菜、酵母
	维生素B$_6$	为转氨酶和氨基酸脱羧酶的组成成分，参与神经、氨基酸及脂肪代谢	各种食物中、也可在肠道内细菌合成
	叶酸	其活动形成四氢叶酸参与核苷酸的合成，有生血作用	各种食物、绿叶蔬菜、肝、肾、酵母
	维生素B$_{12}$	参与核酸的合成，促进四氢叶酸的形成，促进细胞及细胞核的成熟，对生血和神经组织代谢有重要作用	肝、肾、肉等动物食品
	维生素C	参与人体的羟化和还原过程，对胶原蛋白、细胞间粘合质、神经递质的合成和类固醇的羟化、氨基酸代谢、抗体及红细胞的生成等有重要作用。增强抵抗力、并有解毒作用	各种水果、新鲜蔬菜

（3）糖是食物的重要成分之一，在构成细胞和组织中不可缺少，为人体最主要的供能物质。由糖所产生的能量应占总能量的50%～60%。婴儿对糖的需要量相对较多，每天需12g/kg。

2. 非产能营养素

（1）维生素：虽不能供给能量，但是维持正常生长及生理功能所必需的营养素，参与和调节代谢过程，并可构成某些辅酶成分。

（2）元素：不供给能量，但参与机体的构成，具有维持体液渗透压、调节酸碱平衡的作用。包括常量元素和微量元素。

3. 水

参加体内所有的新陈代谢及体温调节活动，是机体重要的营养素。机体内新陈代谢和能量的需要量决定水的需要量，小儿新陈代谢旺盛，能量需要量大，因此对水的需要量大。婴儿每日需水 150ml/kg，以后每增加 3 岁减少 25ml/kg，9 岁时每日约为 75ml/kg，至成人则每日需 45～50ml/kg。

4. 膳食纤维

具有生理功能的膳食纤维包括纤维素、半纤维素、木质素及果胶。纤维素可吸收水分，使粪便体积增加，促进排便；半纤维素可结合铁、锌、钙、磷而使其吸收减少；果胶在吸水后可形成凝胶，有降低食物中糖密度、减少食饵性胰岛素分泌之功用。

（布合力其·依明尼亚孜）

第二节　婴儿喂养

（一）母乳喂养

1. 乳汁的成分

（1）蛋白质：母乳中含有较多的清蛋白和球蛋白，遇胃酸时凝块较小，有利于婴儿消化。含有较多的必需氨基酸，能促进婴儿神经系统和视网膜的发育。

（2）脂肪：母乳脂肪颗粒小，含有脂肪酶，易于消化、吸收。母乳中主要是含 12 个以上碳原子的长链脂肪酸，对胃肠道的刺激小。人体必需的多价不饱和脂肪酸，即亚油酸在母乳中含量较多，可在婴儿神经髓鞘形成及中枢神经系统的发育中发挥作用。此外，乳汁中脂肪的性质与乳母膳食有关。

（3）碳水化合物：乙型乳糖是母乳中碳水化合物的主要成分，可促进双歧杆菌和乳酸杆菌的生长，抑制大肠杆菌繁殖，使婴儿很少发生腹泻。

（4）矿物质：含量较低，减轻了婴儿的肾脏负担，且吸收率远高于牛乳。

（5）酶：母乳中含有较多的淀粉酶、乳脂酶等消化酶，有助消化。

（6）免疫因子：母乳中含有较多的免疫因子，能有效抵抗病原微生物的侵袭；初乳中的乳铁蛋白是重要的非特异性防御因子，可通过夺走大肠杆菌、多数厌氧菌及白色念珠菌赖以生存的铁，抑制它们的生长；溶菌酶能将革兰阳性细菌胞壁中的乙酰基多糖水解、破坏，使抗体的杀菌效能增强；双歧因子能促进双歧杆菌的生长、对大肠杆菌起抑制作用；巨噬细胞既有抗白色念珠菌和大肠杆菌的能力，还可能合成补体、溶菌酶等。此外，母乳的成分受产后不同时间及每次哺乳时泌乳先后的影响。世界卫生组织规定，产后 4 天以内的乳汁称为初乳；5～10 天的乳汁为过渡乳；11 天～9 个月的乳汁为成熟乳；10 个月以后的乳汁为晚乳。初乳量少，内含脂肪较少而以免疫球蛋白为主的蛋白质多。故加热后易发生凝固；维生素、牛磺酸和矿物质含量较丰富，有利于新生儿的生长及抗感染；过渡乳的总量增多。脂肪含量高，蛋白质及矿物质逐渐减少；成熟乳的总量达高峰，泌乳总量每天可达 700～1000ml，但所含蛋白质更少；晚乳在量和成分方面都不能满足小儿的需要。在每次哺乳时，先分泌的乳汁蛋白质含量高于脂肪，以后则脂肪越来越高于蛋白质。

2. 母乳喂养的优点

（1）满足婴儿的营养需求；

（2）增强免疫；

（3）喂哺简便；

（4）增加母婴的情感交流；

（5）母亲哺乳时可产生催乳激素，促进子宫收缩，加速子宫复原；可减少乳腺癌和卵巢癌的发病率。

3. 母乳喂养的护理

（1）鼓励母乳喂养；

（2）增进乳母健康；

（3）指导正确哺乳：

1）正常新生儿生后即可哺乳，产后母婴同室，将婴儿裸体置于母亲胸前进行皮肤接触（不能少于30min），同时吸吮乳头，以促使产妇乳汁早分泌、多分泌。

2）喂哺前，先做好清洁准备，包括给婴儿更换尿布，母亲洗手，清洁乳头。喂哺时可采取不同姿势，主要使母亲体位舒适，全身肌肉松弛，以利乳汁排出。一般宜采取坐位，怀抱婴儿，使其头、肩部枕于母亲哺乳侧肘弯部，使婴儿口含住乳头及大部分乳晕而不致堵鼻，母亲另一手拇指和四指分别放在乳房上、下方，喂哺时将整个乳房托起，并注意婴儿吸吮及吞咽情况。当奶流过急，婴儿有呛咳、溢乳时，可采取食、中指轻夹乳晕两旁的"剪刀式"哺喂姿势。每次尽量使一侧乳房排空后，再喂另一侧，下次哺乳时则先吃未排空的一侧。喂后将婴儿抱直，头部靠在母亲肩上，轻拍背部，使空气排出，然后保持右侧卧位，以防呕吐。

3）在婴儿满月前，提倡按需哺乳，以促进乳汁分泌。随婴儿的成长，吸奶量逐渐增多，可开始采取定时喂养，一般2个月以内每3h喂一次，昼夜7~8次；3~4个月大约每天6次。每次哺乳时间约为15~20min。

4）乳母患急、慢性传染病如肝炎、结核等，或重型心、肝、肾疾病时均不宜喂哺新生儿。

（4）评估喂养情况

1）向乳母了解哺喂时间，如是否按需哺乳，24h内哺乳次数，每次持续时间，夜间是否哺乳，有无延时哺喂而积聚乳汁及两次哺喂之间是否给婴儿添加水及其他乳制品等。

2）观察哺喂时母、婴体位是否舒适、正确。

3）了解母婴双方的一般情况。如乳母膳食安排和液体摄入量，婴儿体重、睡眠及排泄情况等。婴儿乳量充足表现为每次哺乳时能听到咽乳声，喂后安静入睡；每天有1次量多或少量多次的软便，十余次小便；生后最初2个月每周测体重1次，以后延长至每2周及每个月1次，小儿体重均按正确速度增加。

（5）防治乳房、乳头疾患：如有乳头凹陷，应按摩乳头，或用吸奶器吸出乳头，也可用吸奶器吸出乳汁，适当加温后用奶瓶哺喂；如有乳头裂伤，用温水洗净，并予暴露、干燥，后涂少量羊毛脂，用乳头罩喂哺；若患乳腺炎则暂不哺患侧，但仍要定时将乳汁排空，并积极治疗。

（6）指导断奶：断奶期是一个从完全依靠乳类喂养逐渐过渡到多元化食物的过程。随着婴儿的长大，母乳已不能满足小儿生长发育的需要，同时婴儿和各项生理机能也逐步适应于非流质食物，因此一般生后 4~6 个月开始添加辅食，为完全断奶作准备，断奶时间一般在生后 10~12 个月，逐渐减少哺乳次数、增加辅助食品。如遇夏季炎热或婴儿疾病时宜延迟断奶，但一般不超过 1 岁半。

（二）混合喂养

指母乳与牛乳或其他代乳品混合使用的一种喂养方法，分补授法和代授法 2 种。

1. 补授法

当母乳分泌量确实不足而无法改善，或其他原因不能完全由母乳喂养时，先喂母乳，将乳房吸空，再补充代乳品，以帮助刺激母乳分泌，称之为补授法，补充量根据小儿需要或母乳量多少而定。

2. 代授法

乳汁足够，但因特殊原因不能完全承担哺喂，不得不实行部分母乳喂养时，可用代乳品 1 次或数次代替母乳，称为代授法。

3. 人工喂养

婴儿以其他代乳品完全代替母乳喂养，称为人工喂养。

（1）乳品及代乳品

1）鲜牛乳：牛乳中蛋白质含量高，其中酪蛋白占总蛋白的 80%（而人乳中仅占 20%），酪蛋白中胱氨酸含量少，且在胃中形成的凝块较大；脂肪含量与人乳相似，但所含的不饱和脂肪酸较低，仅为 2%（人乳含 8%）；含乳糖较少，其中主要为甲型乳糖，易造成大肠杆菌生长；矿物质较多，可降低胃酸浓度，不利于消化，并可增加肾脏的溶质负荷；缺乏各种免疫因子，且容易被细菌污染。

①鲜牛乳的配制：鲜牛乳经过稀释、加糖、煮沸，适宜于婴儿的营养需求与消化能力。

稀释：根据婴儿月龄给予不同程度的稀释。生后不满 2 周者在 2 份牛奶中加入一份水，制成 2:1 奶。以后随日龄增长、婴儿消化能力的不断增加，逐渐在 3 份奶或 4 份奶中加入一份水，制成 3:1 或 4:1 奶，直至婴儿满月，可用全奶。

加糖：牛奶中糖含量较低，通过另外加糖，使三大供能物质达到正常比例，易于吸收。一般每 100ml 牛乳中加 5~8g 糖。

煮沸：煮沸后的牛乳既达到灭菌目的，又使蛋白质变性，在胃中的凝块变小。除煮沸方法外，还可用巴氏灭菌法：即将奶加热 65℃~68℃持续 30min；家庭中可采用的方法是将牛乳置于奶瓶中隔水蒸、煮沸不超过 5min 后立即冷却，对奶质的破坏较少；

②婴儿奶量的计算：以每日所需总能量和总液量计算。婴儿每日需总能量110kcal/kg，需水量150ml/kg。

例如：某婴儿体重7kg，每日需要总能量：110kcal/kg×7kg－770kcal

每100ml牛乳中所含能量为66kcal

100ml牛奶加5g糖后共得能量：66＋4×5－86kcal

每日需用牛乳总量（y）：100:86＝y:770

$$y=100×770/86～900ml$$

每日需水量：150×7＝1050ml

牛乳以外需水量：150ml

将全日牛乳（及水）量平均分次哺喂。

2）全脂奶粉：由鲜牛奶经加工处理后，制成干粉，较鲜牛乳易消化并减少过敏的可能性，且便于贮存。按重量1:8（1份奶粉加8份水）或按容量1:4（1勺奶粉加4勺水）配成牛奶，其成分与鲜牛奶相似。

3）酸牛乳：酸牛乳的凝块细小，使胃酸消耗减少，易于消化，并有一定的抑菌功能，不仅适用于健康小儿，更有利于消化不良者。每100ml灭菌鲜牛乳加入5%～8%乳酸0.5～0.8ml即可。配制方法为：用滴管吸入适量乳酸后缓缓滴入乳液中，边滴入边缓慢均匀搅拌，凝块可逐渐形成。

4）婴儿配方奶粉：全脂奶粉经加工处理，调整白蛋白与酪蛋白的比例，除去大量饱和脂肪酸及矿物质，使之适于婴儿消化能力和肾功能；加入不饱和脂肪酸和乳糖，强化婴儿生长时所需的微量营养素。使成分更接近母乳，可直接加水使用。根据配方不同，可供应不同月龄的婴儿使用。

5）羊乳：其成分与牛乳相仿，但维生素B12含量较少，叶酸含量极低，长期哺羊乳易致巨幼细胞性贫血。

6）其他代乳品。

（2）人工喂养的注意事项

1）选择适宜的奶瓶和奶嘴，奶嘴的软硬度与奶嘴孔的大小应适宜，奶嘴孔的大小应以奶瓶盛水倒置时液体呈滴状连续滴出为宜。奶温应与体温相似。哺喂前先将乳汁滴在成人于腕腹面测试温度，若无过热感，则表明温度适宜。

2）若无冷藏条件，应分次配制，确保安全。每次配乳所用食具、用具等均应洗净、消毒。

3）喂奶时应将婴儿抱起，斜卧于喂食者怀中，将适宜温度的乳液置于奶瓶中，奶瓶于斜位，使奶头充满乳汁，以避免小儿在吸奶同时吸入空气。哺喂完毕竖抱轻拍小儿后背，促使其将吞咽的空气排出。

4）人工喂养应定时、定量喂养。一般牛奶喂养3.5～4h1次，每日约喂6～7次，随月龄增加，增加牛奶量，减少喂奶次数。

5）婴儿的食量个体差异很大，初次配乳后，要观察小儿食欲、体重以及粪便的性状，随时调整乳量。正确的喂养应该是小儿发育良好，大便正常，喂奶后安静或入睡。

（三）辅助食品的添加

1. 添加目的

（1）补充乳类营养素的不足；

（2）改变食物的性质，为断奶做好准备；

（3）逐步培养婴儿良好的饮食习惯，食具由奶瓶改为匙、碗，锻炼了小儿进食的自理能力。

2. 添加原则

（1）添加方式：根据小儿营养需要及消化能力循序渐进，适应一种食品后再增加一种，从少到多，从稀到稠，从细到粗，逐步过渡到固体食物。

（2）添加时机：天气炎热或患病期间，应减少辅食量或暂停辅食，以免造成消化不良。

（3）食物质量：添加食品应单独制作，不要以成人食物代替辅食以保证质量。

3. 添加顺序见表9-3。

表9-3　添加辅食顺序

月龄	添加辅食	供给的营养素
1~3个月	水果汁、菜汤、鱼肝油制剂	维生素 A、C、D 和矿物质
4~6个月	米汤、米糊、稀粥等	补充热能
	蛋黄、鱼泥、豆腐、动物血、菜泥、水果泥	动物、植物蛋白质、铁、维生素、纤维素、矿物质
7~9个月	粥、烂面、饼干、蛋、鱼、肝泥	补充热量
	肉末	动物蛋白质、铁、锌、维生素
10~12个月	稠粥、软饭、挂面、馒头、面包、豆制品、碎肉、油	供给热量、维生素、蛋白质、矿物质、纤维素

（康建蓉）

第十篇　外科护理

第一章　乳房疾病患者的护理

第一节　解剖和生理概要

成年妇女乳房是两个半球形的性器官。乳腺位于胸大肌浅表，约在第 2 和第 6 肋骨水平浅筋膜的浅二深层之间；外上方形成乳腺腋尾部伸向腋窝。乳头位于乳房中央，周围皮肤色素沉着区为乳晕。

乳腺有 15～20 个腺叶，每个腺叶分成很多腺小叶，腺小叶由小乳管和腺泡组成，是乳腺的基本单位。每一腺叶有各自汇总的导管（大乳管），呈放射状开口于乳头。大乳管近开口的 173 段略为膨大，是乳管内乳头状瘤的好发部位。腺叶间有许多与皮肤垂直的纤维束，上连皮肤及浅筋膜浅层，下连浅筋膜深层，称 Cooper 韧带（乳房悬韧带），起束持、固定乳房的作用。

正常乳腺的生理活动受腺垂体、卵巢及肾上腺皮质等激素的影响。妊娠和哺乳时乳腺明显增生，腺管伸长、腺泡分泌乳汁。哺乳期后，乳腺处于相对静止状态。在月经周期的不同阶段，乳腺的生理状态受激素的影响呈周期性变化。绝经后乳腺逐渐萎缩，由脂肪组织替代。

乳房的淋巴网甚为丰富，其淋巴液输出主要通过四个途径（图 10－1）：

1. 大部分淋巴液经胸大肌外缘淋巴管流至腋窝淋巴结，再流向锁骨下淋巴结，继之到锁骨上淋巴结。

2. 部分乳房内侧的淋巴液通过肋间淋巴管流向胸骨旁淋巴结。

3. 两侧乳房间皮下有交通淋巴网，一侧乳房淋巴液可流向对侧乳房。

4. 乳房深部淋巴网可沿腹直肌鞘和肝镰状韧带的淋巴管流向肝。

目前常以胸小肌为界，将腋区淋巴结分三组：腋下（胸小肌外侧）组，包括乳腺外侧组、中央组、肩胛下组及腋静脉淋巴结；腋中（胸小肌后）组，包括胸小肌深面的腋静脉淋巴结；腋上（锁骨下）组，包括胸小肌内侧锁骨下静脉淋巴结。

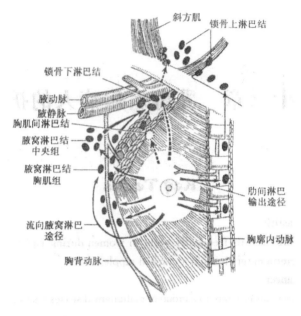

图 10 - 1　乳房淋巴输出途径

（谭伯瑛）

第二节　急性乳房炎

急性乳房炎（acute mastitis）系指乳房的急性化脓性感染。多发生在产后哺乳期妇女，以初产妇最为常见，好发于产后 3 ~ 4 周。致病菌主要为金黄色葡萄球菌，少数为链球菌。

【病因】

除因患者产后抵抗力下降外，还与下列因素有关。

1. 乳汁淤积　引起乳汁淤积的主要原因：

（1）乳头发育不良（过小或凹陷）：妨碍正常哺乳。

（2）乳汁过多或婴儿吸乳过少：以致不能完全排空乳汁。

（3）乳管不通畅：影响乳汁排出。乳汁淤积有利于入侵细菌的生长繁殖。

2. 细菌入侵　乳头破损或皲裂是使细菌沿淋巴管入侵感染的主要原因。6 个月以后的婴儿已长 4 牙，易致乳头破损；婴儿患口腔炎或含乳头睡眠，易致细菌直接侵入乳管，上行至腺小叶而致感染。

【病理生理】

急性乳房炎局部可出现炎性肿块，一般在数天后可形成脓肿。脓肿可以是单房或多房性。表浅脓肿可向外溃破或破入乳管自乳头流出；深部脓肿除可缓慢向外溃破外，也可向深部穿至乳房与胸肌间的疏松组织中，形成乳房后脓肿（ retromammary abscess）（图 10 - 2）。感染严重者，可并发脓毒症。

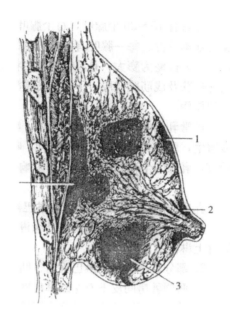

图 10 - 2　乳房脓肿的不同部位第三节

1. 表浅脓肿 2. 乳晕下脓肿

3. 深部脓肿 4. 乳房后脓肿

【临床表现】

1. 局部

患侧乳房胀痛，局部红、肿、热，并有压痛性肿块；常伴患侧腋窝淋巴结肿大和触痛。

2. 全身

随炎症发展，患者可有寒战、高热和脉搏加快。

【辅助检查】

1. 实验室检查

血常规检查示血白细胞计数及中性粒细胞比例升高。

2. 诊断性穿刺

在乳房肿块波动最明显的部位或压痛最明显的区域穿刺，抽到脓液表示脓肿已形成，脓液应作细菌培养及药物敏感试验。

【处理原则】

控制感染、排空乳汁。脓肿形成前主要以抗菌药等治疗为主，脓肿形成后，则需及时行脓肿切开引流。

1. 非手术处理

（1）局部处理：

①患乳停止哺乳，排空乳汁；

②热敷、药物外敷或理疗，以促进炎症的消散；外敷药可用金黄散或鱼石脂软膏；局部皮肤水肿明显者，可用25％硫酸镁溶液湿热敷。

（2）抗感染

1）抗菌药：原则为早期、足量应用抗菌药。首选青霉素类抗菌药，或根据脓液的细菌培养和药物敏感试验结果选用。由于抗菌药可被分泌至乳汁，故应避免使用对婴儿有不良影响的抗菌药，如四环素、氨基糖苷类、磺胺药和甲硝唑等。

2）中药治疗：服用清热解毒类中药。

3）终止乳汁分泌：感染严重、脓肿引流后或并发乳瘘者应终止乳汁分泌。常用方法：

①口服溴隐亭 1.25mg，每日 2 次，服用 7～14 日；或己烯雌酚 1～2mg，每日 3 次，共 2～3 日；

②肌内注射苯甲酸雌二醇，每次 2mg，每日 1 次，至乳汁分泌停止；

③中药炒麦芽，每日 60mg 水煎，分 2 次服用，共 2～3 日。

2. 手术处理 脓肿切开引流。脓肿形成后，应及时作脓肿切开引流。脓肿切开引流时应注意：

①切口呈放射状，以避免损伤乳管发生乳瘘；乳晕部脓肿可沿乳晕边缘作弧形切口；乳房深部或乳房后脓肿可在乳房下缘作弓形切口（图 10-3）；

②分离多房脓肿的房间隔膜以利引流；

③为保证引流通畅，引流条应放在脓腔最低部位，必要时另加切口作对口引流（图 10-4）。

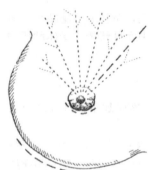

图 10-3 乳房脓肿的切口

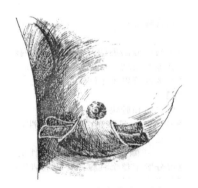

图 10-4 乳房脓肿对口引流

【常见护理诊断/问题】

1. 疼痛　与乳房炎症、肿胀、乳汁淤积有关。

2. 体温过高　与乳房炎症有关。

【护理措施】

1. 缓解疼痛

（1）防止乳汁淤积：患乳暂停哺乳y定时用吸乳器吸净或挤净乳汁。

（2）局部托起：用宽松的胸罩托起乳房，以减轻疼痛和减轻肿胀。

（3）局部热敷、药物外敷或理疗：以促进局部血循环和炎症的消散；局部皮肤水肿明显者，可用25%硫酸镁溶液湿热敷。

2. 控制体温和感染

（1）控制感染：遵医嘱早期应用抗菌药。

（2）病情观察：定时测量体温、脉搏、呼吸，监测血白细胞计数及分类变化，必要时做血培养及药物敏感试验。

（3）采取降温措施：高热者，予以物理降温，必要时遵医嘱应用解热镇痛药物。

（4）脓肿切开引流后的护理：保持引流通畅，定时更换切口敷料。

【健康教育】

1. 保持乳头和乳晕清洁

在孕期经常用肥皂及温水清洗两侧乳头，妊娠后期每日清洗一次；产后每次哺乳前、后均需清洗乳头，保持局部清洁和干燥。

2. 纠正乳头内陷

乳头内陷者于妊娠期经常挤捏、提拉乳头。

3. 养成良好的哺乳习惯

定时哺乳，每次哺乳时应将乳汁吸净，如有乳汁淤积，应及时用吸乳器或手法按摩排空乳汁。养成婴儿不含乳头睡眠的良好习惯。

4. 保持婴儿口腔卫生，及时治疗婴儿口腔炎。

5. 及时处理乳头破损

乳头、乳晕破损或皲裂时暂停哺乳，用吸乳器吸出乳汁哺乳婴儿；局部用温水清洗后涂以抗菌药软膏，待愈合后再行哺乳；症状严重时应及时诊治。

（谭伯瑛）

第三节　乳腺囊性增生

乳腺囊性增生病（mastopathy）是女性多发病，常见于中年妇女。是乳腺组织的良性增生，可发生于腺管周围并伴有大小不等的囊肿形成；也可发生于腺管内，表现为不同程度的乳头状增生伴乳管囊性扩张，也有发生在小叶实质者，主要为乳管及腺泡上皮增生。

【病因】

本病的发生与内分泌失调有关。一是体内雌、孕激素比例失调，黄体素分泌减少、雌激素量增多导致乳腺实质增生过度和复旧不全；二是部分乳腺实质中女性雌激素受体的质与量的异常，致乳腺各部分发生不同程度的增生。

【临床表现】

周期性乳房胀痛和肿块。

1. 乳房疼痛

特点是胀痛，具有周期性，表现为月经来潮前疼痛加重，月经结束后减轻或消失，有时整个月经周期都有疼痛。

2. 乳房肿块

一侧或双侧乳腺有弥漫性增厚，可呈局限性改变，多位于乳房外上象限，轻度触痛；也可分散于整个乳腺。肿块呈结节状或片状，大小不一，质韧而不硬，增厚区与用喇乳腺组织分界不明显。

3. 乳头溢液

少数患者可有乳头溢液，呈黄绿包或血性，偶为无色浆液。

【辅助检查】

钼钯 X 线摄片、B 型超声波或活组织病理学检查等均有助于本病的诊断。

【处理原则】

主要是观察、随访和对症治疗。

1. 非手术治疗

主要是观察和药物治疗。观察期间可用中医中药调理，或口服乳康片、乳康宁等；抗雌激素治疗仅在症状严重时采用，可口服他莫昔芬。由于本病有恶变可能，应嘱患者每隔 2~3 个月到医院复查，有对侧乳房癌或有乳房癌家族史者应密切随访。

2. 手术治疗

若肿块周围乳腺组织局灶性增生较为明显、形成孤立肿块，或 B 超、钼钯 X 线摄片发现局部有沙粒样钙化灶者，应尽早手术切除肿块并作病理学检查。

【常见护理诊断/问题】

疼痛 与内分泌失调致乳腺实质过度增生有关。

【护理措施】

1. 减轻疼痛

（1）心理护理：解释疼痛发生的原因，消除患者的思想顾虑，保持心情舒畅。

（2）用宽松乳罩托起乳房。

（3）按医嘱服用中药调理或其他对症治疗药物。

2. 定期复查和乳房自我检查，以便及时发现恶性变。

（谭伯瑛）

第四节　乳房良性肿瘤

临床常见的乳房良性肿瘤为乳房纤维腺瘤（fibroacienoma）和乳管内乳头状瘤（intra – ductal papilloma）。

一、乳房纤维腺瘤

乳房纤维腺瘤是女性常见的乳房良性肿瘤，好发年龄为 20~25 岁。

【病因】

本病的发生与雌激素的作用活跃密切相关。

【临床表现】

主要为乳房肿块。肿块多发生于乳房外上象限，约 75% 为单发，少数为多发。肿块增大缓慢，质似硬橡皮球的弹性感，表面光滑，易于推动。月经周期对肿块大小的影响不大。患者常无自觉症状，多为偶然扪及。

【处理原则】

乳房纤维腺瘤虽属良性，. 癌变可能性很小，但有肉瘤变可能，故手术切除是唯一有效的治疗方法。由于妊娠可使纤维瘤增大，所以妊娠前后发现的乳房纤维腺瘤一般应手术切除。

手术切除的肿块必须常规作病理学检查。

【常见护理诊断/问题】

知识缺乏：缺乏乳房纤维腺瘤诊治的相关知识。

【护理措施】

提供疾病的相关知识。

1. 告之患者乳房纤维腺瘤的病因及治疗方法。

2. 行肿瘤切除术后，嘱患者保持切口敷料清洁干燥。

3. 暂不手术者应密切观察肿块的变化，明显增大者应及时到医院诊治。

二、乳管内乳头状瘤

乳管内乳头状瘤多见于 40~50 岁妇女。75% 发生在大乳管近乳头的壶腹部，瘤体很小，且有很多壁薄的血管，容易出血。乳管内乳头状瘤属良性，但有恶变的可能，恶变率为 6%~8%。

【临床表现】

乳头溢血性液为主要表现。因瘤体小，常不能触及；偶可在乳晕区扪及质软、可推动的小肿块，轻压此肿块，常可见乳头溢出血性液。

【辅助检查】

乳腺导管造影可明确乳管内肿瘤的大小和部位；也可行乳管内镜检查，即将一根内径小于1mm的光导管，自乳头的溢液管口插入，通过内镜成像技术观察乳腺导管内的情况。

【处理原则】

诊断明确者以手术治疗为主，行乳腺区段切除并作病理学检查，若有恶变应施行根治性手术。

【常见护理诊断/问题】

焦虑 与乳头溢液、缺乏乳管内乳头状瘤诊治的相关知识有关。

【护理措施】

提供疾病的相关知识，减轻患者的焦虑。

1. 告之患者乳头溢液的病因、手术治疗的必要性，解除患者的思想顾虑。
2. 术后保持切口敷料清洁干燥，按时回院换药。
3. 定期回院复查。

（谭伯瑛）

第五节　乳房癌

乳房癌（breast cancer）是女性最常见的恶性肿瘤之一。在我国占全身各种恶性肿瘤的 7% ~ 10%，仅次于子宫颈癌，但近年来乳房癌的发病率呈上升趋努，有超过子宫颈癌的倾向。部分大城市报告乳房癌占女性恶性肿瘤之首位。

【病因】

乳房癌的病因尚不清楚。目前认为与下列因素有关：

①雌酮和雌二醇与乳房癌的发生直接相关。20 岁以前本病少见，20 岁以后发病率迅速上升，45 ~ 50 岁较高，绝经后发病率继续上升，可能与年老者雌酮含量升高相关；

②乳房癌家族史，一级亲属中有乳房癌病史者，发病危险性是普通人群的 2 ~ 3 倍；

③月经初潮早、绝经年龄晚、不孕和未哺乳；

④乳房良性疾病与乳房癌的关系尚有争论，多数认为乳腺小叶上皮高度增生或不典型增生可能与乳房癌发病有关；

⑤营养过剩、肥胖、高脂肪饮食可增加乳房癌的发病机会；

⑥环境因素和生活方式，如北美、北欧地区乳房癌的发病率为亚洲地区的 4 倍。

【病理生理】

1. 病理分型

根据乳房癌的病理特点分型。

（1）非浸润性癌：包括导管内癌（癌细胞未突破导管壁基膜）、小叶原位癌（癌细胞未突破末梢乳管或腺泡基膜）及乳头湿疹样乳房癌。此型属早期，预后较好。

（2）早期浸润性癌：包括早期浸润性导管癌（癌细胞突破管壁基膜，向间质浸润），早期浸润性小叶癌（癌细胞突破末梢乳管或腺泡基膜：向间质浸润，但未超过小叶范围）。

此期仍属早期，预后较好。

（3）浸润性特殊癌：包括乳头状癌、髓样癌（伴大量淋巴细胞浸润）、小管癌（高分化腺癌）、腺样囊性癌、黏液腺癌、大汗腺样癌、鳞状细胞癌等。此型一般分化较高，预后尚好。

（4）浸润性非特殊癌：包括浸润性小叶癌、浸润性导管癌、硬癌、髓样癌（无大量淋巴细胞浸润）、单纯癌、腺癌等。此型一般分化较低，预后较上述类型差一且是乳房癌中最常见的类型，占70%～80%。

（5）其他罕见癌或特殊类型乳房癌：如炎性乳房癌（inflammatorv breast cancer）和乳头湿疹样乳房癌（Paget's carclnoma of the breast）。

2. 转移途径

（1）局部浸润：癌细胞沿导管或筋膜间隙蔓延，继而浸润皮肤、胸肌、胸膜等周围组织。

（2）淋巴转移

主要途径有：

1）癌细胞经胸大肌外侧淋巴管→同侧腋窝淋巴结→锁骨下淋巴结→锁骨上淋巴结→胸导管（左）或右淋巴导管→静脉→远处转移。

2）癌细胞沿内侧淋巴管→胸骨旁淋巴结→锁骨上淋巴结，再经同样途径侵入静脉血流而发生远处转移。

上述两条途径中，以前一途径更为多见，根据我国各地乳房癌根治术后的病理检查结果，腋窝淋巴结转移率为60%，胸骨旁淋巴结转移率为20%～30%，后者原发病灶大多数在乳房内侧和中央区。

（3）血运转移：癌细胞可经淋巴途径进入静脉．也可直接侵入血循环而致远处转移。早期乳房癌亦可发生血运转移。最常见的远处转移部位依次为肺、骨和肝。

【临床表现】

1. 常见乳房癌的临床表现

（1）乳房肿块

1）早期：表现为患侧乳房无痛性、单发小肿块，患者多在无意中（洗澡、更衣）发现。肿块多位于乳房外上象限，质硬、表面不甚光滑，与周围组织分界不清，尚可推动。

2）晚期：乳房癌发展至晚期可出现：

肿块固定：癌肿侵入胸膜和胸肌时，固定于胸壁而不易推动。

卫星结节、铠甲胸：癌细胞侵犯大片乳房皮肤时皮肤表面出现多个坚硬小结或条索，卫星样围绕原发病灶。结节彼此融合、弥漫成片，可延伸至背部及对侧胸壁，致胸壁紧缩呈铠甲状时，呼吸受限。

皮肤溃破：癌肿侵犯皮肤并破溃形成溃疡，常有恶臭，易出血。

（2）乳房外形改变：乳房肿瘤增大可致乳房局部隆起。若肿瘤累及乳房Cooper韧带，可使其缩短而致肿瘤表面皮肤凹陷，即所谓酒窝征。邻近乳头或乳晕的癌肿因侵及乳管使之缩短，将乳头牵向癌肿一侧，可使乳头扁平、回缩、内陷。若皮下淋巴管被癌细胞堵塞，可引起淋巴回流障碍，出现真皮水肿，乳房皮肤呈橘皮样改变。

（3）转移征象

1）淋巴转移：最初多见于患侧腋窝。肿大淋巴结先是少数散在，质硬、无痛、可被推动，继之数目增多并融合成团，甚至与皮肤或深部组织粘连。

2）血运转移：乳房癌转移至肺、骨、肝时，可出现相应受累器官的症状。肺转移者可出现胸痛、气急，骨转移者可出现局部骨疼痛，肝转移者可出现肝大或黄疸。

2. 特殊类型乳房癌的临床表现

（1）炎性乳房癌：多见于年轻女性。表现为患侧乳房皮肤红、肿、热且硬，犹似急性炎症，但无明显肿块。癌肿迅速浸润整个乳房；常可累及对侧乳房。该型乳房癌恶性程度高，早期即发生转移，预后极差，患者常在发病数月内死亡.

（2）乳头湿疹样乳房癌（Paget 病）：乳头有瘙痒、烧灼感，之后出现乳头和乳晕区皮肤发红、糜烂、潮湿，如同湿疹样，进而形成溃疡；有时覆盖黄褐色鳞屑样痂皮，病变皮肤较硬。部分患者于乳晕区可扪及肿块。该型乳房癌恶性程度低，发展慢，腋窝淋巴转移晚。

【辅助检查】

1. 影像学检查

（1）X 线检查：乳房钼靶 X 线摄片可作为乳房癌的普查方法，是早期发现乳房癌的最有效方法。可发现乳房内密度增高的肿块影，边界不规则，或呈毛刺状，或见细小钙化灶。

（2）B 型超声检查：能清晰显示乳房各层次软组织结构及肿块的形态和质地，能显示直径在 0.5cm 以上的乳房肿快。

（3）近红外线扫描：利用红外线透照乳房，根据不同密度组织显示的灰度影不同而显示乳房肿块。

（4）热图像：系根据恶性肿瘤代谢旺盛、产热较周围组织高的原理，远红外图和液晶膜可显示异常热区而进行诊断。

2. 细胞学和活组织病理学检查　对疑为乳房癌者，可用：

（1）细针穿刺肿块：将抽吸出的细胞作细胞学诊断。

（2）用空芯针穿刺肿块：将取出的肿瘤组织条作病理学检查。

（3）完整切下肿块连同周围乳腺组织作快速病理学检查。

（4）有乳头溢液但未扪及肿块者可行溢液涂片细胞学检查。

3. 乳腺导管内镜检查。

【临床分期】

乳房癌的临床分期多采用国际抗癌联盟（UICC）建议的 T（原发癌肿）、N（区域淋巴结）、M（远处转移）分期法。2003 年 UICC 制定的乳房癌 TNM 分期方法简要如下：

1. 原发肿瘤

T_x：原发肿瘤情况不详细。

T_o：原发肿瘤未扪及。

T_{is}：原位癌：包括导管内癌、小叶原位癌、无肿块的乳头 Paget 病（伴有肿块的 Paget 病根据肿瘤大小分类）。

T_1：肿瘤最大直径≤2cm。

T_{mic}：微小浸润≤0.1cm。

T_{1a}：最大直径>0.1cm 但≤0.5cm。

T_{1b}：最大直径>0.5cm 但≤1cm。

T_{1c}：最大直径>1cm 但≤2cm。

T_2：肿瘤最大直径>2cm 但≤5cm。

T_3：肿瘤最犬直径>5cm。

T_4：任何大小的肿瘤，直接侵犯胸壁或皮肤（胸壁包括肋骨、肋间肌、前锯肌、不包括胸肌）。

T_{4a}：侵犯胸壁。

T_{4b}：乳房皮肤水肿（包括皮样改变）或溃疡，或同侧乳房有卫星结节。

T_{4c}：T_{4a} 和 T_{4b} 并存。

T_{4d}：炎性乳房癌。

注：

①有多个微小浸润癌灶者，应根据体积最大者分类，不应以多个病灶体积的总和计算；

②对于炎性乳房癌（T_{4d}），若皮肤活检阴。陛而且没有可测量的原发肿瘤，病理分类为 pTx。

2. 区域淋巴结

N_x：局部淋巴结情况不详。

N_0：同侧腋窝淋巴结未扪及。

N_1：同侧腋窝淋巴结肿大，尚叮活动。

N_2：同侧腋窝淋巴结肿大，相互融合并与其他组织粘连固定，或临床证据显示有内乳淋巴结转移但无腋窝淋巴结转移。

N_{2a}：同侧腋窝淋巴结肿大，相互融合并与其他组织粘连固定。

N_{2b}：临床证据显示有内乳淋巴结转移但无腋窝淋巴结转移。

N_3：同侧锁骨下淋巴结肿大，或临床证据显示内乳淋巴结转移合并腋窝淋巴结转移，或同侧锁骨上淋巴结转移。

N_{3a}：锁骨下淋巴结肿大。

N_{3b}：临床证据显示内乳淋巴结转移合并腋窝淋巴结转移。

N_{3c}：锁骨上淋巴结肿大。

注：临床证据系指由临床体格检查和影像学检查发现的证据（不包括淋巴结闪烁成像）

3．远处转移

M_x：不能确定远处转移的存在。

M_0：无远处转移。

M_1：有远处转移。

4．分期

0 期：$TisN_0 M_0$。

Ⅰ期：$TiN_0 M_0$。

Ⅱ期：$T_{0\sim1}N_1M_0$，$T_2N_{0\sim1}M_0$，$T_3N_0 M_0$。

Ⅲ期：$T_{0\sim2}N_2M_0$，$T3_{N1\sim2}M_0$，T_4 任何 NM_0，任何 TN_3M_0。

Ⅳ期：包括 M_1 的任何 TN。

【处理原则】

手术治疗为主，辅以化学药物、放射、内分泌、生物等综合治疗措施。

1．手术治疗

是最根本的治疗方法。手术适应证为 TNM 分期的 0、Ⅰ、Ⅱ期及部分Ⅲ期患者。已有远处转移、全身情况差、主要脏器有严重疾病及不能耐受手术者属手术禁忌。

1894 年 Halsted 提出的乳房癌根治术是治疗乳房癌的标准术式，50 年代扩大根治术问世，但发现扩大手术范围对术后生存率并无明显改善，目前主张缩小手术范围，同时加强术后综合辅助治疗。

（1）乳房癌改良根治术（modified radical mastectomy）：有两种术式，一是保留胸大肌，切除胸小肌；二是保留胸大、小肌。该术式适用于Ⅰ、Ⅱ期乳房癌患者。由于该术式保留了胸肌，术后外观效果好，目前已成为常用的手术方式。

（2）保留乳房的乳房癌切除术：完整切除肿块及肿块周围 1cm 的组织，并行腋窝淋巴结清扫。术后必须辅以放疗、化疗。适用于Ⅰ、Ⅱ期乳房癌患者。

（3）乳房癌根治术：切除整个乳房、胸大肌、胸小肌、腋窝及锁骨下淋巴结。适用于局部晚期乳房癌、中、高位腋窝淋巴结转移或肿瘤浸润胸大小肌的患者。

（4）单纯乳房切除术（total mastectomy）：切除整个乳房，包括腋尾部及胸大肌筋膜。适宜于原位癌、微小癌及年迈体弱不宜作根治术或晚期乳房癌尚能局部切除者。

（5）乳房癌扩大根治术（extensive radical mastectomy）：在传统根治术的基础上再行胸廓内动、静脉及其周围淋巴结（即胸骨旁淋巴结）清除术。该术式目前较少应用。

2．化学药物治疗 是重要的全身性辅助治疗，可以提高生存率。一般主张术后早期应用，治疗期为 6 个月左右，能达到杀灭亚临床转移灶的目的。常用的化疗药物有环磷酰胺

（C）、甲氨蝶呤（M）、氟尿嘧啶（F）、阿霉素（A）、表柔比星（E）、紫杉醇类：如紫杉醇（T）。传统联合化疗方案有 CMF、CAF，目前临床常用 CAF、CEF、AT 等。

术前化疗（新辅助化疗）目前多用于Ⅲ期病例，可探测肿瘤对化疗药物的敏感性，并使肿瘤缩小，降低临床分期。可采用 CMF、CAF 方案。

3. 内分泌治疗（endocrinotherapy）

（1）他莫昔芬：是最常用的药物，可降低乳房癌术后复发及转移，同时可减少对侧乳房癌的发生率；适用于雌激素受体（ER）、孕酮受体（PgR）阳性的绝经妇女。他莫昔芬的用量为每日 20mg，至少服用 3 年，一般为 5 年。该药的主要不良反应有潮热、恶心、呕吐、静脉血栓形成、眼部不良反应、阴道干燥或分泌物多。他莫昔芬的第二代药物是托瑞米芬（法乐通）。

（2）芳香化酶抑制剂（如来曲唑等）：能抑制肾上腺分泌的雄激素转变为雌激素过程中的芳香化环节，从而降低雌二醇，达到治疗乳房癌的目的。适用于受体阳性的绝经后妇女。

（3）卵巢去势治疗：包括药物、手术或放射去势，目前临床少用。

4. 放射治疗（radiotherapy）属局部治疗手段。可降低 U 期以上患者的局部复发率。放疗指征：

（1）病理证实有腋中或腋上组淋巴结转移者。

（2）阳性淋巴结占淋巴总数 1/2 以上或有 4 个以上淋巴结阳性者。

（3）病理证实胸骨旁淋巴结阳性者。

（4）原位癌灶位于乳房中央或内侧并作根治术后，尤其是腋淋巴结阳性者。

5. 生物治疗

近年临床上推广应用的曲妥珠单抗注射液，系通过转基因技术，对 C－erB－2 过度表达的乳房癌患者有一定效果。

【护理评估】

1. 术前评估

（1）健康史及相关因素：患者的月经史、孕育史、哺乳情况、饮食习惯、生活环境等；

既往有无患乳房良性肿瘤；有无乳房癌家族史。

（2）身体状况

1）局部

①乳房外形和外表：两侧乳房的形状、大小是否对称，乳头是否在同一水平，近期有无出现一侧乳头内陷的现象；乳房浅表静脉是否扩张；乳房皮肤有无红、肿及橘皮样改变，乳头和乳晕有无糜烂；

②乳房肿块：了解有无乳房肿块，肿块大小、质地和活动度，肿块与深部组织的关系，表面是否光滑、边界是否清楚；有尤局限性隆起或凹陷等改变情况。

2）全身

①有无癌症远处转移的征象，如锁骨上、腋窝淋巴结和其他部位有无肿大淋巴结，淋巴结的位置、大小、数目、质地及活动性；有无肺、骨和肝转移的征象。

②全身的营养状况以及心、肺、肝、肾等重要器官的功能状态。

3）辅助检查：包括特殊检查及与手术耐受性有关的检查结果。

（3）心理和社会支持状况：患者面对恶性肿瘤对生命的威胁、不确定的疾病预后、乳房缺失致外形受损、各种复杂而痛苦的治疗（手术、放疗、化疗、内分泌治疗等）、婚姻生活可能受影响等问题所产生的心理反应，如焦虑、恐惧程度，能否很好地应对；患者对拟采取的手术方式以及手术后康复锻炼知识的了解和掌握程度；家属尤其是配偶对本病及其治疗、疾病预后的认知程度及心理承受能力。

2. 术后评估

皮瓣和切口愈合情况。有无皮下积液；患侧上肢有无水肿，肢端血循环情况，患肢功能锻炼计划的实施情况及肢体功能恢复情况；患者对康复期保健和疾病相关知识的了解和掌握程度。

【常见护理诊断/问题】

1. 自我形象紊乱

与手术前担心乳房缺失、术后乳房切除影响自我形象与婚姻质量有关。

2. 有组织完整性受损的危险

与留置引流管、患侧上肢淋巴引流不畅、头静脉被结扎、腋静脉栓塞或感染有关。

3. 知识缺乏

缺乏有关术后患肢功能锻炼的知识。

【护理目标】

1. 患者能够主动应对自我形象的变化。

2. 手术创面愈合良好、患侧上肢肿胀减轻或消失。

3. 患者能复述患肢功能锻炼的知识且能正确进行功能锻炼。

【护理措施】

1. 正确对待手术引起的自我形象改变

（1）做好患者的心理护理：护理人员应有针对性地进行心理护理，多了解和关心患者，向患者和家属耐心解释手术的必要性和重要性，鼓励患者表述手术创伤对自己今后角色的影响，介绍患者与曾接受过类似手术且已经痊愈的妇女联系，通过成功者的现身说法帮助患者渡过心理调适期，使之相信一侧乳房切除将不影响正常的家庭生活、工作和社交；告知患者今后行乳房重建的可能，鼓励其树立战胜疾病的信心、以良好的心态面对疾病和治疗。

（2）取得其丈夫的理解和支持：对已婚患者，应同时对其丈夫进行心理辅导，鼓励夫妻双方坦诚相待，让丈夫认识其手术的必要性和重要性以及手术对患者的影响，取得丈夫的理解、关心和支持，并能接受妻子手术后身体形象的改变。

2. 促进伤口愈合、预防术后并发症

（1）术前严格备皮：对手术范围大、需要植皮的患者，除常规备皮外，同时做好供皮区（如腹部或同侧大腿区）的皮肤准备。乳房皮肤溃疡者，术前每天换药至创面好转，乳头凹陷者应清洁局部。

（2）体位：术后麻醉清醒、血压平稳后取半卧位，以利呼吸和引流。

（3）加强病情观察：术后严密观察生命体征的变化，观察切口敷料渗血、渗液情况，并予以记录。乳房癌扩大根治术有损伤胸膜可能，患者若感胸闷、呼吸困难，应及时报告医师，以便早期发现和协助处理肺部并发症，如气胸等。

（4）加强伤口护理

1）保持皮瓣血供良好

①手术部位用弹性绷带加压包扎，使皮瓣紧贴胸壁，防止积液积气。包扎松紧度以能容纳一手指、能维持正常血运、不影响患者呼吸为宜。

②观察皮瓣颜色及创面愈合情况，正常皮瓣的温度较健侧略低，颜色红润，并与胸壁紧贴；若皮瓣颜色暗红，则提示血循环欠佳，有可能坏死，应报告医生及时处理。

③观察患侧上肢远端血循环情况，若手指发麻、皮肤发绀、皮温下降、动脉搏动不能扪及，提示腋窝部血管受压，应及时调整绷带的松紧度。

④绷带加压包扎一般维持7～10日，包扎期间告知患者不能自行松解绷带，瘙痒时不能将手指伸入敷料下抓搔。若绷带松脱，应及时重新加压包扎。

2）维持有效引流：乳房癌根治术后，皮瓣下常规放置引流管并接负压吸引，以便及时、有效地吸出残腔内的积液、积血，并使皮肤紧贴胸壁，从而有利于皮瓣愈合。护理时应注意：

①保持有效的负压吸引：负压吸引的压力大小要适宜。若负压过高可致引流管腔瘪陷，致引流不畅；过低则不能达到有效引流的目的，易致皮下积液、积血。若引流管外形无改变，但未闻及负压抽吸声，应观察连接是否紧密，压力调节是否适当。

②妥善固定引流管：引流管的长度要适宜，患者卧床时将其固定于床旁，起床时固定于上身衣服。

③保持引流通畅：防止引流管受压和扭曲。引流过程中若有局部积液、皮瓣不能紧贴胸壁且有波动感，应报告医师，及时处理。

④观察引流液的颜色和量：术后1～2日，每日引流血性液约50～200ml，以后颜色量逐渐变淡、减少。

⑤拔管：术后4～5日，每日引流液转为淡黄色、量少于10～15ml、创面与皮肤紧贴，一手指按压伤口周围皮肤无空虚感，即可考虑拔管。若拔管后仍有皮下积液，可在严格消毒后抽液并局部加压包扎。

（5）预防患侧上肢肿胀：患侧上肢肿胀系患侧腋窝淋巴结切除、头静脉被结扎、腋静脉栓塞、局部积液或感染等因素导致上肢淋巴回流不畅静脉回流障碍所致。

护理：

1）勿在患侧上肢测血压、抽血、做静脉或皮下注射等。

2）指导患者保护患侧上肢：平卧时患肢下方垫枕抬高 $10^0 \sim 15^0$，肘关节轻度屈曲；半卧值时屈肘 90° 放于胸腹部；下床活动时用吊带托或用健侧手将患肢抬高于胸前，需他人扶持时只能抉健侧，以防腋窝皮瓣滑动而影响愈合；避免患肢下垂过久。

3）按摩患侧上肢或进行握拳、屈、伸肘运动，以促进淋巴回流。肢体肿胀严重者，可戴弹力袖促进淋巴回流；局部感染者，及时应用抗菌药治疗。

3. 指导患者作患侧肢体功能锻炼。由于手术切除了胸部肌肉、筋膜和皮肤，使患侧肩关节活动明显受限。随时间推移，肩关节挛缩可导致冰冻肩。术后加强肩关节活动可增强肌肉力量、松解和预防粘连，最大程度地恢复肩关节的活动范围。为减少和避免术后残疾，鼓励和协助患者早期开始患侧上肢的功能锻炼。

（1）术后 24h 内：活动手指及腕部，可作伸指、握拳、屈腕等锻炼。

（2）术后 1~3 日：进行上肢肌肉的等长收缩，利用肌肉泵作用促进血液、淋巴回流；可用健侧上肢或他人协助患侧上肢进行屈肘、伸臂等锻炼，逐渐过渡到肩关节的小范围前屈、后伸运动（前屈小于 30°，后伸小于 15°）。

（3）术后 4~7 日：患者可坐起，鼓励患者用患侧手洗脸、刷牙、进食等，并作以患侧手触摸对侧肩部及同侧耳朵的锻炼。

（4）术后 1~2 周：术后 1 周皮瓣基本愈合后，开始作肩关节活动，以肩都为中心，前后摆臂。术后 10 日左右皮瓣与胸壁粘附已较牢固，循序渐进地作抬高患侧上肢（将患侧的肘关节伸屈、手掌置于对侧肩部，直至患侧肘关节与肩平）、手指爬墙（每天标记高度，逐渐递增幅度，直至患侧手指能高举过头）、梳头（以患侧手越过头顶梳对侧头发、扪对侧耳朵）等的锻炼。指导患者作患肢功能锻炼时应注意锻炼的内容和活动量应根据患者的实际情况而定，一般以每日 3~4 次，每次 20~30min 为宜；应循序渐进，功能锻炼的内容应逐渐增加；术后 7~10 日内不外展肩关节，不要以患侧肢体支撑身体，以防皮瓣移动而影响创面愈合。

【护理评价】

1. 患者焦虑、恐惧有否缓解，情绪是否稳定，患者及家属能否正确接受手术所致的乳房外形改变。

2. 置引流管期间患者有否出现感染征象，创而是否愈合良好，患侧肢体有否出现肿胀，功能有否障碍。

3. 患者是否掌握患肢功能锻炼的方法。

【健康教育】

1. 活动

术后近期避免用患侧上肢搬动、提取重物，继续行功能锻炼。

2. 避孕

术后 5 年内应避免妊娠，以免促使乳房癌复发。

3. 放疗或化疗

放疗期间应注意保护皮肤，出现放射性皮炎时及时就诊。化疗期间应定期检查肝、肾功能，每次化疗前 1 天或当天查血白细胞计数，化疗后 5~7 日复查血白细胞计数，若白细胞数 $<3 \times 10^9/L$，需及时就诊。放疗、化疗期间因抵抗力低，应少到公共场所，以减少感染机会；加强营养，多食高蛋白、高维生素、高热量、低脂肪的食物，以增强机体的抵抗力。

4. 义乳或假体

提供患者改善自我形象的方法：

（1）介绍假体的作用和应用。

（2）出院时暂佩戴无重量的义乳（有重量的义乳在治愈后佩带），乳房硕大者，为保持体态匀称，待伤口一期愈合后即可佩带有重量的义乳。

（3）避免衣着过度紧身。

（4）根治后 3 个月可行乳房再造术，但有肿瘤转移或乳腺炎者，严禁假体植入。

5. 乳房自我检查（breast self-examination）

20 岁以上的女性应每月自查乳房一次，宜在月经干净后 5~7 日进行；绝经后妇女宜在每月固定时间定期到医院体检，40 岁以上的妇女、乳房癌术后患者每年行铂钯 X 线摄片检查，以便早期发现乳房癌或乳房癌复发征象。乳房癌患者的姐妹和女儿属发生乳房癌的高危人群，更要高度警惕。乳房自查方法包括：

（1）视诊：站在镜前以各种姿势（两臂放松垂于身体两侧、向前弯腰或双手上举置于头后），观察双侧乳房的大小和外形是否对称；有无局限性隆起、凹陷或皮肤橘皮样改变；有无乳头回缩或抬高。

（2）触诊：仰卧位，肩下垫软薄枕，被查侧的手臂枕于头下，使乳房完全平铺于胸壁。对侧手指并拢平放于乳房，从乳房外上象限开始检查，依次为外上、外下、内下、内上象限，然后检查乳头、乳晕，最后检查腋窝注意有无肿块，乳头有无溢液。若发现肿块和乳头溢液，应及时到医院作进一步检查。

（王春霞）

第二章 化脓性腹膜炎患者的护理

【解剖生理概要】

腹膜是一层很薄的浆膜，分为相互连续的壁腹膜和脏腹膜两部分。壁腹膜贴附于腹壁、横膈脏面和盆壁内面；脏腹膜覆盖于内脏表面，成为其浆膜层。覆盖于横结肠的腹膜下垂形成大网膜，活动度较大，能移至病灶处包裹、填塞和局限炎症。腹膜腔是壁腹膜和脏腹膜之间的潜在腔隙，是人体最大的体腔。腹膜腔分为大、小两部分，即腹腔和网膜囊，经由网膜孔相通（图10-5）。正常情况下，腹膜腔含少量液体，病变时，腹膜腔可容纳数升液体或气体。腹膜的动脉来自肋间动脉和腹主动脉分支，静脉汇入门静脉和下腔静脉，当门静脉或下腔静脉循环受阻时，腹腔内可积聚大量液体。壁腹膜的神经支配来自肋间神经和腰神经的分支，属体神经系统，对各种刺激敏感，痛觉定位准确。因此，腹前壁腹膜受炎症或化学性刺激后可引起局部疼痛、压痛及腹壁肌肉反射性收缩。产生腹肌紧张，是判断腹膜炎的主要临床依据。膈肌中间部分的腹膜受刺激后，通过膈神经反射引起肩部放射性疼痛或呃逆。脏腹膜的神经支配来自交感神经和迷走神经末梢，属于自主神经，对牵拉、胃肠腔内压力增高及炎症、压迫等刺激较为敏感，表现为钝痛，定位较差，感觉多集中于脐周腹中部；严重刺激常可引起心率减慢、血压下降和肠麻痹等。

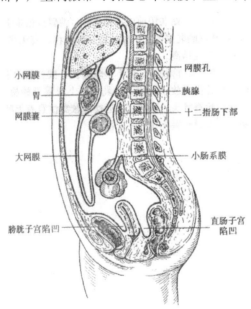

图10-5 腹膜解剖模式

腹膜具有润滑、吸收和渗出、防御、修复等生理功能，能减少胃肠道蠕动时或与其他内脏器官接触时的摩擦，可吸收大量积液、血液、空气和毒素，严重腹膜炎时，大量毒性物质的吸收可引起感染性休克。腹膜也能渗出大量液体以稀释毒素和减少刺激，渗出液中的巨噬细胞能吞噬细菌、异物；渗出液中的纤维蛋白沉积在病灶周围，可产生粘连，使炎症局限并修复受损组织；但亦可因此形成腹腔内广泛的纤维性粘连，影响内脏器官功能，如肠梗阻。

腹膜炎（peritonitis）是发生于腹膜腔壁腹膜与脏腹膜的炎症，可由细菌、化学性（如胃液、胆汁或血液）或物理性等因素引起。

【分类】

按发病机制腹膜炎可分为原发性与继发性两类；按病因分为细菌性与非细菌性两类；按临床过程分为急性、亚急性和慢性三类；按累及范围分为弥漫性与局限性两类；各类型间可以转化。

临床所称急性腹膜炎（acute peritonitis）多指继发性的化脓性腹膜炎，是一种常见的外科急腹症，是由化脓性细菌包括需氧菌和厌氧菌或两者混合引起的腹膜的急性炎症，累及整个腹膜腔时称为急性弥漫性腹膜炎。

【病因】

1. 继发性腹膜炎（secondary peritonitis）

是急性化脓性腹膜炎中最常见韵一种，占98%。继发性腹膜炎的主要致病菌是胃肠道内的常驻菌群，其中以大肠杆菌最多见，其次为厌氧拟杆菌和链球菌等（图10-6）。

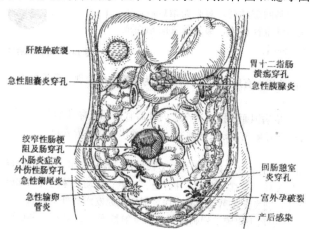

图10-6 继发性腹膜炎常见原因

（1）腹内内脏器官穿孔或破裂：胃、十二指肠溃疡急性穿孔、腹部损伤引起内脏破裂是继发性腹膜炎最常见的原因，常先引起化学性腹膜炎，继发感染后形成化脓性腹膜炎；急性坏疽性胆囊炎时胆囊壁的坏死、穿孔常造成极为严重的胆汁性腹膜炎。

（2）腹腔内脏器官缺血、渗出及炎症扩散：见于绞窄性疝、绞窄性肠梗阻、急性化脓性阑尾炎及急性胰腺炎时病变器官缺血、含有细菌的渗出液在腹腔内扩散引起腹膜炎。

（3）其他：如腹部手术时污染腹腔，胃肠道、胆管吻合门渗漏，腹前、后壁的严重感染等也可引起腹膜炎。

2. 原发性腹膜炎（primary peritonitis）

腹膜腔内无原发病灶，细菌经血行、泌尿道及女性生殖道等途径播散至腹膜腔并引起炎症，称为原发性骏膜炎，占 2%。病原菌多为溶血性链球菌、肺炎双球菌或（大肠杆菌）。多见于儿童、肝硬化并发腹水或肾病等，患者常伴有营养不良或抵抗力低下。

【病理生理】

腹膜受到细菌或胃肠道内容物的刺激后迅速发生充血、水肿等反应，并失去原有光泽；继之产生大量浆液性渗出液，以稀释腹膜腔内的毒素；渗出液中的大量吞噬细胞、中性粒细胞以及坏死组织。细菌和凝固的纤维蛋白使渗出液变混浊成为脓液。以大肠杆菌为主的脓液多呈黄绿色，因常与其他致病菌混合感染而变得稠厚，并有粪臭味。

腹膜炎的转归除与患者全身情况和腹膜局部防御能力有关外，也取决于污染细菌的性质、数量和污染的持续时间。细菌及其内毒素刺激机体防御机制，激活多种炎性介质，如白介素 -1、白介素 -6 等，可导致全身性炎症反应。腹膜炎时腹膜的严重充血水肿可引起水、电解质紊乱；腹腔内脏器官浸泡在脓液中可形成麻痹性肠梗阻，肠管扩张使膈肌上移而影响心肺功能，肠腔内的大量积液又使血容量明显减少；细菌入侵和毒素吸收易致感染性休克；严重者可导致死亡。病变轻者，病灶经大网膜包裹或填塞而被局限，形成局限性腹膜炎；若脓液在腹腔内积聚并由肠袢网膜或肠系膜等粘连包围，与游离腹膜腔隔开而形成腹腔脓肿(abdominal abscess)（图 10 - 7），如膈下脓肿、盆腔脓肿和肠间隙脓肿。腹膜炎治愈后，腹腔内多有不同程度的纤维性粘连，部分肠管的粘连或成角可导致粘连性肠梗阻。

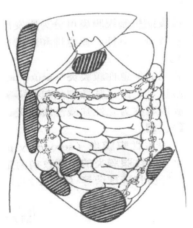

图 10 - 7 腹腔脓肿的常见部位

【临床表现】

随腹膜炎的不同阶段而有所不同，早期常仅为腹膜炎的表现，后期则可因并发腹腔脓肿而有不同表现。

1. 急性腹膜炎

依病因而不同，因空腔内脏器官破裂或穿孔引起者，发病较突然；由阑尾炎、胆囊炎等引起者多先有原发病症状，后逐渐出现腹膜炎表现。

（1）症状

1）腹痛：最主要的症状，疼痛程度与发病原因、炎症轻重、年龄和身体素质等有关。一般呈持续性、剧烈腹痛，常难以忍受。深呼吸、咳嗽、转动身体时疼痛加剧。腹痛范围多自原发病变部位开始，随炎症扩散而波及全腹，但仍以原发病灶处最显著。

2）恶心、呕吐：最初为腹膜受到刺激引起的反射性恶心、呕吐，多较轻微，呕吐物为胃内容物；发生麻痹性肠梗阻时可出现持续性呕吐，呕吐物伴黄绿色胆汁，甚至呈棕褐色粪汁样。

3）体温、脉搏的变化：骤然发病的病例，体温由正常逐渐升高、脉搏逐渐加快；原有炎性病变者，体温已升高，继发腹膜炎后更趋增高。但年老体弱者体温可不升。多数患者的脉搏加速与体温成正比，若脉搏快而体温反下降，常为病情恶化的征象之一。

4）感染、中毒表现：患者可相继出现寒战、离热、脉速、呼吸浅快及口干；随着病情进展，可出现面色苍白、口唇发绀、肢端发凉、呼吸急促、血压下降、神志恍惚或不清等全身感染、中毒的表现。严重者可出现代谢性酸中毒及感染性休克。

（2）体征

1）一般表现：患者多呈急性病容，喜仰卧位，双下肢屈曲，不愿意改变体位。腹部拒按，体征随腹膜炎的轻重、早晚期和原发病因而不同。

2）腹部：腹胀明显，腹式呼吸运动减弱或消失。腹部压痛、反跳痛和腹肌紧张是腹膜炎的标志性体征，称为腹膜刺激征；以原发病灶处最明显。腹肌紧张的程度与患者体型、年龄和等有关。胃肠、胆囊穿孔时腹肌可呈"木板样"强直。因胃肠胀气叩诊呈鼓音；胃肠穿孔时溢出的气体积聚于膈下，使肝浊音界缩小或消失；腹腔内积液较多时移动性浊音呈阳性。伴肠麻痹者听诊时肠鸣音减弱或消失。

局限性腹膜炎时，患者临床症状相对较轻，腹膜刺激征局限于病灶部位。

2. 腹腔脓肿

（1）膈下脓肿：脓液积聚于膈肌以下、横结肠及其系膜以上的间隙内，统称为膈下脓肿（subphrenrc abscess）。膈下脓肿的临床特点是患者可出现明鼎的令身症状，而局部症状隐匿。患者有发热，初期为弛张热，脓肿形成后为持续高热或中等发热，39℃左右。脉率快，舌苔厚腻，逐渐出现乏力、消瘦和厌食。可有肋缘下或剑突下持续性钝痛，深呼吸时疼痛加重；亦可有颈肩部牵涉痛。脓肿刺激膈肌可引起呃逆。感染波及胸膜时可出现胸腔积液、气促、咳嗽和胸痛等表现。

（2）盆腔脓肿：盆腔处于腹腔最低位置，腹膜炎时，腹腔内炎性渗出物及脓液易积聚于此而形成盆腔脓肿（pelvic abscess）。因盐腔腹膜面积较小，吸收能力较低，所以箍腔脓钟的特点是局部症状明显而全身中毒症状较轻。多见于急性腹膜炎后期、阑尾穿孔或结直肠于术后，患者体温下降后又升高，脉速，出现典型的直肠或膀胱刺激症状，如里急盾最、排便次数增多而量少、黏液便，或尿频、排尿困难等，但腹部体检常无刚性发现。直肠指检时直肠前窝饱满且有触痛，部分患者可被触及波动感。

【辅助检查】

1. 实验室检查　血常规检查示白细胞计数及中性粒细胞比例增高，可出现中毒性颗粒。病情危重或机体反应能力低下者，白细胞计数可不升高，仅中性粒细胞比例增高。

2. 影像学检查

（1）腹部 X 线检查：立、卧位平片见小肠普遍胀气并有多个小液平：胃肠穿孔时，立位平片多数可见膈下游离气体；膈下脓肿时，可见患侧膈肌升高，肋膈角模糊或胸腔积液。

（2）B 超检查：显示腹腔内有不等量的积液但不能鉴别液体的性质。B 超对膈下脓肿的诊断价值较大，可明确脓肿的位置及大小。

（3）CT 检查：对腹腔内实质性内脏器官的病变有诊断价值，也可帮助明确脓肿的大小及位置。

3. 诊断性腹腔穿刺或腹腔灌洗

根据抽出液性状、气味、浑浊度，涂片、细胞培养以及淀粉酶等测定等有助判断。

【处理原则】

积极处理原发病灶，消除引起腹膜炎的病因，清理或引流腹腔，控制炎症，促使脓性渗出液局限；形成脓肿者作脓腔引流。化脓性腹膜炎的治疗包括非手术和手术两类方法。

1. 非手术治疗

对病情较轻或病程较长已超过 24h、腹部体征已减轻或炎症已有局限化趋势及原发性腹膜炎者可行非手术治疗。非手术治疗也可作为手术前的准备。

（1）禁食和胃肠减压。

（2）静脉输液、纠正水、电解质紊乱；补充热量、氮挞或提供营养支持。

（3）合理应用抗菌药。

（4）对症处理：镇静、止痛和吸氧等。

（5）物理治疗：盆腔脓肿未完全形成或较小时，可辅以热水坐浴、温盐水保帮灌肠等治疗。

2. 手术治疗

绝大多数继发性腹膜炎患者需手术治疗，手术类型视病情而定。

（1）手术适应证：

①经非于术治疗 6～8h 后（一般不超过 12h），腹膜炎症状和体征无缓解或反而加重者；

②腹腔内原发病严重，如胃肠道、胆囊穿孔、绞窄性肠梗阻或腹腔内脏器官破裂等；

③腹腔内炎症较承，出现严重的肠麻痹或中毒症状，或合并休克；

④腹膜炎病因不明且无局限趋势者。

（2）手术处理：

①探查腹膜腔，明确病因，处理原发病灶；

②清理腹腔，充分引流；

③引流已形成的腹腔脓肿。膈下脓肿可经手术引流或经皮穿刺置管引流，后者创伤较小。盆腔脓肿可经直肠前壁切开引流；已婚女性亦可经阴道后穹隆穿刺，置管或切开引流。

【护理评估】

1．术前评估

（1）健康史和相关因素：询问既往病史，尤其注意有无胃、十二指肠溃疡病史，慢性阑尾炎发作史，其他腹腔内脏器官疾病和手术史；近期有无腹部外伤史。对于儿童应注意近期有无呼吸道、泌尿道感染病史、营养不良或其他导致抵抗力下降的情况。

（2）身体状况

1）腹部症状和体征：了解腹痛发生的时间、部位、性质、程度、范围及其伴随症状等；注意有无腹部压痛、反跳痛、肌紧张及其部位、程度和范围；了解有无肠鸣音减弱或消失，有无移动性浊音。

2）全身情况：了解患者精神状态、体温、脉搏、呼吸、血压的改变以及饮食和活动情况，有无感染性中毒反应，如寒战高热、脉速、呼吸浅快、面色苍白或口唇发绀等，有无水、电解质紊乱、酸碱失衡的表现，有无休克现象，如口干、血压下降或神志恍惚等。

3）辅助检查：了解血常规、腹部X线、B超、CT检查及腹腔穿刺等辅助检查的结果。

（3）心理和社会支持状况：了解患者患病后的心理反应，有无焦虑、恐惧等表现。询问患者对本病的认知程度和心理承受能力，对医院环境的适应情况。了解家属及亲友的态度、经济承受能力等。

2．术后评估

评估麻醉方式、手术类型，腹腔内炎症情况，原发病变类型，重点了解腹腔引流管放置的部位、引流液性状，切口愈合情况等。

【常见护理诊断/问题】

1．腹痛、腹胀　与腹膜炎炎症反应和刺激、毒素吸收有关。

2．体温过高　与腹膜炎毒素吸收有关。

3．体液不足　与腹膜腔内大量渗出、高热或体液丢失过多有关。

4．潜在并发症　腹腔脓肿或切口感染。

【护理目标】

1．患者腹痛、腹胀等不适程度减轻或缓解。

2．患者体温得以控制，逐渐降至正常范围。

3．患者水、电解质平衡得以维持，未发生酸碱失衡。

4．并发症得到预防或及时处理。

【护理措施】

1．减轻腹胀、腹痛，促进患者舒适。

（1）体位

1）术前：无休克情况下，患者取半卧位，促使腹内渗出液流向盆腔，以减少毒素吸收和减轻中毒症状、利于引流和局限感染，同时避免腹胀所致的膈肌抬高，减轻腹胀对呼吸和循环的影响。休克患者取平卧位或头、躯干和下肢均抬高20°。尽量减少搬动以减轻疼痛。

2）术后：患者回病室后，给予平卧位。全麻清醒或硬膜外麻醉患者平卧6h，待血压、脉搏平稳后改为半卧位。

（2）禁食、胃肠减压：留置胃管持续胃肠减压，吸出胃肠道内容物和气体，改善胃、肠壁的血液循环和减少消化道内容物继续流入腹腔，以减轻腹胀和腹痛。

（3）止痛：对已明确诊断的患者，可用哌替啶类止痛剂，减轻患者的痛苦。对诊断不明或需要进行观察者，慎用止痛药物，以免掩盖病情。

（4）对症护理、减轻不适：减少和避免按压腹部，以减轻疼痛；休克患者给予吸氧治疗。

2．控制感染，加强支持治疗和护理

（1）合理应用抗菌药：继发性腹膜炎多为混合性感染，抗感染治疗时需考虑致病菌的种类，应根据细菌培养及药敏结果选用广谱抗菌药。值得注意的是抗菌药的使用小能完全替代手术治疗。

（2）降温：高热患者，给予物理或药物降温。

（3）支持治疗：急性腹膜炎的患者由于炎症、应激和禁食的原因，代谢率增高，分解代谢增强，若热量和营养素补充不足易致营养不良和贫血等，使患者的防御能力和愈合能力下降。故对长时间禁食的患者，应及早考虑肠外营养支持，提高机体防御和修复能力。

3．维持体液平衡和生命体征平稳

（1）遵医嘱静脉输液：由于禁食、胃肠减压和大量消化液丢失在第三间隙，易造成体液失衡和酸碱平衡紊乱，应迅速建立静脉输液通道，遵医嘱补充液体和电解质等，以纠正水、电解质及酸碱失衡。必要时输血或血浆，以维持有效的循环血量。补液时根据患者丢失的液体量和生理需要，安排好各类液体输注的顺序，并根据患者临床表现和补液的监测指标及时调整输液的成分和速度。

（2）记录液体出入量；维持每小时尿量达30～50ml，保持液体出入量平衡。

（3）治疗休克：患者合并休克时，给予抗休克治疗。必要时监测中心静脉压、血清电解质以及血气分析等指标。

4．并发症的预防和护理

（1）加强病情观察：无论术前或术后均需定时监测体温、脉搏、血压和呼吸，密切观察生命体征动态变化，对于危重患者，尤其注意其循环、呼吸及肾功能的监测和维护。观察腹部症状和体征的变化，尤其注意压痛、腹胀有无加剧，了解肠蠕动的恢复情况和有无腹腔脓肿如膈下或盆腔脓肿的表现，若发现异常，及时通知医师，配合治疗和处理。

（2）保证有效引流

1）连接和固定：正确连接各引流装置，妥善固定引流管，防止脱出或受压；有多根腹腔引流管时，贴上标签标明各管位置，以免混淆。

2）有效负压：对负压引流者及时调整负压，维持有效引流。

3）观察和记录：引流液的量、颜色和性状，经常挤捏引流管以防血块或脓块堵塞，保持引流通畅，以预防腹腔内残余感染。

4）拔管：当引流液量减少、颜色澄清、患者体温及白细胞计数恢复正常，可考虑拔管。

（3）保持切口干燥：观察切口敷料是否干燥，有渗血或渗液时脏及时更换敷料；观察切口愈合情况，及早发现切口感染的征象。

（4）适当活动：鼓励患者术后翻身、床上活动；视病情和患者体力可坐于床边和早期下床活动，以促进术后康复。

【护理评价】

1．患者的舒适程度，腹痛和腹胀是否减轻或缓解。

2．患者体温是否降至正常，腹腔内感染有否得到控制。

3．患者术后生命体征是否平稳，水、电解质、酸碱失衡或休兜是否得以纠正。

4．患者有无发生腹腔脓肿，若发生，是否得到及时发现和积极处理。

【健康教育】

1．有消化系统疾病者应及时治疗。

2．消化系统疾病史者若出现恶心、呕吐、腹痛、发热或原有消化系统症状加重，应立即就诊。

（王春霞）

第三章　腹外疝患者的护理

第一节　概　述

体内任何内脏器官或组织离开其正常解剖部位，通过先天或后天形成的薄弱点、缺损或孔隙进入另一部位，称为疝（hernia），多发生于腹部。腹部疝又以腹外疝多见。腹外疝（abdominal external hernia）是由腹腔内某一器官或组织连同壁腹膜，经腹壁薄弱点或孔隙向体表突出所形成，是最常见的外科疾病之一。

【病因】

腹壁强度降低和腹内压力增高是腹外疝发病的两个主要原因。

1. 腹壁强度降低

发生腹外疝的局部腹壁均为强度减弱的区域。造成腹壁强度减弱的原因有先天性结构缺陷和发育异常及后天性腹壁肌功能丧失和缺损。先天性原因，如精索或子宫圆韧带穿过腹股沟管、股动、静脉穿过股管、脐血管穿过脐环以及腹白线发育不全。后天性原因，包括手术切口愈合不良、外伤、感染和年老或肥胖所致肌萎缩等。此外，尚有研究认为胶原纤维的代谢障碍影响筋膜、韧带和肌腱的韧性和弹性也可导致腹壁强度降低。

2. 腹内压力增高

腹内压力增高既可引起腹壁解剖结构的病理性变化，利于疝的形成，又可直接或促进腹腔内器官经腹壁薄弱区或缺损处突出形成疝。慢性咳嗽、便秘、排尿困难（如前列腺增生症）、腹水、妊娠、举重、婴儿经常啼哭等是引起腹内压力增高的常见原因。正常人虽有腹内压增高情况，但若腹壁强度正常，则不致发生疝。

【病理生理】

典型的腹外疝由疝环、疝囊、疝内容物和疝外被盖组成。疝环又称疝门，是疝突向体表的门户，亦是腹壁薄弱区或缺损所在。临床各类疝多以疝环命名，如腹股沟疝、股疝、脐疝、切口疝等。疝囊是壁腹膜经疝环向外突出的囊状结构，是疝内容物的包囊，由囊颈、囊体和囊底三部分组成。典型腹外疝的疝囊呈梨形、卵圆形或半球形，是一个完整的囊袋。疝囊颈是疝囊比较狭窄的部分。疝内容物是进入疝囊的腹内器官或组织，以小肠最为多见，大网膜次之；其他如盲肠、阑尾、乙状结肠、横结肠、膀胱等亦可进入疝囊，但较少见。疝外被盖是指疝囊以外的各层组织，通常由筋膜、肌层、皮下组织和皮肤组成。

【分类】

根据疝的可复程度和血供情况，腹外疝可分以下类型：

1. 易复性疝（reducible hernia）

亦称单纯性疝，最为常见。腹外疝在患者站立、行走、腹内压增高时突出，疝的内容物与疝囊间无粘连，在平卧、休息或用手将其向腹腔推送 时疝内容很容易回纳入腹腔的，称为易复性疝。

2. 难复性疝（irreducible hernia）

疝内容不能或不能完全回纳入腹腔内但并不引起 重症状者，称难复性疝。常因疝内容物反复突出，致疝囊颈受摩擦损伤并与疝囊壁产生粘连 所致，此类疝的内容物多数为大网膜。有些病程长、腹壁缺损大的巨大疝，因内容物较多腹壁已完全丧失抵挡内容物突出的作用，也常难以回纳。此外，腹腔后位的内脏器官如盲肠、乙状结肠、膀胱，在疝的形成过程中随后腹膜而被下牵，滑经疝门，构成疝囊的一部分，此种疝称滑动性疝（sliding hernia），也属难复性疝。

3. 嵌顿性疝（incarcerated hernia）

疝环较小而腹内压骤增时，疝内容物可强行扩张囊颈而进入疝囊，随后因囊颈的弹性回缩将内容物卡住，使其不能回纳，称为嵌顿性疝。疝发生嵌顿后，疝内容物可发生静脉回流受阻，导致肠壁淤血和水肿，肠壁颜色由正常的淡红逐渐转为暗红，囊内可有淡黄色渗液积聚；此时若能及时解除嵌顿，病变肠管可恢复正常。若嵌顿内容物为小肠，可造成嵌顿的肠袢的完全性梗阻，并发急性肠梗阻。

4. 绞窄性疝（strangulated hernia）

疝内容物不能回纳，合并有严重血运障碍，称为绞窄性疝。绞窄性疝是嵌顿性疝病理过程的延伸，嵌顿若不及时解除，肠管及其系膜受压程度不断加重可使动脉血流减少，最后完全阻断，此时肠壁逐渐失去原有的光泽、弹性和蠕动能力，最终变黑坏死。疝囊内渗液变为淡红色或暗红色血水。晚期肠壁发生溃烂、穿孔，肠内容物外溢，先是囊内感染，继之可引起被盖各层急性蜂窝织炎或脓肿；若自体表穿破，则形成粪瘘；感染延及腹膜则引起急性弥漫性腹膜炎。

（王春霞）

第二节　腹股沟疝

发生在腹股沟区的腹外疝，统称为腹股沟疝（inguinal hernia）。常见的腹股沟疝包括腹股沟斜疝和腹股沟直疝，其中以斜疝最多见，约占全部腹外疝的90%左右。疝囊经过腹壁下动脉外侧的腹股沟管（内环）突出，向内、向下、向前斜行经过腹股沟管，再穿出腹股沟管（外环、皮下环），可进入阴囊，称为腹股沟斜疝（indirect inguinal hernia）。男性多见，男女发病率之比约为15:1，以婴幼儿及老年人发病率最高。腹股沟直疝（direct inguinal hernia）系指腹内器官经直疝三角突出而形成的疝，以老年男性多见。

【腹股沟区解剖概要】

腹股沟区是位于下腹部前外侧壁、左右各一的，三角形区域，其内界为腹直肌外缘，上界为髂前上棘至腹直肌外侧缘的水平线，下界为腹股沟韧带。

1. 腹股沟区的解剖层次　由浅至深有：

①皮肤、皮下组织和浅筋膜；

②腹外斜肌；

③腹内斜肌和腹横肌；

④腹横筋膜；

⑤腹膜外脂肪和壁腹膜。

2. 腹股沟管（inguinal canal）

成人腹股沟管长约4~5cm，位于腹前壁、腹股沟韧带内上方，相当于腹内斜肌、腹横肌弓状下缘与腹股沟韧带之间的斜行裂隙。走向为从外后上方向内前下方斜行。内口即深环，是腹横筋膜中的卵圆形裂隙；外口即浅环，是腹外斜肌腱膜下方的三角形裂隙。它们的大小一般可容纳一指尖。腹股沟管的前壁有皮肤、皮下组织和腹外斜肌腱膜，但外侧1/3部分尚有腹内斜肌覆盖；后壁为腹横筋膜和腹膜，其内侧1/3尚有腹股沟镰；上壁为腹内斜肌、腹横肌的弓状下缘；下壁为腹股沟韧带和腔隙韧带。女性腹股沟管内有子宫圆韧带通过，男性则有精索通过（图10 - 8）。

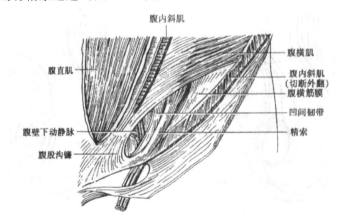

图10 - 8　左侧腹股沟区的解剖层次

3. 直疝三角（Hesselbach triangle）（海氏三角）　直疝三角的外侧边是腹壁下动脉，内侧边为腹直肌外侧缘，底边为腹股沟韧带（图10 - 9）。腹股沟直疝即在此由后向前突出。直疝三角与腹股沟管深环之间有腹壁下动脉和凹间韧带相隔。

【病因】

由于腹外斜肌在腹股沟区移行为较薄的腱膜，腹内斜肌与腹横肌的下缘达不到腹股沟韧带的内侧部，内侧无肌遮盖；精索和子宫圆韧带通过股管时形成潜在性裂隙而较为薄弱。此外，当人站立时腹股沟所承受的腹内压力比平卧时增加三倍，故腹外疝多发生于此区域。

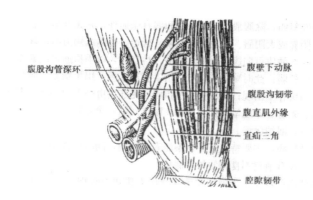

图 10 - 9　直疝三角（后面观）

1. 腹股沟斜疝

有先天性和后天性因素。

（1）先天性因素：胚胎早期，睾丸位于腹膜后 2 - 3 腰椎旁，以后逐渐下降。随着睾丸逐渐下降，带动内环处腹膜下移，形成腹膜鞘状突；婴儿出生后，鞘突不闭锁或闭锁不完全，则成为先天性斜疝的疝囊（图 10 - 10）。由于右侧睾丸下降比左侧略晚，鞘突闭锁也较迟，故右侧腹股沟疝较多见。

（2）后天性因素：主要与腹股沟区解剖缺损、腹壁肌或筋膜发育不全。当腹内压增加时，内环处的腹膜自腹壁薄弱处向外突出形成疝囊，腹腔内器官、组织随之进入疝囊（图 10 - 11）。

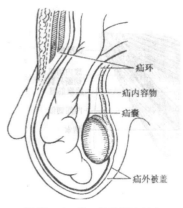

图 10 - 10　先天性腹股沟斜疝

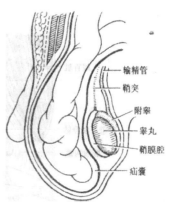

图 10 - 11　后天性腹股沟斜疝

2. 腹股沟直疝

直疝三角处腹壁缺乏完整的腹肌覆盖，且腹横筋膜比周围部分为薄，故易发生疝。老年人由于肌组织发生退行性变而使肌组织更加薄弱，故双侧多见。

【临床表现】

1. 腹股沟斜疝

（1）易复性斜疝：除腹股沟区有肿块和偶有胀痛外，并无其他症状。肿块多呈带蒂柄的梨形，可降至阴囊或大阴唇。肿块常在站立、行走、咳嗽或用力时出现，平卧休息或用手将肿块向腹腔推送，肿块可向腹腔回纳而消失。检查时，以手指通过阴囊皮肤伸入浅环。可感浅环扩大、腹壁软弱；此时嘱患者咳嗽，指尖有冲击感。用手指紧压腹股沟深环，让患者起立并咳嗽，疝块并不出现；一旦移去手指则可见疝块由外上向内下突出。疝内容物若为肠袢，肿块柔软、光滑、叩之呈鼓音，并常在肠袢回纳入腹腔时发出咕噜声：若为大网膜，则肿块坚韧呈浊音，回纳缓慢。

（2）难复性斜疝：主要特点是疝块不能完全回纳，同时可伴胀痛。滑动性斜疝除疝块不能完全回纳外，尚有消化不良和便秘等症状。

（3）嵌顿性疝：多发生于强体力劳动或用力排便等腹内压骤增时。表现为疝块突然增大，伴有明显疼痛，平卧或用手推送不能使之回纳。肿块张力高而硬，有明显触痛。嵌顿内容物若为肠袢，可伴有腹部绞痛、恶心、呕吐、便秘、腹胀等机械性肠梗阻的临床表现。疝一旦嵌顿，自行回纳的机会较少；多数患者的症状逐步加重；若不及时处理。将发展成绞窄性疝。

（4）绞窄性疝：临床症状多较严重，但在肠袢坏死穿孔时，疼痛可因疝内压力骤降而暂时有所缓解。因此，疼痛减轻而肿块仍存在者，不可轻易认为是病情好转。绞窄时间较长者。可因疝内容物继发感染，侵及周围组织而引起疝外的急性炎症；严重者可发生脓毒症。

2. 腹股沟直疝

患者站立时，在腹股沟内侧端、耻骨结节外上方出现一半球形肿块，并不伴有疼痛或其他症状。因疝囊颈宽大，平卧后肿块多能自行回纳腹腔而消失；故极少发生嵌顿。腹股沟直疝的临床表现应与腹股沟斜疝相鉴别（表10-1）。

表10-1　斜疝与直疝特点对比

鉴别特点	斜疝	直疝
发病年龄	多见于儿童及青壮年	多见于老年
突出途径	经腹股沟管突出，可进阴囊	由直疝三角突出，不进阴囊
疝块外形	椭圆或梨形、上部呈蒂柄状	半球形，基底较宽
回纳疝块后压住深环	疝块不再突出	疝块仍可突出
精索与疝囊的关系	精索在疝囊后方	精索在疝囊前外方
疝囊颈与腹壁下动脉的关系	疝囊颈在腹壁下动脉外侧	疝囊颈在腹壁下动脉内侧
嵌顿机会	较多	极少

【辅助检查】

1. 透光试验

腹股沟斜疝透光试验阴性，此检查方法可与鞘膜积液鉴别。

2. 实验室检查

疝内容物继发感染时，血常规检查示白细胞计数和中性粒细胞比例升高；粪便检查显示隐血试验阳性或见白细胞。

3．X线检查

疝嵌顿或绞窄疝时X线检查可见肠梗阻征象。

【处理原则】

腹股沟疝一般均应尽早施行手术治疗。

1．非手术治疗

局部用医用疝带压迫或托起。长期使用疝带可使疝囊颈受到反复摩擦而增厚，易与疝内容物粘连，成为难复性疝。长期压迫还可使局部组织萎缩。

（1）1岁以下婴幼儿可暂不手术，因为婴幼儿腹肌可随生长逐渐强壮，疝有自行消失的可能。可采用棉线束带或绷带压住腹股沟管深环，防止疝块突出。

（2）年老体弱或伴有其他严重疾病而不能手术者，白天可在回纳疝块后，将医用疝带的软压垫顶住疝环，阻止疝块突出。

2．手术治疗

手术修补是治疗腹股沟疝的最有效方法。基本原则是高位结扎疝囊、加强或修补腹股沟管管壁。

（1）传统疝修补术

1）疝囊高位结扎术：为单纯疝囊切除。包括疝囊颈部高位结扎，切去疝囊。仅适用于婴幼儿或小儿，以及绞窄性斜疝因肠坏死而局部有严重感染、暂不宜行疝修补术者。

2）疝修补术：加强或修补腹股沟管管壁，是最常用的治疗方法。成年腹股沟疝患者都存在程度不同的腹股沟管前壁或后壁的薄弱或缺损，单纯疝囊高位结扎不足以预防腹股沟疝的复发。

常用方法有：

①加强腹股沟前壁，常用Ferguson法，即在精索前方将腹内斜肌和腹横肌下缘、联合肌腱缝合至腹股沟韧带上；

②修补或加强腹股沟后壁，常用方法有四种：Bassini法是在精索后方将腹内斜肌和腹横肌下缘、联合肌腱和腹横筋膜缝至腹股沟韧带；Hzilstecl法与Bassini法相似，但把腹外斜肌腱膜也在精索后方缝合；Mcvay法是在精索后方，将联合肌腱和横筋膜缝至耻骨梳韧带，同时将耻骨梳韧带和腹股沟韧带缝合；Shouldice法是将腹横筋唆切开、重叠缝合后，按Bassini法进行缝合。

（2）无张力疝修补术（terlsion－free hernioplasty）：传统疝修补术存在缝合张力大、术后手术部位有牵扯感、疼痛和修补的组织愈合差等缺点。近年来，强调无张力疝修补术。随着高分子材料合成技术和工艺的发展。目前新一代的修补材料有组织相容性好、无毒性、作用持久、强度高、符合生理的特点。现常用的修补材料是合成纤维网片。手术时将由合成纤维制成的圆锥形花瓣状网片置于疝内环处以填充缺损，再将一合成纤维网片缝合于腹股沟管后壁替代传统的张力缝合。该方法最大优点是创伤小、术后无须制动且复发率低。但人工材料毕竟是异物，有潜在排异和感染的危险，加之手术材料费用高，故推广也受一定限制。

（3）经腹腔镜疝修补术：基本原理是从腹腔内部用合成纤维网片加强腹壁缺损处或用钉（缝线）使内环缩小。因其对技术设备要求高，需全身麻醉，手术费用高等原因，目前临床上较少开展。

（4）嵌顿性和绞窄性疝的处理：嵌顿性疝具备下列情况者可先试行手法复位：

1）嵌顿时间在3~4h内，局部压痛不明显，无腹部压痛或腹肌紧张等腹膜刺激征。

2）年老体弱或伴有其他较严重疾病而估计肠祥尚未绞窄坏死。复位方法是让患者取头低足高卧位，注射吗啡或哌替啶，以止痛和镇静并松弛腹肌，用手持续缓慢地将疝块推向腹腔。手法复位后24h内，必须严密观察腹部体征，一旦出现腹膜炎或肠梗阻的表现，应尽早手术探查。

除上述情况外，嵌顿性疝原则上应紧急手术治疗，解除肠梗阻，以防疝内容物坏死。狭窄性疝的内容物已坏死更需手术。术箭应作好必要的准备，如有脱水和电解质紊乱，应迅速补液加以纠正。

【护理评估】

1. 术前评估

（1）健康史及相关因素：包括患者一般情况，腹外疝的病因和诱发因素、发生情况、与腹压的关系，有无伴随其他疾病等。

1）一般情况：患者的年龄、性别，婚姻、职业，女性患者生育史。

2）相关因素：有无慢性咳嗽、慢性便秘、排尿困难、妊娠、腹水、婴儿经常啼哭等腹内压增高情况；有无腹部损伤或手术史，切口愈合情况，有无切口感染；有无因肥胖、久病导致肌萎缩等。

3）腹外疝发生情况：腹股沟区有无异常，有无腹部不适、疼痛或绞痛，有无恶心、呕吐和停止肛门排便排气。肿块是否在站立、行走、咳嗽、用力或婴儿哭闹时出现或更膨大，能否在平卧休息时用手回纳。

4）既往史：患者有无糖尿病或其他疾病。有无用（服）药史、过敏史。

（2）身体状况

1）局部：腹股沟区或外阴部有无隆起的肿块，疝块的部位、大小、形状、质地、有无压痛、能否回纳，有无肠梗阻或肠绞窄征象。易复性腹股沟斜疝的疝块呈带蒂的梨形，可进入阴囊，平卧休息、用手能回纳腹腔，回纳疝块后压住深环，疝块不再突出；腹股沟直疝的疝块为半球形，不进入阴囊，回纳疝块后压住深环，疝块仍突出。难复性疝的痂块不能完全回纳。嵌顿性疝的疝块往往突然增大，伴有触痛，平卧或用手推送不能使之回纳。有无腹部压痛、腹肌紧张和反跳痛等腹膜炎症状。

2）全身：有无因疝发生嵌顿或狭窄引起肠梗阻而导致脱水或电解质紊乱的迹象，如皮肤弹性差、乏力；有无感染中毒症状，如发热、畏寒或血压下降。

3）辅助检查：了解阴囊透光试验结果。若鞘膜积液，多为透光（阳性），而疝块则不能透光；周围血白细胞计数和中性；粒细胞比例是否升高；粪便检查是否显示隐血试验阳性或见白细胞；X线检查是否有肠梗阻表现。

（3）心理和社会支持状况：患者有无因疝块反复突出影响工作和生活而感到焦虑不安。有无对手术存在顾虑。患者对预防腹内压升高的有关知识的掌握程度。

2. 术后评估

术后有无阴囊水肿、切口感染等并发症，有无腹内压增高因素及疝复发。

【常见护理诊断/问题】

1. 知识缺乏：缺乏预防腹内压升高的有关知识。

2. 疼痛 与疝块突出、嵌顿或绞窄及术后切口张力大有关。

3. 体液不足 与嵌顿疝或绞窄性疝引起的机械性肠梗阻有关。

4. 潜在并发症：术后阴囊水肿、切口感染。

【护理目标】

1. 患者能描述预防腹内压升高的有关知识。

2. 患者自诉疼痛得到缓解或控制。

3. 患者未发生水、电解质、酸碱代谢紊乱。

4. 并发症能得到预防、及时发现和处理。

【护理措施】

1. 提供患者预防腹内压增高的相关知识。

（1）术前

1）择期手术患者术前须注意有无存在腹压升高的因素，如咳嗽、便秘，排尿困难或腹水，应先期处理。因这些使腹内压增高的因素存在，会影响修补部位的愈合，可使手术失败。

2）积极治疗支气管炎、慢性前列腺炎和便秘等。吸烟者应在术前2周戒烟，注意保暖，预防受凉感冒；鼓励患者多饮水、多吃蔬菜等粗纤维食物，以保持大便通畅。

3）术前晚灌肠，清除肠内积粪，防止术后腹胀及排便困难。

（2）术后

1）体位与活动：平卧3日，膝下垫一软枕，使髋关节微屈，减少腹壁张力。一般于术后3~5天可考虑离床活动。采用无张力疝修补木的患者可以早期离床活动。年老体弱、复发性疝、狭窄性疝、巨大疝患者可适当延迟下床活动时间。

2）防止剧烈咳嗽：术后剧烈咳嗽可引起腹内压升高，不利于愈合。因此术后需注意保暖，防止受凉而引起咳嗽；指导患者在咳嗽时用手掌按压、保护切口，以免缝线撕脱造成手术失败。

3）保持排便通畅：给予便秘者通便药物，嘱患者避免用力排便。

4）积极处理尿潴留：手术后因麻醉或手术刺激引起尿潴留者，可肌内注射卡巴胆碱或针灸，以促进膀胱平滑肌的收缩，必要时导尿。

2. 减轻或有效缓解疼痛

（1）术前

1）疝块较大者减少活动，多卧床休息；离床活动时，使用疝带压住疝环口，避免腹腔内容物脱出而造成疝嵌顿。

2）观察腹部情况，患者若出现明显腹痛，伴疝块突然增大，紧张发硬且触痛明显，不能回纳腹腔，应高度警惕嵌顿疝发生的可能，需立即通知医生，及时处理。

（2）术后：平卧3日，髋关节微屈，以松弛腹股沟切口的张力，利于切口愈合和减轻伤口疼痛。必要时根据医嘱应用止痛药。

3. 维持体液平衡

若发生疝嵌顿或狭窄，应予禁食、胃肠减压、输液、纠正水、电解质及酸碱失衡，同时备血，做好紧急手术准备。行肠切除吻合术者术后禁食期间，应继续给予补液和支持治疗。

4. 并发症钓预防和护理

（1）预防阴囊水肿：因阴囊比较松弛、位置较低，渗血、渗液易积聚于阴囊。为避免阴囊内积血、积液和促进淋巴回流，术后可用丁字带将阴囊托起，并密切观察阴囊肿胀情况。

（2）预防切口感染：切口感染是疝复发的主要原因之一。

1）术前皮肤准备：手术前应做好阴囊及会阴部的皮肤准备，避免损伤皮肤。

2）应用抗菌药：狭窄性疝行肠切除、肠吻合术后，易发生切口感染，术后须及时、合理应用抗菌药。

3）切口护理：保持切口敷料清洁和干燥，避免大小便污染；若发现敷料污染或脱落，应及时更换。

4）注意观察：体温和脉搏的变化及切口有无红、肿、疼痛，一旦发现切口感染，应尽早处理。

5. 其他

（1）心理护理：稳定患者的情绪，向患者讲解手术目的、方法、注意事项。若患者希望用无张力补片修补，应向其介绍补片材料的优点及费用等。

（2）送患者进手术室前，嘱其排空小便，以防术中误伤膀胱。

（3）饮食：一般患者术后6~12h无恶心、呕吐可进流质，次日可进软食或普食。行肠切除吻合术者术后应禁食，待肠道功能恢复后，方可进流质饮食，再逐渐过渡为半流质、普食。

【护理评价】

1. 患者能否正确描述预防腹内压升高的有关知识。

2. 患者腹痛是否得以缓解。

3. 患者体液代谢是否维持平衡，或已发生的代谢紊乱有否纠正。

4. 有无发生阴囊水肿、切口感染；若发生，是否得到及时发现和处理。

【健康教育】

1. 患者出院后逐渐增加活动量，3 个月内应避免重体力劳动或提举重物。
2. 注意避免腹内压升高的因素，如剧烈咳嗽、用力排便等。
3. 若疝复发，应及早诊治。

（王春霞）

第三节　其他腹外疝

一、股疝

腹内器官通过股环、经股管向股部卵圆窝突出形成的疝，称为股疝（femoral hernia）。股疝的发病率约占腹外疝的 5%，多见于中年以上妇女。

【病因】

女性骨盆较宽广、联合肌腱和腔隙韧带较薄弱，致股管上口宽大松弛而易发病。妊娠是腹内压增高引起股疝的主要原因。

【股管解剖】

股管是二狭长的漏斗形间隙，长约 1~1.5cm，内含脂肪、疏松结缔组织和淋巴结。管有上下两口。上口称股环，直径约 1.5cm，有股环隔膜覆盖；其前缘为腹股沟韧带，后缘为耻骨梳韧带，内缘为腔隙韧带，外缘为股静脉。下口为卵圆窝，是股部深筋膜（阔筋膜）上的一个薄弱部分，覆有一层薄膜，称筛状板。卵圆窝位于腹股沟韧带内侧端的下方，下肢大隐静脉在此处穿过筛状板进入股静脉。

【病理生理】

在腹内压增高的情况下，对着股管上口的腹膜，被下坠的腹内器官推向下方，经股环向股管突出而形成疝。疝内容物常为大网膜或小肠。股管几乎是垂直的，由于股环较小每周围为坚韧的韧带，疝块在卵圆窝处向前转折时形成一锐角，容易嵌顿，是腹外疝中嵌顿最多者，高达 60%；一旦嵌顿，可迅速发展为狭窄性疝。

【临床表现】

平时无症状，多偶然发现。疝块往往不大，表现为腹股沟韧带下方卵圆窝处有一半球形 的突起。易复性股疝的症状较轻，常不为患者所满意，尤其在肥胖者更易疏忽。股疝若发生嵌顿，除引起局部明显疼痛外，常伴有较明显的急性机械性肠梗阻症状。

【处理原则】

股疝易嵌顿、狭窄，因此，股疝确诊后，应及时手术治疗，目的是封闭股管以阻断腹内器官向股管坠入的通道。对于嵌顿性或绞窄性股疝，则应紧急手术。最常用的手术是 Mcvay 修补法。

【常见护理诊断/问题】

参照第二节。

【护理措施】

参照第二节。

二、切 口 疝

切口疝（incisional hernla）是指腹腔内器官或组织自腹壁手术切口突出的疝。其发生率约占腹外疝的第三位。腹部手术后，若切口一期愈合，切口疝的发病率通常在1%以下，但若切口发生感染，发病率则可达10%，切口裂开再缝合者甚至可高达30%。最常见的腹壁切口疝是经腹直肌切口疝。

【病因】

1. 腹部纵行切口

除腹直肌外，腹壁各层肌及筋膜、鞘膜等组织的纤维大多为横向走行，纵行切口势必切断土述纤维；缝合时，缝线易在纤维间滑脱；已缝合的组织因常受到肌肉的横向牵引力而易发生切口哆开。

2. 切口感染

切口严重感染后形成瘢痕愈合，部分瘢痕组织较薄弱，不能承受腹内压力。

3. 手术因素

切口留置引流物过久，切口内血肿形成、切口过长时切断肋间神经过多、腹壁切口缝合不严密、缝合时张力过大。

4. 腹内压升高

术后剧烈咳嗽、胃肠胀气致切口内层断裂。

5. 其他

肥胖、老龄、营养不良、合并糖尿病等所致的切口愈合不良。

【临床表现】

主要症状是腹壁切口处出现肿块，通常在站立或用力时更为明显，平卧休息时缩小或消失。多数患者无特殊不适；较大的切口疝，腹部有牵拉感，伴食欲减退、恶心、便秘、腹部隐痛等表现。因切口疝多无完整疝囊，疝内容物易与腹膜外腹壁组织粘连而成为难复性疝。检查时在腹壁切口瘢痕处可见肿块，有时疝内容物可达皮下；若为肠管，常可见肠型和肠蠕动波，扪诊可感到肠管蠕动。疝内容物回纳后，常能扪及切口裂开处形成的疝环边缘。切口疝的疝环一般比较宽大，故很少发生嵌顿。

【处理原则】

手术治疗为主。对于较小的切门疝，手术基本原则包括：切除原手术切口瘢痕，回纳疝内容物后在无张力的条件下拉拢疝环边缘，逐层缝合健康的腹壁组织。对于较大的切口疝，可用合成纤维网片或自体筋膜组织加以修补。

【常见护理诊断/问题】

参照第二节。

【护理措施】

参照第二节。

三、脐 疝

腹内器官通过脐环突出形成的疝称脐疝（umbilical hernia）。临床可分为婴儿型脐疝和成人型脐疝，以婴儿型脐疝多见。成人型脐疝为后天性，较少见，多数为中年经产妇女。

【病因】

脐疝的发生原因主要是脐环闭锁不全或脐部组织不够坚强，在腹内压增高，如经常啼哭、便秘、妊娠或腹水等情况下即可发生。

【临床表现】

患者多无不适，主要表现为脐部可复性肿块，多在婴儿啼哭或成人站立、咳嗽时疝块脱出，安静平卧时消失。婴儿型脐疝极少发生嵌顿和绞窄。成人型脐疝由于疝环狭小，发生嵌顿或绞窄者较多。

【处理原则】

1. 非手术治疗

未闭锁的脐环迟至 2 岁时多能自行闭锁，因此，除了嵌顿或穿破等紧急情况外，在小儿 2 岁之前可采取非手术治疗。非手术治疗原则：在回纳疝块后，用一大于脐环、外包纱布的硬币或小木片抵住脐环，然后用胶布或绷带加以固定。6 个月以内的婴儿采用此法，疗效较好。

2. 小儿 2 岁后，若脐环直径还大于 1.5 cm，则行手术治疗。成人型脐疝由于发生嵌顿或绞窄者较多，故应采取手术疗法。手术原则：切除疝囊、缝合疝环。

【常见护理诊断/问题】

参照第二节。

【护理措施】

参照第二节。

（王春霞）

第四章　腹部损伤患者的护理

腹部损伤（abdominal injury）是指由各种原因所致的腹壁和（或）腹腔内器官损伤。多见于平时和战时，约占平时各种损伤的 0.4% ~ 1.8%；战争场合可高达 50% 左右。

【病因和分类】

根据腹壁有无伤口和损伤的脏器不同，腹部损伤可有不同的分类。

1. 根据体表有无伤口分类

（1）开放性腹部损伤：多因刀刺、枪弹、弹片等各种锐器或火器伤所引起。根据腹膜是否破损，开放性损伤又可分为：

1）穿透伤：多伴腹腔内器官损伤。在穿透伤中，致伤物有入口、出口者为贯通伤；只有入口无出口者为盲管伤。

2）非穿透伤：偶伴腹腔内器官损伤。

（2）闭合性腹部损伤：常因坠落、碰撞、冲击、挤压、拳击等钝性暴力所致。损伤可仅累及腹壁，也可以累及腹腔内器官，但体表无伤口。

2. 根据损伤的腹内器官性质分类

（1）实质性脏器损伤：肝、脾、肾、胰等位置比较固定，组织结构脆弱、血供丰富，受到暴力打击后，比其他内脏器官更容易破裂。实质性腹内器官损伤的排序依次为：脾、肾、肝和胰。

（2）空腔脏器损伤：上腹受到碰撞、挤压时，胃窦、十二指肠水平部等可被压在脊柱上而断裂；上段空肠、末段回肠因比较固定而易受伤；充盈的空腔脏器比排空时更易破裂。空腔脏器损伤的排序依次是：小肠、胃、结肠、膀胱等，直肠因位置较深而损伤的发生率较低。

【病理生理】

腹部损伤的病理生理变化多取决于损伤的类型、部位、器官和程度。

1. 实质性脏器损伤

（1）脾破裂（splenlc rupture）：占各种腹部损伤的 40% ~ 50%，合并有血吸虫、淋巴瘤、疟疾等慢性病理改变的脾更易破裂，按脾破裂的部位和程度不同，其病理类型可分为：

1）中央型破裂：脾实质深部破裂。

2）被膜下破裂：脾被膜下实质部分破裂。

3）真性破裂：脾实质及被膜均破裂。前两种情况闪被膜完整，出血量受到限制，形成的血肿可被吸收；但较大的，尤其是被膜下血肿，在某些微弱外力的作用下，可突然转为真性破裂，发生腹腔内大出血。临床所见脾破裂，约85%是真性破裂。脾破裂合并脾蒂撕裂时，出血量大，患者在短时间内即可发生失血性休克甚至危及生命。

脾损伤分级迄今尚未达成统一标准。我国（第六届全国脾脏外科学术研讨会，天津，2000年）制定了Ⅳ分级法：Ⅰ级，脾被膜下破裂或被膜和实质轻度损伤，脾裂伤长度≤5.0cm，深度≤10cm；Ⅱ级，脾裂伤总长度>5.0cm，深度>1.0cm，脾段血管受累，但脾门未累及；Ⅲ级，脾门部或脾部分离断，或脾叶血管受损；Ⅳ级，脾广泛破裂，或脾蒂、脾动静脉主干受损。

（2）肝破裂（liver rupture）：占各种腹部损伤的15%～20%，右肝破裂较左肝多见。肝破裂的致伤因素、病理类型和临床表现方面都和脾破裂极为相似，中央型肝破裂容易发展为继发性肝脓肿。较深的肝裂伤往往伴有大血管和胆管的损伤，引起严重出血和化学性腹膜炎，可迅速导致休克。张力较大的被膜下血肿，可于受伤后数小时、数天甚至更长时间突然转为真性破裂，引起迟发性急性内出血。

肝损伤的分级国内外尚无统一标准。国内通常采用的肝损伤分类法为：

Ⅰ级，肝裂伤深度不超过3cm；

Ⅱ级，伤及肝动脉、门静脉、肝胆管的2～3级分支；

Ⅲ级或肝中央区伤，伤及肝动脉、门静脉、肝总管或其一级分支合并伤。

2. 空腔脏器损伤

空腔脏器破裂时，消化液、尿液、血液和消化道内的细菌等进入腹腔，刺激腹膜发生充血、水肿等反应，继之大量液体渗出，渗出液中所含的中性粒细胞、巨噬细胞、坏死组织、细菌和纤维蛋白等使之逐渐变浑浊甚至形成脓性液；大量细菌和毒素加重腹膜的炎症并经腹膜吸收，可引起脓毒症，甚至并发感染性休克；腹膜的广泛渗出亦可造成机体脱水和电解质紊乱，严重者导致低容量性休克。随腹膜炎发展可出现肠麻痹。

【临床表现】

随致伤原因、受伤器官、损伤部位和程度不同而异。实质性脏器损伤以失血性休克为主要表现；空腔脏器损伤以弥漫性腹膜炎、感染性休克为主要表现。

1. 实质性脏器损伤

（1）症状

1）腹痛：多呈持续性，一般不剧烈。如肝、胰破裂时，可因大量胆汁、胰液或血液进入腹腔，导致化学性、弥漫性腹膜炎，出现明显的腹痛和腹膜刺激征，还可因膈肌受刺激而出现肩背部放射痛。

2）失血性休克：肝、脾、肾、胰等损伤时，以腹腔内（或腹膜后）出血症状为主，患者出现面色苍白、四肢湿冷、脉搏加快、血压下降、脉压变小、尿量减少等失血性休克的表现。肝或脾被膜下和实质内破裂者，在伤后数小时或数周内，可因被膜下血肿增大或在某些轻微外力的作用突然发生被膜破裂而引起急性大出血并出现失血性休克的症状。肝破裂者，血液可通过胆管进入十二指肠而出现黑便或呕血。

（2）体征：有腹膜刺激征，伴有明显腹胀，部分患者出现移动性浊音。肝、脾被膜下破裂伴血肿时可触及腹部包块。

2. 空腔脏器损伤

（1）症状：肠、胃、胆囊、膀胱等破裂时，主要表现为弥漫性腹膜炎，患者出现持续性剧烈腹痛，伴恶心、呕吐，稍后出现体温升高、脉快、呼吸急促等全身性感染的表现，严重者可发生感染性休克。空腔脏器损伤也可有不同程度的出血，胃十二指肠损伤可有呕血，直肠损伤时出现鲜红色血便等。

（2）体征：有典型腹膜刺激征，其程度与空腔脏器内容物不同有关，通常是胃液、胆汁、胰液刺激性最强，肠液次之。腹腔内游离气体可致肝浊音界缩小，肠鸣音减弱或消失。腹腔内继发感染后患者出现腹胀。直肠损伤时直肠指检可发现直肠内有出血，有时还可扪到直肠破裂口。

【辅助检查】

1. 实验室检查

实质性脏器破裂时，血常规见红细胞、血红蛋白、红细胞比容等数值明显下降，白细胞计数可有不同程度升高，胰腺损伤时，血、尿和腹腔穿刺液中淀粉酶含量增高；淀粉酶值多有升高。空腔脏器破裂时，白细胞计数和中性粒细胞计数明显增高。尿常规检查若发现红细胞，常提示有泌尿系损伤。

2. 影像学检查

（1）B超检查：主要用于诊断实质性脏器的损伤，确诊率达90%左右，能提示脏器损伤的部位和程度。若发现腹腔内积液和积气，则有助于空腔脏器破裂或穿孔的诊断。

（2）X线检查：最常用的是胸片及腹部平片，可辨别有无气胸、膈下积气、腹腔内积液以及某些脏器的大小、形态和位置的改变；还可了解有无季肋部肋骨骨折及肠腔有无胀气和液气平面等肠麻痹征象。胃肠道穿孔者，立位腹部平片可表现为膈下新月形阴影（游离气体）。

腹膜后积气提示腹膜后十二指肠或结直肠穿孔。膈破裂时多能见到胃泡或肠管疝入胸腔。

（3）CT检查：能清晰显示肝、脾、胰、肾等实质性脏器脏器的包膜是否完整、大小及形态结构是否正常及有无出血或渗出。

3. 诊断性腹腔穿刺和腹腔灌洗术

诊断准确率可达90%以上。

（1）诊断性腹腔穿刺：穿刺点多选择脐和髂前上棘连线的中、外1/3交界处或经脐水平线与腋前线相交处（图10-12），若抽到不凝血，提示有实质性器官破裂出血，因腹膜的脱纤维作用而使血液不凝；若抽出的血液迅速凝固，多为穿刺针误刺血管或血肿所致；若抽出混浊液体或胃肠内容物，提示空腔脏器破裂；若肉眼观察不能肯定液体的性质时，应做涂片检查。对疑有内脏器官损伤而腹腔穿刺阴性者，应继续观察病情变化，必要时重复做腹腔穿刺，或改行腹腔灌洗术。

（2）腹腔灌洗术：穿刺方法同诊断性腹腔穿刺，经穿束刺针置入细塑料管，管的尾端连接一盛有 $500 \sim 1000ml$ 无菌生理盐水输液瓶，向腹腔内缓慢灌人。然后借虹吸作用灌洗液流回输液瓶（图 10 - 13）。取瓶中液体进行肉眼或显微镜下检查，必要时涂片、培养或检测淀粉酶含量。

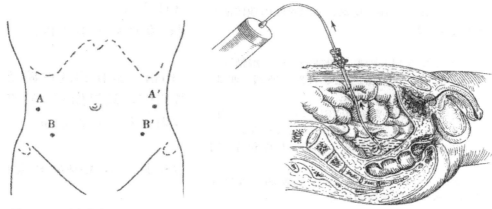

图 10 - 12　诊断性腹腔穿刺术进针点　　　　图 10 - 13　诊断性腹腔穿刺抽液方法

符合以下任何一项者，为阳性检查结果：

1）肉眼见灌洗液为血性、含胆汁、胃肠内容物或证明是尿液。

2）显微镜下，红细胞计数超过 $100 \times 10^9/L$ 或白细胞计数超过 $0.5 \times 10^9/L$。

3）淀粉酶超过 100（Somogyi）。

4）涂片发现细菌。

4. 腹腔镜

经上述辅助检查仍不能确诊且疑有腹内脏器损伤时，考虑行腹腔镜检查，可直接观察损伤的部位、性质及程度，阳性率达 90% 以上。

【处理原则】

1. 现场急救

首先处理危及生命的因素：如窒息、心跳骤停、开放性气胸和大出血等开放性腹部损伤时及时止血并用干净的纱布、毛巾、被单等包扎腹部伤口并固定；对已脱出的肠管，用消毒或清洁器皿或用温开水浸湿的干净纱布覆盖保护，适当包扎后送医院抢救；切忌将脱出的内脏器官强行回纳腹腔，以免加重腹腔污染。

2. 非手术治疗

适用于：

①暂时不能确定有无腹腔内器官损伤；

②血流动力学稳定、收缩压在 90mmHg 以上、心率低于 100 次/min；

③无腹膜炎体征；

④未发现其他内脏的合并伤；

⑤已证实为轻度实质性脏器损伤，生命体征稳定者。

（1）防治休克：

①输液、输血、扩充血容量，维持有效循环；

②对出血者，应用止血药。

（2）抗感染：联合应用广谱抗菌药物，预防或治疗可能存在的腹腔内感染。

（3）禁食和胃肠减压：对未明确诊断前或疑有空腔脏器破裂或明显腹胀者予以禁食和胃肠减压。静脉补充能量和其他营养素。

（4）镇痛：对腹痛剧烈的患者，酌情应用镇痛剂治疗。

（5）做好手术前准备：对腹部损伤较严重的患者，在非手术治疗同时做好手术前准备。

3．手术治疗

适用于：

（1）已确诊为腹腔内空腔脏器破裂。

（2）有明显腹膜刺激征或腹膜刺激征进行性加重及范围扩大。

（3）出现烦躁、脉率增快、血压不稳或休克表现。

（4）膈下有游离气体或腹腔穿刺抽得不凝固血液、胆汁或胃肠内容物。

（5）在非手术治疗期间病情加重。

手术方法主要为剖腹探查术，待明确损伤部位或器官后再作针对性处理。剖腹探查手术包括探查、止血、修补、切除、清除腹腔内残留液和引流。

【护理评估】

1．术前评估

（1）健康史及相关因素：包括患者的一般情况、受伤史、既往史等。

1）一般情况：患者的年龄、性别、婚姻、职业及饮食情况；女性患者有无停经、月经过期或不规则阴道流血等现象。

2）受伤史：了解受伤的原因、时间、地点、部位、姿势、伤情，致伤物的性质及暴力的方向和强度，受伤至就诊之间的病情变化及就诊前采取的急救措施，效果如何；腹部损伤后足否发生腹痛、腹痛的特点、部位、程度和持续时间，有无放射痛和进行性加重。患者有无昏迷。

3）既往史：患者有无结核病、糖尿病、冠心病、高血压等疾病。有无酗酒和吸烟史；有无腹部手术史及药物过敏史等。

（2）身体状况

1）局部：有无腹部压痛、肌紧张和反跳痛，其程度和范围；肝浊音界是否缩小或消失；腹部有无移动性浊音；肠蠕动是否减弱或消失，直肠指检有无阳性发现。随损伤部位和脏器不同，腹部体征有所不同：

①空腔脏器破裂时，腹部有明显的固定压痛、反跳痛、肌紧张，肝浊音界缩小或消

失，肠蠕动减轻或消失；

②实质性脏器损伤时，腹膜刺激征不典型，腹部有移动性浊音。

2）全身：评估患者神志是否清醒、有无昏迷或呼吸困难；有无面色苍白、出冷汗、脉搏细数、脉压减小等休克的早期征象；伤后是否很快出现体温升高、脉搏增快等全身中毒症状；是否伴有呕吐、呕血及鲜红色血便。有无合并头部、胸部、躯干和四肢等损伤或骨折。

3）辅助检查：

①血常规是否见红细胞、血红蛋白、血细胞比容等数值下降，白细胞计数和中性粒细胞比例是否明显增高；血、尿淀粉酶数值是否正常；尿常规检查是否见红细胞；

②腹腔穿刺或腹腔灌洗术有无阳性结果；

③影像学及腹腔镜检查有无异常发现。

（3）心理和社会支持状况：评估患者和家属对遭受突如其来的伤害的心理承受能力及对与本次损伤相关的知识的了解程度。

2. 术后评估

有无腹腔脓肿和出血等并发症。

【常见护理诊断/问题】

1. 体液不足　与损伤致腹腔内出血、严重腹膜炎症、呕吐及禁食有关。

2. 疼痛　与腹腔内器官破裂及消化液刺激腹膜有关。

3. 恐惧　与意外损伤的打击和担心预后等有关。

4. 潜在并发症　损伤器官的再出血或腹腔内感染、脓肿形成。

【护理目标】

1. 患者体液平衡能得到维持，生命体征平稳。

2. 患者自诉腹痛缓解或得到控制，舒适感增加。

3. 患者恐惧程度缓解或减轻，情绪稳定。

4. 患者未发生并发症或并发症能被及时发现和处理。

【护理措施】

1. 维持体液平衡

（1）扩充血容量：对有休克早期症状或休克者，快速建立2～3条有效的静脉输液通路；根据医嘱快速输血和输入平衡盐溶液。经静脉采血进行血型及交叉配血试验，尽快输血或输入清蛋白。

（2）记录出入量：准确记录24h的尿量、输液量、呕吐量及胃肠减压量。

（3）定时监测中心静脉压，并结合血压的变化，调整输液的速度和量。

（4）观察脱水症状有无改善：观察并记录患者神志、皮肤黏膜的弹性及颜色；尿量、尿比重及颜色。

（5）消除病因：及时做好急症手术前准备。

（6）采取合适体位：休克患者头和躯干分别抬高 20°～30°，下肢抬高 15°～20°，可增加回心血量及改善脑部血流量。

2. 有效缓解疼痛

（1）体位：绝对卧床休息，禁止随意搬动伤员，以免加重腹痛；协助患者采取舒适的体位，如患者腹部剧痛、面色苍白、恶心呕吐、出冷汗，应让其平卧屈膝，以使腹部肌肉松弛，减轻疼痛；

（2）禁食和禁灌肠：因腹部损伤患者可能有胃肠道穿孔或肠麻痹，故诊断未明确前应绝对禁食、禁水和禁灌肠，以防止肠内容物漏出增加并加重腹痛和病情。

（3）胃肠减压：对疑有空腔脏器损伤的患者，应尽早行胃肠减压，以减少胃肠内容物的漏出、减轻腹痛。

（4）观察：观察患者腹痛的性质、程度、时间、规律、伴随症状及诱发因素，疼痛与生命体征变化的关系。

（5）镇静、止痛

1）非药物止痛：嘱患者做深呼吸、听音乐等以分散注意力，或采用暗示疗法和安慰剂疗法等。

2）药物止痛

对疼痛剧烈者，遵医嘱：

①使用镇痛剂或 PCA（患者自控镇痛）泵，以减轻损伤所致的不良刺激并防止发生神经源性休克；

②使用抗菌药，预防和控制腹腔感染，可减轻疼痛。

3. 减轻恐惧心理

多数腹部损伤系在意外情况下突然发生，加之伤口及出血；患者多表现为紧张、焦虑或恐惧，不知如何应对并担忧预后。故须：

（1）耐心解释病情：关心安慰患者，加强与患者的交流和沟通，及时向患者解释腹部损伤的病情变化、可能出现的腹部症状与体征，使患者能正确认识疾病的发展过程。

（2）介绍治疗过程：介绍辅助检查的目的以及手术治疗的必要性；做好各项检查前、术前和术后相关知识的指导，使患者消除对手术及愈后的恐惧感，积极配合各项辅助检查、治疗和手术。

（3）理解同情患者：在患者面前不谈论病情的严重性，鼓励患者说出自己心中的感受，并耐心倾听，对患者的恐惧和担心表示深切的理解和同情，并及时给予帮助。

（4）现身说教法：请病区内其他腹部损伤恢复期患者，讲解自己的经历和经验，帮助患者增强战胜疾病的信心和勇气，往往会取得事半功倍的效果。

4. 并发症的预防和护理

腹腔内器官损伤后的主要并发症是损伤部位的再出血和腹腔内感染或脓肿形成。故对此类患者需严密观察病情及各项辅助检查的动态变化，并加强预防和护理。

（1）内出血

1）体位：多取平卧位，禁止随便搬动患者，以免诱发或加重内出血。

2）观察：定期观察和记录脉搏、呼吸、血压、体温、神志、面色和末梢循环情况，腹痛的性质与持续时间及辅助检查结果的变化。若患者腹痛缓解后又突然加剧，同时出现烦躁、面色苍白、肢端温度下降、呼吸及脉搏增快，血压不稳或下降等表现；腹腔引流管间断或持续引流出鲜红血液；血常规检查示红细胞计数、血红蛋白和血细胞比容等降低；常提示腹腔内有活动性出血，应立即通知医生并协助处理。

3）迅速扩充血容量及抗休克：在输血、输液的同时做好腹部急症手术准备，必要时在抗休克的同时进行手术止血。

（2）腹腔脓肿

1）体位：患者术后取平卧位；待麻醉清醒、生命体征平稳后取半卧位；以尽量让腹腔残留液体流人盆腔，避免膈下脓肿形成，若膈下脓肿已形成但较小时，患者取半卧位。

2）观察

①病情观察：剖腹探查术后数日，若患者体温持续不退或下降后又升高，白细胞计数和中性粒细胞比例明显升高，同时有腹痛、腹胀、呃逆、直肠或膀胱刺激症状时，多提示腹腔脓肿形成。

②引流观察：检查胃肠减压管和腹腔引流管是否通畅并妥善固定；观察和记录引流液的量、颜色、性质，及时更换引流袋。若腹腔引流管引流出较多浑浊液体或有异味等，提示腹腔内已发生感染，应及时报告医生并协助处理。胃肠减压管一般在胃肠蠕动恢复，肛门排气后拔除。

3）防治感染

①应用抗菌药物；

②脓肿穿刺抽脓或切开引流，较大脓肿时多采用经皮穿刺置管引流或手术切开引流；

③支持治疗；

④给予患者高蛋白、高热量、高维生素饮食或肠内外营养治疗；

⑤盆腔脓肿较小或未形成时应用40℃～43℃水温保留灌肠等疗法。

【护理评价】

1. 患者体液是否得以维持平衡，生命体征是否稳定，有无脱水征象。

2. 患者腹痛是否缓解或减轻，舒适感是否增加；患者能否运用某些非药物性的止痛措施。

3. 患者的恐惧程度是否得到缓解或减轻，情绪是否稳定，能否主动配合各项治疗和护理。

4. 患者有无发生损伤部位的再出血和腹腔脓肿；若发生是否得到及时发现与处理。

【健康教育】

1. 加强对劳动保护、安全生产、安全行车、遵守交通规则知识的宣传，避免意外损伤的发生。

2. 了解和掌握各种急救知识，在发生意外事故时，能进行简单的急救或自救。

3. 发生腹部外伤后，一定要及时去医院进行全面检查，不能因为腹部无伤口、无出血而掉以轻心、贻误诊治。

4. 出院后要适当休息，加强锻炼，增加营养，促进康复。若有腹痛、腹胀、肛门停止排气排便等不适，应及时到医院就诊。

（王春霞）

第五章　颅内压增高患者的护理

第一节　颅内压增高

颅内压增高（intracranial hypertension）是许多颅脑疾病，如颅脑损伤、脑肿瘤、脑出血和脑积水等共有的综合征。因上述原因使颅腔内容物体积增加或颅腔容积减少超过颅腔可代偿的容量，导致颅内压持续高于 1.96kPa（200mmH$_2$O），并出现头痛、呕吐和视神经盘水肿三大病征，称为颅内压增高。

【病因】

可以导致颅内压增高的原因很多，大体可分两大类。

1. 颅腔内容物体积或量增加

（1）脑体积增加：如脑组织损伤、炎症、缺血缺氧、中毒等导致脑水肿。

（2）脑脊液增多：脑脊液分泌过多、吸收障碍或脑脊液循环受阻导致脑积水。

（3）脑血流量增加：如高碳酸血症时血液中二氧化碳分压增高、脑血管扩张致脑血流量增多。

2. 颅内空间或颅腔容积缩小

（1）先天性因素：如狭颅症、颅底凹陷症等先天性畸形使颅腔容积变小。

（2）后天性因素：颅内占位性病变如颅内血肿、脑肿瘤、脑脓肿等，或大片凹陷性骨折，使颅内空间相对变小。

【病理生理】

1. 颅内压的形成及其调节

（1）颅内压（intracranial pressure，ICP）：颅内压是指颅腔内容物对颅腔壁所产生的压力。颅腔是由颅骨形成的半封闭的体腔，成年后颅腔容积固定不变，约 1400 ~ 1500ml。颅腔内容物包括脑组织、脑脊液和血液，二者与颅腔容积相适应，使颅内保持一定的压力。由于颅内脑脊液介于颅腔壁与脑组织之间，故脑脊液的静水压就代表颅内压；可通过侧卧位腰椎穿刺或直接脑室穿刺测定。成年人正常颅内压为 0.69 ~ 1.96kPa（70 ~ 200mmH$_2$O），儿童正常颅内压为 0.49 ~ 0.98kPa（50 ~ l00mmH$_2$O）。

（2）颅内压的调节：正常颅内压有一定的波动范围，可随血压和呼吸的波动有细微的起伏。颅内压的调节主要依靠脑脊液量的增减实现。当颅内压增高时，部分脑脊液被挤入脊髓蛛网膜下隙并被吸收，与此同时，脑脊液分泌减少而吸收增加，从而使颅内脑脊液量减少并保持颅内压的平衡。当颅内压低时，脑脊液的分泌增加、吸收减少，使颅内脑脊液量增多，以维持颅内压不变。尽管自身代偿功能及幅度足以应对正常生理状态下颅内空间的变化，但由于脑脊液总量仅占颅腔容积的10%，当颅内压增加到一定程度时，上述生理调节能力将逐渐丧失，最终导致严重的颅内压增高。1965年，Langfitt以狗做颅腔容积与压力关系的实验，取得了容积/压力关系的曲线，该曲线表明颅内压力与容积之间呈指数关系（图10-14）；即颅内压的调节功能存在一临界点，当颅内容积的增加超过该临界点后，即使仅有微小交化，也可引起颅内压急剧上升，甚至导致致命的脑疝。

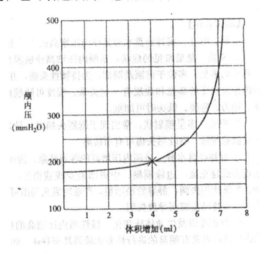

图10-14　颅内容积/压力关系曲线

2. 颅内压增高的后果

颅内压持续增高可以引起一系列中枢神经系统功能紊乱和病理生理变化。主要病理生理改变是脑血流量减少或形成脑疝。前者造成脑组织缺血缺氧，从而加重脑水肿和颅内压增高；后者主要表现为脑组织移位，压迫脑干、抑制循环和呼吸中枢。两者的最终结果是导致脑干功能衰竭（图10-15）。

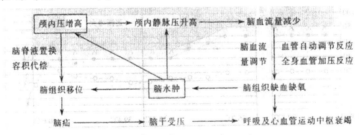

图10-15　颅内压增高的病理生理变化

（1）脑血流量减少：正常成人每分钟约有1200ml血液进入颅内，并能自行调节：

$$脑血流量 = \frac{脑灌注压}{脑血管阻力}$$

其中脑灌注压＝平均动脉压－颅内压，正常的脑灌注压为 9.3 ~ 12kPa（70 ~ 90mmHg），脑血管阻力为 0.16 ~ 0.33kPa（1.2 ~ 2.5mmHg）。颅内压增高时，可使脑灌注压下降，机体通过脑血管扩张及脑血管阻力减小，维持脑血流量稳定。但当颅内压急剧增高，使脑灌注压低于 5.3kPa（40mmHg）时，脑血管的自动调节功能失效，致脑血流量急剧下降；而当颅内压增高接近平均动脉压时，脑血流量几乎为零，脑组织处于严重缺血缺氧状态，最终可导致脑死亡。

（2）脑疝（brain hernia）：是颅内压增高的危象和引起此类患者死亡的主要原因（详见第二节）。

【临床表现】

头痛、呕吐、视神经盘水肿是颅内压增高的"三主征"，但出现的时间并不一致。

1. 头痛

是最常见的症状，系颅内压增高使脑膜血管和神经受刺激与牵拉所致。以清晨和晚间多见，多位于前额及颞部，为持续性头痛，并有阵发性加剧。头痛的部位与特性与颅内原发病变的部位和性质有一定关系。程度可随颅内压增高而进行性加重，咳嗽、打喷嚏、用力、弯腰、低头时可加重。

2. 呕吐

多呈喷射状，常出现于剧烈头痛时，易发生于饭后，可伴恶心，系因迷走神经受激惹所致。呕吐后头痛可有所缓解。

3. 视神经盘水肿

是颅内压增高的客观征象。因视神经受压、眼底静脉回流受阻引起。表现为视盘充血、边缘模糊、中央凹陷变浅或消失，视网膜静脉怒张、迂曲、搏动消失，动、静脉比例失调，静脉管径增粗，严重时乳头周围可见火焰状出血。长期、慢性颅内压增高引起视神经萎缩而导致失明。

4. 意识障碍及生命体征变化

慢性颅内压增高的患者往往神志淡漠，反应迟钝；急性颅内压增高者常有明显的进行性意识障碍甚至昏迷。患者可伴有典型的生命体征变化，出现 Cushing 综合征，即血压升高，尤其是收缩压增高，脉压增大；脉搏缓慢、宏大有力；呼吸深慢等。严重患者可因呼吸循环衰竭而死亡（图 10 - 16）。

5. 其他症状和体征

颅内压增高还可出现复视（展神经麻痹）、头晕、猝倒等。婴幼儿颅内压增高时可见头皮静脉怒张、囟门饱满、张力增高和骨缝分离。

【辅助检查】

1. 头颅 X 线摄片

慢性颅内压增高患者，可见脑回压迹增多、加深，蛛网膜颗粒压迹增大、加深，蝶鞍扩大，颅骨的局部破坏或增生等；小儿，可见颅缝分离。

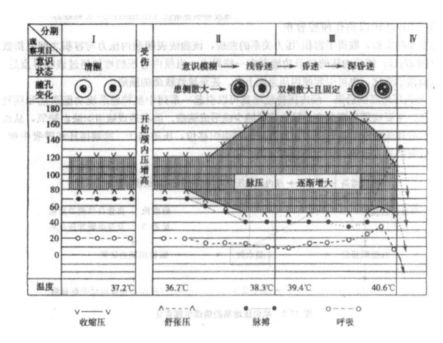

图 10 - 16　头伤后颅内压增高、意识、瞳孔、生命体征典型变化图解

Ⅰ正常　Ⅱ代偿期（脉搏逐渐缓慢，宏大有力，呼吸深长，并发鼾声）Ⅲ失代偿期（脉搏稍不规则，逐渐增快，不规则呼吸，转为潮式呼吸）Ⅳ衰竭期（呼吸先停）

2. CT 及 MRI

可见脑沟变浅，脑室、脑池缩小或脑结构变形等，通常能显示病变的位置、大小和形态，对判断引起颅内压增高的原因有重要参考价值。

3. 脑血管造影或数字减影血管造影

主要用于疑有脑血管畸形等疾病者。

4. 腰椎穿刺

可以测定颅内压力，同时取脑脊液作检查。但有明显颅内压增高症状和体征的患者，因腰穿可能引发脑疝而视为禁忌。

【处理原则】

首先是处理原发疾病，颅内压增高造成急性脑疝时，应紧急手术处理。

1. 非手术治疗

适用于原因不明或一时不能解除病因者。

（1）脱水治疗：常用高渗性和利尿性脱水剂，使脑组织间的水分通过渗透作用进入血循环再由肾脏排出，从而达到缩小脑体积、降低颅内压的目的。常用 20% 甘露醇 250ml，15～30min 内滴完，每日 2～4 次，滴注后 10～20min 颅内压开始下降，约维持 4～6h。呋塞米（速尿）20～40mg，口服、静脉或肌内注射，每日 2～4 次。此外，还可口服碳酸酐酶抑制剂乙酰唑胺 250mg，每日 3 次，也可达到降低颅内压的目的。

（2）激素治疗：肾上腺皮质激素可通过稳定血—脑屏障、预防和缓解脑水肿达到改善患者症状的目的。常用地塞米松 5～10mg，静脉或肌内注射；或氢化可的松 100mg 静脉注射，每日 1～2 次；或泼尼松 5～10mg 口服，每日 1～3 次。

（3）抗感染：伴有颅内感染者，使用抗菌药控制感染。

（4）过度换气：可增加血液中的氧分压、排出 CO_2，使脑血管收缩，减少脑血流量。$PaCO_2$ 每下降 0.13kPa（1mmHg），可使脑血流量递减 2%，从而使颅内压相应降低。

（5）冬眠低温治疗：应用药物和物理方法降低患者体温，以降低脑耗氧量和脑代谢率、减少脑血流量，改善细胞膜通透性、增加脑对缺血缺氧的耐受力；防止脑水肿的发生和发展；同时有一定的降低颅内压的作用。当体温降至 30℃ 时，脑代谢率仅为正常体温时的 50% 左右，脑脊液的压力较降温前低 56%。体温每下降 1℃，脑血流量平均减少 6.7%，脑脊液压力平均下降 5.5%。低温还能显著提高组织中三磷腺苷（ATP）含量及腺苷酸激酶的活性，后者能使二磷腺苷（ADP）迅速转化为 ATP，而 ATP 是维持脑组织生理活动的主要能源物质。

2. 手术治疗

对于颅内占位性病变，争取手术切除。有脑积水者，行脑脊液分流术，将脑室内的液体通过特殊导管引入蛛网膜下隙、腹腔或心房。脑室穿刺外引流、颞肌下减压术以及各种脑脊液分流术，均可缓解颅内高压。

【护理评估】

（一）术前评估

1. 健康史及相关因素

（1）一般情况：注意患者的年龄。婴幼儿及小儿的颅缝未闭合或融合尚未牢固，老年人脑萎缩，均可使颅腔的代偿能力增加，从而延缓病情的进展。

（2）加重颅内增高的因素：了解患者有无脑外伤、颅内炎症、脑肿瘤及高血压、脑动脉硬化病史，是否合并其他系统疾病，如尿毒症、肝性脑病、毒血症、酸碱平衡失调等，初步判断颅内压增高的原因。注意患者是否有高热，因其可加剧颅内压增高。

（3）致颅内压急骤升高的相关因素：有无呼吸道梗阻、便秘、剧烈咳嗽、癫痫等。关注疾病发展，预估是否存在发生颅内压突然增高的可能。

2. 身体状况

（1）局部：头痛的部位、性质、程度、持续时间及变化，有无诱因及加重因素，了解头痛是否影响患者休息和睡眠。患者有无因肢体功能障碍而影响自理能力。

（2）全身：呕吐的程度，是否影响患者进食而导致水电解质紊乱及营养不良；患者有无视力障碍、意识障碍等。

（3）辅助检查：血电解质检查有无提示水、电解质紊乱；CT 或 MRI 检查是否证实颅内出血或占位性病变等；注意颅内病变的部位，位于颅脑中线及颅后窝的病变易阻塞脑脊液循环通路，即使病变不大也可导致颅内压升高，而位于颅内大静脉附近的病变，可压迫静脉窦，阻碍颅内静脉回流和脑脊液吸收，也可使颅内压增高症状较早出现。关注患者伴发脑水肿的因素，如脑脓肿、脑结核、脑肉芽肿等，均可伴有明显脑水肿，患者早期即可出现颅内压升高。

3. 心理和社会支持状况

头痛、呕吐等不适可引起患者烦躁不安、焦虑等心理反应。了解患者及家属对疾病的认知和适应程度。

（二）术后评估

1. 了解手术类型，注意患者生命体征、意识、瞳孔及神经系统症状和体征，判断颅内压变化情况。

2. 观察伤口以及引流情况，判断有无并发症发生。

【常见护理诊断/问题】

1. 脑组织灌注异常　与颅内压增高有关。

2. （有）体液不足（的危险）与颅内压增高引起剧烈呕吐及应用脱水剂等有关。

3. 疼痛　与颅内压增高有关。

4. 潜在并发症：脑疝。

【护理目标】

1. 脑组织灌注正常，未因颅内压力增高造成脑组织的进一步损害。

2. 体液恢复平衡，生命体征平稳，尿比重在正常范围，无脱水症状和体征。

3. 患者主诉头痛减轻，舒适感增强。

4. 患者未出现脑疝或出现脑疝征象时能够被及时发现和处理。

【护理措施】

1. 降低颅内压，维持脑组织正常灌注

（1）一般护理

1）体位：抬高床头 15°~30°，以利于颅内静脉回流，减轻脑水肿。

2）给氧：持续或间断吸氧，改善脑缺氧，使脑血管收缩，降低脑血流量。

3）适当限制入液量：不能进食者，成人每日补液量不超过 2000ml，保持每日尿量不少于 600ml。神志清醒者，可予普通饮食，但需适当限盐，注意水、电解质平衡。

4）维持正常体温和防治感染：高热可使机体代谢率增高，加重脑缺氧，故应及时给予高热患者有效的降温措施。遵医嘱应用抗菌药预防和控制感染。

（2）防止颅内压骤然升高

1）休息：劝慰患者安心休养、避免情绪激动，以免血压骤升而增加颅内压。

2）保持呼吸道通畅：呼吸道梗阻时，因患者用力呼吸，胸腔内压力及 $PaCO_2$ 增高可致脑血管扩张、脑血流量增多．也可使颅内压增高。护理时应及时清除呼吸道分泌物和呕吐物；舌根后坠者，可托起下颌或放置口咽通气道；防止颈部过曲、过伸或扭曲；对意识不清的患者及咳痰困难者，应配合医师尽早行气管切开术；重视基础护理，定时为患者翻身拍背，以防肺部并发症。

3）避免剧烈咳嗽和便秘：剧烈咳嗽和朋力排便均可使胸腹腔内压力骤然升高而导致脑疝。避免并及时治疗感冒、咳嗽。颅内压增高患者因限制水分摄入及脱水治疗，常出现大便干结，应鼓励患者多吃蔬菜和水果，并给缓泻剂以防止便秘。对已有便秘者，予以开塞露或低压小剂量灌肠，必要时，戴手套掏出粪块；禁忌高压灌肠。

4）及时控制癫痫发作：癫痫发作可加重脑缺氧及脑水肿，遵医嘱定时定量给予患者抗癫痫药物；一旦发作应协助医师及时给予抗癫痫及降颅内压处理。

5）躁动的处理：颅内压增高、呼吸道不通畅导致缺氧、尿潴留导致膀胱过度充盈、大便干硬导致排便反射以及冷、热、饥饿等不舒适均可引起患者躁动。对于躁动患者应寻找并解除引起躁动的原因，不盲目使用镇静剂或强制性约束，以免患者挣扎而使颅内压进一步增高。适当加以保护以防外伤及意外。若躁动患者变安静或由原来安静变躁动，常提示病情发生变化。

（3）药物治疗的护理

1）使用脱水药物的护理：注意输液的速度，观察脱水治疗的效果。使用高渗性液体后，血容量突然增加，可加重循环系统负担—导致心力衰竭或肺水肿，尤应注意儿童、老人及心功能不良者。为防止颅内压反跳现象，脱水药物应按医嘱定时、反复使用，停药前逐渐量或延长给药间隔时间。

2）激素治疗的护理：遵医嘱给药。注意观察有无因虚用激素诱发应激性溃疡出血、感染等不良反应。

（4）辅助过度换气的护理：过度换气的主要副作用是减少脑血流、加重脑缺氧，因此，应定时进行血气分析，维持患者 PaO_2 于 12～13.33kPa（90～100mmHg）、$PaCO_2$ 于 3.33～4.0kPa（25～30mmHg）水平为宜。过度换气持续时间不宜超过 24h，以免引起脑缺血。

（5）冬眠低温治疗的护理

1）环境和物品准备：将患者安置于单人病房，室内光线宜暗，室温 18℃～20℃。室内备氧气、吸引器、血压计、听诊器、水温计、冰袋或冰毯、导尿包、集尿袋、吸痰盘、冬眠药物、急救药物及器械和护理记录单等，由专人护理。

2）降温方法：根据医嘱给予足量冬眠药物，如冬眠 I 号合剂（包括氯丙嗪、异丙嗪及哌替啶）或冬眠 II 号合剂（哌替啶、异丙嗪、氢化麦角碱），待自主神经被充分阻滞、患者御寒反应消失、进入昏睡状态后，方可加用物理降温措施。否则，患者一旦出现寒战，可使机体代谢率升高、耗氧量增加、无氧代谢加剧及体温升高，反而增高颅内压。为增强冬眠效果，减轻御寒反应，可酌情使用苯巴比妥或水合氯醛。物理降温方法可采用头部戴冰帽或在颈动脉、腋动脉、肱动脉、股动脉等主干劫脉表浅部放置冰袋；此外，还可采用降低室温、减少被盖、体表覆盖冰毯或冰水浴巾等方法。降温速度以每小时下降 1℃ 为宜，体温以降至肛温 32℃～34℃、腋温 31℃～33℃ 较为理想。体温过低易诱发心律失常、低血压、凝血障碍等并发症，且患者反应极为迟钝，影响观察；体温高于 35℃ 则疗效不佳。冬眠药物最好经静脉滴注，便于调节给药速度、药量及控制冬眠深度。灵活使用降温方法，使患者体温稳定在治疗要求的范围内，避免体温大起大落。

3）严密观察病情：在治疗前应观察并记录生命体征、意识状态、瞳孔和神经系统病征，作为治疗后观察对比的基础。冬眠低温期间，若脉搏超过 100 次/min，收缩压低于 13.3kPa（100mmHg），呼吸次数减少或不规则时，应及时通知医师，停止冬眠疗法或更换冬眠药物。

4）饮食：随着体温的降低，机体代谢率也降低，对能量及水分的需求量也相应减少。每日液体入量不宜超过 1500ml，可根据患者意识状态、胃肠功能确定饮食种类。鼻饲者，流汁或肠内营养液温度应与当时体温相同。低温时患者肠蠕动减弱，应观察患者有无胃潴留、腹胀、便秘、消化道凯血等，注意防止反流和误吸。

5）预防并发症

①肺部并发症：保持呼吸道通畅，加强肺部护理。由于患者处于昏睡状态且因药物作用，肌肉松弛，患者易出现舌下坠、吞咽、咳嗽反射均较正常减弱，故应定时为患者翻身、拍背、予以雾化吸入，以防肺部并发症。

②低血压：低温使心排出量减少，冬眠药物使周围血管阻力降低而引起低血压，在搬动患者或为其翻身时，动作要缓慢、轻稳，以防发生直立性低血压。

③冻伤：冰袋外加用布套并定时更换部位，观察放置冰袋处的皮肤及肢体末端，如手指、脚趾、耳廓等处的血循环情况，定时局部按摩，以防冻伤。

④其他：由于患者意识障碍及循环功能减低，应加强皮肤护理，防止压疮发生。冬眠低温时，角膜反射减弱，保护性分泌物减少，应注意眼的保护。

6）缓慢复温：冬眠低温治疗时间一般为 2～3 天，可重复治疗。停用冬眠低温治疗时，应先停物理降温，再逐步减少药物剂量或延长相同剂量的药物维持时间直至停用；为患者加盖被毯，让体温自然回升，必要时加用电热毯或热水袋复温，温度应适宜，严防烫伤；复温不可过快，以免出现颅内压"反跳"、体温过高或酸中毒等。

（6）脑室引流的护理：是经颅骨钻孔或椎孔穿刺侧脑室放置引流管将脑脊液引流至体外。

1）引流管的位置：待患者回病室后，立即在严格的无菌条件下连接引流瓶（袋），妥善固定引流管及引流瓶（袋），引流管开口需高于侧脑室平面 10～15cm，以维持正常的颅内压。需要搬动患者时应将引流管暂时夹闭，防止脑脊液反流引起逆行性感染。

2）引流速度及量：术后早期尤应注意控制引流速度，若引流过快过多，可使颅内压骤然降低，导致意外发生。因此，术后早期应适当抬高引流瓶（袋）的位置，以减低流速，待颅内压力平衡后再降低引流瓶（袋）。因正常脑脊液每日分泌 400～500ml，故每日引流量以不超过 500ml 为宜；颅内感染患者因脑脊液分泌增多，引流量可适当增加，但同时应注意补液，以避免水电解质失衡。

3）保持引流通畅：引流管不可受压、扭曲、成角、折叠；适当限制患者头部活动范围，活动及翻身时避免牵拉引流管。注意观察引流管是否通畅，若引流管内不断有脑脊液流出、管内的液面随患者呼吸、脉搏等上下波动表明引流管通畅；若引流管无脑脊液流出，应查明原因。可能的原因有：

①颅内压低于 1.18~1.47kPa（120~150mmH₂O），证实的方法是将引流瓶（袋）降低再观察有无脑脊液流出；

②引流管放入脑室过深过长，在脑室内盘曲成角，可提请医师对照 X 线片，将引流管缓慢向外抽出至有脑脊液流出，然后重新固定；

③管口吸附于脑室壁，可将引流管轻轻旋转，使管口离开脑室壁；

④若怀疑引流管被小凝血块或挫碎的脑组织阻塞，可在严格消毒管口后，用无菌注射器轻轻向外抽吸，切不可注入生理盐水冲洗，以免管内阻塞物被冲至脑室系统狭窄处，引起日后脑脊液循环受阻。经上述处理后若仍无脑脊液流出，必要时更换引流管。

4）观察并记录脑脊液的颜色、量及性状：正常脑脊液无色透明，无沉淀。术后 1~2 日脑脊液可略呈血性:，以后转为橙黄色。若脑脊液中有大量血液或血色逐渐加深，常提示脑室内出血；一旦脑室内大量出血，需紧急手术止血。脑室引流时间一般不宜超过 5~7 日，时间过长有可能发生颅内感染。感染后的脑脊液混浊，呈毛玻璃状或有絮状物，患者有颅内感染的全身及局部表现。

5）严格遵守无菌操作原则：每日定时更换引流瓶（袋）时，应先夹闭引流管以免管内脑脊液逆流入脑室，注意保持整个装置无菌，必要时作脑脊液常规检查或细菌培养。

6）拔管：开颅术后脑室引流管一般放置 3~4 日，此时脑水肿期已过，颅内压开始逐渐降低。拔管前一天应试行抬高引流瓶（袋）或夹闭引流管 24h，以了解脑脊液循环是否通畅，有否颅内压再次升高的表现。若患者出现头痛、呕吐等颅内压增高症状，应立即放低引流瓶（袋）或开放夹闭的引流管，并告知医师。拔管时应先夹闭引流管，以免管内液体逆流入脑室引起感染。拔管后，切口处若有脑脊液漏出，也应告知医师妥为处理，以免引起颅内感染。

（7）脑脊液分流术后的护理：严密观察病情，判断分流术效果。警惕有无分流管阻塞和感染等并发症。观察有无脑脊液漏，一旦发现，应及时通知医师并协助处理。

2. 维持正常的体液容量

（1）作好呕吐的护理：及时清理呕吐物，防止误吸，观察并记录呕吐物的量和性质。

（2）脱水治疗的护理：使用脱水剂可使钠、钾等排出过多，引起电解质紊乱，应注意观察，遵医嘱适当补充。

（3）观察记录：记录 24h 出入液量，注意患者脱水症状以及血电解质水平。

3. 缓解疼痛

（1）有效降低颅内压：作好降低颅内压的相应护理，有效控制颅内压力。

（2）镇痛：遵医嘱应用镇痛剂，但禁用吗啡、哌替啶，以免抑制呼吸中枢；避免加重头痛的因素，如咳嗽、打喷嚏，或弯腰、低头以及用力活动等。

4．密切观察病情变化，预防及处理并发症

注意观察患者的意识状态、生命体征及瞳孔变化，警惕颅高压危象的发生。有条件者可作颅内压监测。（有关脑疝的临床表现及紧急处理和护理详见第二节。）

（1）意识状态：目前临床对意识障碍的分级方法不一。传统方法分为清醒、模糊、浅昏迷、昏迷和深昏迷五级（表10－2）。

表10－2　意识状态的分级

意识状态	语言刺激反应	痛刺激反应	生理反应	大小便能否自理	配合检查
清醒	灵敏	灵敏	正常	能	能
模糊	迟钝	不灵敏	正常	有时不能	尚能
浅昏迷	无	迟钝	正常	不能	不能
昏迷	无	无防御	减弱	不能	不能
深昏迷	无	无	无	不能	不能

Glasgow 昏迷评分法：评定睁眼、语言及运动反应，三者得分相加表示意识障碍程度，最高15分，表示意识清醒，8分以下为昏迷，最低3分，分数越低表明意识障碍越严重（表10－3）。

表10－3　Glasgow 昏迷评分法

睁眼反应		语言反应		运动反应	
自动睁眼	4	回答正确	5	遵命动作	6
呼唤睁眼	3	回答错误	4	*定痛动作	5
痛时睁眼	2	吐词不清	3	*肢体回缩	4
不能睁眼	1	有音无语	2	*异常屈曲	3
		不能发音	1	*异常伸直	2
				*无动作	1

（2）生命体征：注意呼吸节律和深度、脉搏快慢和强弱以及血压和脉压的变化。若血压上升、脉搏缓慢有力、呼吸深慢，提示颅内压升高。

（3）瞳孔变化：正常瞳孔等大、圆形，在自然光线下直径3～4mm。直接、间接对光反应灵敏。严重颅内压增高继发脑疝时可出现异常变化。

（4）颅内压监护：将导管或微型压力感受器探头安置于颅腔内，另一端与ICP监护仪连接，将ICP压力变化动态转变为电信号，显示于示波屏或数字仪上，并用记录器连续描记压力曲线，以便随时了解ICP情况。监护前调整记录仪与传感器的零点，一般位于外耳道水平。患者保持平卧或头抬高10°～15°，保持呼吸道通畅，躁动患者适当使用镇静药，避免外来因素干扰监护。防止管道阻塞、扭曲、打折及传感器脱出。监护过程严格无菌操作，预防感染。监护时间不宜过长，通常不超过1周。

【护理评价】

1. 患者颅内压增高症状是否得到缓解，头痛是否减轻，意识状态是否改善。

2. 体液是否平衡，生命体征是否平稳，尿比重是否在正常范围，有无脱水症状和体征。

3. 患者是否主诉头痛减轻，舒适感增强。

4. 患者是否出现脑疝或出现脑疝征象是否被及时发现和处理。

【健康教育】

存在有可能导致颅内压增高的因素，如脑外伤、颅内炎症、脑肿瘤及高血压、脑动脉硬化，经常易头痛、恶心的患者应及时就医，祛除相关因素。

（刘建英）

第二节 急性脑疝

当颅腔内某一分腔有占位性病变时，该分腔的压力高于邻近分腔，脑组织由高压区向低压区移动，部分脑组织被挤入颅内生理空间或裂隙，产生相应的临床症状和体征，称为脑疝。

【解剖概要】

颅腔被大脑镰、小脑幕分隔为三个彼此相通的分腔。小脑幕以上为幕上腔，幕上腔又分左右两个分腔，容纳大脑左右半球；小脑幕以下为幕下腔，容纳小脑、脑桥和延髓。中脑在小脑幕切迹裂孔中通过，紧邻海马回和沟回。动眼神经自中脑腹侧的大脑脚内侧发出，也通过小脑幕切迹，在海绵窦的外侧壁上前行至眶上裂（图 10-17）。

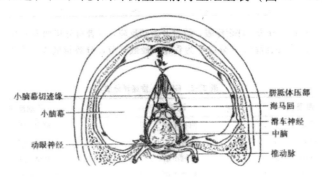

图 10-17 小脑幕切迹处的局部解剖关系
（由幕下向上看时所见的情况）

颅腔的出口为枕骨大孔，延髓经此孔与脊髓相连，小脑扁桃体在枕骨大孔之上，位于延髓下端的背侧（图 10-18）。

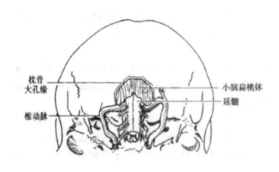

图 10 - 18　枕骨大孔处的局部解剖关系

（由颅外向颅内看时所见的情况，

硬脑膜和寰枢椎已去除）

【病因】

颅内疾病发展至一定程度导致颅内各分腔压力不一致时即可引起脑疝。常见原因有颅内血肿、颅内脓肿、颅内肿瘤、颅内寄生虫病及各种肉芽肿性病变等。

【分类】

根据移位的脑组织及其通过的硬脑膜间隙和孔道，脑疝可分为小脑幕切迹疝、枕骨大孔疝和大脑镰下疝（图 10 - 19）。

1. 小脑幕切迹疝又称颞叶沟回疝，是位于小脑幕切迹缘的颞叶的海马回、沟回疝入小脑幕裂孔下方。

2. 枕骨大孔疝又称小脑扁桃体疝，是小脑扁桃体及延髓经枕骨大孔被挤向椎管内。

3. 大脑镰下疝又称扣带回疝，是一侧半球的扣带回经镰下孔被挤入对侧分腔。

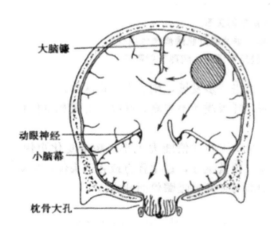

图 10 - 19　大脑镰下疝（上）、小脑幕切迹疝（中）

和枕骨大孔疝（下）的示意图

【临床表现】

不同类型的脑疝的临床特点各不相同，临床以小脑幕切迹疝、枕骨大孔疝最多见，故本节仅述及该两种脑疝的临床表现。

1. 小脑幕切迹疝

（1）颅内压增高症状：剧烈头痛，进行性加重，伴躁动不安，频繁呕吐。

（2）进行性意识障碍：由于阻断了脑干内网状结构上行激活系统的通路，随脑疝的进展患者出现嗜睡、浅昏迷、深昏迷。

（3）瞳孔改变：脑疝初期由于患侧动眼神经受刺激导致患侧瞳孔缩小，随病情进展，患侧动眼神经麻痹，患侧瞳孔逐渐散大，直接和间接对光反应消失，并伴上睑下垂及眼球外斜。晚期，对侧动眼神经因脑干移位也受到推挤时，则相继出现类似变化（图 10 - 20）。

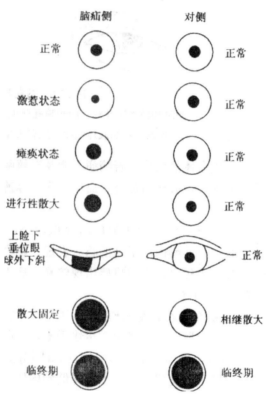

图 10　20　侧颞叶沟回疝引起的典型瞳孔变化过程

（4）运动障碍：沟回直接压迫大脑脚，锥体束受累后，病变对侧肢体肌力减弱或麻痹，病理征阳性（图 10 - 21）。

动眼神经受压导致：同侧瞳孔散大，上睑下垂及眼外肌瘫痪锥体束受压导致：对侧肢体偏瘫，肌张力增加，腱反射活跃，病理反射阳性。

（5）生命体征变化：若脑疝不能及时解除，病情进一步发展，则患者出现深昏迷，双侧瞳孔散大固定，去皮质强直，血压骤降，脉搏快弱，呼吸浅而不规则，呼吸、心跳相继停止而死亡。

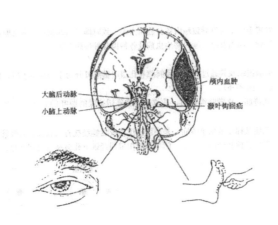

图 10-21　脑疝与临床病症的关系

2. 枕骨大孔疝

由于颅后窝容积较小，时颅内高压的代偿能力也小，病情变化更快。患者常有进行性颅内压增高的临床表现；剧烈头痛，频繁呕吐，颈项强直或强迫头位；生命体征紊乱出现较早，意识障碍出现较晚。患者早期即可突发呼吸骤停而死亡。

【处理原则】

1. 关键在于及时发现和处理。患者一旦出现典型的脑疝症状，应立即给予脱水治疗以缓解病情，争取时间。确诊后尽快手术，去除病因。

2. 若难以确诊或虽确诊但病变无法切除者，可通过脑脊液分流术、侧脑室外引流术或病变侧颞肌下、枕肌下减压术等降低颅内压、治疗脑疝。

【常见护理诊断/问题】

1. 脑组织灌注异常　与颅内压增高、脑疝有关。

2. 潜在并发症　意识障碍、呼吸、心脏骤停。

【护理措施】

1. 纠正脑组织灌注不足

（1）脱水治疗和护理：快速静脉输入甘露醇、山梨醇、呋塞米等强力脱水剂，并观察脱水效果。

（2）维持呼吸功能：保持呼吸道通畅，吸氧，以维持适当的血氧浓度。对呼吸功能障碍者，行人工辅助呼吸。

2. 密切观察病情变化，尤其注意呼吸、心跳、瞳孔及意识变化。

3. 紧急作好术前特殊检查及术前准备。

4. 其他护理措施参见第一节。

（刘建英）

第六章　颅脑损伤患者的护理

颅脑损伤（craniocerebral trauma，head injury）约占全身损伤的15%～20%，仅次于四肢损伤，常与身体其他部位的损伤复合存在。其致残率及致死率均居首位。颅脑损伤多见于交通、工矿作业等事故，其他为自然灾害、爆炸、火器伤、坠落、跌倒、各种锐器、钝器对头部的伤害等。颅脑损伤可分为头皮损伤（scalp injury）、颅骨损伤（skull injury）和脑损伤（brain injury），三者可单独或合并存在。

第一节　解剖概要

1. 头皮

（1）头皮的分层（图10－22）：头皮分五层。

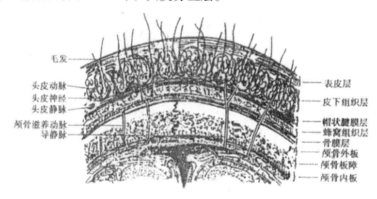

图10－22　头皮分层

1）皮肤：厚而致密，内含大量汗腺、皮脂腺、毛囊，具有丰富的血管，外伤时易致出血。

2）皮下组织：由致密的结缔组织和脂肪组织构成，前者交织成网状，内有血管、神经穿行。

3）帽状腱膜：前连额肌，后连枕肌，两侧与颞浅筋膜融合，坚韧、富有张力；此层与皮肤连接紧密，与骨膜连接疏松。

4）帽状腱膜下层：位于帽状腱膜与骨膜之间的疏松结缔组织，范围较广，前至眶上缘，后达上项线，其间有许多导血管与颅内静脉窦相通，是颅内感染和静脉窦栓塞的途径之一。

5）骨膜：由致密结缔组织构成，骨膜在颅缝处贴附紧密，其余部位贴附疏松，故骨膜下血肿易被局限。

（2）头皮的血供：头皮血供丰富，动、静脉伴行。由颈内、外动脉的分支供血，左右各5支在颅顶汇集，各分支间有广泛吻合支，故抗感染及愈合能力较强。

2. 颅骨

颅骨分为颅盖和颅底两部分，均有左右对称的骨质增厚部分，并形成颅腔的坚强支架。

（1）颅盖：骨质坚实，由内、外骨板和板障构成；外板厚，内板较薄，内、外骨板表面有骨膜覆盖，内骨膜也是硬脑膜外层；在颅骨的穹隆部，内骨膜与颅骨板结合不紧密，故颅顶部骨折时易形成硬脑膜外血肿。

（2）颅底：骨面凹凸不平，厚薄不一，有两侧对称、大小不等的骨孔和裂隙，脑神经、血管由此出入颅腔。颅底被蝶骨嵴和岩骨嵴分为颅前窝、颅中窝和颅后窝。颅骨的气窦，如额窦、筛窦、蝶窦及乳突气房等均贴近颅底，气窦内壁与颅脑膜紧贴，颅底骨折越过气窦时，相邻硬脑膜常被撕裂，形成脑脊液漏，也可由此导致颅内感染。

（刘建英）

第二节　头皮损伤

一、头皮血肿

【病因】

头皮血肿（scalp hematoma）多由钝器伤所致，按血肿出现于头皮的层次分为皮下血肿（subcutaneous hematoma）、帽状腱膜下血肿（subgaleal hematoma）和骨膜下血肿（subperiosteal hematoma）。皮下血肿常见于产伤或碰伤，血肿位于皮肤表层与帽状腱膜之间。帽状腱膜下血肿是由于头部受到斜向暴力，头皮发生剧烈滑动，撕裂该层间的导血管所致。骨膜下血肿常由于颅骨骨折引起或产伤所致。

【临床表现】

1. 皮下血肿

血肿体积小，张力高、压痛明显，有时周围组织肿胀隆起，中央反而凹陷，稍软，易误为凹陷性颅骨骨折。

2. 帽状腱膜下血肿

因该处组织疏松，出血较易扩散，严重者血肿边界可与帽状腱膜附着缘一致，覆盖整个穹隆部，似戴一顶有波动的帽子；小儿及体弱者，可因此致休克或贫血。

3. 骨膜下血肿

恤肿多局限于某一颅骨范围内，以骨缝为界。

【辅助检查】

头颅 X 线摄片可了解有无合并存在的颅骨骨折。

【处理原则】

较小的头皮血肿一般在 1~2 周内可自行吸收，无需特殊处理；若血肿较大，则应在严格皮肤准备和消毒下，分次穿刺抽吸后加压包扎。

【常见护理诊断/问题】

1. 疼痛　与头皮血肿有关。

2. 潜在并发症　感染、出血性休克。

【护理措施】

1. 减轻疼痛

早期冷敷以减少出血和疼痛，24~48h 后改用热敷，以促进血肿吸收。

2. 预防并发症

嘱患者勿用力揉搓，以免增加出血。注意观察患者的体温是否正常，意识状况、生命体征和瞳孔等有无变化，警惕合并颅骨损伤及脑损伤的可能。

二、头皮裂伤

【病因】

头皮裂伤（scalp laceration）是常见的开放性头皮损伤，多为锐器或钝器打击所致。

【临床表现】

头皮血管丰富，出血较多，可引起失血性休克。头皮裂伤较浅时，因断裂血管受头皮纤维隔的牵拉，断端不能收缩，出血量反较帽状腱膜全层裂伤者多。由于出血多，常引起患者紧张，使血压升高，加重出血。

【处理原则】

现场急救可局部压迫止血，争取 24h 内清创缝合。常规应用抗菌药和破伤风抗毒素（TAT）。

【常见护理诊断/问题】

1. 疼痛　与头皮裂伤有关。

2. 潜在并发症　感染、休克。

【护理措施】

遵医嘱应用抗菌药预防感染、缓解疼痛。适当解释，缓解患者的紧张情绪。注意头皮裂伤有合并颅骨损伤及脑损伤的可能，应注意观察生命体征、神志和瞳孔等变化。

三、头皮撕脱伤

【病因】

头皮撕脱伤（scalp avulsion）足一种严重的头皮损伤，多因发辫受机械力牵拉，使大块头皮自帽状腱膜下层或连同骨膜一并撕脱。

【临床表现】

剧烈疼痛及大量出血可导致失血性或疼痛性休克。较少合并颅骨损伤及脑损伤。

【处理原则】

加压包扎止血、防治休克；尽可能在伤后6～8h内清创做头皮瓣复位再植或自体皮移植。对于骨膜已撕脱不能再植者，需清洁创面，在颅骨外板上多处钻孔，深达板障，待骨孔内肉芽组织生成后再行植皮。

【常见护理诊断/问题】

1. 疼痛　与头皮裂伤有关。

2. 潜在并发症　感染、休克。

【护理措施】

急救过程中应注意保护撕脱的头皮，避免污染，用无菌敷料或干净布包裹、隔水放置于有冰块的容器内，随伤员一同送往医院，争取清创后再植。对出现休克的患者，在送往医院途中应保持平卧。患者植皮术后应保护植皮片不受压、不滑动，以利皮瓣成活。遵医嘱应用镇痛剂缓解疼痛，应用抗菌药预防感染。

（刘建英）

第三节　颅骨骨折

颅骨骨折（skull fracture）指颅骨受暴力作用所致颅骨结构的改变。其临床意义不在于骨折本身，而在于骨折所引起的脑膜、脑、血管和神经损伤，可合并脑脊液漏、颅内血肿及颅内感染等。

【分类】

颅骨骨折按骨折部位分为颅盖骨折（fracture of skull vault）和颅底骨折（fracture of skull base）。按骨折形态分为线性骨折（lirlear fracture）和凹陷性骨折（depressed fracture）。按骨折是否与外界相通分为行放性骨折（open fracture）和闭合性骨折（closed fracture）。

【骨折机制】

颅腔近似球体，颅骨有一定的弹性，也有相当的抗压缩和抗牵张能力。因此，当颅骨受到强大外力的打击时，不仅着力点局部可有下陷变形，整个颅腔也可随之变形。如果暴力强度较大、受力面积较小，多以颅骨的局部变形为主，当

受力点呈锥形内陷时，内板首先受到较大牵张力而折裂。此时若外力作用终止，则外板可弹回复位保持完整，仅造成内板骨折，骨折片可穿破硬脑膜造成局限性脑挫裂伤，较易被忽视，是后期外伤性头痛及外伤性癫痫的原因。如果外力继续作用，则外板也将随之拆裂，形成凹陷性骨折或粉碎性骨折。当外力引起颅骨整体变形较严重，受力面积又较大

时，可不发生凹陷性骨折，而在较为薄弱的颞骨鳞部或颅底引发线性骨折，局部骨折线往往沿暴力作用的方向和颅骨脆弱部分延伸（图10－23）。

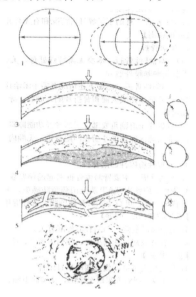

图10－23　颅骨局部变形

1. 颅腔近似球体，骨质有一定弹性；

2. 球体受压时，其直径发生变化，如垂直径变短，而横径加大；

3. 颅骨穹隆局部受暴力打击，如暴力较小，或未持续作用，则局部颅骨变形可自动恢复；

4. 颅骨的抗牵张强度小于抗压缩强度时，颅骨发生折裂，常从内板开始，而外板仍可保持完整；

5. 暴力强大并持续作用于颅骨时，即形成内外板同时折裂，而呈圆锥形内陷。

【临床表现】

1. 颅盖骨折

（1）线性骨折：发生率最高，局部压痛、肿胀。患者常伴发局部骨膜下血肿。

（2）凹陷性骨折：好发于额、顶部。多为全层凹陷，局部可扪及局限性下陷区。部分患者仅有内板内陷。若骨折片损伤脑重要功能区浅面，可出现偏瘫、失语、癫痫等神经系统定位病征。

2. 颅底骨折

多由强烈的间接暴力作用于颅底所致，常为线性骨折。颅底部的硬脑膜与颅骨贴附紧密，故颅底骨折时易撕裂硬脑膜，产生脑脊液外漏而成为开放性骨折。颅底骨折常因出现脑脊液漏而确诊。依骨折的部位不同可分为颅前窝、颅中窝和颅后窝骨折，临床表现各异（表10－4）。

表 10 - 4　颅底骨折的临床表现

骨折部位	脑脊液漏	淤斑部位	可能累及的脑神经
颅前窝	鼻漏	眶周、球结膜下（熊猫眼征）	嗅神经、视神经
颅中窝	鼻漏和耳漏	乳突区（Battle 征）	面神经、听神经
颅后窝	无	乳突部、咽后壁	少见

【辅助检查】

1. X 线检查　颅盖骨折主要靠颅骨 X 线摄片确诊，对于凹陷性骨折，X 线摄片可显示骨折片陷入颅内的深度。

2. CT 检查　有助于了解骨折情况和有无合并脑损伤。

【处理原则】

1. 颅盖骨折

（1）单纯线性骨折：本身无需特殊处理，关键在于处理因骨折引起的脑损伤或颅内出血，尤其是硬脑膜外血肿。

（2）凹陷性骨折

出现下述情况者需手术治疗：

1）合并脑损伤或大面积骨折片陷入颅腔，导致颅内压升高，CT 检查示中线结构移位，有脑疝可能。

2）骨折片压迫脑重要部位引起神经功能障碍。

3）非功能区部位的小面积凹陷骨折，无颅内压增高，但深度超过 1cm 者可考虑择期手术。

4）开放性粉碎性凹陷骨折。

2. 颅底骨折

主要针对由骨折引起的伴发症和后遗症进行治疗。出现脑脊液漏时即属开放性损伤，应使用 TAT 及抗菌药预防感染，大部分脑脊液漏在伤后 1 ~ 2 周自愈。若 4 周以上仍未停止，可行手术修补硬脑膜。若骨折片压迫视神经，应尽早手术减压。

【常见护理诊断/问题】

1. 有感染的危险　与脑脊液外漏有关。

2. 潜在并发症　颅内出血、颅内压增高、颅内低压综合征。

【护理措施】

1. 预防颅内感染，促进漏口早日闭合

（1）体位：嘱患者采取半坐位，头偏向患侧，维持特定体位至停止漏液后 3 ~ 5 日，借重力作用使脑组织移至颅底硬脑膜裂缝处，促使局部粘连而封闭漏口。

（2）保持局部清洁：每日 2 次清洁、消毒外耳道、鼻腔或口腔，注意棉球不可过湿，以免液体逆流入颅。劝告患者勿挖鼻、抠耳。注意不可堵塞鼻腔。

（3）避免颅内压骤升：嘱患者勿用力屏气排便、咳嗽、擤鼻涕或打喷嚏等，以免颅内压骤然升降导致气颅或脑脊液逆流。

（4）对于脑脊液鼻漏者，不可经鼻腔进行护理操作：严禁从鼻腔吸痰或放置鼻胃管，禁止耳、鼻滴药、冲洗和堵塞，禁忌作腰穿。

（5）注意有无颅内感染迹象，如头痛、发热等。

（6）遵医嘱应用抗菌药及 TAT 或破伤风类毒素。

2. 病情观察　及时发现和处理并发症。

（1）明确有无脑脊液外漏：鉴别脑脊液

脑脊液与鼻腔分泌物，可将血性液滴于白色滤纸上，若血迹外周有月晕样淡红色浸渍圈，则为脑脊液漏；或行红细胞计数并与周围血的红细胞比较，以明确诊断；另可根据脑脊液中含糖而鼻腔分泌物中不含糖的原理，用尿糖试纸测定或葡萄糖定量检测以鉴别是否存在脑脊液漏。有时颅底骨折虽伤及颞骨岩部，且骨膜及脑膜均已破裂但鼓膜尚完整时，脑脊液可经耳咽管流至咽部进而被患者咽下，故应观察并询问患者是否经常有腥味液体流至咽部。

（2）准确估计脑脊液外漏量：在前鼻庭或外耳道口松松地放置干棉球，随湿随换，记录 24h 浸湿的棉球数，以估计脑脊液外漏量。

（3）注意有无颅内继发性损伤：颅骨骨折患者可合并脑组织、血管损伤，导致癫痫、颅内出血、继发性脑水肿、颅内压增高等。脑脊液外漏可推迟颅内压增高症状的出现，一旦出现颅内压增高的症状，救治更为困难。因此，应严密观察患者的意识、生命体征、瞳孔及肢体活动等情况，以及时发现颅内压增高及脑疝的早期迹象。

（4）注意颅内低压综合征：若脑脊液外漏多，可使颅内压过低而导致颅内血管扩张，出现剧烈头痛、眩晕、呕吐、厌食、反应迟钝、脉搏细弱、血压偏低。头痛在立位时加重，卧位时缓解。若患者出现颅压过低表现时可遵医嘱补充大量水分以缓解症状。

【健康教育】

1. 颅骨骨折达到骨性愈合需要一定时间。线性骨折，一般成人需 2～5 年，小儿需 1 年。

2. 若有颅骨缺损，可在伤后半年左右作颅骨成形术。

3. 颅骨缺损者应注意避免局部碰撞。

（刘建英）

第四节　脑损伤

一、概述

脑损伤是指脑膜、脑组织、脑血管以及脑神经在受到外力作用后所发生的损伤。

【病因和分类】

1. 根据脑损伤病理改变的先后分为原发性和继发性脑损伤。

（1）原发性脑损伤：指暴力作用于头部后立即发生的脑损伤，主要有脑震荡、脑挫裂伤等。

（2）继发性脑损伤：指头部受伤一段时间后出现的脑受损病变，主要有脑水肿和颅内血肿等。

2. 根据受伤后脑组织是否与外界相通分为开放性（open braln injury）和闭合性脑损伤（closed brain injury）。

（1）开放性损伤：多由锐器或火器直接造成，常伴有头皮裂伤、颅骨骨折和硬脑膜破裂，有脑脊液漏。

（2）闭合性脑损伤：为头部接触钝性物体或间接暴力所致，脑膜完整，无脑脊液漏。

开放性脑损伤与闭合性脑损伤相比，除受伤原因不同、有创口、可能出现失血性休克、易导致颅内感染、需要清创、修复硬脑膜外，其临床表现、诊断与处理原则与闭合性脑损伤无大的区别，故本节中以闭合性脑损伤为主进行阐述。

【损伤机制】

颅脑损伤通常是多种应力共同作用的结果，因此，其损伤的程度和类型也多种多样。

引起脑损伤的外力除可直接导致颅骨变形外，还可使头颅产生加速或减速运动，从而使脑组织受到压迫、牵张、滑动或负压吸附等多种应力。由于暴力作用的部位不同，使脑在颅腔内产生的超常运动各异，运动方式可以是直线性也可以是旋转性。如人体坠落时，运动着的头颅撞击于地面，受伤瞬间头部产生减速运动，脑组织因惯性力作用撞击在受力侧的颅腔内壁上，造成减速性损伤；与此同时，着力点对侧的脑组织因负压吸附而产生对冲伤（图10-24）。此类脑损伤多见于额极、颞极及其底部。此外，由于脑组织在颅腔内急速移位，与颅底摩擦以及受大脑镰、小脑幕牵拉，更易导致多处或弥漫性损伤。当暴力过大并伴有旋转力时，可使脑组织在颅腔内产生旋转运动，不仅使脑组织表面在颅腔内因摩擦、撞击引起损伤，而且在脑组织内不同结构间产生剪应力，引起更为严重的损伤（图10-25）。

此外，当胸部突然遭受巨大压力冲击时，胸腔内压力急剧增高，由于头部静脉无静脉瓣，致使上腔静脉血流逆行入颅内，脑淤血水肿，出现点状出血甚至小血管破裂，引起蛛网膜下隙出血、癫痫及昏迷。

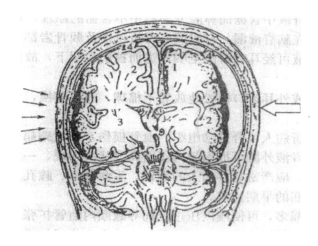

图 10 – 24　直线运动引起的脑损伤

1. 因冲击而致的脑损伤　　2. 因负压吸引而致的脑损伤
3. 因变形而致的脑损伤　　4. 因牵拉而致脑血管撕裂

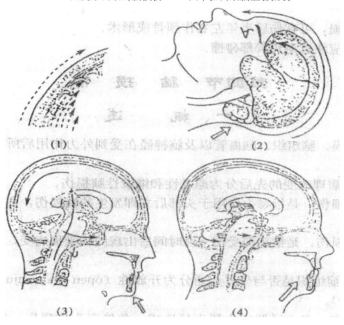

图 10 – 25　旋转运动引起的脑损伤

（1）头颅受力打击旋转时，脑组织损伤程度随其深度递减；（2）仰面跌倒枕部着地，头向前旋转；（3）显示不同着力点，脑按不同轴线旋转，前者为中部受击，脑干因牵拉而致伤；后者是下颌一侧受击，脑干因扭转致伤

二、脑震荡

脑震荡（cerebral cocicussion）是最常见的轻度原发性脑损伤。为一过性脑功能障碍，尤肉眼可见的神经病理改变，但存囊最徽镜下可见神经组织结构紊乱。

【临床表现】

患者在伤后立即出现短暂的意识障碍，持续数秒或数分钟，一般不超过 30min。同时可出现皮肤苍白、出汗、血压下降、心动徐缓、呼吸微弱、肌张力减低、各生理反射迟钝或消失。清醒后大多不能回忆受伤前及当时的情况，称为逆行性遗忘（retrograde amnesia）。常有头痛、头昏、恶心、呕吐等症状。神经系统检查无阳性体征。

【辅助检查】

脑脊液中无红细胞，CT 检查亦无阳性发现。

【处理原则】

一般卧床休息 1~2 周，可完全恢复。可适当给予镇痛、镇静对症处理。

【常见护理诊断/问题】

1. 焦虑

与缺乏脑震荡相关知识、担心疾病预后有关。

2. 头痛

与脑震荡有关。

3. 潜在并发症

脑震荡后遗症。

【护理措施】

1. 缓解患者焦虑情绪　给患者讲解疾病的相关知识，缓解其紧张情绪。对少数症状迁延者，应加强心理护理，帮助其正确认识疾病。

2. 镇痛、镇静　头痛患者，遵医嘱适当给予止痛药物。嘱其休息。

3. 注意观察　少数患者可能发生颅内继发病变或其他并发症，故应密切观察其意识状态、生命体征及神经系统病症。

三、脑挫裂伤

脑挫裂伤(cerebral contusion and laceration)是常见的原发性脑损伤。包括脑挫伤及脑裂伤，前者指脑组织遭受破坏较轻，软脑膜完整；后者指软脑膜、血管和脑组织同时有破裂，伴有外伤性蛛网膜下隙出血(traumatic subarachnoid hemorrhage)。由于两者常同时存在，合称为脑挫裂伤。

【病理生理】

脑挫裂伤可单发，也可多发，好发于额极、颞极及其基底。挫伤时软脑膜下有散在的点状或片状出血灶。脑挫裂伤后早期的脑水肿多属血管源性，随后因脑组织缺血、缺氧，脑细胞直接受损，钙离子大量逆流进入细胞，造成膜磷脂代谢障碍，三磷腺苷生成减少及脑细胞膜脂质过氧化反应增强等，最终使脑细胞肿胀、崩解，引起细胞毒性脑水肿。外伤性脑水肿反应多在伤后 3~7 日内，此期间易发生颅内压增高，甚至脑疝。伤情较轻者，脑水肿可逐渐消退，病灶区日后可形成瘢痕、囊肿，并常与硬脑膜粘连，有发生外伤性癫痫的可能；若蛛网膜与软脑膜粘连可影响脑脊液循环，有形成外伤性脑积水的可能；广泛的脑缺氧及脑挫裂伤可导致弥漫性或局限性的外伤性脑萎缩。

【临床表现】

1. 意识障碍

是脑挫裂伤最突出的临床表现。一般伤后立即出现昏迷，其程度和持续时间与损伤程度、范围直接相关。多数患者超过半小时，严重者可长期持续昏迷。

2. 局灶症状和体征

依损伤的部位种程度而不同。若伤及脑皮质功能区，可在受伤当时立即出现与伤灶区功能栅应的神经功能障碍或体征，如语言中枢损伤出现失语，运动区损伤出现锥体束征、肢体抽搐、偏瘫等。若仅伤及额、颞叶前端等"哑区"，可无神经系统缺损的表现。

3. 头痛、呕吐

颅内压增高、自主神经功能紊乱或外伤性蛛网膜下隙出血有关。后者还可出现脑膜刺激征，脑脊液检查有红细胞。

4. 颅内压增高和脑疝

因继发颅内血肿或脑水肿所致。可使早期的意识障碍或偏瘫程度加重，或意识障碍好转后又加重。

脑干损伤是脑挫裂伤中最严重的特殊类型，常与弥散性脑损伤并存。患者常因脑干网状结构受损、上行激活系统功能障碍而持久昏迷。伤后早期常出现严重的生命体征紊乱，表现为呼吸节律紊乱，心率及血压波动明显；双侧瞳孔时大时小，眼球位置歪斜或凝视；亦可四肢肌张力增高，呈去皮质强直发作，伴单侧或双侧锥体束征等；经常出现高热、消化道出血。

【辅助检查】

CT 检查是首选项目，可了解脑挫裂伤的部位、范围及脑水肿的程度，还可了解脑室受压及中线结构移位等情况。MRI 检查也有助于明确诊断。

【处理原则】

以非手术治疗为主，减轻脑损伤后的病理生理反应，预防并发症。

1. 非手术治疗

（1）一般处理

1）静卧、休息，床头抬高 15°～30°，宜取侧卧位。

2）保持呼吸道通畅，必要时作气管切开或气管内插管辅助呼吸。

3）营养支持，维持水、电解质、酸碱平衡。

4）应用抗菌药预防感染。

5）对症处理，如镇静、止痛、抗癫痫等。

6）严密观察病情变化。

（2）防治脑水肿：治疗脑挫裂伤的关键。可采用脱水、激素或过度换气等治疗对抗脑水肿、降低颅内压；吸氯、限制液体入量；冬眠低温疗法降低脑代谢率等。

（3）促进脑功能恢复：应用营养神经药物，如三磷腺苷、辅酶 A、细胞色素 C 等，以供应能量、改善细胞代谢和促进脑细胞功能恢复。

2. 手术治疗

重度脑挫裂伤经上述治疗无效，颅内压增高明显甚至出现脑疝迹象时，应作脑减压术或局部病灶清除术。

【护理评估】

1. 健康史及相关因素

（1）受伤史及现场情况：详细了解受伤过程，如暴力大小、方向、性质、速度，患者当时有无意识障碍，其程度及持续时间，有无逆行性遗忘，受伤当时有无口鼻、外耳道出血或脑脊液漏发生，是否出现头痛、恶心、呕吐等情况；初步判断是颅伤、脑伤或是复合损伤；了解现场急救情况。

（2）既往史：了解患者既往健康状况。

2. 身体状况

（1）局部：患者头部有无破损、出血。

（2）全身：了解患者有无颅内压增高征象；患者的生命体征是否平稳，意识状态、瞳孔及神经系统体征的变化。

（3）辅助检查：了解 X 线及 MRI 的检查结果，以判断脑损伤的严重程度及类型。

3. 心理和社会支持状况

了解患者及家属的心理反应，常见心理反应有焦虑、恐惧、担心损伤引起功能障碍影响日常生活等。了解患者及家属对伤后功能恢复的疑虑，家属对患者的支持能力和程度。

【常见护理诊断/问题】

1. 清理呼吸道无效　与脑损伤后意识不清有关。

2. 营养失调　低于机体需要量与脑损伤后高代谢、呕吐、高热等有关。

3. 有废用综合征的危险　与脑损伤后意识和肢体功能障碍及长期卧床有关。

4. 潜在并发症　颅内压增高、脑疝、蛛网膜下隙出血、癫痫发作、消化道出血。

【护理目标】

1. 患者呼吸道保持通畅，呼吸平稳，无误吸发生。

2. 患者营养状态维持良好。

3. 患者未出现因活动受限引起的并发症。

4. 患者未发生并发症或出现并发症能够被及时发现和处理。

【护理措施】

1. 保持呼吸道通畅

（1）体位：深昏迷患者取侧卧位或侧俯卧位，以利口腔内分泌物排出。

（2）及时清除呼吸道分泌物及其他血污：颅脑损伤患者常有不同程度的意识障碍，丧失正常的咳嗽反射和吞咽功能，不能有效排除呼吸道分泌物，血液、脑脊液及呕吐物等可引起误吸；因此，应及时清除口腔和咽部血块或呕吐物，呕吐时将头转向一侧以免误吸。

（3）开放气道：深昏迷患者应抬起下颌或放置口咽通气道，以免舌根后坠阻碍呼吸。短期不能清醒者，必要时行气管插管或气管切开，必要时使用呼吸机辅助呼吸。

（4）加强气管插管、气管切开患者的护理：保持室内适宜的温度和湿度，湿化气道，避免呼吸道分泌物黏稠、不易排出。

（5）预防感染：使用抗菌药防治呼吸道感染。

2. 加强营养

创伤后的应激反应可产生严重分解代谢，使血糖增高、乳酸堆积，后者可加重脑水肿。因此，必须及时、有效补充能量和蛋白质以减轻机体损耗。

（1）肠内、外营养：早期可采用肠外营养，待肠蠕动恢复后，逐步过渡至肠内营养支持。无消化道出血的患者尽早恢复肠内营养更有利于患者的康复。当患者肌张力增高或癫痫发作时，应预防肠内营养液反流所致呕吐、误吸。

（2）定期评估患者营养状况：如体重、氮平衡、血浆蛋白、血糖、血电解质等，以便及时调整营养素的供给量和配方。

3. 并发症的预防和护理

长期卧床可引起多种并发症，应加强观察和护理。

（1）压疮：保持皮肤清洁干燥，定时翻身，尤应注意骶尾部、足跟、耳廓等骨隆突部位，不可忽视敷料覆盖部位。消瘦者伤后初期及高热者常需每小时翻身，长期昏迷、一般情况较好者可每3~4小时翻身一次。

（2）泌尿系感染：昏迷患者常有排尿功能紊乱，短暂尿潴留后继以尿床。长期留置导尿管是引起泌尿系感染的主要原因。必须导尿时，应严格执行无菌操作。留置尿管过程中，加强会阴部护理，夹闭导尿管并定时放尿以训练膀胱贮尿功能；尿潴留置时间不宜超过3~5日，需长期导尿者，宜行耻骨上膀胱造瘘术，以减少泌尿系感染。

（3）肺部感染：加强呼吸道护理，定期翻身拍背，保持呼吸道通畅，防止呕吐物误吸引起窒息和呼吸道感染。

（4）暴露性角膜炎：眼睑闭合不全者，给予眼药膏保护；无需随时观察瞳孔时，可用纱布遮盖上眼睑，甚至行眼睑缝合术。

（5）废用综合征：脑损伤患者因意识不清或肢体功能障碍，可发生关节挛缩和肌萎缩。应保持患者肢体于功能位，防止足下垂。每日作四肢关节被动活动及肌按摩2~3次，防止肢体挛缩和畸形。

4. 消除脑水肿

预防和处理颅内压增高和脑疝。

（1）体位：抬高床头15°~30°，以利脑静脉回流，减轻脑水肿。保持头与脊柱在同一直线线上，头部过仲或过屈拍会影响呼吸道通畅以及颈静脉回流，不利于降低颅内压。

（2）病情观察和记录：在损伤后的3天左右，护理的重点是密切观察病情，及时发现继发性病变。动态的病情观察是鉴别原发性与继发性脑损伤的主要手段。无论伤情轻重，急救时就应建立观察记录单，密切观察及记录患者的意识状况、瞳孔、生命体征、神经系统体征等情况。

1）意识：意识障碍是脑损伤患者最常见的变化之一。意识障碍的程度可协助辨别脑损伤的轻重；意识障碍出现的迟早和有无继续加重可作为区别原发性和继发性脑损伤的重要依据。观察患者意识状态，不仅应了解有无意识障碍，还应注意意识障碍程度及变化。

2）生命体征：患者伤后可出现持续的生命体征紊乱。监测时，为避免患者躁动影响结果的准确性，应先测呼吸，再测脉搏，最后测血压。伤后早期，由于组织创伤反应，可出现中等程度发热；若损伤累及间脑或脑干，可导致体温调节紊乱，出现体温不升或中枢性高热；伤后即发生高热，多系视丘下部或脑干损伤；伤后数日体温升高，常提示有感染性并发症。注意呼吸节律和深度、脉搏快慢和强弱以及血压和脉压变化。若伤后血压上升，脉搏缓慢有力，呼吸深慢，提示颅内压升高，应警惕颅内血肿或脑疝发生；枕骨大孔疝患者可突然发生呼吸停止；闭合性脑损伤呈现休克征象时，应检查有无内脏出血，如迟发性脾破裂、应激性溃疡出血等。

3）神经系统病征：有定位意义。原发性脑损伤引起的局灶症状，在受伤当时立即出现，且不再继续加重；继发性脑损伤引起的则在伤后逐渐出现。神经系统病征包括多种，其中以眼征及锥体束征最为重要。

a. 瞳孔变化：可因动眼神经、视神经以及脑干部位的损伤引起。观察两侧睑裂大小是否相等，有无上睑下垂，注意对比两侧瞳孔的形状、大小及对光反应。伤后一侧瞳孔进行性散大，对侧肢体瘫痪、意识障碍，提示脑受压或脑疝；双侧瞳孔散大、对光反应消失、眼球固定伴深昏迷或去皮质强直，多为原发性脑干损伤或临终表现；双侧瞳孔大小形状多变、对光反应消失，伴眼球分离或异位，多为中脑损伤；有无间接对光反射可以鉴别视神经损伤与动眼神经损伤。观察瞳孔时应注意某些药物、剧痛、惊骇等也会影响瞳孔变化，如吗啡、氯丙嗪可使瞳孔缩小，阿托品、麻黄碱可使瞳孔散大。眼球不能外展且有复视者，多为展神经受损；双眼同向凝视提示额中回后份损伤；眼球震颤常见于小脑或脑干损伤。

b. 锥体束征：伤后立即出现的一侧上下肢运动障碍且相对稳定，多系对侧大脑皮质运动区损伤所致。伤后一段时间才出现一侧肢体运动障碍且进行性加重，多为幕上血肿引起的小脑幕切迹疝使中脑受压、锥体束受损所致。

4）其他：观察有无脑脊液漏、呕吐及呕吐物的性质，有无剧烈头痛或烦躁不安等颅内压增高表现或脑疝先兆。注意 CT 和 MRI 扫描结果及颅内压监测情况。

（3）对抗脑水肿：遵医嘱采用降低颅内压的方法，如脱水、激素、过度换气或冬眠低温治疗等。

（4）避免造成颅内压骤然增高的因素：躁动、呼吸道梗阻、高热、剧烈咳嗽、便秘、癫痫发作等，及时处理这些因素。

5. 其他并发症的观察与处理

（1）蛛网膜下隙出血：因脑裂伤所致。患者可有头痛、发热、颈强直表现。可遵医嘱给予解热镇痛药物对症处理。病情稳定、排除颅内血肿以及颅内压增高、脑疝后，为解除头疝可以协助医生行腰椎穿刺，放出血性脑脊液。

（2）外伤性癫痫：任何部位的脑损伤均可能导致癫痫，可采用苯妥英钠预防发作。发作时使用地西泮控制抽搐。

（3）消化道出血：可因创伤应激或大量使用皮质激素引起的应激性溃疡所致。除遵医嘱补充血容量、停用激素外，还应使用止血药和减少胃酸分泌的药物。避免消化道出血患者发生误吸，及时清理呕吐物。

【护理评价】

1. 患者呼吸是否平稳，有无误吸发生。

2. 患者的营养状态如何，营养素供给是否得到保证。

3. 患者是否出现长期卧床造成的并发症。

4. 患者是否出现并发症，若出现是否得到及时发现和处理。

【健康教育】

1. 心理指导

轻型脑损伤患者应尽早自理生活。对恢复过程中出现的头痛、耳鸣、记忆力减退的患者应给予适当解释和宽慰，使其树立信心。

2. 外伤性癫痫

患者定期服用抗癫痫药物，症状完全控制后，坚持服药 1～2 年，逐步减量后才能停药；不可突然中断服药。不能单独外出、登高、游泳等，以防意外。

3. 康复训练

脑损伤后遗留的语言、运动或智力障碍在伤后 1～2 年内有部分恢复的可能，应提高患者自信心；协助患者制定康复计划，进行废损功能训练，如语言、记忆力等方面的训练，以提高生活自理能力以及社会适应能力。

四、颅内血肿

颅内血肿（intracranial hematoma）是颅脑损伤中最多见、最危险、却又是可逆的继发性病变。由于血肿直接压迫脑组织，嵩引起局部脑功能障碍的占位性病变症状和体征以及颅内压增高的病理生理改变，若未及时处理，可导致脑疝危及生命，早期发现和及时处理可在很大程度上改善预后。

【分类】

1. 根据血肿的来源和部位分为

（1）硬脑膜外血肿（epidural hematoma，EDH）：出血积聚于颅骨与硬脑膜之间。

（2）硬脑膜下血肿（subdural hematoma，SDH）：出血积聚在硬脑膜下腔，是最常见的颅内血肿。

（3）脑内血肿（intracerebral hematoma，ICH）：出血积聚在脑实质内。有浅部和深部血肿两种类型。

2．根据血肿引起颅内压增高及早期脑疝症状所需时间分为

（1）急性型：3天内出现症状。

（2）亚急性型：3天～3周出现症状。

（3）慢性型：3周以上才出现症状。

【病因】

1．硬脑膜外血肿

与颅骨损伤有密切关系，由于颅盖部的硬脑膜与颅骨附着较松，易于分离，而颅底部硬脑膜附着紧密，故硬膜外血肿多见于穹隆部线性骨折时，多见于颞部。可因骨折或颅骨的短暂变形撕破位于骨管沟内的硬脑膜中动脉或静脉窦而引起出血，或骨折的板障出血。血液积聚使硬脑膜与颅骨分离过程中也可撕破一些小血管，使血肿增大。

2．硬脑膜下血肿

急性和亚急性硬脑膜下血肿多见于额颞部，常继发于对冲性脑挫裂伤。出血多来自挫裂的脑实质血管。慢性硬脑膜下血肿的出血来源及发病机制尚不完全清楚；好发于老年人，大多有轻微头部外伤史。有的患者伴有脑萎缩、血管性或出血性疾病。

3．脑内血肿

浅部血肿出血均来自脑挫裂伤灶，多伴有颅骨凹陷性骨折或严重的脑挫裂伤，好发于额叶和颞叶，常与硬脑膜下和硬膜外血肿并存。深部血肿多见于老年人，由脑受力变形或剪力作用使深部血管撕裂导致，血肿位于白质深处，脑表面可无明显挫伤。

【临床表现】

1．硬脑膜外血肿

症状取决于血肿的部位及扩展的速度。

（1）意识障碍：可以是原发性脑损伤直接所致，也可由血肿导致颅内压增高、脑疝引起，后者常发生于伤后数小时至1～2日。典型的意识障碍是在原发性意识障碍之后，经过中间清醒期，再度出现意识障碍，并渐次加重。如果原发性脑损伤较严重或血肿形成较迅速，也可能不出现中间清醒期。少数患者可无原发性昏迷，而在血肿形成后出现昏迷。

（2）颅内压增高及脑疝表现：头痛、恶心、呕吐剧烈。一般成人幕上血肿大于20ml、幕下血肿大于10ml，即可引起颅内压增高症状。幕上血肿者大多先经历小脑幕切迹疝，然后合并枕骨大孔疝，故严重的呼吸循环障碍常发生在意识障碍和瞳孔改变之后。幕下血肿者可直接发生枕骨大孔疝，较早发生呼吸骤停。

2．硬脑膜下血肿

（1）急性和亚急性硬脑膜下血肿：症状类似硬脑膜外血肿，脑实质损伤较重，原发性昏迷时间长，中间清醒期不明显，颅内压增高与脑疝的其他征象多在1～3日内进行性加

重。

（2）慢性硬脑膜下血肿：由于致伤外力小，出血缓慢，患者可有慢性颅内压增高表现，如头痛、恶心、呕吐和视神经盘水肿等，并有间歇性神经定位体征，有时可有智力下降、记忆力减退和精神失常。

3．脑内血肿

以进行性加重的意识障碍为主，若血肿累及重要脑功能区，可出现偏瘫、失语、癫痫等症状。

【辅助检查】

CT 检查可助诊断。硬脑膜外血肿可示颅骨内板与脑表面之间有双凸镜形或弓形密度增高影，常伴颅骨骨折和颅内积气。急性硬脑膜下血肿可示颅骨内板与脑组织表面之间有高密度、等密度或混合密度的新月形或半月形影；慢性硬脑膜下血肿可示颅骨内板下低密度的新月形、半月形或双凸镜形影。脑内血肿可示脑挫裂伤灶附近或脑深部白质内见到圆形或不规则高密度血肿影，周围有低密度水肿区。

【处理原则】

一经确诊，通常以手术清除血肿。

【常见护理诊断/问题】

1．意识障碍　与颅内血肿、颅内压增高有关。

2．潜在并发症　颅内压增高、脑疝、术后血肿复发。

【护理措施】

颅内血肿为继发性脑损伤，护理中除需执行原发性脑损伤相关护理措施之外，还应注意：

1．密切病情观察，及时发现颅内压增高

严密观察患者意识状态、生命体征、瞳孔、神经系统病症等变化，及时发现颅内血肿的迹象，并在积极降低颅内压的同时及时做好术前准备。术后注意病情变化，判断颅内血肿清除后效果并及时发现术后血肿复发迹象。

2．作好伤口以及引流管的护理

慢性硬脑膜下积液或硬脑膜下血肿，因已形成完整的包膜和液化，临床多采用颅骨钻孔、血肿冲洗引流术，术后在包膜内放置引流管继续引流，以排空其内血性液或血细胞凝集块、利于脑组织膨出和消灭死腔，必要时冲洗。术后患者取平卧位或头低脚高患侧卧位，以便充分引流。引流瓶（袋）应低于创腔 30cm。保持引流管通畅。注意观察引流液的性质和量，术后不使用强力脱水剂，以免颅压过低影响脑膨出。通常于术后 3 天左右行CT 检查，证实血肿消失后拔管。

（刘建英）

第七章 常见颅脑疾病患者的护理

第一节 脑血管性疾病

脑血管疾病的发病率和死亡率都较高，严重威胁人类健康，与恶性肿瘤、冠心病构成人类死亡的三大疾病。需要接受外科治疗的脑血管疾病主要有颅内动脉瘤、颅内动静脉畸形和脑卒中等。

一、颅内动脉瘤

颅内动脉瘤（intracranial aneurysm）是由于颅内局部血管壁异常产生的囊性膨出。主要见于40~60岁的中老年人。80%发生在大脑动脉环（Willis动脉环）的前部及其邻近的动脉主干上。颅内动脉瘤破裂出血在脑血管意外中居第三位，仅次于脑血栓形成和高血压性脑出血。

【病因】

发病原因有先天性缺陷和后天性退变之说，后者主要指颅内动脉粥样硬化和高血压使动脉内弹力板破坏。

【临床表现】

小的动脉瘤可无症状，较大的动脉瘤可压迫邻近结构出现相应的局灶症状，如颈内动脉后交通支动脉瘤可出现病侧的动眼神经麻痹，表现为单侧眼睑下垂、瞳孔散大，不能内收、上、下视，直接和间接对光反应消失。动脉瘤破裂出血多突然发生，部分患者有运动、情绪激动、用力排便、咳嗽等诱因，部分患者则无明显诱因或在睡眠中发生。一旦破裂出血，血液流至蛛网膜下隙，患者可出现剧烈头痛、呕吐、意识障碍、脑膜刺激征等，严重者可因急性颅内压增高而引发枕骨大孔疝，呼吸骤停。蛛网膜下隙内的血液可诱发脑动脉痉挛，发生率为21%~62%，，多发生在出血后3~15日；广泛脑血管痉挛可导致脑梗死，患者意识障碍、偏瘫，甚至死亡.

【辅助检查】

脑血管造影是确诊颅内动脉瘤所必需的检查，可判断动脉瘤的位置、形态、大小、数目等。头部MRI扫描及CT检查也有助诊断。

【处理原则】

1. 非手术治疗

主要是防止出血或再出血以及控制动脉痉挛。卧床休息，对症处理，控制血压，降低颅内压。使用钙拮抗剂预防和治疗脑动脉痉挛。使用氨基己酸，抑制纤溶酶的形成，预防再次出血。

2. 手术治疗

开颅夹闭动脉瘤蒂是首选方法。也可采用动脉瘤栓塞治疗。若已发生破裂出血，在等待手术期间应实施非手术治疗措施。

【常见护理诊断/问题】

1. 知识缺乏：缺乏颅内动脉瘤破裂的诱因及表现的知识。

2. 潜在并发症：颅内出血、颅内压增高、脑疝、脑缺血。

【护理措施】

1. 告知颅内动脉瘤破裂的相关知识

（1）避免诱因：控制血压于稳定状态，避免血压大幅波动造成动脉瘤破裂；保持大便通畅，必要时使用缓泻剂；避免情绪激动和剧烈运动。

（2）注意安全：尽量不要单独外出活动或锁上门洗澡，以免发生意外时影响抢救。

（3）及时就诊：发现动脉瘤破裂出血表现，如头痛、呕吐、意识障碍、偏瘫时及时诊治。

2. 预防再次出血

（1）休息：出血发生后应卧床休息，保持安静，避免情绪激动，保持大便通畅。

（2）药物治疗：遵医嘱给予止血剂、镇静剂、脱水剂，维持血压于正常，降低颅内压。

3. 预防和处理并发症

（1）密切观察生命体征、神志、瞳孔、伤口及引流等变化，注意有无颅内压增高迹象。

（2）遵医嘱使用抗菌药物预防感染、降低颅内压。

（3）使用药物低血压时，注意观察患者有无头晕、意识改变等脑缺血症状；若有，及时通知医师处理。

（4）使用氨基己酸时，应注意观察有无血栓形成迹象。

（5）注意动脉瘤栓塞治疗后有无脑缺血并发症。

4. 其他

颅内动脉瘤位于 Willis 环前部的患者，应在术前进行颈动脉压迫试验及练习，以建立侧支循环。即用特制的颈动脉压迫装置或用手指按压患侧颈总动脉，直到同侧颞浅动脉搏动消失。开始每次压迫 5min，以后逐渐延长压迫时间，直至持续压迫 20～30min 患者仍能耐受，不出现头昏、眼黑、对侧肢体无力和发麻等表现时，才可实施手术治疗。

二、颅内动、静脉畸形

颅内动静脉畸形（arteriovenous malfo rmations，AWM）是先天性脑血管发育异常。发病年龄多在 20～30 岁，男性稍多于女性。动静脉畸形是由一团动脉、静脉及动脉化的静脉样血管组成，动脉直接与静脉交通，其间无毛细血管网；畸形血管周围的脑组织因缺血而萎缩。

【临床表现】

1. 出血

是最常见的首发症状。畸形血管破裂可致脑内、脑室内和蛛网膜下隙出血，患者出现意识障碍、头痛、呕吐等症状；少量出血时症状可不明显。

2. 癫痫

是较常见的首发症状，可在颅内出血时发生，也可单独出现。与脑缺血、病变周围胶质样变以及出血后的含铁血黄素刺激大脑皮质有关。

3. 头痛

可能与供血动脉、引流静脉及实的扩张有关，或与脑出血、脑积水及颅内压增高有关。

4. 神经功能障碍及其他症状

由于 AVM 周围脑组织缺血萎缩、血肿压迫、可出现智力障碍及精神症状，婴儿和儿童可因颅内血管短路，出现心力衰竭。

【辅助检查】

脑血管造影是确诊本病的必须手段。头部 MRI 扫描及 CT 检查也有助于诊断。

【处理原则】

手术切除是最根本的治疗方法，对位于脑深部或重要功能区的直径小于 3cm 的 AVM 可采用伽马刀治疗，对血流丰富体积较大者可行血管内栓塞术。各种治疗后都应择期重复脑血管造影，了解畸形血管是否消失。

【常见护理诊断/问题】

1. 意识障碍　与颅内出血有关。
2. 潜在并发症　颅内出血、颅内压增高、脑疝、癫痫发作、术后血肿。

【护理措施】

规律生活，避免用力、激动、暴饮暴食和酗酒，以防蛛网膜下隙出血或脑出血。对高血压和癫痫发作者，遵医嘱按时服用降压药以及抗癫痫药。（其他护理措施参见颅内动脉瘤）。

三、脑卒中

各种原因引起的脑血管疾病急性发作，造成脑的供应动脉狭窄或闭塞以及非外伤性的脑实质性出血，并引起相应临床症状及体征，称为脑卒中（stroke）。包括缺血性脑卒中及出血性脑卒中，前者发病率高于后者。部分脑卒中患者需要外科治疗。

【病因】

1. 缺血性脑卒中

发病率约占脑卒中的60%~70%，多见于60岁以上者。主要原因是在动脉粥样硬化基础上血栓形成，导致脑的供应动脉狭窄或闭塞，某些使血流缓慢和血压下降的因素是本病的诱因，故患者常在睡眠中发作。

2. 出血性脑卒中

多发生于50岁以上的高血压动脉硬化患者，男性多见，是高血压病死亡的主要原因，常因剧烈活动或情绪激动而引发。出血是因粟粒状微动脉瘤破裂所致。

【病理生理】

1. 缺血性脑卒中

脑动脉闭塞后，该动脉供血区的脑组织可发生缺血性坏死，同时出现相应的神经功能障碍及意识改变。栓塞部位以颅内颈内动脉虹吸段和大脑中动脉、前功脉的起始段为多；此外，也可发生于颅外的颈内与颈外动脉的分叉处或颈内动脉的颅底段。

2. 出血性脑卒中

出血多位于基底节壳部，可向内扩展至内囊部。大的出血可形成血肿，压迫脑组织，造成颅内压增高甚至脑疝；血肿也可沿其周围神经纤维束扩散，致神经功能障碍，在早期清除血肿后可恢复，脑干内出血或血肿可破入相邻脑室，后果严重。

【临床表现】

1. 缺血性脑卒中

根据脑动脉狭窄和闭塞后神经功能障碍的轻重和症状的持续时间，分为三种类型。

（1）短暂性脑缺血发作（transient ischemic attack，TIA）：神经功能障碍持续时间不超过24h，患者表现为突发的单侧肢体无力、感觉麻木、失语等大脑半球供血不足的表现，或以眩晕、复视、步态不稳、耳鸣及猝倒为特征的椎基底动脉供血不足表现。症状可反复发作，自行缓解，大多不留后遗症。

（2）可逆性缺血性神经功能障碍（reversible ischemic neurological deficit，RIND）：发病似TIA，但神经功能障碍的持续时间超过24h，可达数天，也可完全恢复。

（3）完全性脑卒中（complete stroke，CS）：症状较上述二类型严重，神经功能障碍长期不能恢复。

2. 出血性脑卒中

突然出现意识障碍、偏瘫；重症者可出现昏迷、完全性瘫痪及去皮质强直、生命体征紊乱。

【辅助检查】

主要为影像学检查。对于缺血性脑卒中，脑血管造影可发现病变的部位、性质、范围及程度；急性脑缺血性发作24~48h后，头部CT可显示缺血病灶；MRI可提示动脉系统的狭窄和闭塞；颈动脉B型超声检查和经颅多普勒超声探测亦有助于诊断。对于急性脑出血首选 CT 检查。

【处理原则】

1. 缺血性脑卒中

一般先行非手术治疗，包括卧床休息、扩张血管、抗凝、血液稀释疗法及扩容治疗等。脑动脉完全闭塞者，应在 24h 内及时考虑手术治疗，可行颈动脉内膜切除术、颅外 - 颅内动脉吻合术等，以改善病变区的血供情况。

2. 出血性脑卒中

经绝对卧床休息、止血、脱水、降颅压等治疗，病情仍继续加重时应考虑手术治疗，开颅清除血肿。但对出血破入脑室及内侧型脑内血肿患者，手术效果不佳；病情过重或年龄过大、伴重要脏器功能不全者不宜手术治疗。

【护理评估】

1. 术前评估

（1）健康史及相关因素：患者的年龄、性格和工作。本次发病的特点和经过。有无高血压、颅内动静脉畸形、颅内动脉瘤、动脉粥样硬化、创伤等病史。

（2）身体状况

1）局部和全身：评估患者的生命体征、意识状态、瞳孔、肌力及肌张力、感觉功能、深浅反射及病理反射等。注意患者有无进行性颅内压增高及脑疝症状；有无神经系统功能障碍，是否影响患者自理能力，有无发生意外伤害的危险；是否有水电解质及酸碱平衡失调；营养状况及重要脏器功能。

2）辅助检查：了解脑血管造影、CT、MRI 等检查的结果。

（3）社会支持状况：脑血管病变发病较急骤，患者及家属常因无心理准备而出现焦虑、恐惧不安等情绪。评估患者及家属的心理状况，患者及家属对疾病及其手术治疗方法、目的和结果有无充分了解，对手术的心理反应或对急诊手术有无思想准备，有何要求和顾虑。

2. 术后评估

评估手术方式、麻醉方式及术中和情况，了解引流管放置的位置、目的及引流情况，观察有无并发症的迹象。

【常见护理诊断/问题】

1. 躯体移动障碍　与脑组织缺血或脑出血有关。

2. 疼痛　与开颅手术有关。

3. 潜在并发症　脑脊液漏，颅内压增高及脑疝、颅内出血、感染、中枢性高热、癫痫发作等。

【护理目标】

1. 患者肢体活动能力逐渐恢复，生理需求能够得到满足。

2. 患者能够自述疼痛减轻，舒适感增强。

3．患者未发生并发症或出现并发症时能够被及时发现及处理。

【护理措施】

1．加强生活护理，防止意外发生

（1）吞咽困难者，应防止进食时误入气管导致肺部感染或不慎咬伤舌头。

（2）肢体无力或偏瘫者需加强生活照料，肢体瘫痪者应防止坠床或跌、碰伤。

（3）面瘫患者进食时食物易残留于麻痹侧口颊部，需特别注意该侧颊部黏膜的清洁。

（4）语言、视力、听力障碍的患者，应及时了解患者需求，并给予满足。

（5）及早进行肢体功能锻炼。

2．有效缓解或解除疼痛　术后患者若诉头痛，应了解和分析头痛的原因、性质和程度，然后对症处理和护理。

（1）切口疼痛多发生于术后24h内，给予一般止痛剂可缓解。

（2）颅内压增高所引起的头痛，多发生在术后2~4日脑水肿高峰期，常为搏动性头痛，严重时伴有呕吐，需依赖脱水、激素治疗降低颅内压，头痛始能缓解；使用脱水剂和激素应注意在24h内合理分配。

（3）若系术后血性脑脊液刺激脑膜引起的头痛，需于术后早期行腰椎穿刺剂流血性脑脊液，不仅可以减轻脑膜刺激症状，还可降低颅内压，至脑脊液逐渐转清，头痛自行消失。应注意脑手术后不论何种原因引起的头痛均不可轻易使用吗啡和哌替啶，因为此类药物有抑制呼吸的作用，不仅影响气体交换，还有使瞳孔缩小的不良反应，影响临床观察。

3．及时发现和处理并发症

（1）脑脊液漏：注意观察切口敷料及引流情况。一旦发现有脑脊液漏，应及时通知医师妥为处理。患者取半卧位、抬高头部以减少漏液；为防止颅内感染，使用无菌绷带包扎头部，枕上垫无菌治疗巾并经常更换，定时观察有无浸湿，并在敷料上标记浸湿范围，估计渗出程度。

（2）颅内压增高、脑疝：脑手术后均有脑水肿反应，故应适当控制输液量，成人每日以1500~2000ml为宜，其中含盐溶液500ml。此外，由于脑水肿期需使用强力脱水剂，尿量增加，因此，要注意维持水、电解质的平衡。观察生命体征、意识状态、瞳孔、肢体活动状况等。注意有无颅内压增高症状，保持大便通畅，避免引起颅内压增高的活动。

（3）出血：颅内出血是脑手术后最危险的并发症，多发生在术后24~48h。患者往往有意识改变，表现为意识清楚后又逐渐嗜睡、反应迟钝甚至昏迷。大脑半球手术后出血常有幕上血肿表现，或出现颞叶沟回疝征象；颅后窝手术后出血具有幕下血肿特点，常有呼吸抑制甚至枕骨大孔疝表现；脑室内术后出血可有高热、抽搐、昏迷及生命体征紊乱。术后出血的主要原因是术中止血不彻底或电凝止血痂脱落；患者呼吸道不畅、二氧化碳蓄积、躁动不安、用力挣扎等引起颅内压骤然增高也可造成再次出血。故术后应严密观察，避免增高颅内压的因素；一旦发现患者有颅内出血征象，应及时报告医师，并作好再次手术止血的准备。

（4）感染：脑手术后常见的感染有切口感染、脑膜脑炎及肺部感染。

1）切口感染：与术前营养不良、免疫防御能力下降和皮肤准备不合要求等有关。多发生于术后3～5日，表现为患者切口疼痛缓解后再次疼痛，局部有明显的红肿、压痛及皮下积液，头皮所属之淋巴结肿大压痛。严重的切口感染可波及骨膜，甚至发生颅骨骨髓炎。

2）脑膜脑炎：常继发于开放性颅脑损伤后或因切口感染伴脑脊液外漏而导致颅内感染表现为术后3～4日外科热消退之后再次出现高热，或术后体温持续升高，伴头痛、呕吐、意识障碍，甚至出现谵妄和抽搐，脑膜刺激征阳性。腰椎穿刺见脑脊液混浊、脓性，白细胞数增加。

3）肺部感染：多发生于术后1周左右、全身情况差的患者，若未能及时控制，可因高热及呼吸功能障碍导致或加重脑水肿，甚至发生脑疝。

预防脑手术后感染的主要方法有：常规使用抗菌药，严格无菌操作，加强营养及基础护理。

（5）中枢性高热：下丘脑、脑干及上颈髓病变和损害可使体温中枢调节功能紊乱，临床以高热多见，偶有体温过低者。中枢性高热多出现于术后12～48h，体温达40℃以上，常同时伴有意识障碍、瞳孔缩小、脉搏快速、呼吸急促等自主神经功能紊乱症状，一般物理降温效果差，需及时采用冬眠低温治疗和护理。

（6）癫痫发作：多发生在术后2～4日脑水肿高峰期，系因术后脑组织缺氧及皮层运动区受激惹所致。当脑水肿消退、脑循环改善后，癫痫常可自愈。对拟作皮层运动区及其附近区域手术的患者，术前常规给予抗癫痫药物以预防。癫痫发作时，应及时给予抗癫痫药物控制；患者卧床休息，保证睡眠，避免情绪激动；吸氧，注意保护患者，避免意外受伤；观察发作时表现并详细记录。

【护理评价】

1. 患者肢体活动能力是否逐渐恢复，生理需求能否得到满足。

2. 患者是否自述疼痛减轻，舒适感增强。

3. 患者并发症是否得到有效预防，病情变化是否被及时发现及处理。

【健康教育】

1. 加强功能锻炼

康复训练应在病情稳定后早期开始，包括肢体的被动及主动练习、语言能力及记忆力；教会患者及家属自我护理方法，加强练习，尽早、最大程度地恢复功能，以恢复自理及工作能力，尽早回归社会。

2. 出血性脑卒中患者有再出血的危险，患者应避免导致再出血的诱发因素。高血压患者应特别注意气候变化，规律服药，将血压控制在适当水平，切忌血压忽高忽低。一旦发现异常应及时就诊。

3. 控制不良情绪，保持心态平稳，避免情绪波动。

（刘建英）

第二节　脑脓肿

脑脓肿(intracerebral abscess)是细菌入侵脑组织引起化脓性炎症,并形成局限性脓肿。

【病因】

1. 耳源性脑脓肿

最多见,约占脑脓肿的48%,由慢性中耳炎或乳突炎引发;大多位于同侧颞部,部分发生在同侧小脑半球,多为单发脓肿。

2. 血源性脑脓肿

脓毒症或体内感染灶致化脓性细菌经血循环进入脑组织。约占脑脓肿的30%,常为多发脓肿。

3. 其他

外伤性、鼻源性和原因不明的隐源性脑脓肿。

【临床表现】

多数患者有近期感染史,如慢性中耳炎或鼻窦炎的急性发作、肺或胸腔的化脓性感染等。

1. 疾病早期

出现急性化脓性感染的局部和全身症状,如畏寒、发热、头痛、呕吐及颈项强直。

2. 脓肿形成后

脑脓肿作为颅内占位性病变,可出现颅内压增高及局部脑受压症状,颅内压增高可致脑疝;若脓肿接近脑表面或脑室壁且脓腔壁较薄时,可突然溃破,造成急性化脓性脑膜炎或脑室炎;患者可突发高热、昏迷、全身抽搐、角弓反张,甚至死亡。

【辅助检查】

1. 实验室检查

血常规检查示白细胞计数及中性粒细胞比例增多。疾病早期,脑脊液检查示白细胞数明显增多,糖及氯化物含量可在正常范围或降低;脓肿形成后,脑脊液检查压力显著增高,白细胞数可正常或略增高,糖及氯化物含量正常,蛋白含量增高;若脓肿溃破,脑脊液白细胞数增多,甚至呈脓性。

2. CT扫描

可以确定脓肿的位置、大小、数目及形态,是诊断脑脓肿的首选及重要方法。

【处理原则】

脑脓肿急性期,应在严密观察下使用高效广谱抗菌药控制感染,同时进行降颅压治疗;脓肿局限、包膜形成后可行脓肿穿刺术或切除术。对位于脑深部或功能区的脓肿并已出现脑疝或全身衰竭者,则应紧急行颅骨钻孔穿刺抽脓,待病情稳定时,再行脓肿切除。

【常见护理诊断/问题】

1. 体温过高　与颅内感染有关。

2. 潜在并发症　颅内压增高、脑疝。

【护理措施】

1. 控制感染，降低体温

（1）遵医嘱用药：给予抗菌药物控制感染。若出现高热，及时给予药物或物理降温。

（2）做好脓腔引流的护理。

1）体位和引流瓶（袋）位置：患者应取利于引流的体位；引流瓶（袋）应至少低于脓腔30cm。引流管的位置应保留在脓腔的中心，故需根据X线检查结果加以调整。

2）冲洗：为避免颅内感染扩散，须待术后24h、创口周围初步形成粘连后方可进行囊内冲洗；先用生理盐水缓慢注入腔内，再轻轻抽出，注意不可过分加压，冲洗后注入抗菌药，然后夹闭引流管2~4h。

3）拔管：待脓腔闭合时拔管。

2. 降低颅内压

遵医嘱采取降低颅内压的措施。密切观察生命体征、神志、瞳孔、肢体功能等情况。

（刘建英）

第三节　颅内和椎管内肿瘤

一、颅内肿瘤

颅内肿瘤（intracranlal tumors）包括原发性和继发性两大类。原发性颅内肿瘤起源于颅内各种组织，继发性颅内肿瘤系身体其他部位恶性肿瘤的转移性病变。颅内肿瘤可发生于任何年龄，以20~50岁为多，其发生率以男稍多于女。发病部位以大脑半球最多，其次为鞍区、小脑脑桥角、小脑、脑室及脑干。常见的颅内肿瘤有以下类型：

1. 神经胶质瘤（glioma）

来源于神经上皮，多为恶性，约占颅内肿瘤的40%~50%。其中，多形性胶质母细胞瘤（glioblastoma multiforme）恶性程度最高，病情进展快，对放、化疗均不敏感；髓母细胞瘤（medulloblastoma）也为高度恶性，好发于2~10岁儿童，多位于后颅窝中线部位，常占据第四脑室、阻塞导水管而引发脑积水，对放射治疗敏感；少突胶质细胞瘤（oligodendroglioma）占胶质瘤的7%，生长较慢，分界较清，可手术切除，但术后往往复发，需放疗及化疗；室管膜瘤（ependymoma）约占12%，术后需放疗和化疗；星形细胞瘤（astrocytoma）是胶质瘤中最常见的，占40%，恶性程度较低，生长缓慢，呈实质性者与周围组织分界不清，常不能彻底切除，术后易复发，囊性者常分界清楚，若切除彻底可望根治。

2. 脑膜瘤（meningioma）

约占颅内肿瘤的20%，良性居多，生长缓慢，多位于大脑半球矢状窦旁，邻近的颅骨有增生或被侵蚀的迹象。彻底切除，可预防复发。

3. 垂体腺瘤（pituitary adenoma）

来源于腺垂体，良性。根据细胞的分泌功能不同，可分为催乳素腺瘤（PRL瘤）、生长激素腺瘤（GH瘤）、促肾上腺皮质激素腺瘤（ACTH瘤）及混合性腺瘤。PRL瘤主要表现为女性闭经、泌乳、不育等；男性性欲减退、阳痿、体重增加、毛发稀少等。GH瘤在青春期发病者为巨人症，成年后发病表现为肢端肥大症。ACTH瘤主要表现为库欣综合征，如满月脸、水牛背、腹壁及大腿皮肤紫纹、肥胖、高血压及性功能减退等。手术摘除是首选的治疗方法。若瘤体较小可经蝶窦在显微镜下手术，瘤体较大需开颅手术，术后行放疗。

4. 听神经瘤（acoustlc neuroma）

发生于第Ⅷ脑神经前庭支，位于小脑脑桥角内，约占颅内肿瘤的10%，良性。可出现患侧神经性耳聋、耳鸣、前庭功能障碍、三叉神经及面神经受累和小脑症状。治疗以手术切除为主；直径小于3cm者可用伽玛刀治疗。

5. 颅咽管瘤（craniopharyngioma）

属先天性颅内良性肿瘤，大多为囊性，多位于鞍上区，约占颅内肿瘤的5%，多见于儿童及青少年，男性多于女性。主要表现为视力障碍、视野缺损、尿崩、肥胖和发育迟缓等。以手术切除为主。

6. 转移性肿瘤（metastatic tumor）

多来自肺、乳腺、甲状腺、消化道等部位的恶性肿瘤，大多位于幕上脑组织内，多发，男性多于女性，有时脑部症状出现在先，原发灶反而难以发现。

【临床表现】

1. 颅内压增高

约90%以上的患者可出现颅内压增高症状和体征，通常呈慢性、进行性加重过程，若未得到及时治疗，重者可引起脑疝，轻者可引发视神经萎缩，约80‰的患者可发生视力减退。

2. 局灶症状与体征

随不同部位的肿瘤对脑组织造成的刺激、压迫和破坏不同而各异，如癫痫发作，意识障碍，进行性运动障碍或感觉障碍，各种脑神经的功能障碍，小脑症状等。

【辅助检查】

主要为CT、MRI及血清内分泌激素的检测。影像学显示小病灶周围严重脑水肿是其特点。

【处理原则】

1. 降低颅内压

以缓解症状，争取治疗时间。常用治疗方法有脱水、激素、冬眠低温和脑脊液外引流等。

2. 手术治疗

是最直接、有效的方法。包括切除肿瘤、内减压术、外减压术和脑脊液分流术等。

3. 放疗

适用于肿瘤位于重要功能区或部位深不宜手术、患者全身情况差不允许手术及对放射治疗较敏感的颅内肿瘤等。分为内照射和外照射法两种。

4. 化疗

逐渐成为重要的综合治疗手段之一。但在化疗过程中需防颅内压升高、肿瘤坏死出血及其他不良反应，同时辅以降低颅内压药物。

5. 其他治疗

如免疫治疗、中医药治疗等。

【常见护理诊断/问题】

1. 自理缺陷　与肿瘤压迫导致肢体瘫痪以及开颅手术有关。

2. 潜在并发症　颅内压增高、脑疝、脑脊液漏、尿崩症。

【护理措施】

1. 加强生活护理，满足患者自理需求。

（1）口腔和鼻腔的清洁：经口鼻蝶窦入路手术的患者，术前需剃胡须、剪鼻毛，并加强口腔及鼻腔护理。术后注意口腔护理。

（2）体位：幕上开颅术后患者应卧向健侧，避免切口受压。幕下开颅术后早期宜无枕侧卧或侧俯卧位；经口鼻蝶窦入路术后取半卧位，以利于伤口引流。后组脑神经受损、吞咽功能障碍者只能取侧卧位，以免口咽部分泌物误入气管。体积较大的肿瘤切除术后，因颅腔留有较大空隙，24h内手术区应保持高位，以免突然翻动时发生脑和脑干移位，引起大脑上静脉撕裂、硬脑膜下出血或脑干功能衰竭。搬动患者或为患者翻身时，应有人扶持头部使头颈部成一直线，防止头颈部过度扭曲或震动。

（3）饮食：颅后窝手术或听神经瘤手术后因舌咽、迷走神经功能障碍而发生吞咽困难、饮水呛咳者，应严格禁食禁饮，采用鼻饲供给营养，待吞咽功能恢复后逐渐练习进食。

（4）伤口及引流护理：颅内肿瘤手术切除后，在残留的创腔内放置引流物，目的是引流手术残腔内的血性液体和气体，使残腔逐步闭合，减少局部积液或形成假性囊肿的机会。护理时应注意引流瓶（袋）的位置、引流的速度及量。

1）位置：术后早期，创腔引流瓶（袋）放置于头旁枕上或枕边，高度与头部创腔保持一致，以保证创腔内一定的液体压力，避免脑组织移位。尤其是位于顶后枕部的创腔，术后48h内，不可随意放低引流瓶（袋），否则可因创腔内液体被引出致脑组织迅速移位，有可能撕破大脑上静脉，引起颅内血肿。另外，创腔内暂时积聚的液体可以稀释渗血、防止渗血形成血肿。创腔内压力升高时，血性液仍可自行流出。

2）速度：手术48h后，可将引流瓶（袋）略放低，以期较快引流出创腔内的液体，使脑组织膨出，以减少局部残腔，避免局部积液造成颅内压增高。

3）引流量和拔管：若术后早期引流量多，应适当抬高引流瓶（袋）。引流放置3～4日，一旦血性脑脊液转清，即拔除引流管，以免形成脑脊液漏。

2. 并发症的观察、处理和护理

（1）颅内压增高、脑疝：密切观察生命体征、神志、瞳孔、肢体功能等情况。遵医嘱落实降低颅内压的措施。

（2）脑脊液漏：注意伤口、鼻、耳等处有无脑脊液漏。经蝶手术后避免剧烈咳嗽，以防脑脊液鼻漏。若出现脑脊液漏应及时通知医师，并作好相应护理。

（3）尿崩症：主要发生于鞍上手术后，如垂体腺瘤、颅咽管瘤等手术涉及下丘脑影响血管升压素分泌所致。患者出现多尿、多饮、口渴，每日尿量大于4 000ml，尿比重低于1.005。在给予神经垂体素治疗时，应准确记录出入液量，根据尿量的增减和血清电解质含量调节用药剂量。尿量增多期间，须注意补钾，每1000ml尿量补充1g氯化钾。

二、椎管内肿瘤

椎管内肿瘤（intraspinal tumor）又称脊髓肿瘤，是指发生于脊髓本身和椎管内与脊髓邻近组织的原发性或转移性肿瘤，发生率仅为颅内肿瘤的1/10。可发生于任何年龄，以20～40岁多见，除脊膜瘤外，男性多于女性。肿瘤发生于胸段者最多，其次在颈、腰段。根据肿瘤与脊髓、脊膜的关系，分为髓外硬脊膜下、硬脊膜外和髓内三大类，以髓外硬脊膜下肿瘤最常见，多为良性，约占椎管内肿瘤的65%～70%。

【临床表现】

随肿瘤增大，脊髓和神经根受到进行性压迫和损害，临床表现分为三期：

1. 刺激期

属早期，肿瘤较小。主要表现为神经根痛，疼痛部位固定且沿神经根分布区域扩散，咳嗽、打喷嚏和用力大便时加重，部分患者可出现夜间痛和平卧痛。

2. 脊髓部分受压期

肿瘤增大直接压迫脊髓，出现脊髓传导束受压症状，表现为受压平面以下肢体的运动和感觉障碍。

3. 脊髓瘫痪期

脊髓功能因肿瘤长期压迫而完全丧失，表现为压迫平面以下的运动、感觉和括约肌功能完全丧失，直至完全瘫痪。

【辅助检查】

1. 实验室检查

脑脊液检查示蛋白质含量增加，在5g/L以上，但白细胞数正常，是诊断椎管内肿瘤的重要依据。

2. 影像学检查

脊髓 MRI 检查是目前最有价值的辅助检查方法。X 线脊柱平片、脊髓造影、CT 等检查也可协助诊断。

【处理原则】

手术切除椎管内肿瘤是唯一有效的治疗手段。恶性椎管内肿瘤经手术大部切除并作充分减压后辅以放疗，可使病情得到一定程度的缓解。

【常见护理诊断/问题】

1. 疼痛　与脊髓肿瘤压迫脊髓、神经有关。

2. 潜在并发症　截瘫。

【护理措施】

1. 缓解疼痛

了解且避免加重患者疼痛的因素。如指导患者采取适当体位，减少神经根刺激，以减轻疼痛。遵医嘱适当应用镇痛剂缓解疼痛。

2. 病情观察注意患者的肢体感觉、运动及括约肌功能状况。对于肢体功能障碍患者应注意满足其日常生活需求。出现截瘫时做好相应护理。

（刘建英）

第四节　先天性脑积水

先天性脑积水（congenital hydrocephalus）又称婴儿脑积水（infantile hydrocephalus），是指婴幼儿时期脑室系统或蛛网膜下隙积聚大量脑脊液，导致脑室或蛛网膜下隙扩大并出现颅内压增高和脑功能障碍，是最常见的先天性神经系统畸形疾病之一。多见于 2 岁以内的婴幼儿。

【病因】

常见原因是产伤引起的蛛网膜下隙出血和各种类型感染所致的脑膜炎，由于血液或炎性渗出物造成蛛网膜粘连，致脑脊液流通障碍。因中脑导水管狭窄、第四脑室中孔和侧孔闭锁、小脑扁桃体下疝畸形等先天性畸形造成的脑积水约占 1/4；此外，肿瘤也可造成脑积水，但较少见。

【病理生理】

脑脊液存在于脑室系统及蛛网膜下隙内，其分泌和吸收处于动态平衡状态。正常情况下脑脊液主要由脑室内的脉络丛产生，经第三、第四脑室进入大脑半球的蛛网膜下隙，并由上矢状窦两旁的蛛网膜颗粒吸收、进入上矢狄窦的静脉疵中。脑脊液循环途径中的任何部位发生阻塞，皆可引起其上方的脑室扩大和颅内压增高。若脑室系统内有梗阻，使脑脊液循环通道阻塞，称为非交通性梗阻性脑积水；若脑室与蛛网膜下隙之间无梗阻，而在脑脊液流出脑室后的远端发生梗阻，称为交通性脑积水。

由于脑脊液循环受阻、脑脊液大量积聚，使脑室扩大，脑组织受压萎缩、变薄，脑沟变浅。

【临床表现】

婴儿头围明显增大，前囟隆起、张力增高，头皮静脉怒张，面颅明显小于头颅，颅缝增宽，颅骨变薄，头颅叩诊呈破壶音，眼球下移呈落日状。头部抬起困难，下肢运动减少，偶有癫痫。继而视力减退，双下肢痉挛性瘫痪，晚期则出现进行性脑萎缩、瘫痪及痴呆，常因继发感染而死亡。

【辅助检查】

X 线颅骨摄片可示颅腔扩大、颅骨变薄、囟门增大和骨缝分离；CT 检查所示脑室扩大程度和脑皮质厚度有助推断梗阻的部位；MRI 检查有助于判断脑积水的病因。

【处理原则】

利尿、脱水等治疗可短时缓解症状。大多数脑积水患者需手术治疗。常用手术方式有：

1. 解除梗阻的手术如颅后窝减压术。

2. 建立旁路引流术 如侧脑室—枕大池引流术。

3. 分流术 如脑室 – 体腔分流术等。

【常见护理诊断/问题】

1. 有受伤的危险 与脑积水有关。

2. 潜在并发症 分流管阻塞、感染。

【护理措施】

1. 避免受伤

脑积水患儿的头部应给予适当支持，以防颈部受伤。

2. 并发症的观察、处理和护理

（1）判断分流术的效果：术后早期应注意囟门张力的大小，以估计分流管的流量是否合适。若分流过度，患者可出现体位性头痛，即立位时加重卧位时缓解。若分流不足，患者术后症状不缓解。

（2）避免分流系统堵塞及感染等并发症

1）分流系统堵塞：最常见的并发症。可出现在术后任何时间段，最常见于术后 6 个月。原因：脑脊液蛋白含量过高、脑室内出血以及周围组织粘连包裹或挤入引流管等。一旦发生阻塞，患者的脑积水症状、体征会复发。应分析原因给予相应处理和护理。

2）感染：多发生在分流术后两个月内。可有伤口感染、脑膜炎、腹膜炎、分流管感染等。一旦出现分流管感染，单纯依靠抗菌药通常无效，应协助医师取出分流管并提供相应护理。

（刘建英）

第八章　胃十二指肠疾病患者的护理

第一节　解剖和生理概要

【胃的解剖】

胃位于上腹部膈下略偏左侧，为一弧形囊状器官，上接食管，下连十二指肠，入口为贲门，出口为幽门。腹段食管与胃大弯的交角称贲门切迹，该切迹的黏膜面形成贲门皱襞，有防止胃内容物向食管逆流的作用。胃的左侧呈弧形突出为胃大弯，右侧与大弯相应处向内凹陷为胃小弯。将胃大弯和胃小弯各作三等份，再连接各对应点而将胃分为三个区域，上 1/3 为贲门胃底部 U（Upper）区；中 1/3 为胃体部 M（middle）区；下 1/3 为胃窦、幽门部 L（lower）区（图 10 - 26）。胃与周围器官有韧带相连，凭借韧带固定于上腹部。

胃壁从外向内分为浆膜层、肌层、黏膜下层和黏膜层。胃的浆膜层即脏腹膜。胃壁肌层为发达的平滑肌，在贲门和幽门处环行肌增厚、分别形成贲门和幽门括约肌。黏膜下层有丰富的血管、淋巴管及神经丛。胃的黏膜层含大量胃腺，分布在胃底和胃体。胃腺由功能不同的细胞组成：

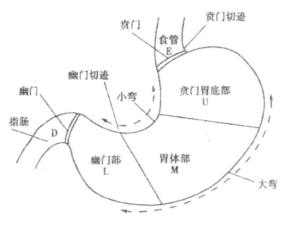

图 10 - 26　胃的解剖

1. **主细胞**　分泌胃蛋白酶原和凝乳酶原。
2. **壁细胞**　分泌盐酸和内因子。
3. **黏液细胞**　分泌碱性因子，有保护黏膜、对抗胃酸腐蚀的作用。

贲门腺分布在贲门部，主要分泌黏液。幽门腺分布在胃窦和幽门区，除含有主细胞和分泌黏蛋白原的细胞外，还含有分泌胃泌素的 G 细胞、分泌生长抑素的 D 细胞、嗜银细胞以及多种内分泌细胞，后者可分泌多肽类物质、组胺类物质、组胺及五羟色胺（5 - HT）等。

胃的血供丰富。胃体由腹腔动脉发出分支，在胃小弯和胃大弯分别组成动脉弓供应；胃底部由胃短动脉供应；胃后动脉供应胃体上部与胃底后壁。上述动脉之间有丰富的吻合，形成网状分布。胃的静脉与同名动脉伴行，彼此之间有丰富的交通支，分别注入脾静脉、肠系膜上静脉并汇集或直接注入门静脉。

胃黏膜下淋巴管网非常丰富，胃壁各层中都分布着毛细淋巴管。胃周共有 16 组淋巴结，按淋巴的主要引流方向分为以下四群：

1. 腹腔淋巴结群 引流胃小弯上部淋巴液。

2. 幽门上淋巴结群 引流胃小弯下部淋巴液。

3. 幽门下淋巴结群 引流胃大弯右侧淋巴液。

4. 胰脾淋巴结群 引流胃大弯上部淋巴液。胃的淋巴液最后经腹主动脉周围淋巴结汇入胸导管。

胃的神经包括交感和副交感神经。胃的交感神经主要抑制胃的分泌和运动并传出痛觉；胃的副交感神经来自左、右迷走神经，主要促进胃的分泌和运动。两种神经纤维在肌层和黏膜下组成神经网，以协调胃的分泌和运动功能。

【胃的生理】

贮存食物和消化食物，具有运动和分泌两大功能。

1. 胃的运动

胃通过运动完成胃内食物的混合、搅拌及有规律的排空。胃的蠕动波起自胃体通向幽门，后者发挥括约肌作用，调控食糜进入十二指肠。每次胃蠕动后食糜进入十二指肠的量取决于蠕动的强度与幽门的开闭状况。幽门关闭时食物在胃内往返运动；幽门开放时，约将 5 ~ 15ml 食糜送入十二指肠。混合性食物从进食至胃完全排空约需 4 ~ 6h。

2. 胃的分泌

胃腺分泌胃液，正常成人每日分泌量约 1500 ~ 2500ml。胃液的主要成分为胃酸、胃酶、电解质、黏液和水分。胃酸的酸度取决于酸性和碱性成分的比例，并与分泌速度和胃黏膜血液流速有关。胃液分泌可分为基础分泌（消化间期分泌）和餐后分泌（消化期分泌）。基础分泌是指不受食物刺激时的自然胃液分泌，量较小。餐后胃液分泌明显增加，食物是胃液分泌的自然刺激物。餐后分泌可分三个时相：

迷走相（头相）：食物经味觉、视觉、嗅觉等刺激兴奋神经中枢，促进胃酸分泌。

胃相：食物进入胃内，通过食物对胃壁酌物理性刺激（扩张）和食物成分对胃黏膜的化学性刺激，产生胃泌素，引起胃酸大量分泌。

肠相：食糜进入小肠后引起的胃酸分泌，仅占消化期胃酸分泌量的 5% ~ 10%。

【十二指肠的解剖和生理】

十二指肠位于幽门和十二指肠悬韧带（Treitz 韧带）之间，长约 25cm，呈 C 形环绕胰腺头部。

十二指肠分为四部分：

①球部：长约 4~5cm，大部分由腹膜覆盖，活动度大，是十二指肠溃疡的好发部位；

②降部：与球部呈锐角下行，，固定于后腹壁，内侧紧贴胰头，其后内侧中下 1/3 交界处为十二指肠乳头，是胆总管和胰管的开口；

③水平部：长约 10cm，自降部向左走行，完全固定于后腹壁，肠系膜上动、静脉在水平部的末端前方下行；

④升部：先向上行，然后急转向下、向前，与空肠相接，形成十二指肠空肠曲，由十二指肠悬韧带固定于后腹壁，此韧带是十二指肠与空肠分界的解剖标志。

十二指肠的血液供应来自胰十二指肠上、下动脉，两者分别起源于胃十二指肠动脉与肠系膜上动脉。胰十二指肠上、下动脉的分支在胰腺前后吻合成动脉弓。

十二指肠接受胃内食糜以及胆汁、胰液。十二指肠黏膜内有 Brunner 腺，分泌的十二指肠液内含多种消化酶，如蛋白酶、脂肪酶、蔗糖酶、麦芽酶等。十二指肠黏膜内的内分泌细胞分泌胃泌素、抑胃肽、缩胆囊素、促胰液素等。

（谭伯瑛）

第二节　胃癌

胃癌（gastric carcinoma）系位于上皮的恶性肿瘤，发病率在男性恶性肿瘤中仅次于肺癌，占第二位，在女性恶性肿瘤中居第四位。胃癌在我国各种恶性肿瘤中居首位，年死亡率为 23/10 万，好发年龄在 50 岁以上，男性发病率明显高于女性，男女比例约为 2:1。

【病因】

胃癌的病因尚未完全清楚，目前认为与下列因素有关。

1. 地域环境及饮食生活因素

胃癌的发病有明显的地域差别，中国、日本、俄罗斯、南非、智利和北欧等国家和地区的发病率较高，而北美、西欧、印度的发病率则较低。我国西北与东部沿海地区胃癌的发病率比南方地区明显为高。长期食用腌制、熏、烤食品者胃癌的发病率高，与上述食品中亚硝酸盐、真菌毒素、多环芳烃化合物等致癌物或前致癌物的含量高有关。吸烟者的胃癌发病危险较不吸烟者高 50%。

2. 幽门螺杆菌（helicobacter pylori，HP）感染

是引发胃癌的主要因素之一。胃癌高发区人群 HP 感染率高。HP 能促使硝酸盐转化成亚硝酸盐及亚硝胺而致癌；HP 感染引起胃黏膜慢性炎症并通过加速黏膜上皮细胞的过度增殖导致畸变致癌；HP 的毒性产物 CagA、VacA 可能具有促癌作用。

3. 癌前病变和癌前状态

前者系指易发生癌变的疾病或状态，后者是指较易转变成癌组织的病理组织学改变。胃癌的癌前病变有慢性萎缩性胃炎、胃息肉、胃溃疡及残胃炎，这些病变常伴有不同程度的长期慢性炎症过程、胃黏膜肠上皮化生或非典型增生。胃黏膜上皮细胞的异型增生属于癌前病变，根据异型程度可分为轻、中、重三度，重度异型增生中有75% ~80%的患者有可能发展成胃癌。

4. 遗传因素

胃癌有明显的家族聚集倾向，有胃癌家族史者的发病率高于普通人群2~3倍。目前一些研究资料表明胃癌是一个多因素、多步骤、多阶段的发生发展过程，涉及癌基因、抑癌基因、凋亡相关基因与转移相关基因等的改变。遗传素质使易感者对致癌物质更敏感。

【病理生理和分型】

约50%以上的胃癌好发于胃窦部，其次为贲门部，发生在胃体者较少。

1. 分期和分型

根据胃癌发展所处的阶段可分为早期和进展期胃癌。

（1）早期胃癌：胃癌仅局限于黏膜和黏膜下层，不论病灶大小或有无淋巴结转移。癌灶直径在5mm以下称微小胃癌，10mm以下称小胃癌；癌灶更小仅在胃镜黏膜活检时诊断为胃癌、但切除后的胃标本未见癌组织，称"一点癌"。早期胃癌的形态可分为三型（图10-27）：

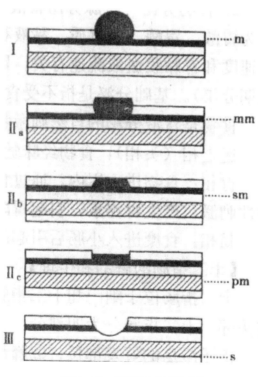

图10-27 早期胃癌各型模式图

Ⅰ型（隆起型），癌灶突出胃腔。

Ⅱ型（浅表型）。癌灶比较平坦无明显隆起与凹陷；Ⅱ型分三个亚型，即Ⅱa浅表隆起型、Ⅱb浅表平坦型和Ⅱc浅表凹陷型。

Ⅲ型（凹陷型），为较深的溃疡。此外，还有混合型（Ⅱa＋Ⅱc、Ⅱc＋Ⅱa＋Ⅲ等）。

（2）进展期胃癌：包括中、晚期胃癌。癌组织超出黏膜下层侵入胃壁肌层为中期胃癌；病变达浆膜下层或是超出浆膜向外浸润至邻近脏器或有转移者为晚期胃癌。国际多按传统的Borrmann分类法将其分为四型：

Ⅰ型（结节型），为边界清楚突入胃腔的块状癌灶；

Ⅱ型（溃疡局限型），为边界清楚、略隆起的溃疡状癌灶；

Ⅲ型（溃疡浸润型），为边缘模糊不清的溃疡状癌灶；

Ⅳ型（弥漫浸润型），癌肿沿胃壁各层向四周弥漫浸润生长，边界不清。若全胃受累致胃腔缩窄、胃壁僵硬如革囊状者称皮革胃，几乎都为低分化腺癌或印戒细胞癌，恶性程度极高。

2. 病理学分型

世界卫生组织于1979年提出的国际分类法将胃癌根据病理学分为：

①乳头状腺癌；

②管状腺癌；

③低分化腺癌；

④黏液腺癌；

⑤印戒细胞癌。

特殊类型胃癌主要有腺鳞癌、鳞状细胞癌、类癌、未分化癌等。

3. 临床病埋分期　国际抗癌联盟（UICC）于1997年修订的胃癌TNM分期法对治疗方法的选择有重要意义。

T代表原发肿瘤浸润胃壁深度（图10-28）。

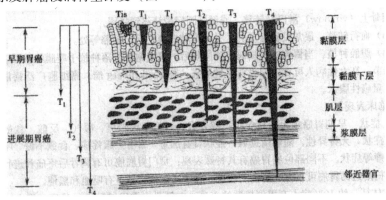

图10-28　胃癌的浸润程度

T1：肿瘤侵及黏膜或黏膜下层；

T2：肿瘤浸润至肌层或浆膜下；

T3：肿瘤穿破浆膜层；

T4：肿瘤侵及邻近结构或器官。

N 代表局部淋巴结的转移数。

N0：无淋巴结转移；

N1：淋巴结转移数 1~6 个，为第一站转移；

N2：淋巴结转移数 7~15 个，为第二站转移；

N3：淋巴结转移数 16 个以上，为第三站转移。

M 代表肿瘤远处转移。

M0：无远处转移；

M1：有远处转移。

根据 TNM 的不同组合可将胃癌划分为 I~Ⅳ个临床病理分期（图 10-29）。

图 10-29　胃癌的临床病理分期

M0M1N0 N1 N2N3M0T1IA IB Ⅱ T2 IB Ⅱ ⅢAT3 Ⅱ ⅢA ⅢBT4 ⅢA ⅢBM1Ⅳ Ⅳ

4. 转移途径

（1）直接浸润：贲门胃底癌易侵及食管下端，胃窦癌可向十二指肠浸润。胃癌可由原发部位向纵深浸润发展，穿破浆膜后，易扩散至大网膜、结肠、肝、脾、胰腺等邻近器官。

（2）淋巴转移：是胃癌的主要转移途径，早期胃癌可有淋巴转移，进展期胃癌的淋巴转移率高达 70% 左右。胃癌的淋巴结转移率与肿瘤浸润深度呈正相关。引流胃的区域淋巴结有 16 组，依据其距胃的距离，分为三站；淋巴结转移通常循第 1 站→第 2 站→第 3 站的顺序，但也可发生跳跃式淋巴转移，即第 1 站无转移而第 2 站有转移。终末期胃癌可经胸导管向左锁骨上（virchow）淋巴结转移，或经肝圆韧带转移到脐周。

（3）血行转移：最常见转移至肝，其他为肺、胰、肾、骨骼等处。

（4）腹腔种植：当胃癌组织浸润穿透浆膜后，癌细胞可脱落种植于腹膜和脏器表面形成转移结节。在女性患者可发生卵巢转移性肿瘤，称 Krukenberg 瘤。癌细胞广泛播散时，可形成大量癌性腹水。

【临床表现】

1. 症状

早期胃癌多无明显症状，部分患者可有上腹隐痛、嗳气、反酸、食欲减退等消化道症状，无特异性。随病情进展，症状日益加重，常有上腹疼痛、食欲不振、呕吐、乏力、消瘦等症状。不同部位的胃癌有其特殊表现：贲门胃底癌可有胸骨后疼痛和进行性哽噎感；幽门附近的胃癌可有呕吐宿食的表现；肿瘤溃破血管后可有呕血和黑便。

2．体征

约 10% 患者有胃癌扩散的表现：左锁骨上淋巴结肿大、黄疸、腹水、腹部包块、直肠前凹扪及肿块等；晚期胃癌患者可出现消瘦、贫血、营养不良甚至恶病质等表现。

【辅助检查】

1．内镜检查

胃镜检查是诊断早期胃癌的有效方法。可直接观察病变的部位和范围，并可直接取病变组织作病理学检查。采用带超声探头的电子胃镜，有助于了解肿瘤浸润深度以及周围脏器和淋巴结有无转移，使术前临床分期的准确率达 70% ~90% 。

2．影像学检查

（1）X 线钡餐检查：X 线气钡双重造影可发现较小而表浅的病变。结节型胃癌表现为突向腔内的充盈缺损；溃疡型胃癌主要显示胃壁内龛影，黏膜集中、中断、紊乱和局部蠕动波不能通过；浸润型胃癌可见胃壁僵硬、蠕动波消失，呈狭窄的革袋状胃。

（2）腹部超声；腹部超声主要用于观察胃的邻近脏器受浸润及淋巴结转移的情况。

（3）螺旋 CT：有助于胃癌的诊断和术前临床分期。

3．实验室检查

粪便隐血试验常呈持续阳性。胃液游离酸测定多显示酸缺乏或减少。

【处理原则】

早期发现，早期诊断和早期治疗是提高胃癌疗效的关键。手术治疗仍是首选方法。对中晚期胃癌，积极辅以化疗、放疗及免疫治疗等综合治疗以提高疗效。

1．手术治疗

（1）根治性手术：按癌肿部位整块切除胃的全部或大部，以及大、小网膜和局域淋巴结，并重建消化道。切除端应距癌肿边缘 5cm 以上。若癌肿范围较大或已穿透浆膜并侵及周围脏器时，可采用胃癌扩大根治术或联合脏器（包括胰体、尾及脾在内）切除。

（2）微创手术：近年来胃癌的微创手术已日趋成熟，包括胃镜下作胃黏膜癌灶切除和腹腔镜下作胃楔形切除、胃部分切除甚至是全胃切除。

（3）姑息性切除术：用于癌肿广泛浸润并转移、不能完全切除者。姑息性切除术通过切除肿瘤可以解除症状，延长生存期。姑息性手术可分为姑息性胃切除术、胃肠吻合术、空肠造口术等。

（4）短路手术：晚期胃癌合并幽门梗阻或贲门梗阻已不能手术切除者，为解决其消化道梗阻，可行改道手术。手术方法有胃空肠吻合术、食道空肠吻合术等。

2．化疗

是最主要的辅助治疗方法，目的在于杀灭残留的微小癌灶或术中脱落的癌细胞，提高综合治疗效果。常用酌胃癌化疗给药途径有口服、静脉、腹膜腔、动脉插管区域灌注给药等。常用的口服化疗药有替加氟（喃氟啶，FT207）、替加氟/尿嘧啶（优福定，复方喃氟啶）、去氧氟尿苷（氟铁龙）、希罗达等。常用的静脉化疗药物有氟脲嘧啶（5－Fu）、丝裂霉素（MMC）、顺铂（DDP）、阿霉素（ADM）、依托泊苷（VP-16）、亚叶酸钙（甲酰四氢叶酸钙，CF）、多烯紫杉醇等。为提高化疗效果、减轻化疗的毒副反应，常选用多种化疗药联合应用。临床上常用的化疗方案有：FAM 方案（氟脲嘧啶、多柔比星、丝裂霉素）、MF 方案（丝裂霉素、氟脲嘧啶）、ELP 方案（叶酸钙、氟脲嘧啶、依托泊苷）。

3. 其他治疗

包括放疗、热疗、免疫治疗、中医中药治疗等。胃癌的免疫治疗包括非特异生物反应调节剂如卡介苗、短小棒状杆菌等；细胞因子如白介素、干扰素、肿瘤坏死因子等；以及过继性免疫治疗如淋巴细胞激活后杀伤细胞（LAK）、肿瘤浸润淋巴细胞（TIL）等临床应用。基因治疗主要有自杀基因疗法和抗血管形成基因疗法，目前尚在探索阶段。

【护理评估】

1. 术前评估

（1）健康史和相关因素：患者有无上腹或胸骨后疼痛、嗳气、反酸、食欲不振，有无呕血和黑便；有无消瘦和体重下降。患者的饮食喜好、生活习惯和生活与工作环境；有无吸烟史；家族中有无胃癌或其他肿瘤患者；既往有无慢性萎缩性胃炎、胃溃疡、胃息肉等病史。

（2）身体状况

1）局部：患者腹部有无压痛或肿块，肿块大小、质地、是否活动；有无腹胀或腹水征。2）全身：患者有无胃癌远处转移的迹象，如左锁骨上淋巴结肿大或黄疸，有无消瘦、贫血和营养不良，甚至恶病质的表现等。

3）辅助检查：了解各项检查的结果，以判断患者各脏器功能状态和胃癌的分期等。

（3）心理和社会支持状况：患者对诊断的心理反应，焦虑、恐惧程度和心理承受能力；家属对患者的关心和支持程度以及家庭经济承受能力；患者和家属对本病及其治疗、疾病发展和预后的了解和期望程度。

2. 术后评估

（1）一般情况：包括麻醉和手术方式、术中情况、术后生命体征、切口和引流情况等。

（2）早期并发症：主要包括术后出血、感染、吻合口瘘和梗阻等。

1）术后出血：胃大部分切除术后，可有少许暗红色或咖啡色胃液自胃管抽出，一般24h 内不超过300ml，且颜色逐渐变浅变清。若术后短期内从胃管不断引流出新鲜血液，24h 后仍未停止，甚至出现呕血和黑便，则系术后出血。发生在术后24h 以内的出血，多属术中止血不确切；术后4～6 天发生的出血，常为吻合口黏膜坏死脱落所致；术后10～20 天发生的出血，与吻合口缝线处感染、腐蚀血管有关。

2）十二指肠残端破裂：多发生在术后3～6 日，临床表现为突发性上腹部剧痛、发热和腹膜刺激征；白细胞计数增加；腹腔穿刺可抽得胆汁样液体。为毕Ⅱ式胃大部切除术后的早期并发症。与十二指肠残端处理不当或胃空肠吻合口输入襻梗阻引起十二指肠腔内压力升高有关。

3）胃肠吻合口破裂或瘘：是胃癌根治术后的严重并发症之一，与缝合不当、吻合口张力过大、组织血供不足有关，以贫血、低蛋白血症和伴组织水肿者易发生。胃肠吻合口破裂或瘘多发生在术后 3～7 天，表现为体温升高，上腹部疼痛和腹膜刺激征，胃管引流量突然减少而腹腔引流管的引流量突然增加，引流管周围敷料可被胆汁浸湿。

4）残胃蠕动无力或称胃排空障碍：常发生在术后 7～10 日，患者在改为进食半流质或不易消化的食物后发生上腹饱胀、钝痛和呕吐，呕吐物含食物和胆汁。消化道 X 线造影示残胃扩张、无张力、蠕动波少而弱，且通过胃肠吻合口不畅。

可能的相关因素有：

①含胆汁的十二指肠液进入残胃，干扰残胃功能；

②输出襻空肠麻痹，功能紊乱；

③与变态反应有关。

5）术后梗阻：根据梗阻部位可分为输入襻梗阻、输出襻梗阻和吻合口梗阻，前两者见于毕Ⅱ式胃大部切除术后。

①输入襻梗阻：可分为急、慢性两类。急性完全性输入襻梗阻表现为上腹部剧烈疼痛、频繁呕吐，呕吐量少、多不含胆汁，呕吐后症状不缓解，且上腹有压痛性肿块。系输出襻系膜悬吊过紧压迫输入襻，或是输入襻过长穿入输出襻与横结肠系膜的间隙孔形成内疝所致（图 10－30），属闭袢性肠梗阻，易发生肠绞窄，病情不缓解者应紧急手术治疗。慢性不完全性输入襻梗阻患者表现为进食后出现右上腹胀痛；呈喷射状大量呕吐，呕吐后症状缓解；呕吐物几乎不含食物，仅为胆汁；多由于输入襻过长扭曲或输入襻过短在吻合口处形成锐角，使输入襻内胆汁、胰液和十二指肠液排空不畅而滞留（图 10－31）。由于消化液潴留在输入襻内，进食后消化液分泌明显增加，输入襻内压力增高，刺激肠管发生强烈的收缩，引起喷射样呕吐，也称榆入襻综合征。

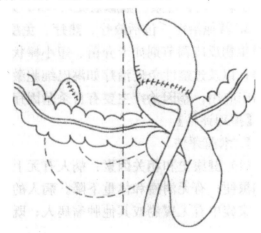

图 10－30　输入襻过长、穿入输出段与
横结肠系膜的间隙孔，造成内孔疝

②输出襻梗阻：临床表现为上腹饱胀，呕吐食物和胆汁。系胃大部分切除术后胃肠吻合口下端输出襻因粘连、大网膜水肿、炎性肿块压迫所致的梗阻。

③吻合口梗阻：患者表现为进食后出现上腹饱胀和呕吐；呕吐物为食物且不含胆汁。一般系吻合口过小或吻合口的胃肠壁内翻过多所致，也可为术后吻合口炎症水肿所致的暂时性梗阻。X 线钡餐检查可见造影剂完全停留在胃内。

（3）远期并发症：主要有碱性反流性胃炎、倾倒综合征和营养障碍等，常与手术所致

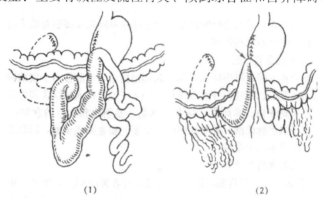

(1)   (2)

图 10 - 31　慢性不完全性输入襻梗阻

的解剖、生理、代谢和消化功能改变有关。

1）碱性反流性胃炎：多发生在胃切除术后数月至数年，临床表现为较为顽固的上腹或胸骨后烧灼痛，呕吐胆汁样液且吐后疼痛不减轻，常伴体重减轻或贫血。系术后胆汁、胰液和肠液反流入胃，胃黏膜屏障作用遭受破坏所致的胃黏膜充血、水肿和糜烂。

2）倾倒综合征（dumping syndrome）：系由于胃大部分切除术后，失去对胃排空的控制，导致胃排空过速所产生的一系列综合征。根据进食后症状出现的时间可分为早期与晚期两种。

①早期倾倒综合征：多发生在进食后半小时内，患者以循环系统症状和胃肠道症状为主要表现，循环系统症状包括心悸、心动过速、出汗、全身无力、面色苍白和头晕等；胃肠道症状有腹部绞痛、恶心呕吐和腹泻等。多因餐后大量高渗性食物快速进入肠道所致肠道内分泌细胞大量分泌肠源性血管活性物质，如 5 - 羟色胺、缓激肽样多肽、血管活性肽、神经紧张素和血管活性肠肽等，加上渗透作用使细胞外液大量移入肠腔，从而引起一系列血管舒缩功能的紊乱和胃肠道症状。

②晚期倾倒综合征：餐后 2 ~ 4h 患者出现头昏、心慌、出冷汗、脉搏细弱甚至虚脱等表现。主要因进食后，胃排空过快，含糖食物迅速进入小肠而刺激胰岛素大量释放，继之发生反应性低血糖，故晚期倾倒综合征又被称为低血糖综合征。

3）营养性合并症：主要表现为体重减轻、贫血、和骨病等；与胃大部分切除术后摄入减少、消化不良和吸收障碍有关。

【常见护理诊断/问题】

1. 焦虑和恐惧　与患者对癌症的恐惧、担心治疗效果和预后有关。

2. 营养失调 低于机体需要量 与长期食欲减退、消化吸收不良及癌肿导致的消耗增加有关。

3. 舒适的改变 与顽固性呃逆、切口疼痛有关。

4. 潜在并发症 出血、感染、吻合口瘘、消化道梗阻、倾倒综合征等。

【护理目标】

1. 患者的焦虑、恐惧程度减轻，能配合治疗和护理。

2. 患者的营养状况得到改善或维持。

3. 患者主诉不舒适程度减轻或感觉舒适。

4. 术后并发症能得到有效预防或已发生的并发症得到及时发现和处理。

【护理措施】

1. 缓解患者的焦虑与恐惧 护士要主动与患者交谈，向患者解释胃癌手术治疗的必要性，鼓励患者表达自身感受和学会自我放松的方法；并根据患者的个体情况进行针对性的心理护理，以增强患者对手术治疗的信心。此外，护士还应鼓励家属和朋友给予患者关心和支持，使其能积极配合治疗和护理。

2. 改善患者的营养状况

（1）术前营养支持：胃癌患者，尤其伴有梗阻和出血者，术前常由于食欲减退、摄入不足、消耗增加和恶心、呕吐而导致营养状况欠佳。护士应根据患者的饮食和生活习惯，合理制定食谱。给予高蛋白、高热量、高维生素、低脂肪、易消化和少渣的食物；对不能进食者，应遵医嘱予以静脉输液，补充足够的热氮量，必要时输血浆或全血，以改善患者的营养状况，提高其对手术的耐受性。

（2）术后营养支持的护理

1）肠外营养支持：因胃肠减压期间引流出大量含有各种电解质，如钾、钠、氯、碳酸盐等胃肠液，加之患者禁食，易造成水、电解质和酸碱失衡和营养缺乏。因此，术后需及时输液补充患者所需的水、电解质和营养素，必要时输血清清蛋白或全血，以改善患者的营养状况促进切口的愈合。同时应详细记录24h出入液量，为合理输液提供依据。

2）早期肠内营养支持：对术中放置空肠喂养管的胃癌根治术患者，术后早期经喂养管输注实施肠内营养支持，对改善患者的全身营养状况、维护肠道屏障结构和功能、促进肠功能早期恢复、增加机体的免疫功能、促进伤口和肠吻合口的愈合等都有益处。应根据患者的个体状况，合理制定营养支持方案。护理应注意：

①喂养管的护理：妥善固定喂养管，防止滑脱、移动、扭曲和受压；保持喂养管的通畅，防止营养液沉积堵塞导管，每次输注营养液前后用生理盐水或温开水20~30ml冲管，输液过程中每4h冲管1次。

②控制输入营养液的温度、浓度和速度：营养液温度以接近体温为宜，温度偏低会刺激肠道引起肠疼挛，导致腹痛、腹泻；温度过高则可灼伤肠道黏膜，甚至可引起溃疡或出血；营养液浓度过高易诱发倾倒综合征。

③观察有无恶心、呕吐、腹痛、腹胀、腹泻和水电解质紊乱等并发症的发生。

3）饮食护理：肠蠕动恢复后可拔除胃管，拔胃管后当日可少量饮水或米汤；第2日进半量流质饮食，每次50~80ml；第3日进全量流质，每次100~150ml，以蛋汤、菜汤、藕粉为宜；若进食后无腹痛、腹胀等不适，第4日可进半流质饮食，如稀饭；第10~14日可进软食。少食产气食物，忌生、冷、硬和刺激性食物。注意少量多餐，开始时每日5~6餐，以后逐渐减少进餐次数并增加每次进餐量，逐步恢复正常饮食。全胃切除术后，肠管代胃容量较小，开始全流质饮食时宜少量、清淡；每次饮食后需观察患者有无腹部不适。

3. 采取有效措施，促进舒适感。

（1）体位：全麻清醒前取去枕平卧位，头偏向一侧。麻醉清醒后若血压稳定取低半卧位，有利于呼吸和循环，减少切口缝合处张力，减轻疼痛与不适。

（2）保持有效胃肠减压，减少胃内积气、积液。胃癌根治术后患者常因顽固性呃逆而感不舒适。多发生于术后2~3天内，可因术中刺激迷走神经和膈神经、术后留置胃管刺激胃壁或胃内积气、积液等因素诱发膈肌痉挛所致。患者表现为喉间呃呃连声，声短而频，不能自制。每次发作的持续时间短则5~10min，长则30min，极其痛苦。因此，应该

①保持有效胃肠减压，抽吸胃内积气、积液；

②压迫眶上缘；

③必要时给予穴位针灸治疗等以缓解症状；

④采取其他有效措施分散患者的注意力，使其放松，也有利于呃逆的缓解；

⑤遵医嘱给予镇静或解痉药物，以增加患者的舒适度。

（3）镇痛：对切口疼痛所致的不舒适，可遵医嘱给予镇痛药物。

（4）休息：为患者创造良好的休息环境，保证患者休息和睡眠。

4. 并发症的观察、预防和护理

（1）术后出血：包括胃或腹腔内出血。

1）病情观察：严密观察患者的生命体征，包括血压、脉搏、心率、呼吸、神志和体温的变化。

2）禁食和胃肠减压：指导患者禁食。维持适当的胃肠减压的负压，避免负压过大损伤胃黏膜。加强对胃肠减压引流液量和颜色的观察。胃手术后24h内可有少量暗红色或咖啡色液体从胃管引出，一般不超过100~300ml，以后胃液逐渐转清。若术后短期内从胃管引流出大量鲜红色血液，持续不止，应警惕有术后出血，需及时报告医师处理。

3）加强对腹腔引流的观察：观察和记录腹腔引流液的量、颜色和性质；若术后持续从腹腔引流管引出大量新鲜血性液体，应怀疑有腹腔内出血，须即时通知医生并协助处理。

4）止血和输血：若患者术后发生胃出血，应遵医嘱应用止血药物和输新鲜血等，或用冰生理盐水洗胃。若经非手术疗法不能有效止血或出血量>500ml/h时，应积极完善术

前准备，并做好相应的术后护理。

（2）感染

1）完善术前准备：术前良好的胃肠道和呼吸道准备，利于有效预防术后并发症。为预防术后肺部感染和肺不张，术前应劝告吸烟者戒烟，指导患者进行有效咳嗽和深呼吸的训练。

2）体位：全麻清醒前取去枕平卧位，头偏向一侧，以免呕吐时发生误吸。麻醉清醒后若血压稳定取低半卧位，以利于腹腔渗出液积聚于盆腔，一旦感染，便于引流。

3）口腔护理：保持口腔清洁卫生，减少口腔内细菌的生长繁殖。

4）保持腹腔引流通畅：术后放置腹腔引流管的目的是及时引流腹腔内的渗血、渗液，避免腹腔内液体积聚致继发感染和脓肿形成。

护理时应注意：

①妥善固定引流管：患者卧床时引流管固定于床旁，起床时固定于上身衣服；引流管的长度要适宜，过短则易在患者活动时脱出，过长则易扭曲；

②保持引流通畅：确保有效的负压吸引，防止引流管被血细胞凝集块堵塞；避免引流管受压、扭曲和折叠；

③观察和记录引流液的量、颜色和性质：若术后数日腹腔引流液变混浊并带有异味，同时伴有腹痛和体温下降后又上升，应疑为腹腔内感染，需及时通知医师；

④严格无菌操作；每日更换引流袋，防止感染。

5）术后早期活动：鼓励患者定时做深呼吸、有效咳嗽和排痰，预防肺不张和坠积性肺炎等肺部并发症。术后早期协助患者行肢体的伸屈运动，预防深静脉血栓形成。除年老体弱或病情较重者，一般术后第 1 日即可协助患者坐起并做轻微的床上活动，第 2 日下地、床边活动，第 3 日可在室内活动。但应根据患者个体差异而决定活动量。

（3）吻合口瘘或残端破裂

1）术前胃肠道准备

胃的准备：对有幽门梗阻的患者，在禁食的基础上，术前 3 日起每晚用温生理盐水洗胃，以减轻胃黏膜的水肿。

肠道准备：术前 3 日给患者口服肠道不吸收的抗菌药，必要时清洁肠道。

2）维持有效胃肠减压：有效的胃肠减压可防止胃肠道内积液、积气，减轻胃肠内压力，有利于术后胃肠吻合口愈合和胃肠道功能的恢复。胃肠减压的护理包括：

①妥善固定和防止滑脱：胃管固定床旁时，应留有足够长度，以免翻身或活动时将胃管拽出；若胃管不慎脱出，避免患者将其自行插回。

②保持通畅：胃肠减压期间，避免胃管因受压、扭曲、折叠而引流不畅。若胃管被堵塞，可用少量无菌生理盐水冲洗胃管。用注射器抽吸时不宜用力过大，以免负压太大使胃黏膜吸附于胃管孔上引起损伤。

③观察引流液的颜色、性质和量：正常胃液的颜色呈无色透明，混有胆汁时为黄绿色

或草绿色。若胃管引流通畅而引流胃液量逐渐减少，则是胃肠蠕动恢复的标志。

3）加强观察和记录：注意观察患者的生命体征和腹腔引流情况。一般情况下，患者术后体温逐日趋于正常；腹腔引流液逐日减少和变清。若术后数日腹腔引流量仍不减、伴有黄绿色胆汁或呈脓性、带臭味，伴腹痛，体温再次上升，应警惕发生吻合口瘘的可能；须及时告知医师，协助处理。

4）保护瘘口周围皮肤：一旦发生瘘，应及时清洁瘘口周围皮肤并保持干燥，局部涂以氧化锌软膏或用皮肤保护粉（或皮肤膜）加以保护，以免皮肤破损继发感染。

5）支持治疗的护理：对瘘出量多且估计短期内瘘难于愈合的患者，遵医嘱给予输液，纠正水、电解质和酸碱失衡，或肠内、外营养支持及相关护理，以促进愈合。

6）合理应用抗菌药：对继发感染的患者，根据医嘱合理应用抗菌药。

（4）消化道梗阻：若患者在术后短期内再次出现恶心、呕吐、腹胀，甚至腹痛和停止肛门排便排气，应警惕消化道梗阻或残胃蠕动无力所致的胃排空障碍。护理时应根据医嘱予以：

1）禁食、胃肠减压，记录出入水量。

2）维持水、电解质和酸碱平衡，给予肠外营养支持，纠正低蛋自。

3）对因残胃蠕动无力所致的胃排空障碍患者，应用促胃动力药物，如多潘立酮（吗丁啉）等。

4）加强对此类患者的心理护理，缓解其术后因长时间不能正常进食所致的焦虑不安，甚至或抑郁。

5）若经非手术处理，梗阻症状仍不能缓解，应作好手术处理的各项准备。

（5）倾倒综合征

1）对早期倾倒综合征者：主要指导患者通过饮食加以调整，包括少食多餐，避免过甜、过咸、过浓的流质饮食；宜进低碳水化合物、高蛋白饮食；餐时限制饮水喝汤；进餐后平卧 10～20min。多数患者经调整饮食后，症状可减轻或消失，术后半年到 1 年内能逐渐自愈。极少数症状严重而持久的患者需手术治疗。

2）对晚期倾倒综合征：出现症状时稍进饮食，尤其是糖类即可缓解。饮食中减少碳水化合物含量，增加蛋白质比例，少量多餐可防止其发生。

3）碱性反流性胃炎：对症状轻者，可指导其遵医嘱正确服用胃黏膜保护剂、胃动力药及胆汁酸结合药物考来烯胺（消胆胺）；对症状严重者需完善术前准备，做好相应心理护理和解释工作，择期行手术治疗。

4）营养相关问题：指导患者在接受药物治疗的同时，加强饮食调节，食用高蛋白、低脂食物，补充铁剂与足量维生素。

【护理评价】

1. 患者焦虑或恐惧程度是否减轻，情绪是否稳定。

2. 患者营养状况是否得到维持或改善，体重是否得到恢复。

3. 患者有无不适主诉，或原有的不适主诉是否得到缓解。

4. 患者的并发症是否得到有效预防或已发生的并发症能否得到及时发现和处理。

【健康教育】

1. 饮食调节 饮食应少量多餐、富含营养素、易消化，忌食生、冷、硬、油煎、酸、辣、浓茶等刺激性及易胀气食物，戒烟、酒。

2. 定期复查 术后化疗、放疗期间定期门诊随访，检查肝功能、血常规等，注意预防感染。术后初期每 3 个月复查一次，以后每半年复查一次，至少复查 5 年。若有腹部不适、胀满、肝区肿胀、锁骨上淋巴结肿大等表现时，应随时复查。

（谭伯瑛）

第三节 胃十二指肠溃疡

一、概述

胃十二指肠溃疡是指发生于胃十二指肠的局限性圆形或椭圆形的全层黏膜缺损。因溃疡的形成与胃酸 – 蛋白酶的消化作用有关，故又称为消化性溃疡（peptic ulcer）。多见于男性青壮年。大部分患者经内科治疗可以痊愈，仅少部分患者需要外科治疗。

【病因】

胃十二指肠溃疡是多因素综合作用的结果。其中最为重要的是胃酸分泌异常、幽门螺杆菌（HP）感染和黏膜防御机制的破坏。

1. 幽门螺杆菌感染

与消化性溃疡的发病密切相关。95% 以上的十二指肠溃疡与近 80% 的胃溃疡患者中检出 HP 感染，有 1/6 左右的 HP 感染者发展为消化性溃疡。HP 感染破坏了胃黏膜上皮细胞，影响碳酸盐分泌、胃血流、分泌胃泌素和生长抑素的细胞的功能，损害胃酸分泌调节机制，从而降低胃十二指肠黏膜屏障的完整性，最终导致胃十二指肠溃疡。

2. 胃酸分泌过多

溃疡只发生在经常与胃酸接触的黏膜处。胃酸过多的情况下，激活胃蛋白酶，可使胃十二指肠黏膜发生自身消化。十二指肠溃疡可能与迷走神经张力及兴奋性过度增高有关，亦可能与壁细胞数增多以及壁细胞对胃泌素、组胺、迷走神经刺激的敏感性增高有关。

3. 非甾体类抗炎药与胃黏膜屏障损害

非甾体类抗炎药（NSAID）、肾上腺皮质激素、胆汁酸盐、酒精等均可破坏胃黏膜屏障，引起胃黏膜水肿、出血、糜烂，甚至溃疡。长期使用 NSAID 者胃溃疡的发生率显著增高。

4. 其他因素

包括遗传、吸烟、心理压力和咖啡因等。O 型血者患十二指肠溃疡比其他血型者显著为高。

【病理生理和分型】

本病属慢性溃疡，多为单发。胃溃疡多发生于胃小弯，以胃角多见，胃窦部与胃体也可见，胃大弯、胃底少见。十二指肠溃疡主要发生在壶腹部，球部以下的溃疡称为球后溃疡。典型的胃十二指肠溃疡可深达黏膜肌层。若溃疡向深层侵蚀，可引起出血或穿孔。幽门处较大溃疡愈合后形成瘢痕可导致胃出口狭窄。

根据胃溃疡发生的部位和胃酸的分泌量，可分为四型：

Ⅰ型：最为常见，约占50%～60%，低胃酸，溃疡位于胃小弯角切迹附近；

Ⅱ型：约占20%，高胃酸，胃溃疡合并十二指肠溃疡；

Ⅲ型：约占20%，高胃酸，溃疡位于幽门管或幽门前；

Ⅳ型：约占5%，低胃酸，溃疡位于胃上部1/3、胃小弯高位接近贲门处，常为穿透性溃疡，易发生出血或穿孔。

【临床表现】

主要为慢性病程和周期性发作的节律性腹痛。

1. 症状

（1）十二指肠溃疡：多见于中青年男性。主要表现为餐后延迟痛（餐后3～4h）、饥饿痛或夜间痛，进食后腹痛可暂时缓解，服用抗酸药物能止痛。疼痛性质多为烧灼痛或钝痛。腹痛具有周期性发作的特点，秋冬、冬春季好发。十二指肠溃疡每次发作时，症状持续数周后缓解，间歇1～2个月再发。若缓解期缩短，发作期延长，腹痛程度加重，则提示溃疡病变加重。

（2）胃溃疡：，腹痛多于进餐后0.5～1h开始，持续1～2h后消失。进食后疼痛不能缓解，有时反而加重，服用抗酸药物疗效不明显。腹痛的节律性不如十二指肠溃疡明显。胃溃疡经抗酸治疗后常容易复发。除易发生大出血、急性穿孔等严重并发症外，约有5%胃溃疡可发生恶变。

2. 体征　溃疡活动时剑突下或偏右有一固定的局限性轻压痛，缓解期无明显体征。

【辅助检查】

1. 内镜检查　胃镜检查是确诊胃十二指肠溃疡的首选检查方法，可明确溃疡部位，并可在直视下取活组织作幽门螺杆菌检测及病理学检查；若有溃疡出血可在胃镜下止血治疗。

2. X线钡餐检查　可在胃十二指肠溃疡部位显示一周围光滑、整齐的龛影或见十二指肠壶腹部变形。上消化道大出血时不宜行钡餐检查。

3. 胃酸测定　溃疡病患者作迷走神经切断术前后测定胃酸，对评估迷走神经切断是否完整有帮助，成功的迷走神经切断术后最大胃酸排出量（maximal acid output，MAO）应下降70%。胃酸测定前必须停服抗酸药物。

【处理原则】

消除病因、解除症状、避免复发和并发症。

1. 非手术治疗

（1）一般治疗：包括生活规律、进餐定时、劳逸结合、避免过劳和精神紧张。

（2）药物治疗：包括根除 HP、应用抑制胃酸分泌和保护胃黏膜的药物。

2. 手术治疗

（1）适应证

1）内科治疗无效的顽固性溃疡。

2）胃十二指肠溃疡急性穿孔。

3）胃十二指肠溃疡大出血。

4）胃十二指肠溃疡瘢痕性幽门梗阻。

5）胃溃疡疑有恶变。

（2）手术方式

1）胃大部切除术：是治疗胃十二指肠溃疡的首选术式。胃大部切除术治疗溃疡的原理是：

①切除胃窦部，减少 G 细胞分泌的胃泌素所引起的体液性胃酸分泌；

②切除大部分胃体，减少了分泌胃酸、胃蛋白酶的壁细胞和主细胞数量；

③切除了溃疡本身及溃疡的好发部位。

胃大部切除术的范围是胃远侧 2/3 ~ 3/4，包括部分胃体、胃窦部、幽门和十二指肠壶腹球部的近胃部分。胃大部切除术后胃肠道重建的基本方式包括胃十二指肠吻合或胃空肠吻合。

胃大部切除术的术式包括

①毕（Billroth）I 式胃大部切除术：即在胃大部切除后将残胃与十二指肠吻合（图 10 - 32），多适用于胃溃疡。优点是重建后的胃肠道接近正常解剖生理状态，胆汁、胰液反流入残胃较少，术后因胃肠功能紊乱而引起的并发症亦较少；

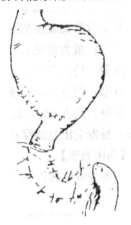

10 - 32　毕 I 式胃大部切除术

缺点是有时为避免残胃与十二指肠吻合口的张力过大致使切除胃的范围不够,增加了术后溃疡复发机会;

②毕（Billroth）Ⅱ式胃大部切除术:即胃大部切除后残胃与空肠吻合,十二指肠残端关闭（图10-33）。适用于各种胃十二指肠溃疡,特别是十二指肠溃疡者。十二指肠溃疡切除困难时可行溃疡旷置。该术式的优点是即使胃切除较多,胃空肠吻合口也不致张力过大,术后溃疡复发率低;缺点是吻合方式改变了正常的解剖生理关系,术后发生胃肠道功能紊乱的可能性较毕Ⅰ式多。

③胃大部切除后胃空肠Roux-en-Y吻合术:即胃大部切除后关闭十二指肠残端,在距十二指肠悬韧带10~15cm处切断空肠,将残胃和远端空肠吻合,距此吻合口以下45~60cm处将空肠与空肠近侧断端吻合（图10-34）。此法临床使用较少,但有防止术后胆胰液进入残胃的优点。

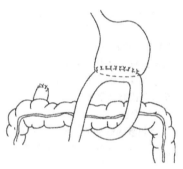

图10-33 毕Ⅱ式胃大部切除术

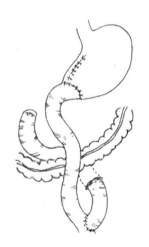

图10-34 胃空肠
Roux-en-Y式吻合术

2）胃迷走神经切断术:此手术方法目前临床已较少应用。

迷走神经切断术治疗溃疡的原理是:

①阻断迷走神经对壁细胞的刺激,消除神经性胃酸分泌;

②阻断迷走神经引起的胃泌素分泌，减少体液性胃酸分泌。

胃迷走神经切断术可分为三种类型：

①迷走种经干切断术（truncal vagotomy）；

②选择性迷走神经切断术（selective vagotomy）；

③高选择性迷走神经切断术（highly selectivevagotomy）。

【常见护理诊断/问题】

1. 疼痛 与胃十二指肠黏膜受侵蚀及酸性胃液的刺激有关。

2. 潜在并发症 出血、感染、十二指肠残端破裂、吻合口瘘、消化道梗阻、倾倒综合征、胃潴留、胃小弯坏死和穿孔、腹泻、吞咽困难、吻合口溃疡和残胃癌等。

【护理措施】

1. 缓解疼痛

（1）心理护理：理解和关心患者，告之疾病和治疗的有关知识，以及手术前后的注意事项，解答患者的各种疑问，使患者能积极配合疾病的治疗和护理。

（2）用药护理：按时应用减少胃酸分泌、解痉及抗酸的药物，并观察药物疗效。

（3）饮食指导：指导患者选择营养丰富、高热量、富含维生素、易消化的食物，少量多餐，忌酸辣、生冷、油炸、浓茶、烟酒等刺激性食品。

2. 预防并发症和促进康复

（1）观察和预防胃大部分切除术后并发症。

1）出血、感染、十二指肠残端破裂、吻合口瘘、消化道梗阻、倾倒综合征：参见第二节。

2）吻合口溃疡：多数发生在术后 2 年内，为溃疡病症状重现，且失去原有的节律性，极易发生消化道出血、穿孔。

3）残胃癌：胃大部切除术后 5 年以上，发生在残胃的原发癌。其发生率约为 2% 左右，多发生在术后 15～25 年，与胃内低酸、胆汁反流及肠道细菌逆流入残胃引起萎缩性胃炎有关。患者有上腹疼痛不适、进食后饱胀、消瘦、贫血等症状，胃镜及活检可确诊。

（2）观察和预防迷走神经切除术后并发症：主要为胃潴留、胃小弯坏死和穿孔、腹泻和吞咽困难。

1）胃潴留：常见于迷走神经干切断术和选择性迷走神经切断术后，表现为患者在拔除胃管后出现上腹不适、饱胀、呕吐含胆汁的胃内容物。X 线钡餐检查见胃扩张、大量胃内容物潴留、无排空。此与迷走神经切断术后胃失去神经支配，胃张力减退、蠕动消失有关。症状一般于术后 10～14 日逐渐缓解，处理包括禁食、持续胃肠减压、用温高渗盐水洗胃和静脉输液，也可遵医嘱给予新斯的明肌内注射。

2）胃小弯坏死穿孔：系高选择性迷走神经切断术后的严重并发症，主要表现为突发上腹部剧烈疼痛和急性弥漫性腹膜炎症状，多与手术因素或胃小弯因无黏膜下血管丛而成为潜在易缺血区所致的局部缺血坏死和溃疡形成有关。一旦发现上述症状，护士须即刻完善各项术前准备，并做好患者的解释和安慰工作，使其能配合急诊修补手术。

3）腹泻：是迷走神经切断术后的常见并发症，发生率在5%～40%。与迷走神经切断术后肠道功能紊乱、肠吸收减少、胆汁酸分泌增加以及刺激肠蠕动的体液因子释放等有关。

①指导患者遵医嘱口服抑制肠蠕动的药物洛哌丁胺（易蒙停）往往能有效抑制腹泻，若无效，可改用考来烯胺治疗；

②对频繁腹泻者应做好饮食指导和肛门周围皮肤护理。

4）吞咽困难：多见于迷走神经干切断术后，有些患者在术后早期下咽固体食物时有胸骨后疼痛。X线吞钡示食管下段狭窄、贲门痉挛。往往与手术所致食管下段局部水肿、痉挛或神经损伤所致食管弛缓障碍有关。护士应告知患者该症状一般于术后1～2个月能自行缓解，不必过度焦虑和恐惧；对少数确实无法缓解者可考虑行食管扩张治疗，以缓解症状。

【健康教育】

1. 告之患者及家属有关胃十二指肠溃疡的知识，使之能更好地配合术后长期治疗和自我护理。

2. 指导患者自我调节情绪，强调保持乐观的重要性和方法。

3. 劝导患者避免工作过于劳累，不熬夜，注意劳逸结合。

4. 吸烟、喝酒有损胃黏膜和健康，劝告患者戒烟酒。

5. 与患者讨论并计划其治疗性饮食。胃大部切除术后一年内胃容量受限，饮食宜少量多餐、营养丰富、定时定量，少食盐腌和烟熏食品，避免过冷、过烫、过辣及油煎、炸食物。

6. 教导药物的服用时间、方式、剂量，说明药物不良反应。避免服用对胃黏膜有损害性的药物，如阿司匹林、吲哚美辛、皮质类固醇等。

7. 定期门诊随访，若有不适及时就诊。

二、胃十二指肠溃疡急性穿孔

胃十二指肠溃疡急性穿孔（acute perforation）是胃十二指肠溃疡的严重并发症，起病急、变化快，病情严重，需紧急处理，若诊治不当可危及生命。

【病因和病理】

溃疡穿孔是活动期胃十二指肠溃疡向深部侵蚀、穿破浆膜的结果。90%的十二指肠溃疡穿孔发生在壶腹部前壁，而胃溃疡穿孔60%发生在胃小弯。急性穿孔后，具有强烈刺激性的胃酸、胆汁、胰液等消化液和食物进入腹腔，引起化学性腹膜炎和腹腔内大量液体渗出，约6～8h后细菌开始繁殖并逐渐转变为化脓性腹膜炎。病原菌以大肠杆菌、链球菌为多见。由于剧烈的腹痛、强烈的化学刺激、细胞外液的丢失以及细菌毒素吸收等因素，患者可出现休克。

【临床表现】

多数患者既往有长期的胃十二指肠溃疡病史，穿孔前数日症状加重。情绪波动、过度劳累、饮食不当或服用皮质类固醇类药物等常为诱发因素。

1. 症状　穿孔多突然发生于夜间空腹或饱食后。主要表现为突发性上腹部刀割样剧痛，并迅速波及全腹，但以上腹为重。患者疼痛难忍，并有面色苍白、出冷汗、脉搏细速、血压下降、四肢厥冷等表现。常伴恶心、呕吐。当腹腔内大量渗出液稀释漏出的消化液时，腹痛略有减轻；继发细菌感染后腹痛可再次加重。

2. 体征　患者呈急性面容，表情痛苦，倦屈位、不愿移动；腹部呈舟状；腹式呼吸减弱或消失；全腹有明显的压痛和反跳痛，以上腹部为明显，腹肌紧张呈"木板样"强直；肝浊音界缩小或消失，可有移动性浊音；肠鸣音减弱或消失。

【辅助检查】

1. X 线检查　患者站立位 X 线检查时，80% 可见膈下新月状游离气体影。

2. 血常规检查　血白细胞计数及中性粒细胞比例增高。

3. 诊断性腹腔穿刺　穿刺抽出液可含胆汁或食物残渣。

【处理原则】

1. 非手术治疗

（1）适应证：

①一般情况良好，症状及体征较轻的空腹状态下溃疡穿孔；

②穿孔超过 24h，腹膜炎已局限；

③胃十二指肠造影证实穿孔已封闭；

④无出血、幽门梗阻及恶变等并发症者。

（2）治疗措施

1）禁食、持续胃肠减压。

2）输液和营养支持：予以静脉输液，以维持水、电解质平衡；同时给予营养支持，保证热量的供给。

3）控制感染：全身性应用抗菌药，以控制感染。

4）给予 H2 受体阻断剂或质子泵拮抗剂等制酸药物。

5）严密观察病情变化：若经非手术治疗 6~8h 后病情不见好转反而加重者，应立即改为手术治疗。

2. 手术治疗　包括单纯穿孔缝合术和彻底性溃疡切除手术。

（1）单纯穿孔缝合术：即缝合穿孔处并加大网膜覆盖。适用于：

1）穿孔时间超过 8h，腹腔内感染及炎症水肿严重者。

2）以往无溃疡病史或有溃疡病史未经正规内科治疗、无出血、梗阻并发症者。

3）有其他系统器质性疾病不能耐受急诊状态下彻底性溃疡切除手术者。单纯穿孔缝合术后溃疡病仍需内科治疗，部分患者因溃疡不愈仍需施行彻底性溃疡切除手术。

（2）彻底性溃疡切除手术：若患者一般情况较好，有幽门梗阻或出血史，穿孔在 8 小时以内、腹腔污染不严重和胃十二指肠壁水肿较轻者可行彻底性溃疡切除手术。除胃大部切除术外，对十二指肠溃疡穿孔可选用穿孔缝合术加高选择性迷走神经切断术或选择性迷走神经切断术加幽门成形术。

【常见护理诊断/问题】

1. 疼痛　与胃十二指肠溃疡穿孔后消化液对腹膜的强烈刺激有关。

2. 体液不足　与溃疡急性穿孔后消化液的大量丢失有关。

3. 潜在并发症　腹腔内残余脓肿与胃十二指肠溃疡穿孔后并发腹膜炎有关。

【护理措施】

1. 缓解疼痛

（1）禁饮食、持续胃肠减压：以减少胃肠内容物继续流入腹腔。

（2）体位：伴有休克者取平卧位，无休克者或休克改善后取半卧位，可减轻腹壁张力和疼痛。

（3）遵医嘱应用抗菌药。

2. 维持体液平衡

（1）观察病情变化：观察和记录出入水量。

（2）静脉输液：根据出入水量和医嘱，合理安排输液的种类和输液速度，以维持水、电解质和酸碱平衡；同时给予营养支持和相应护理。

3. 预防腹腔内残余脓肿

（1）体位：无休克者或休克改善后取半卧，以利漏出的消化液积聚于盆腔最低位和引流；同时也可减少毒素的吸收。

（2）按医嘱应用抗菌药、控制感染。

（3）保持腹腔内引流通畅（参见第二节）。

三、胃十二指肠溃疡大出血

胃十二指肠溃疡出血是上消化道大出血中最常见的原因，约占 50% 以上，其中 5% ~ 10% 需要外科手术治疗。

【病因和病理】

患者过去多有典型溃疡病史，近期可有服用 NSAID 药物、疲劳、饮食不规律等诱因。

胃十二指肠溃疡大出血是胃十二指肠溃疡侵蚀溃疡基底血管并导致破裂的结果。胃溃疡大出血多发生在胃小弯，出血源自胃左、右动脉及其分支；十二指肠溃疡大出血通常位于壶腹部后壁，出血多来自胃十二指肠动脉或胰十二指肠上动脉及其分支。大出血后，因血容量减少、血压降低、血流变缓，可在血管破裂处形成血细胞凝集块而暂时止血。由于胃酸、胃肠蠕动和胃十二指肠内容物与溃疡病灶的接触，部分病例可发生再次出血。

【临床表现】

1. 呕血和黑便 呕血和排柏油样黑便是主要症状。多数患者只有黑便而无呕血，迅猛的出血则表现为大量呕血与排紫黑血便。呕血前患者常有恶心，便血前多突然有便意。呕血或便血前后常有心悸、目眩、无力甚至昏厥。

2. 休克 短期内失血量超过 400ml 时，患者可出现面色苍白、口渴、脉搏快速有力、血压正常或略偏高的代偿征象；当失血量超过 800ml 时，可出现休克症状：患者烦躁不安、出冷汗、脉搏细速、呼吸急促、血压下降、四肢湿冷等。

3. 腹部体征 腹部稍胀，上腹部可有轻度压痛，肠鸣音亢进。

【辅助检查】

1. 胃镜检查 可明确出血的原因和部位，出血 24h 内胃镜检查的阳性率可达 7 0% ~ 80%，超过 48h 则阳性率下降。

2. 血管造影 选择性腹腔动脉或肠系膜上动脉造影可明确病因与出血部位，并可采取栓塞治疗或动脉注射垂体升压素等介入性止血措施。

3. 血常规检查 大量出血早期，由于血液浓缩，血常规变化不大，以后红细胞计数、血红蛋白值、血细胞比容均呈进行性下降。

【处理原则】

1. 非手术治疗

（1）补充血容量：快速输液、输血。失血量达全身总血量的 20% 时，应输注右旋糖酐或其他血浆代用品，出血量较大时可输注浓缩红细胞，必要时输全血，应保持血细胞比容不低于 30%。

（2）禁食、留置胃管：用生理盐水冲洗胃腔，清除血细胞凝集块，直至胃液变清。可经胃管注入 200ml 含 8mg 去甲肾上腺素的生理盐水溶液，每 4~6 小时 1 次。

（3）应用止血、制酸等药物：经静脉或肌注巴曲酶；静脉给予 H2 受体拮抗剂、质子泵抑制剂（奥美拉唑）或生长抑素奥曲肽（善得定）等。

（4）胃镜下止血：胃镜检查明确出血病灶后同时施行电凝、激光灼凝、注射或喷洒药物、钛夹夹闭血管等局部止血措施。

2. 手术治疗

（1）手术指征

1）严重大出血，短期内出现休克。

2）经非手术治疗出血不止或暂时血止后又复发。

3）60 步以上伴血管硬化症者自行止血机会较小，应及早手术。

4）近期发生过类似的大出血或合并溃疡穿孔或幽门梗阻。

5）胃镜检查发现动脉搏动性出血或溃疡底部血管显露、再出血危险大者。

（2）手术方式

1）胃大部切除术，适用于大多数溃疡出血的患者。

2）贯穿缝扎术，在病情危急，不耐受做胃大部切除术时，可采用单纯贯穿缝扎止血法；若切除溃疡有困难而予以旷置时，应贯穿缝扎溃疡底部出血的动脉或结扎其主干。

3）在贯穿缝扎处理溃疡出血后作迷走神经干切断加胃窦切除或幽门成形术。

【常见护理诊断/问题】

1. 焦虑、恐惧 与突发胃十二指肠溃疡大出血有关。

2. 体液不足 与胃十二指肠溃疡大出血致血容量降低有关。

【护理措施】

1. 缓解焦虑与恐惧 安慰患者，减轻患者的焦虑与恐惧。及时为患者清理呕吐物。情绪紧张者，可适当给予镇静剂。

2. 维持体液平衡

（1）体位：取平卧位，卧床休息。有呕血者，头偏向一侧。

（2）补充血容量：建立多条畅通的静脉通路，快速输液、输血，必要时可行深静脉血管穿刺输液。开始输液时滴速宜快，待休克纠正后减慢输液速度。

（3）遵医嘱应用止血药物或给予冰盐水洗胃。

（4）病情观察：严密观察血压、脉搏、尿量、中心静脉压和周围循环情况，并做好记录。观察有无鲜红色血液持续从胃管引出，以判断有无活动性出血和止血效果。若短时间内（6～8h内）需大量输血（>800ml）方能维持血压和血细胞比容，或停止输液、输血后，病情又迅速恶化者，说明出血仍在继续，应及时报告医生，并配合作好急诊手术的术前准备。

（5）饮食：暂禁食，出血停止后，可进流质或无渣半流质饮食。

四、胃十二指肠溃疡瘢痕性幽门梗阻

胃、十二指肠溃疡患者因幽门管或幽门溃疡或十二指肠壶腹部溃疡反复发作形成瘢痕狭窄、幽门痉挛水肿而造成幽门梗阻（pyloric obstruction）。

【病因和病理】

瘢痕性幽门梗阻常见于十二指肠壶腹部溃疡和位于幽门的胃溃疡。溃疡引起幽门梗阻的，机制有幽门痉挛、炎性水肿和瘢痕三种，前两种情况属暂时性和可逆，无须外科手术。而瘢痕性幽门梗阻属永久性，需要手术方能解除。梗阻初期，为克服幽门狭窄，胃蠕动增强，胃壁肌层代偿性增厚。后期，胃代偿功能减退，失去张力、胃高度扩张，蠕动减弱甚至消失。由于胃内容物潴留引起呕吐而致水电解质的丢失，导致脱水、低钾低氯性碱中毒。长期慢性不完全性幽门梗阻者因摄入减少、消化吸收不良而出现贫血和营养障碍。

【临床表现】

1. 上腹不适 表现为进食后上腹饱胀不适并出现阵发性胃痉挛性疼痛，伴恶心、嗳气，嗳气带有酸臭味。

2. 呕吐 是最为突出的症状，特点是呕吐量大，一次达1000～2000ml；呕吐物含大

量宿食带腐败酸臭味，不含胆汁；呕吐后患者自觉胃部舒适，故患者常自行诱发呕吐以缓解症状。

3. 营养不良　患者可有脸色苍白、消瘦、皮肤干燥、弹性消失等表现。

4. 腹部体征　上腹部可见胃型和胃蠕动波，用手轻拍上腹部可闻及振水声。

【辅助检查】

1. 胃镜检查　可见胃内大量潴留的胃液和食物残渣。

2. X线钡餐检查　可见胃高度扩张，24h后仍有钡剂存留（正常4h内排空）。已明确为幽门梗阻者避免作此检查。

【处理原则】

手术治疗为主。最常用的术式是胃大部切除术。但年龄较大、身体情况极差或合并其他严重内科疾病者，可行胃空肠吻合加迷走神经切断术。

【常见护理诊断/问题】

1. 体液不足　与大量呕吐、胃肠减压引起水、电解质的丢失有关。

2. 营养失调　低于机体需要量，与幽门梗阻致摄入不足、禁食和消耗、丢失有关。

【护理措施】

1. 维持体液平衡

（1）静脉输液：根据医嘱和电解质检测结果，合理安排输液种类和速度，纠正脱水和低钾低氯性碱中毒。

（2）密切观察和记录出入水量，并据此调整输液种类和速度。

2. 提供营养支持　非完全性梗阻者可予无渣半流质。完全梗阻者须禁食，根据医嘱，分别于手术前后输注肠外营养液、输血或其他血制品，以纠正营养不良、贫血和低蛋白血症。

3. 其他　完全梗阻者除持续胃肠减压排空胃内潴留物外，须做术前胃的准备。即术前3天，每晚用300~500ml温生理盐水洗胃，以减轻胃壁水肿和炎症、利于术后吻合口愈合。

（谭伯瑛）

第九章 小肠疾病患者的护理

第一节 解剖和生理概要

【解剖】

小肠始于幽门，下接盲肠，正常成人的小肠全长约 5~7m。小肠包括十二指肠、空肠及回肠。十二指肠呈 C 形，长约 25cm，位置深且固定，其与空肠的分界标志为十二指肠空肠悬韧带；空、回肠间无明确界限，一般将空、回肠全长的上 2/5 段称空肠，下 3/5 段称回肠，二者通过扇形的小肠系膜固定于腹后壁，活动性大。小肠肠壁的组织结构由内而外分黏膜、黏膜下层、肌层及浆膜四层。

小肠的血液供应来自腹主动脉的分支肠系膜上动脉。该动脉跨过十二指肠水平部，进入小肠系膜根部，沿途分出胰十二指肠下动脉、空回肠动脉、回结肠动脉、右结肠动脉及中结肠动脉。其中胰十二指肠下动脉与胰十二指肠上动脉相吻合，营养胰及十二指肠；空回肠动脉则分出 13~18 支，于小肠系膜内反复分支并相互吻合形成多级动脉弓，最后发出直支，营养空、回肠。小肠的静脉分布与动脉类似，集合形成肠系膜上静脉并汇合脾静脉而成门静脉干。

小肠淋巴液从黏膜绒毛中央的乳糜管，流经肠系膜根部的淋巴结，注入肠系膜上淋巴结、腹腔淋巴结而达乳糜池。

小肠接受交感和副交感神经双重支配。交感神经兴奋可引起肠蠕动减弱、肠腺分泌减少及血管收缩；迷走神经兴奋则促进肠蠕动、增加肠腺分泌。

【生理】

小肠是消化和吸收食物的重要部位。小肠黏膜分泌的肠液呈弱碱性，其内所含的酶可激活胰液中的酶原，促进蛋白质消化。分泌入小肠内的胰液、胆汁以及肠上皮细胞中含有的多种消化酶，可将进入小肠的食糜分解为可吸收的单糖、氨基酸、短肽、脂肪酸等。小肠还吸收大部分的水、无机盐、各种维生素、胆固醇以及包括胃肠道分泌液和脱落的胃肠道上皮细胞的成分在内的大量内源性物质。正常成人每天经小肠分泌的液体量可达 8L，因此，若出现肠梗阻、肠瘘等小肠疾病，可在短时间内丧失大量的液体，引起严重的营养不良和水、电解质、酸碱平衡失调。

小肠还可分泌多种胃肠激素，如促胰液素、高血糖素、生长抑素、抑胃肽、胃动素、缩胆囊素、胃泌素、脑啡肽和神经降压素等，调节各种消化液的分泌及排出。

肠道还发挥重要的免疫功能。在肠内抗原物质刺激下，肠淋巴组织可产生以抗体介导为主的免疫防御反应。肠固有层的浆细胞可分泌以 IgA 为主的多种免疫球蛋白。

（谭伯瑛）

第二节　肠梗阻

肠梗阻（intestinal obstruction）是指肠内容物由于各种原因不能正常运行、顺利通过肠道，是常见的外科急腹症之一。

【病因和分类】

分类方法很多，主要有：

1. 依据肠梗阻发生的基本原因分类

（1）机械性肠梗阻（mechanical intestinal obstruction）：是各种机械性原因导致的肠腔缩窄、肠内容物通过障碍。临床以此型最常见。主要原因包括：

1）肠腔堵塞（图 10 - 35）：如结石、粪块、寄生虫、异物等。

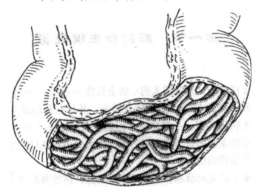

图 10 - 35　蛔虫团性肠梗阻

2）肠管外受压（图 10 - 36）：如肠扭转、腹腔肿瘤压迫、粘连引起肠管扭曲、腹外疝或腹内疝等。

3）肠壁病变（图 10 - 37）：如肠肿瘤、肠套叠、先天性肠道闭锁等。

（2）动力性肠梗阻（dynamlc intestinal obstruction）：肠壁本身无器质性病变，是神经反射或腹腔内毒素刺激引起肠壁肌肉功能紊乱，使肠内容物无法正常通行。此类肠梗阻较前类少见。可分为麻痹性肠梗阻（paralytic ileus）及痉挛性肠梗阻（spastic ileus）两类。前者常见于急性弥漫性腹膜炎、低钾血症及某些腹部手术后等；后者较少见，可继发于尿毒症、重金属中毒和肠功能紊乱等。

（3）血运性肠梗阻（ischemicl ntestinal obstruction）：是由于肠管局部血供障碍致肠道功能受损、肠内容物通过障碍，如肠系膜血栓形成、栓塞或血管受压等。较少见。

2. 依据肠壁血运有无障碍分类

（1）单纯性肠梗阻（simple intestinal obstruction）：只有肠内容物通过受阻，而无肠管

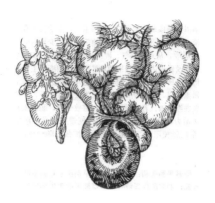

图 10 - 36　粘连带压迫肠管

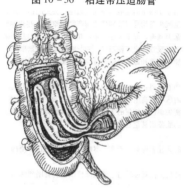

图 10 - 37　回盲部肠套叠血运障碍

（2）绞窄性肠梗阻（strangulated intestinal obstruction）：伴有肠管血运障碍的肠梗阻。

此外，肠梗阻还可根据梗阻部位分为高位（空肠上段）和低位肠梗阻（回肠末段与结肠）；根据梗阻的程度分为完全性和不完全性肠梗阻；根据梗阻的发展过程分为急性和慢性肠梗阻。当发生肠扭转等致病变肠袢两端完全阻塞时称为闭袢性肠梗阻。

上述肠梗阻的类型并非固定不变，随着病情的发展，某些类型的肠梗阻在一定条件下可以相互转换。

【病理生理】

肠梗阻的病理生理可分为局部及全身性变化。

1. 局部　各类型肠梗阻的病理生理变化不全一致。但随病情发展，其基本过程包括梗阻以上肠段蠕动增强、肠腔扩张、肠腔内积气和积液、肠壁充血水肿，血供受阻时则坏死、穿孔。

肠梗阻初期，梗阻以上肠段蠕动增强，以克服阻力，推动肠内容物通过梗阻部位；肠腔扩张，大量积气、积液。梗阻以下肠管则空虚、瘪陷或仅存少量粪便。肠管膨胀又可影响肠壁微循环，抑制肠液的吸收，从而加剧气、液的聚积。肠腔气体中的70%是咽下的空气，30%是由血液弥散至肠腔及肠道内容物经细菌发酵产生；积液则主要来自胃肠道分泌液。梗阻时间越长、部位越低，肠膨胀越显著。随着梗阻近端肠腔迅速膨胀，肠壁压力不断升高，最初主要表现为静脉回流受阻，肠壁肿胀、充血，失去正常光泽，呈暗红色，出现散在出血点，腹腔和肠腔内有血性渗出液。若未得到及时、有效处理，肠腔压力继续升高，可引起动脉血供受阻，肠壁失去活力，呈紫黑色；腹腔内出现带有粪臭的渗出物；最终肠管坏死、破溃穿孔。慢性不完全性肠梗阻时，梗阻以上肠腔扩张，肠壁代偿性肥厚，多无血运障碍。

2. 全身

（1）水、电解质、酸碱平衡失调：高位肠梗阻早期由于频繁呕吐、不能进食，可迅速导致血容量减少和血液浓缩；加之酸性胃液及大量氯离子的丢失而导致代谢性碱中毒。低位肠梗阻时，呕吐发生迟，患者体液的丢失主要是由于充血、水肿的肠壁无法正常回吸收胃肠道分泌的大量液体；同时因毛细血管通透性增加，血浆渗出，大量液体积存在肠腔和腹腔内，即丧失于第三间隙。由于小肠中消化液为中性或碱性，丢失的钠、钾离子多于氯离子，同时因组织灌注不良和尿量减少等均易导致酸性代谢产物积聚并引起代谢性酸中毒；大量的 K^+ 丢失还可引起肠壁肌张力减退，加重肠腔膨胀，并可引起肌无力及心律失常。

（2）细菌繁殖和毒素吸收：由于梗阻以上的肠腔内细菌数繁殖并产生大量毒素以及肠壁血运障碍致通透性增加，细菌和毒素可以透过肠壁引起腹腔内感染，经腹膜吸收引起全身性感染或中毒。

（3）呼吸和循环功能障碍：肠腔大量积气、积液引起腹内压升高，膈肌上抬，影响肺的通气及换气功能；腹内压的增高阻碍了下腔静脉血的回流，而大量体液的丧失、血液浓缩、电解质紊乱、酸碱平衡失调以及细菌的大量繁殖、毒素的释放等均可导致微循环障碍，严重者还可致多系统器官功能障碍甚至衰竭。

【临床表现】

不同类型肠梗阻的共性表现有：腹痛、呕吐、腹胀及停止排便排气。

1. 症状

（1）腹痛：单纯性机械性肠梗阻由于梗阻部位以上肠管剧烈蠕动，患者表现为阵发性腹部绞痛。疼痛发作时，患者自觉腹内有"气块"窜动，并受阻于某一部位，即梗阻部位；随着病情的进一步发展，可演变为绞窄性肠梗阻，表现为腹痛间歇期缩短、呈持续性剧烈腹痛。麻痹性肠梗阻患者的腹痛特点为全腹持续性胀痛；肠扭转所致闭袢性肠梗阻多表现为突发性腹部持续性绞痛伴阵发性加剧；而肠蛔虫堵塞多为不完全性，以阵发性脐周腹痛为主。

（2）呕吐：与肠梗阻发生的部位、类型有关。在肠梗阻早期，呕吐多为反射性，呕吐物以胃液及食物为主。高位肠梗阻早期便发生呕吐且频繁，呕吐物主要为胃及十二指肠内容物、胆汁等；低位肠梗阻呕吐出现较迟而少，呕吐物呈粪样，若吐出蛔虫，多为蛔虫团引起的肠梗阻；麻痹性肠梗阻时呕吐呈溢出性；绞窄性肠梗阻呕吐物为血性或棕褐色液体。

（3）腹胀：程度与梗阻部位有关，症状发生时间较腹痛和呕吐为迟。高位肠梗阻由于呕吐频繁，腹胀较轻；低位肠梗阻腹胀明显。闭袢性肠梗阻患者腹胀多不对称；麻痹性肠梗阻则表现为均匀性全腹胀。

（4）停止排便排气：完全性肠梗阻者多停止排便排气，但在高位肠梗阻早期，由于梗阻以下肠腔内仍残存粪便及气体，可在灌肠后或自行排出。故不应因此而排除肠梗阻。不完全性肠梗阻可有多次少量排便、排气；绞窄性肠梗阻可排血性黏液样便。

2. 体征

（1）局部

视诊：机械性肠梗阻常可见腹部膨隆、肠型和异常蠕动波；肠扭转时可见不对称性腹胀；麻痹性肠梗阻则腹胀均匀。

触诊：单纯性肠梗阻时腹壁较软，轻度压痛；绞窄性肠梗阻时有腹膜刺激征、压痛性包块（受绞窄的肠袢）；蛔虫性肠梗阻时常在腹中部扪及条索状团块。

叩诊：麻痹性肠梗阻全腹呈鼓音；绞窄性肠梗阻腹腔有渗液时，可出现移动性浊音。

听诊：机械性肠梗阻者肠鸣音亢进，有气过水音或金属音；麻痹性肠梗阻者肠鸣音减弱或消失。

（2）全身：肠梗阻患者由于体液丢失可出现相应的脱水体征，如皮肤弹性差、眼窝凹陷、脉细速、血压下降和心律失常等。

【辅助检查】

1. 影像学检查

（1）X线检查：肠梗阻发生 4～6h 后，腹部立位或侧卧位透视（图 10 - 38、图 10 - 39）或摄片可见多个气液平面及胀气肠袢；空肠梗阻时，空肠黏膜的环状皱襞可显示鱼肋骨刺状改变。蛔虫堵塞者可见肠腔内成团的蛔虫体阴影。肠扭转时可见孤立、突出的胀大肠袢。

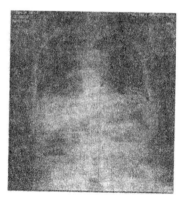

图 10 - 38　肠梗阻的 X 线表现

（气液平面）

（2）CT 检查可协助诊断。

2. 实验室检查

（1）血常规：肠梗阻患者出现脱水、血液浓缩时可出现血红蛋白、红细胞比容及尿比重升高。而绞窄性肠梗阻多有白细胞计数和中性粒细胞比例的升高。

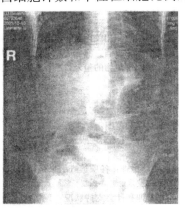

图 10-39　肠梗阻的 X 线表现

（胀，气肠祥）

（2）血气分析及血生化检查：血气分析、血清电解质、血尿素氮及肌酐检查出现异常或紊乱。

（3）其他：呕吐物和粪便检查见大量红细胞或潜血试验阳性时提示肠管有血运障碍。

【处理原则】

尽快解除梗阻，纠正因肠梗阻引起的全身性生理紊乱。

1. 非手术治疗

（1）禁食、胃肠减压：通过胃肠减压吸引出肠腔内的积气、积液，降低肠腔内压力，改善肠壁血液循环，缓解梗阻症状。

（2）纠正水、电解质及酸碱失衡：补充液体的量与种类取决于病情，包括呕吐情况（包括次数、量及呕吐物的性状等）、皮肤弹性、尿量、尿比重、血液浓缩程度、血清电解质及血气分析结果等。

（3）防治感染和中毒：可应用针对肠道细菌的抗菌药或根据细菌培养和药敏试验结果选择敏感的抗菌药防治感染。

（4）支持治疗：禁食状态下，应提供患者代谢所需的营养物质；绞窄性肠梗阻及肠梗阻晚期，由于部分血液及血浆丢失于第三间隙，应适当输注血浆、全血或血浆代用品。

（5）病因治疗：明确诊断后可在上述治疗的基础上，根据不同病因确定治疗方案。如蛔虫引起的肠梗阻可口服或通过鼻饲管灌注植物油、氧气驱虫、服用驱虫药物等；粪块堵塞引起的肠梗阻可予液体石蜡门服或经鼻肠管内注入；动力性肠梗阻可应用针刺疗法、腹部按摩等；由肠套叠所致肠梗阻可予低压灌肠治疗。

2. 手术治疗　在非手术治疗的基础上，加强观察和做好手术前准备。对非手术治疗不能缓解的肠梗阻患者，原则是在最短时间内、运用最简单的方法解除梗阻或恢复肠腔通畅。乎术方法包括粘连松解术、肠切开取出异物、肠切除吻合术、肠扭转或套叠复位术、短路术和肠造口术等。

【护理评估】

1. 术前评估

（1）健康史和相关因素：了解患者的一般情况，发病前有无体位及饮食不当、饱餐后剧烈活动等诱因；腹痛、腹胀、呕吐、停止排气排便等症状的初发时间、程度、是否进行性加重；呕吐物、排泄物的量及性状。既往有无腹部手术史及外伤史、各种急慢性肠道疾病史及个人卫生史等。

（2）身体状况

1）局部：评估腹部是否对称、胀满，是否见肠形，有无腹部压痛、程度，有无腹膜刺激征及其程度和范围。

2）全身：有无出现脱水或休克的征象：包括生命体征、有无眼窝凹陷、皮肤弹性降低等。

3）辅助检查：各项检查结果是否提示水、电解质、酸碱平衡紊乱，腹部 X 线平片等检查有无阳性发现。

（3）心理和社会支持状况：评估患者的心理情况，有无接受手术治疗的心理准备；有无过度焦虑或恐惧；是否了解围手术期的相关知识。了解患者的家庭、社会支持情况，包括家属对肠梗阻相关知识的掌握程度，对患者经济和心理的支持情况等。

2. 术后评估　评估患者有无发生腹腔内感染或肠瘘等并发症；腹腔引流管是否通畅有效，引流液的颜色、性状和量。

【常见护理诊断/问题】

1. 体液不足　与频繁呕吐、肠腔内大量积液及胃肠减压有关。

2. 疼痛　与肠蠕动增强或肠壁缺血有关。

3. 体温升高　与肠腔内细菌繁殖有关。

4. 潜在并发症　吸入性肺炎、腹腔感染、肠瘘、肠粘连等。

【护理目标】

1. 患者的体液平衡得以维持。

2. 患者自诉腹痛程度缓解。

3. 患者体温能维持在正常范围。

4. 患者的各种并发症得以有效预防或及时发现，并有效控制。

【护理措施】

1. 维持体液平衡

（1）合理输液并记录出入量：根据患者脱水情况及有关的血生化指标安排合理的输液计划；输液期间严密观察病情变化、准确记录出入量。

（2）营养支持：肠梗阻患者应禁食，给予胃肠外营养。若经治疗梗阻解除，肠蠕动恢复正常，则可经口进流质饮食，以后逐渐过渡为半流质及普食。

2．有效缓解疼痛

（1）禁食、胃肠减压：清除肠腔内积气、积液，有效缓解腹胀、腹痛。胃肠减压期间应注意保持负压吸引通畅，密切观察并记录引流液的性状及量，若抽出血性液体，应高度怀疑绞窄性肠梗阻。

（2）腹部按摩：若患者为不完全性、痉挛性或单纯蛔虫所致的肠梗阻，可适当顺时针轻柔按摩腹部，并遵医嘱配合应用针刺疗法，缓解疼痛。。

（3）应用解痉剂：腹痛患者在明确诊断后可遵医嘱适当予解痉剂治疗，如阿托品肌内注射。

3．维持体温正常　遵医嘱正确、合理地应用抗菌药控制感染并观察患者在用药过程中的反应。

4．并发症的预防和护理

（1）吸入性肺炎

1）预防：患者呕吐时，应协助其坐起或将头偏向一侧，呕吐后及时清洁口腔卫生，并记录呕吐物的量及颜色、性状。

2）病情监测：观察患者是否发生呛咳，有无咳嗽、咳痰、胸痛及寒战、发热等全身感染症状。

3）护理：若发生吸入性肺炎，除遵医嘱及时予以抗菌药外，还应协助患者翻身、叩背、予雾化吸入，指导患者有效呼吸、咳嗽咳痰等。

（2）腹腔感染及肠瘘

1）避免感染：注意保持腹腔引流通畅，严格无菌技术操作，避免逆行性感染的发生。

2）营养：根据患者情况合理补充营养，恢复经口饮食后应遵循循序渐进的原则，以免影响吻合口愈合。

3）观察：观察患者术后腹痛、腹胀症状是否改善，肛门恢复排气、排便的时间等。若腹腔引流管周围流出液体带粪臭味、同时患者出现局部或弥漫性腹膜炎的表现，应警惕腹腔内感染及肠瘘的可能，应及时通知医生。

（3）肠粘连：肠梗阻术后患者若护理不当，仍可能发生再次肠粘连。应注意下列护理措施：

1）术后早期活动：协助患者翻身并活动肢体；鼓励患者尽早下床活动，以促进肠蠕动恢复，预防粘连。

2）密切观察病情：患者有否再次出现腹痛、腹胀、呕吐等肠梗阻症状。一旦出现，应及时报告医生并协助处理，包括按医嘱给予患者口服液体石蜡、胃肠减压或做好再次手术的准备。

【护理评价】

1．患者呕吐、腹胀有无缓解，肛门排气、排便是否恢复：生命体征是否平稳，脱水征有无纠正。

2. 患者腹痛程度是否减轻，舒适度是否改善。

3. 患者体温是否维持在正常范围。

4. 患者有无发生腹腔内感染、肠瘘、肠粘连等术后并发症，若发生，是否得到及时发现和处理。

【健康教育】

1. 少食刺激性强的辛辣食物，宜食营养丰富、高维生素、易消化吸收的食物；反复发生粘连性肠梗阻的患者少食粗纤维食物；避免暴饮、暴食，饭后忌剧烈活动。

2. 注意饮食及个人卫生，饭前、便后洗手，不吃不洁食品。

3. 便秘者应注意通过调整饮食、腹部按摩等方法保持大便通畅，无效者可适当予以口服缓泻剂，避免用力排便。

4. 保持心情愉悦，每天进行适量体育锻炼。

5. 加强自我监测，若出现腹痛、腹胀、呕吐、停止排便等不适，及时就诊。

（谭伯瑛）

第三节　肠　瘘

肠瘘（intestinal fistula）是指肠管与其他空腔脏器、体腔或体表之间存在异常通道，肠内容物经此通道进入其他脏器、体腔或至体外。肠瘘是腹部外科中常见重症疾病之一，病情复杂、并发症多，可引起全身及局部病理生理功能紊乱，严重影响患者的生活质量；病死率高（15%～25%）。

【病因和分类】

按肠瘘发生的原因、是否与其他器官或体表相通、肠道的连续性及所在部位有不同分类。

1. 按瘘发生的原因

（1）先天性：与胚胎发育异常有关，如卵黄管未闭所致脐肠瘘。

（2）后天性：占肠瘘发生率的95%以上，与多种因素有关。

1）腹腔或肠道感染：如憩室炎、腹腔脓肿、克罗恩（Crohn）病、溃疡性结肠炎或肠结核。

2）肠道缺血性疾病。

3）腹腔内脏器或肠道的恶性病变：如肠道恶性肿瘤。

4）腹部手术或创伤：绝大多数肠瘘都是由手术或创伤引起，如腹部损伤导致的肠管损伤或手术时误伤、吻合口愈合不良等。

（3）治疗性：是指根据治疗需要而施行的人工肠造瘘，如空肠造瘘或结、直肠造瘘等。

2. 按肠腔是否与体表相通

（1）肠外瘘：指肠腔通过瘘管与体表相通。肠外瘘又可根据瘘口的形态分为管状瘘及唇状瘘。前者是肠外瘘中较常见的类型，是指肠壁瘘口与腹壁外口之间存在一瘘管；后者为肠壁直接与皮肤粘着，瘘口处肠黏膜外翻成唇状。

（2）肠内瘘：指肠腔通过瘘管与腹内其他脏器或肠管相通，如胆囊横结肠瘘、直肠膀胱瘘、直肠阴道瘘和空肠瘘等。

3．按肠道连续性是否存在

（1）侧瘘：肠壁瘘口小，仅有部分肠壁缺损，肠腔仍保持其连续性。

（2）端瘘：肠腔连续性完全中断，其近侧端与体表相通，肠内容物经此全部流出体外，亦称为完全瘘。此类瘘很少见，多为治疗性瘘。

4．按瘘管所在的部位

（1）高位瘘：指距离 Treitz 韧带 l00cm 内的消化道瘘，如胃十二指肠瘘、十二指肠空肠瘘。

（2）低位瘘：指发生 Treitz 韧带 l00cm 以下的消化道瘘，如空肠下段瘘、回肠瘘和结肠瘘。

5．按肠瘘的日排出量

（1）高流量瘘：指每天排出的消化液在 500ml 以上。

（2）中流量瘘：指每天排出的消化液在 200～500ml 范围内。

（3）低流量瘘：指每天排出的消化液在 200ml 以内。

【病理生理】

肠瘘形成后的病理生理改变与瘘管的部位、大小、数目等相关。一般而论，高位肠瘘以水、电解质紊乱及营养素丢失较为严重；低位肠瘘则以继发性感染更为明显。

1．水、电解质及酸碱失衡　正常成人每天可分泌 7000～8000ml 的消化液，其中绝大部分由小肠及结肠回吸收，仅有 150ml 随粪便排出体外。发生肠瘘时，这些消化液可经瘘管排至体外、其他器官或间隙，或因消化道短路，过早地进入低位消化道，致重吸收率大大降低和大量消化液丢失。伴随消化液的流失，可有相应电解质的丧失，如以胃液丢失为主时，丧失的电解质主要为 H^+、CL^-、K^+，患者可出现低氯低钾性碱中毒；而伴随肠液丢失的电解质主要为 Na^+、K^+ 及 HCO_3^-，患者表现为代谢性酸中毒及低钠、低钾血症。

2．营养不良　肠瘘患者由于消化液的大量流失，影响消化道的消化吸收功能，加之其内所含的大量消化酶和蛋白质的丧失，以及炎症、创伤导致的蛋白质的分解代谢增加可引起负氮平衡以及多种维生素的缺乏，若未及时处理，终可因严重营养不良、耗竭而死亡。

3．消化液腐蚀及感染　由于排出的消化液中含有大量的消化酶，可消化腐蚀瘘管周围的组织、皮肤而引起局部糜烂、出血等并继发感染。消化液若流入腹膜腔或其他器官内，还可引起弥漫性腹膜炎、腹腔内器官感染、腹腔脓肿等。

【临床表现】

肠瘘的临床表现可因瘘管的部位及其所处的病理阶段不同而表现各异。

1. 腹膜炎期　多发生于腹部手术后 3~5 天。

（1）局部：由于肠内容物的外漏，对周围的组织器官产生强烈刺激，患者有腹痛、腹胀、恶心呕吐、乏力、大便次数增多或由于麻痹性肠梗阻而停止排便、排气。肠外瘘者，可于体表找到瘘口，并见消化液、肠内容物及气体排出，周围皮肤被腐蚀，出现红肿、糜烂、剧痛，甚至继发感染，破溃出血。

瘘口排出物的性状有助于判断瘘的位置。十二指肠瘘等高位肠瘘的漏出液中往往含有大量的胆汁、胰液等，日排出量大，多呈蛋花样、刺激性强，腹膜刺激征明显，患者的全身反应严重；而结肠瘘等低位肠瘘则排出量小，刺激性弱，但其内含有粪渣，有臭气。

（2）全身：继发感染的患者有体温升高，达 38℃ 以上；患者可出现严重的水、电解质及酸碱平衡失调等全身症状，严重脱水者可出现低容量性休克现象，表现为脸色苍白、皮肤湿冷和血压下降。患者若未得到及时、有效处理，则有可能出现脓毒血症、多系统多器官功能障碍或衰竭，甚至死亡。

2. 腹腔内脓肿期　多发生于瘘发生后 7~10 天，肠内容物漏入腹腔后引起纤维素性渗出等炎性反应，若漏出物和渗出液得以局限，则形成腹腔内脓肿。患者除了继续表现为发热外，尚可因脓肿所在部位而有不同的临床表现，如恶心呕吐、腹痛、腹胀、腹泻或里急后重等；部分患者的腹部可触及压痛性包块。若腹腔冲洗和引流通畅，患者的全身症状可逐渐减轻。

3. 瘘管形成期　大多发生于肠瘘发生后 1~2 个月，在引流通畅的情况下，腹腔脓肿逐渐缩小，沿肠内容物排出的途径形成瘘管。此时患者的感染已基本控制，营养状况逐渐恢复，全身症状减轻甚至消失，仅留有瘘口局部刺激症状或肠粘连表现。

4. 瘘管闭合　瘘管炎症反应消失、愈合，患者临床症状消失。

【辅助检查】

1. 实验室检查

（1）血常规：由于体液及营养素的丢失，可出现血红蛋白值、红细胞比容下降；白细胞计数及中性粒细胞比例升高，严重感染时可出现中毒颗粒、核左移，血小板计数下降等。

（2）血生化检查：血生化检查可有低钾、低钠等血清电解质紊乱的表现；反映营养及免疫状态的血清清蛋白、转铁蛋白、前清蛋白水平和总淋巴细胞计数下降。肝酶谱（GPT、GOT、AKP、r-GT 等）及胆红素值升高。

2. 特殊检查

（1）口服染料或药用炭：是最简便实用的检查手段。通过口服或瘘管内注入美蓝或骨炭末等，观察和初步判断瘘的部位和瘘口大小。

（2）瘘管组织活检及病理学检查：可明确是否存在结核、肿瘤等病变。

3. 影像学检查

（1）B 超及 CT 检查：有助于发现腹腔深部脓肿、积液及其与胃肠道的关系等。

（2）瘘管造影　适用于瘘管已形成者。有助于明确瘘的部位、长度、走向、大小、脓腔范围及引流通畅程度，同时还可了解其周围肠管或与其相通肠管的情况。

【处理原则】

在肠瘘发病的不同阶段应给予不同的处理措施。

1. 腹膜炎期及腹腔内脓肿期

（1）纠正水、电解质及酸碱平衡失调：根据患者每天的出入液量、脱水程度和性质、尿量、血电解质及血气分析检测结果，及时调整和补充液体、电解质，以维持内环境平衡。

（2）控制感染：根据肠瘘的部位及常见菌群或药物敏感性试验结果合理应用抗菌药。常用药物有广谱第二、三代头孢菌素类、氨基糖苷类，必要时加用抗厌氧菌感染的药物。

（3）有效冲洗和引流：于腹膜炎期在瘘口旁置双腔套管行负压引流及腹腔灌洗术。已形成脓肿者，可在 B 超定位引导下穿刺或手术引流，以消除感染灶、促进组织修复和瘘管愈合。

（4）营养支持：早期应禁食，予以完全胃肠外营养。待腹膜炎控制，肠蠕动恢复、瘘口流出量明显减少且肛门恢复排便时，即可逐渐改为肠内营养和经口饮食。

（5）抑制肠道分泌：近年来，多采用抑制消化液分泌的制剂，以抑制胃酸、胃蛋白酶、胃泌素、胰腺外分泌的分泌，抑制胃肠蠕动，达到降低瘘的排出量、减少液体丢失的目的。

（6）回输引流的消化液：将引流出的肠液收集在无菌容器内，经处理后再经空肠造瘘管回输入患者肠道，以恢复消化液的胃肠循环及胆盐的肝肠循环，从而减少水、电解质和消化酶的丢失、紊乱及并发症发生。

2. 瘘管形成期　该期患者病情多稳定，除了以上治疗外，重点为纠正营养摄入不足、提高机体抵抗力，促进瘘口愈合，无法愈合者则为进一步手术治疗创造有利条件。

（1）加强营养：应视肠瘘位置和漏出量选择不同途径和方式的营养支持；包括胃肠外营养、肠内营养和经口饮食。

（2）堵塞瘘管：部分患者在内环境稳定、营养状态改善后，瘘口可自行愈合。无法愈合者，可在控制感染后，采用堵塞瘘管的方法，阻止肠液外流，以促进瘘口自行愈合。具体方法包括：

1）外堵法（图 10 - 40）：包括油纱布填塞、医用胶注入瘘管内填塞粘合法、盲端橡胶管或塑料管填塞等。该方法适用于经过充分引流、冲洗后，已经形成完整、管径直的瘘管。

2）内堵法（图 10 - 41）：在瘘管内外放置硅胶片或乳胶片堵压，适用于须手术方能治愈的唇状瘘及瘘管短且口径大的瘘。

（3）手术治疗：在瘘发生 2～3 个月后，经以上非手术治疗瘘口仍不能自行封闭时，应考虑手术修复。手术方式的选择应根据肠瘘位置及病变情况而定。

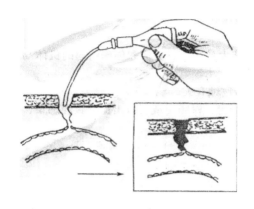

图 10-40 医用黏合胶堵塞肠瘘（注人法）

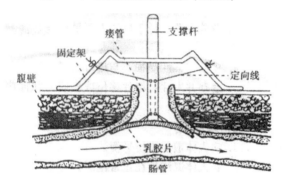

图 10-41 外固定式乳胶片内堵示意图

1）肠段部分切除吻合术：切除瘘管所在肠袢后行肠段端端吻合。此法最常用且效果好。

2）肠瘘局部楔形切除缝合术：较简单。适合于瘘口较小且瘘管较细的肠瘘。

3）肠瘘旷置术：瘘管近远端作短路手术。适合于瘘管周围广泛粘连、切除困难者。

4）小肠浆膜补片覆盖修补术。

【护理评估】

1. 术前评估

（1）健康史和相关因素 询问患者有无腹部外伤或手术史，了解外伤及手术情况；肠瘘发生的时间，有无腹痛腹胀，外漏肠液的性质及排出量；治疗经过及其效果。有无糖尿病、高血压、动脉硬化、贫血、营养不良等影响机体愈合的合并症。

（2）身体状况

1）局部

a. 腹部是否有压痛、反跳痛、腹肌紧张等腹膜刺激征象；

b. 体表有无瘘管开口，肠瘘的类型、数目、腹壁上若有多个瘘口，其相互间关系；

c. 漏出的肠液对瘘口周围皮肤的损伤程度，有无并发感染；

d. 行非手术治疗者，观察双套管负压引流是否通畅及堵瘘治疗的效果。

2）全身

a．是否出现寒战高热、呼吸急促、脉速等全身中毒症状；

b．全身营养状况，有无消瘦、乏力、贫血或浮肿表现；

c．有无皮肤弹性差、眼窝凹陷等脱水征及心律异常等电解质紊乱表现。

3）辅助检查：了解患者的各项实验室检查结果，判断患者有无营养不良及电解质紊乱；影像学检查如 B 超、CT，瘘管造影，口服染料等检查结果。

（3）心理和社会支持状况：由于肠瘘病程长，患者的工作、学习及生活受到不同程度的影响，应了解患者在疾病过程中的心理状况，是否因担心疾病的预后而感到焦虑不安；掌握影响患者情绪波动的因素；有无因长期治疗、效果欠佳而对治疗失去信心；家庭的经济支持情况，家庭成员对患者所患疾病知识的了解程度，能否给予患者积极有效的心理支持。

2．术后评估　患者有无发生堵片移位或松脱、肝肾功能障碍、胃肠道或瘘口出血、腹腔感染、粘连性肠梗阻等并发症。

【常见护理诊断/问题】

1．体液不足　与禁食、肠液大量外漏及胃肠减压有关。

2．体温升高　与腹腔感染有关。

3．营养失调　低于机体需要量　与禁食、肠液大量丢失、炎症和创伤引起的机体高消耗有关。

4．皮肤完整性受损　与瘘口周围皮肤被消化液腐蚀有关。

5．潜在并发症　堵片移位或松脱、肝肾功能障碍、胃肠道或瘘口出血、腹腔感染、粘连性肠梗阻等。

【护理目标】

1．患者体液能维持平衡。

2．患者体温维持在正常范围。

3．患者全身营养状况得以改善并维持。

4．瘘口周围皮肤得到有效保护。

5．并发症能得到预防或及时发现和处理。

【护理措施】

1．维持体液平衡

（1）禁食、胃肠减压：保持有效吸引，避免因食物引起的神经及体液调节所致的肠液大量分泌，减少消化液的持续漏出。

（2）回输引流的消化液：收集和回输引流的消化液过程中应严格无菌技术操作，避免污染。

（3）病情观察：严密监测患者的生命征及症状、体征的变化；正确记录出入量；遵医嘱收集血标本，分析血清电解质及血气分析结果等。若患者出现口渴、少尿、皮肤弹性差及生命体征的改变，应及时调整输液种类、速度和电解质。

2. 控制感染

（1）体位：取低半坐卧位，以利漏出液积聚于盆腔和局限化、减少毒素吸收及引流。

（2）加强负压引流及灌洗护理

1）调节负压大小：一般情况下负压以 10～20kPa（75～150mmHg）为宜，具体应根据肠液黏稠度及日排出量调整。注意避免负压过小致引流不充分或负压太大造成肠黏膜吸附于管壁引起损伤和出血。当瘘管形成，漏出液少时，应降低压力。

2）保持引流管通畅：妥善固定引流管，保持各处连接紧密，避免扭曲、脱落。定时挤压引流管，及时清除双腔套管内的血细胞凝集块、坏死组织等，以免堵塞。可通过灌洗和吸引的声音判断引流效果，若吸引过程中听到明显气过水声，表明引流效果好。若出现管腔堵塞，可顺时针方向缓慢旋转松动外套管；若无效，应通知医生，另行更换引流管。通过灌洗和吸引量判断进出量是否平衡，若灌洗量大于吸引量，常提示吸引不畅，须及时处理。

3）调节灌洗液的量及速度：通过腹腔灌洗可稀释浓稠的肠液，减少其对周围组织的刺激，同时有利于保持负压吸引的通畅。灌洗液的量及速度取决于引流液的量及性状。一般每天的灌洗量为 2000～4000ml 左右，速度为 40～60 滴/min，若引流液量多且黏稠。可适当加大灌洗的量及速度；而在瘘管形成，肠液溢出减少后，灌洗量可适当减少。灌洗液以等渗盐水为主，若有脓腔形成或腹腔内感染严重，灌洗的等渗盐水内可加入敏感抗生素。灌洗时，注意保持灌洗液的温度在 30℃～40℃，避免过冷所造成的不良刺激。

4）观察和记录：灌洗过程中应观察患者有无畏寒、心慌气急、面色苍白等不良反应，一旦发现应立即停止灌洗，对症处理。观察并记录引流液的量及性状，并减去灌洗量，以计算每日肠液排出量。多发瘘者常有多根引流管同时冲洗和引流，应分别标记冲液瓶和吸引瓶，并分别观察、记录。

（3）合理应用抗菌药 观察患者腹部疼痛、腹胀及腹膜刺激症有无缓解，并遵医嘱应用有效抗菌药控制感染。

3. 营养支持 由于大量营养物质从瘘流失，加之禁食、感染及消耗，若不注重营养补充，机体将迅速发生衰竭，因此，必须重视营养支持并根据医嘱提供肠外或肠内营养支持的相应护理。当处于瘘的早期时，多为经中心静脉置管行全胃肠外营养，应注意输液的速度和中心静脉导管的护理，避免导管性感染；随着病情的稳定、漏出液减少、肠功能恢复，逐渐恢复肠内营养；此时多通过鼻胃管或空肠造瘘管给予肠内营养剂，应注意营养的温度，逐渐增加灌注量及速度，避免引起渗透性腹泻；加强喂养管的护理。

4. 瘘口周围皮肤的护理 瘘管渗出的肠液具有较强的腐蚀性，常造成周围皮肤的糜烂，甚至溃疡、出血，因此，保持充分有效的腹腔引流、减少肠液的漏出是预防皮肤损伤的关键。

（1）加强观察，保持引流通畅：应定期观察负压吸引是否通畅，及时处理引流管堵塞。

（2）瘘口护理：及时发现并吸净漏出的肠液，保持皮肤清洁、干燥；局部清洁后涂抹复方氧化锌软膏保护。清洗皮肤时应选用中性皂液或 0.5%氯己定。若局部皮肤发生糜烂，可采取红外线或超短波等理疗处理。

5．并发症的预防和护理

（1）堵片移位或松脱：对用堵片治疗的患者，须注意观察，预防堵片移位或松脱；若发现异常，应及时通知医生、予以调整或更换合适的堵片。

（2）肝、肾功能障碍：严重肠瘘患者因丧失大量肠液及营养物质，发生严重的水、电解质、酸碱平衡失调、组织灌注量减少及腹腔内感染等，可诱发肝、肾功能障碍。

护理时应注意：

①及时纠正水、电解质、酸碱失衡，有效控制感染、减少毒素吸收，改善组织灌注，慎用可致肝、肾功能损害的药物；

②加强监测：注意观察患者对肝、肾有毒性作用的药物的反应。定期复查肝、肾功能，以便及早发现肝、肾功能损害或障碍；

③合理补充热量和氮量，尽早恢复经口饮食。

（3）胃肠道或瘘口出血

1）病情监测：严密监测生命体征的变化，观察伤口渗血、渗液情况，以及引流液的性状、颜色和量。若发现出血或引流液呈血性，应及时通知医生并协助处理；同时安慰患者。

2）保持有效吸引：避免负压吸引力过大、损伤肠黏膜而导致出血。根据引流情况及时调整负压吸引压力，保持引流通畅。

3）应用止血药物：若明确出血且出血量较大，应根据医嘱应用止血药物并观察用药效果。必要时做好手术准备。

（4）腹腔感染及肠瘘

1）术前：

①肠道准备：术前 3 天进少渣半流质饮食，并口服肠道不吸收抗生素；术前 2 天进无渣流质，术前 1 天禁食。术前 3 天始以生理盐水灌洗瘘口，术日晨从肛门及瘘管行清洁灌肠；

②保持口腔卫生：由于患者长期未经口进食，可发生口腔溃疡等，应予生理盐水或漱口液漱口 2 次/d，并观察口腔黏膜改变，及时处理口腔病变。

2）术后：

①饮食：禁食期间继续全胃肠外营养支持，并做好相应护理；此后逐步恢复肠内营养或经口饮食；

②加强引流护理：肠瘘术后留置的引流管较多。包括腹腔负压引流管、胃肠减压管、导尿管等。应妥善固定并标明各种管道，避免扭曲、滑脱；每天更换引流袋，严格无菌技

术操作，注意连接紧密，勿错接；保持各管道引流通畅；观察并记录各引流液的颜色、性状和量；

③应用抗菌药：遵医嘱合理应用抗菌药并观察其效果；

④病情观察：经常巡视，询问患者有无伤口或腹部疼痛、腹胀、恶心呕吐等不适；观察腹部切口有无红肿、发热；腹部有无压痛、反跳痛、肌紧张等腹膜刺激征及生命体征的变化，以及早发现感染征象。

（5）粘连性肠梗阻

1）体位和活动：术后患者麻醉反应消失、生命体征平稳，可予半坐卧位。指导患者在术后早期进行床上活动，如多翻身、肢体伸屈运动；在病情许可的前提下，鼓励其尽早下床活动，以促进肠蠕动，避免术后发生肠粘连。

2）病情观察：监测患者有无腹痛、腹胀、恶心呕吐、停止排便、排气等肠梗阻症状。若发生，应及时汇报医师和协助处理，并做好手术治疗的准备。

【护理评价】

1. 患者体液能否维持平衡，生命体征是否稳定，有无口干、眼窝凹陷等脱水征，尿量是否保持在 30ml/h 以上。

2. 患者体温是否维持在正常范围，感染是否得到控制。

3. 患者营养状况有无改善，体重、血浆蛋白水平等是否得到提升。

4. 瘘口周围皮肤是否得到有效保护，若发生糜烂、出血等，是否得到有效处理，愈合是否良好。

5. 有无发生堵片移位或松脱、肝肾功能障碍、腹腔感染、出血、粘连性肠梗阻等并发症；若发生，是否及时发现并得以正确处理。

【健康教育】

1. 肠瘘患者由于长时间禁止经口进食及切除部分肠段，肠道的消化吸收功能有所下降，故应告诫患者出院后切忌暴饮暴食，早期应以低脂肪、适量蛋白质、高碳水化合物、清淡低渣饮食为宜；随着肠道功能的恢复，可逐步增加蛋白质及脂肪含量。

2. 保持心情舒畅，坚持每天进行适量户外锻炼。

3. 定期门诊随访，若发现腹痛、腹胀、排便不畅等现象应及时就医。

（谭伯瑛）

第十一篇　急诊科护理

第一节　心肺复苏护理常规

1 首先护士应独立或配合医师快速准确进行"ABC"步骤心肺复苏，即保持气道通畅、人工呼吸、建立人工循环。

2 尽快建立心电监护和静脉通路

立即建立两条静脉通路，复苏时首选取正中静脉，距心脏较近，可输入大量的液体。中心静脉可取股静脉，虽距心脏较远，但复苏抢救工作可以不必间断，并发症也较少。

3 对于发生室颤的患者应实施有效的非同步直流电除颤。

4 复苏给药途径

应首选静脉给药，其次选择气管给药，遵医嘱准确快速应用肾上腺素、阿托品、利多卡因、碳酸氢钠等复苏药物。

5 建立抢救特护记录，详细记录抢救用药、抢救措施、病情变化、出入量及生命体征等。

6 密切监测生命体征变化，观察有无呼吸急促、烦躁不安、皮肤潮红、多汗和二氧化碳潴留而致酸中毒的症状，并及时采取医治措施。

7 维持循环系统的稳定，复苏后心律不稳定，应予心电监护。同时注意观察脉搏、心率、血压、末梢循环（皮肤、口唇颜色、四肢温度、湿度、指/趾甲的颜色及静脉充盈情况等）及尿量。

8 保持呼吸道通畅，加强呼吸道管理，注意呼吸道湿化和清除呼吸道分泌物。对应用人工呼吸机患者应注意呼吸机参数（潮气量、吸入氧浓度及呼吸频率等）的监测和记录，吸入气体的湿化，观察有无人工气道阻塞、管路衔接松脱，皮下气肿、通气不足或通气过度等现象。

9 加强基础护理，预防褥疮、肺部感染和泌尿系感染等并发症的发生。

10 保证足够的热量，昏迷患者可给予鼻饲高热量、高蛋白饮食。

11 定期监测动脉血气，维持水电解质平衡。

（张洁）

第二节　急性中毒护理常规

1 迅速清除毒物

立即脱离中毒环境，终止继续接触毒物。

2 吸入性中毒

将患者迅速脱离中毒环境，移至空气新鲜处，必要时给予吸氧和人工呼吸，保持呼吸道通畅。

3 接触性中毒

应迅速脱去患者的一切污染衣物，彻底清洗污染部位。

4 洗胃

为减少毒物的继续吸收，神志清醒的患者，可采取口服催吐洗胃。昏迷患者以及服用大量药物者必须尽快采用洗胃管洗胃，一般在服用药物后4~6h内洗胃效果最佳。如果服用药物量比较大，或药物体内吸收较慢，即使时间超过6h，洗胃对于服药的多数患者也是非常必要的。

5 密切观察意识状态、呼吸频率及类型、脉率、血压、瞳孔、尿量等变化并记录。详细记录出入液量。

6 保持呼吸道通畅

及时清除呼吸道分泌物，给予氧气吸入，必要时行气管插管、机械通气等。

7 生活护理

急性患者应卧床休息，注意保暖，昏迷患者要做好皮肤护理，防止褥疮发生，吞服腐蚀性毒物者应特别注意口腔护理，密切观察口腔粘膜的变化。

8 饮食护理

病情许可时，尽量鼓励患者进食，少食多餐，急性中毒患者的饮食应给高蛋白、高碳水化合物、高维生素的无渣饮食，腐蚀性毒物中毒者应早期给予乳类等流食。应保证患者足够的营养供应，必要时给予鼻饲营养或静脉营养。

9 安全护理

防止惊厥、抽搐、烦躁不安患者坠床和碰伤。对企图自杀的患者，应给予安全防范，并要有专人陪护。

10 心理护理

根据患者中毒原因、社会文化背景以及对中毒的了解程度和心理需要进行针对性的心理疏导，给予患者情感上的支持。

（张洁）

第三节　镇静催眠药中毒护理常规

1 立即用温开水彻底洗胃，即使超过 8 ~ 12h 仍须洗胃。若患者呼吸衰竭，先做气管插管，施行辅助呼吸后再插胃管洗胃。

2 洗胃后注入 33% 硫酸钠 50 ~ 60ml 导泄或 20% 活性炭混悬液。忌用硫酸镁，因镁离子吸收后可抑制呼吸中枢。

3 呼吸困难者，给氧气吸入，及时吸出呼吸道分泌物，保持呼吸道通畅，必要时行气管切开。

4 促进意识恢复，按医嘱给予葡萄糖、维生素 B1、纳洛酮。

5 静脉输液

应用利尿剂、碳酸氢钠，促进毒物排泄。血压降低者，可给予多巴胺、阿拉明等升压药物。

6 心电监护

出现心律失常给予抗心律失常药物。

7 注意观察患者意识、瞳孔变化、肌张力和腱反射恢复情况，定时测量体温、脉搏、呼吸和血压。

8 记录 24h 出入水量

注意观察尿量，保持每日尿量 4000 ~ 6000ml，必要时留置导尿管。

9 留取呕吐物、尿标本，及时送验。

10 注意保暖，避免受凉，预防肺部感染。

11 病情危重者，可行血液透析或腹膜透析、血液灌流。

（张洁）

第四节　一氧化碳中毒护理常规

1 迅速撤离中毒环境

将患者移至空气新鲜、通风良好的地方。平卧位，松开衣服，注意保暖。

2 立即用氧

轻度或中度中毒者用面罩或鼻导管给氧，氧流量 4 ~ 6l/min。重度中毒患者可采用高压氧治疗。

3 呼吸循环衰竭时，应用呼吸兴奋剂及强心剂。呼吸心跳停止时，立即行人工呼吸、气管插管、胸外心脏按压等，积极进行抢救。

4 保持呼吸道通畅

昏迷患者及呕吐者，使其头偏向一侧，及时吸出口腔及呼吸道分泌物。

5 烦躁不安或惊厥时，加用床挡，以防坠床。按医嘱给予镇静剂。

6 输液量不宜过多，速度不宜过快，防止发生肺水肿和脑水肿。

7 脑水肿者给予脱水剂和利尿剂，注意观察患者的意识、瞳孔、脉搏、呼吸、血压的变化。

8 注意观察有无酸中毒及水、电解质紊乱，必要时记录24h出入水量。

9 注意保暖，避免受凉，预防上呼吸道感染及肺炎。

10 病情稳定后，进行健康教育。

（张洁）

第五节　有机磷农药中毒护理常规

1 迅速将患者撤离中毒环境，脱下污染衣服，用肥皂及温水清洗皮肤、头发（敌百虫中毒忌用肥皂）。如有伤口或眼部污染，用温水或生理盐水彻底冲洗。

2 口服中毒者，用温水、1%食盐水或2%碳酸氢钠溶液彻底洗胃，直至胃液澄清无大蒜味为止。敌百虫中毒，禁用碱性溶液洗胃。对硫磷、内吸磷、乐果等中毒者，不宜用高锰酸钾溶液洗胃。洗胃后，从胃管内注入硫酸镁30~60g导泄。

3 洗胃同时应用特效解毒剂，如阿托品、解磷定等。用药过程中注意观察意识、瞳孔、血压、脉搏、呼吸等。如患者瞳孔散大、面部红润、皮肤干燥呼吸道分泌物减少、两肺啰音减少或消失、意识逐渐恢复，即已"阿托品化"；中毒症状开始好转后改为维持量，但不能停药。若发现患者兴奋、狂躁、幻觉、摸空等阿托品中毒表现，应暂停用药。解磷定短时间内用量过大、静脉注射速度过快，可导致呼吸衰竭而死亡。

4 呼吸困难时给氧气吸入（4~6l/min），必要时注射呼吸兴奋剂。呼吸停止时行人工呼吸，无效时气管插管呼吸机辅助呼吸。

5 保持呼吸道通畅

如及时吸出口腔和呼吸道分泌物，必要时行气管切开，可按气管切开术护理常规护理。

6 密切观察生命体征变化

出现血压下降循环衰竭时，用升压药及强心剂。有脑水肿者，头置冰袋，并用脱水剂。严重惊厥者给予镇定剂，忌用吗啡和哌替啶。发生肺水肿按肺水肿护理常规护理。

7 有自杀企图者，设专人护理。昏迷时，按昏迷护理常规护理。清醒后，给予心理护理。

8 保留呕吐物及剩余标本，以备检验。

9 经抢救，中毒症状消失后仍须观察1~2天，口服乐果中毒应再观察3~5天。

10 健康教育：加强防止中毒有关知识的宣传。

（张洁）

第六节　急性心肌梗塞护理常规

1 入院后应住监护室，尽可能的住单间，监护室备有各种抢救药品及器械，便于抢救。

2 急性期（发病后的前3日）绝对卧床休息，尽量少搬动患者，协助患者床上进食排便等。满足患者的生活需要，限制探视，避免紧张刺激。病情稳定后可床上活动。梗塞前3日应进高维生素的流质饮食，逐渐改为易消化，低盐低脂饮食，少食多餐，忌烟酒、浓茶及刺激性食物。

3 发病24h内给高流量吸氧4~5l/min，病情稳定后可改为2~3l/min，5~7天以后可间歇吸氧。

4 给予持续的心电监测、血压、血氧饱和监测至少3日，随时观察心律、心率的变化，发现异常，及时记录，一边抢救。

5 及时解除疼痛，遵医嘱肌注杜冷丁50mg，舌下含服硝酸甘油或消心痛等，同时注意生命体征变化。观察疼痛的部位、程度及伴随症状，遵医嘱用药，并注意观察各种常见并发症的出现，随时做好抢救工作。

6 准确记录出入量，入量不足或过多，尿量小于30ml/h，应及时通知医生。

7 保持大便通畅，避免用力，增加心脏负担，可使用低压盐水灌肠、开塞露，服用缓泻剂。

8 准确及时执行医嘱，有针对性的进行健康教育。

9 做好出院指导，指导患者改变生活方式，适当运动，避免诱发因素，终身服药，定期复查。

（张洁）

第七节　小儿高热惊厥的急救护理

1 保持安静，取头侧平卧位，保持呼吸道通畅，解开衣物和裤带。

2 惊厥患儿应就地抢救、吸氧，及时清理咽部分泌物及呕吐物，以免发生窒息。

3 用止惊药，开通静脉通道，密切观察病情，避免因用药过量而抑制呼吸。

4 惊厥时可将纱布包裹的压舌板或开口器放于上下门齿之间，以防舌咬伤。

5 高热惊厥时应及时给予降温措施，如物理降温、酒精擦浴或药物降温，新生儿解开包裹降温。

6 对惊厥持续不止者，应密切观察呼吸频率、节律、深浅等，同时观察生命体征及瞳孔、囟门、神志的变化，防止脑水肿的发生。

7 惊厥发作时，禁食。待惊厥停止、神志清醒后根据病情适当给予流质或半流质饮食。

8 治疗和护理操作要尽量集中进行，动作轻柔敏捷，禁止一切不必要的刺激。

快速记忆程序：一体位、二给氧、三止惊、四通道、五防咬伤、六、降温观察、七禁食少刺激。

（张洁）

第八节　高热护理常规

1 卧床休息，若出现谵妄，神志不清，惊厥者，应加床栏，减少刺激，必要时用舌钳将舌拉出，以防坠床和舌咬伤。

2 给予高蛋白，高热量，高维生素易消化的流质或半流质饮食，不能进食者，应鼻饲或按医嘱补液。

3 鼓励患者多饮水，可促进毒素和代谢产物的排泄，避免组织脱水。

4 体温39℃以上者，每4h测T、P、R一次，可行头部冷敷，给予酒精、温水擦浴，或按医嘱药物降温，降温处理半小时后必须测体温，观察热型及出汗情况，并记录。

5 保持呼吸道通畅，有呼吸困难者，给予氧气吸入。

6 每日用朵贝氏液或生理盐水漱口3~4次，口唇干燥者涂以甘油或石腊油。

7 注意皮肤护理，预防褥疮，大量出汗者，及时更换被单，衣服，防止受凉。

8 诊断未明、疑为传染病者，应暂时隔离，并配合医生及时留好标本送验，早日明确诊断。

（张洁）

第九节　昏迷护理常规

1 一般取平卧位，头偏向一侧，必要时可取侧卧位或俯卧位，躁动者应加床栏，以防坠床。

2 保持呼吸道通畅，有假牙者应取下，以防误咽引起窒息。并随时清除口腔内及呼吸道的分泌物，有舌后坠者应扎起下颌或用舌钳将舌拉出，缺氧时给氧，必要时行气管插管或气管切开术，切开后应按气管切开术护理。

3 密切观察病情，详细记录神志，瞳孔，血压，呼吸与脉搏的变化和24h出入水量，每30~60min测一次，病情稳定后改为2~4h测一次。

4 做好口腔护理，每日早、晚用盐水棉球清洗口腔一次. 可根据口腔感染情况选用不同的溶液漱口。

5 眼睑闭合不全者应每日二次滴入0.25%氯霉素，并涂以抗菌眼膏，再用油纱布覆盖，防止角膜干燥，溃疡。

6 尿潴留者可用针灸或按摩帮助排尿，无效时可留置导尿管，间歇放尿，每日更换引流袋。

7 经常保持皮肤清洁，干燥，床铺整洁，平坦，柔软. 每2h翻身一次. 若用热水袋保温时必须使用布套，防烫伤。

8 保证足够的营养和水分摄入，不能进食者，应给予鼻饲，每天5~6次，每次鼻饲量不超过200ml，两次之间可补一定的水分。

9 病情稳定后应尽早预防肢体挛缩，进行肢体按摩或帮助患者活动。

（张洁）

第十节　严重复合伤患者的急救护理

1 根据病情采取适当的体位。

2 解除窒息，清除口鼻腔的积血、分泌物，保持呼吸道通畅。氧气吸入，心跳呼吸停止行心肺复苏术。

3 迅速建立两条以上的静脉通路，便于快速扩容或药物应用需要。

4 制止大出血，加压包扎或止血带止血，骨折患者行简单有效的固定。

5 配合医生对张力性气胸减压或开放性气胸的伤口闭合，腹部脏器损伤的初步处理。

6 严密观察神志、血压、脉搏、呼吸、尿量变化，并作记录。

7 除去脏衣服、擦净血迹，初步清洁等生活护理及各项术前准备。

8 血压平稳或经初步处理病情允许后护送入院。

（张洁）

第十一节　过敏性休克抢救护理常规

1 立即停止给药，将患者平卧，就地抢救，吸氧。

2 迅速皮下或肌注0.1%肾上腺素0.5~1ml，必要时可静注，小儿酌减，如症状仍不缓解，可每20~30min皮下或静脉注射0.5ml，直到脱离危险期. 严重者，应立即静注地塞米松5~10mg。

3 抗组织胺药物的应用，如盐酸异丙嗪25~50mg或苯海拉明40mg肌注.

4 针刺人中，十宣，内关，足三里，曲池，三阴交等穴，耳穴肾上腺，神门等穴。

5 呼吸受抑制时，可肌注可拉明或洛贝林等呼吸兴奋剂。酌情施行人工呼吸。急性喉头水肿窒息时，可行气管切开术。如出现呼吸停止，立即行口对口人工呼吸，并准备气管插管借助人工呼吸机行被动呼吸.

6 心跳骤停时，可静脉注射0.1%肾上腺素1ml，同时行胸外心脏按压术。

7 密切观察血压，脉搏，尿量和一般情况，根据病情变化采取相应的急救措施。

（张洁）

第十二节　休克护理常规

1 绝对卧床休息，避免不必要的搬动，取平卧位或头和脚抬高30°。注意保暖。

2 尽快消除休克原因，如止血，爆炸固定，镇静、镇痛，抗过敏，抗感染。

3 给氧，鼻导管给氧2～4l/min，保持通畅，必要时用面罩吸氧。呼吸衰竭时可给呼吸兴奋剂。

4 保持静脉输液通畅，必要时可做静脉切开，以利于血容量的补充和用药，及时纠正水、电解质紊乱，酸中毒，按病情掌握药量、滴速，保证准确及时给药。

5 保持呼吸道通畅，及时吸痰，必要时用药物雾化吸入，有支气管痉挛可给氨茶碱、氢化可的松。药物剂量遵医嘱执行，如出现喉头梗阻时，行气管切开。

6 早期扩容疗法同时可酌情应用血管收缩药，如去甲肾上腺素，间羟胺等药物提升血压，一般维持在80～100/60～70mmHg即可。输入此类药物时应密切观察血压、心率和尿量，避免药液外渗。

7 密切观察病情变化，及时报告医生并准确记录。

8 按时做好褥疮护理及口腔护理，预防并发症的发生。

9 饮食可给予高热量，高维生素的流质饮食，不能进食者给予鼻饲。

（张洁）

第十三节　抽搐护理常规

1 评估患者的意识状态、抽搐范围和持续时间、生命体征，有无异常心态。

2 密切观察抽搐发作情况，并详细记录全过程，应特别注意神志与瞳孔的变化，以及抽搐部位和持续时间、间隔时间等，并及时与医生联系。

3 抽搐发作时应有专人看护，迅速解开衣扣、裤带，用包好的压舌板放入口腔内，以防舌咬伤，必要时加用床档，防止坠床。

4 抽搐时减少对患者的任何刺激，一切动作要轻，保持安静，避免强光刺激。备好急救用品，如吸引器、开口器、舌钳等。

5 抽搐后应让患者安静休息，室内光线偏暗、安静。

（张洁）

第十四节　气管切开患者护理常规

（一）观察要点

1.注意倾听患者主诉，严密观察患者生命体征、神志、瞳孔、SpO_2变化，特别是气管切开术后三天的患者应重点加强巡视，床旁应备气管切开包。

2．观察气管分泌物的量及性状。

3．观察缺氧症状有无改善

4．严密监测有无并发症的发生：如出血、气胸、纵隔气肿、皮下气肿等。

（二）护理要点

1．环境要求：病室空气新鲜，定时通风，保持室温 22°C～24°C 左右，相对湿度 60%。

2．仪表要求：工作人员在护理患者时要严格无菌操作，洗手，带口罩、戴手套。

3．正确吸痰，防止感染

（1）首先要掌握好恰当的吸痰时机，一般是在床旁听到患者咽喉部有痰鸣音；患者出现咳嗽或呼吸机气道压力升高有报警；发现氧饱和度突然下降等情况时给予吸痰。

（2）先将吸痰管插入气道超过内套管 1～2cm，再开启吸痰负压，左右旋转边退边吸，切忌在同一部位长时间反复提插式吸痰，吸痰负压不能过大，以防损伤患者气道粘膜；吸引时间一次不超过 15s。

（3）吸痰前后应充分给氧，吸痰管吸一次换一根，顺序为气道、口腔、鼻腔。

（4）遵医嘱配置气道湿化液，每 24h 更换一次，气管内滴入水份约 200ml/d 左右，平均每小时约 10ml，可在每次吸痰前后给予。

4．手术创面的护理

在贴皮肤面以油纱布覆盖，常规每日在严格无菌操作下更换敷料两次，并注意观察切口愈合情况，有无感染等征象及分泌物颜色，切口感染后分泌物多呈草绿色或铜绿色，一旦出现应及时进行分泌物培养，以便指导临床用药。

5．使用带气囊的气管导管时，要随时注意气囊压力，防止漏气。

6．每日检查套管固定是否牢靠，套管采用双带打手术结法固定，松紧以能容一指为度。随时调节呼吸机支架，妥善固定呼吸机管道，使气管套管承受最小牵拉，防止牵拉过度致导管脱出。

7．保持内套管通畅（金属导管）

是术后护理的关键。取出内套管的方法，左手按住外套管，右手转开管上开关后取出，以防将气管套管全部拔出。

8．维持下呼吸道通畅：保持室内温度和湿度，有条件者可用蒸汽吸入疗法。

9．保持口腔清洁、无异味，口腔护理每日两次。

10．拔管

对于原发病以痊愈或减轻，喉梗已解除，作拔管准备工作－试行堵管，可先堵 1/3－1/2，观察有无呼吸困难现象，观察 24h，呼吸通畅，可行完全性堵管，观察 24～48h 后拔管。对于因非喉部疾病行气管切开者，如无气管插管等喉部可能损伤的病史者，可于呼吸功能衰竭纠正后，直接全堵管进行观察，并于 24h 后拔管。拔管 1～2 天内应严密观察。

（三）指导要点

1. 吸痰前应与患者进行有效的沟通，减少患者的焦虑和紧张。

2. 佩带气管套管出院者，应告之患者及家属

（1）不可取出外套管，注意固定带是否固定牢固，以防套管滑出发生意外。

（2）沐浴时防止水渗入气管套管内，教会患者及其家属清洁消毒内套管的方法，告诉患者气管切开术迟发性并发症的症状和体征。

（张洁）

第十五节　气管插管患者护理常规

（一）观察要点

1. 严密观察患者生命体征、神志、瞳孔、SpO_2 变化。

2. 注意观察导管插入的深度。

3. 观察气管分泌物的性质、颜色。

4. 拔管后的观察：

（1）严密观察病情变化，监测心率、血压、血氧饱和度，观察呼吸道是否通畅，呼吸交换量是否足够，皮肤黏膜色泽是否红润，同时遵医嘱行血气分析；

（2）观察有无喉头水肿、黏膜损伤等情况，发现异常及时通知医生处理。

（二）护理要点

1. 环境要求

病室空气新鲜，定时通风，保持室温 22℃~24℃ 左右，相对湿度 60%。

2. 仪表要求

工作人员在护理患者时要严格无菌操作，洗手，带口罩、戴手套。

3. 无论是经鼻腔或口腔插管均应注意固定牢固，做好标记；防止口腔插管时牙垫脱落；注意导管插入的深度及插管与头颈部的角度。

4. 气囊管理

定时监测气囊压力，在给气囊放气前或拔除导管前，必须清除气囊上滞留物。

5. 保持气管插管通畅

及时有效的进行气管内吸痰：吸痰管吸一次换一根，顺序为气道、口腔、鼻腔；吸痰前后应充分给氧；一次吸痰时间不超过 15s，吸痰过程中出现气管痉挛、紫绀、躁动不安等情况应停止吸痰，立即通知医生处理。

6. 根据患者的病情，遵医嘱给予适量的止疼药或镇静药。

7. 气道湿化

人工气道建立后，上气道的湿化、温化功能缺失，易导致痰液潴留、结痂等并发症应

加强气道湿化（遵医嘱配置气道湿化液，每24h更换一次，气管内滴入水份约200ml/d左右，平均每小时约10ml，可在每次吸痰前后给予）。

8. 保持气管插管局部清洁，固定气管插管的胶布如被污染应立即更换，每天做口腔护理两次。

9. 经鼻或经口插管拔管方法：

（1）原发病治愈应适时拔管，并向患者做好解释，取得患者合作；

（2）如无禁忌症，以床头抬高30°以上为宜，以减少返流和误吸；

（3）吸引气管插管以上及经口腔排出堆积在套囊以上的分泌物，因其在套囊放气后可被吸入到下呼吸道；

（4）吸入高浓度氧数分钟（每分4～6l），将套管内气体放出；

（5）将吸痰管放入气管插管略超过其长度，边吸痰边拔管，以防积存在气管内套管周围的分泌物被误吸；

（6）拔管时在呼气相将导管拔除，以便拔管后第一次呼吸是呼出气体，以免咽部分泌物吸入；

（7）一旦导管拔除后，将患者头转向一侧，防止口腔内分泌物误吸入气道；

（8）拔管应尽量在白天进行，以便观察病情与及时处理拔管后发生的合并症。

10. 拔管后的护理

（1）以口鼻（面）罩吸氧，以保证安全；

（2）4h内禁食，因为此时声门关闭功能及气道反射功能不健全；

（3）禁止使用镇静剂，因在拔管后如有烦躁可能是缺氧的表现；

（4）予定时翻身、排背，鼓励患者咳嗽、咯痰。

（三）指导要点

1. 做好患者及家属的心理护理，消除焦虑恐惧感。

2. 吸痰前应与患者做好有效的沟通交流，减少患者的焦虑和紧张。

3. 为减少气囊对气管壁的压力，在充气时可采用两种方法：最小漏气技术（mlT）或最小闭合容积技术（MOV）。

4. 拔除导管前必须使用气囊上滞留物清除技术。

5. 拔管后鼓励患者主动咳嗽、咯痰。

最小漏气技术：套囊充气后吸气时容许不超过50ml的气体从套囊与气管壁间的空隙漏出。先把套囊注气至吸气时无气体漏出，然后以0.1ml/次进行套囊放气，直到吸气时有少量气体漏出为止。

最小闭合容积技术：套囊充气后刚好吸气时无气体漏出。先把套囊注气至吸气时无气体漏出，然后以0.1ml/次进行套囊放气，听到漏气声后向套囊内注气0.1ml/次，无漏气即可。

（张洁）

第十六节　使用呼吸机患者护理常规

（一）观察要点

1. 观察神志、瞳孔、心率、血压、SpO_2 变化；

2. 评估患者的面色，肢体活动，自主呼吸的力量；注意呼吸频率、节律、深浅度及自主呼吸与呼吸机辅助呼吸的配合情况。

3. 观察呼吸机工作是否正常，了解呼吸机报警原因，及时通知医生处理。

4. 每日行动脉血气分析，了解 pH、PaO_2、$PaCO_2$ 的变化，根据变化调整呼吸机参数。发现酸、碱中毒时，及时对症处理。

5. 观察痰量及性状，了解有无肺部感染或肺水肿等。

（二）护理要点

1. 保持管道连接紧密，各种导线、传感线无松脱，确认呼吸机工作状态。预设潮气量（VT）6~8ml/kg，频率（RR）16~20 次/min，吸/呼比（I：E）1：1.5~2，吸入氧浓度（FiO_2）40%~60%。

2. 向清醒患者及家属解释使用呼吸机的目的，取得合作，消除恐惧心理。

3. 保持气道通畅

及时吸痰，吸痰前后要予以 3min 纯氧吸入，以防止吸痰造成的低氧血症；并妥善固定气管内插管或气管套管；严格无菌操作。

4. 呼吸机通气过度可导致血压下降，未经医生同意护士不可任意调节呼吸机参数。

5. 保持湿化罐内无菌蒸馏水或注射用水于正常刻度范围内。保持吸入气体温度在 32℃~34℃。

6. 保持呼吸机管路中的集水杯方向向下，且处于最低点，以免集水阻塞管路或流入患者气道内或返流入湿化罐。勤倒集水杯内集水。

7. 呼吸机管道一人一换，长期带机患者应每周更换。每周冲洗呼吸机上的过滤网。

8. 呼吸机管道和人工气道加接螺纹管，以免牵拉刺激引起气道损伤和人工气道脱出。

9. 注意患者体位的舒适度，避免人工气道与患者气管成角，避免人工气道扭曲、折迭、滑出或接头松脱。

10. 有心血管功能不良、血容量不足、高龄、原有低血压、，易导致低血压，应采取相应措施，维持循环稳定。

11. 胸部物理治疗每 4h 一次。

12. 遵医嘱使用镇静剂，并在护理记录上准确记录用法用量及患者用药后状况。

13. 呼吸机旁备简易人工呼吸器，如遇呼吸机功能丧失或停电，先将氧气管与简易人工呼吸器相连，按操作程序先用气囊通气，直至问题解决。

14．心理护理

（1）呼吸机通气支持的患者，由于本身病情危重，加上环境的陌生及呼吸机带来的异常声响、交流障碍、舒适改变等，易出现焦虑、恐惧及不合作等心理问题；部分患者在呼吸机治疗过程中会出现呼吸机心理依赖问题。

（2）重视患者的心理问题，理解与疏导，让患者熟悉病房环境，了解呼吸机治疗的目的及配合方法，建立护患之间有效的沟通交流方式，可备纸笔或写字板等非语言交流形式，鼓励患者主动加强自主呼吸，争取早日脱机。

（三）指导要点

1．患者发生缺氧和呼吸困难时，如不能马上找到原因，应立即脱开呼吸机，用简易人工呼吸器辅助通气。

2．注意保持湿化器中蒸馏水量，并及时清理呼吸机管道中的积水。

3．吸痰前应与患者进行有效的沟通，减少患者的焦虑和紧张。

（张洁）

第十七节　（血）气胸护理常规

（一）观察要点

1．观察缺氧、呼吸困难的程度；胸部 X 阳性体征，推测（血）气胸严重程度。

2．观察胸腔闭式引流液的性质、颜色和量，判断进行性血胸出现。

3．观察患者 T、BP、P、R、CVP、尿量等指标，了解病情变化。

4．注意倾听患者主诉，观察患者伤口有无疼痛，了解病情变化。

5．观察用药后的反应及副作用。

（二）护理要点

1．体位

合并昏迷或休克时取平卧位，生命体征平稳取半（坐）卧位。

2．保持呼吸道通畅

及时清理呼吸道异物；

3．及时变开放性气胸为闭合性气胸，用凡士林纱布加棉垫封闭伤口。

4．迅速纠正呼吸及循环系统障碍

（1）立即协助做好胸腔闭式引流或胸腔穿刺术，引出积气、积血，减轻对肺及纵隔的压迫；如有多发性肋骨骨折胸壁软化及出现反常呼吸者，应当立即协助行加垫胸带固定或行胸壁悬牵术。

（2）维持有效的心排出量和组织灌注量，建立静脉通路，积极补充血容量和抢救休克，根据病情掌握输液速度，准确记录出入量。

5. 氧疗

根据病情需要，应用呼吸机或鼻塞、面罩吸氧；给予有效的高浓度吸氧，必须在通气功能及呼吸困难得到充分改善，完全纠正缺氧时方可停止。

6. 应用呼吸机的患者，根据血气分析结果，遵医嘱调整呼吸机参数，纠正酸碱失衡。

7. 镇静镇痛

应用镇静镇痛剂预防患者躁动和减轻疼痛；合并肋骨骨折患者可遵医嘱予胸带或宽胶布固定胸壁，患者咳嗽、咳痰时指导或协助其用双手按压患侧胸壁。

8. 保持胸腔引流管通畅，定期挤压引流管，如引流液异常增多，及时报告医生。

9. 预防控制感染

遵医嘱合理足量使用抗菌药物；指导和协助患者咳嗽咳痰，及时清理分泌物，加强肺部理疗，防止肺部并发症。

10. 加强患者的皮肤护理

避免压疮；加强营养，必要时遵医嘱给予静脉高营养。

11. 病房定时通风，预防感冒，保证患者有充足睡眠。

（三）指导要点

1. 嘱注意安全，防止发生意外事故，讲解相关急救知识

2. 指导患者治疗基础疾病，有吸烟史者要劝其戒烟。

3. 注意保暖，适量运动，劳逸结合，预防感冒。

4. 指导患者保持心情舒畅，避免情绪波动。

5. 定期复查，出现不适及时就医。

（张洁）

第十八节　腹部外伤性多脏器损伤护理常规

（一）观察要点

1. 严密监测患者意识情况，P、R、BP、CVP、尿量、肢体温度、颜色，注意有无休克的表现。

2. 观察气道是否通畅，注意呼吸的形态及频率。

3. 观察腹痛的特征、无腹膜刺激症，判断是实质脏器损伤还是空腔脏器损伤。

4. 观察患者的体位及局部软组织损伤、肢体活动情况。

（二）护理要点

1. 保持呼吸道通畅

清除呼吸道分泌物及异物；吸氧；必要时行气管插管或气管切开，予以人工呼吸。

2. 迅速补充血容量

快速建立静脉通道2~3条，以上肢静脉为宜（1路扩容输血输液、1路滴注或推注各

种药物），必要时行深静脉置管。

3. 体位

抬高下肢15°~20°；合并休克者，取休克卧位（抬高头胸部10°~20°，抬高下肢20°~30°）。

4. 遵医嘱立即行备皮、皮试、合血、导尿、胃肠减压等，协助做好术前准备。

5. 术后护理

（1）体位

根据麻醉方式，采取必要的体位，6h后可取半卧位；

（2）遵医嘱准确给药、补液，维持水电解质平衡；

（3）严格记录24h尿量，观察尿量颜色，并做好护理记录；

（4）切口护理

定时观察敷料，是否有出血及不正常分泌物，敷料被浸湿时注意其颜色、性质及量，并及时更换敷料保持干燥，并做好记录；

（5）疼痛护理

如采取合适体位、遵医嘱使用止痛剂、辅助疗法等；

（6）引流管的护理

明确各种引流管的位置及作用，妥善固定和保护引流管，保持引流管通畅，密切观察引流物的颜色、性质、量，并做好记录；定时更换引流袋。

（7）评估肠蠕动恢复情况，据情况鼓励适当活动。

6. 做好基础护理，预防感染

（1）病室定期通风换气，进行空气消毒；留置氧气管、胃管、导尿管按相应常规护理。

（2）口腔护理2次/d，协助翻身、拍背，指导咳嗽咳痰，及时吸痰，防止肺部感染。

7. 饮食护理

根据患者具体病情指导饮食。

8. 心理护理

鼓励开导患者树立战胜疾病的信心。

（三）指导要点

1. 做好患者及家属的心理疏导，减轻焦虑情绪。

2. 适当休息，注意锻炼，促进康复。

3. 告知患者饮食注意事项。

4. 告知患者若有不明原因的发热（>38℃）或腹痛腹胀、肛门停止排气排便等不适应及时就诊。

（张洁）

第十九节　癫痫持续状态护理常规

癫痫持续状态是指持续频繁的癫痫发作形成了一个固定的癫痫状况，包括一次癫痫发作持续 30min 以上或连续发作，发作间歇期意识不恢复者。

（一）观察要点

1. 密切观察患者生命体征、瞳孔、意识、面色及 SpO_2。

2. 监测动脉血气、血生化，维持内环境的稳定。

3. 监测药物反应

静脉注射安定、氯硝安定对呼吸、心脏均有抑制作用，故注射时应严密观察呼吸、心跳、血压等情况。

4. 观察发作类型、部位、持续时间、间隔时间及发作时的症状表现和发作后情况。

（二）护理要点

1. 了解发病前驱症状、诱因、服药史。

2. 急性发作期护理

（1）保持呼吸道通畅，严防窒息

置牙垫于臼齿间，以防损坏牙齿和咬伤舌头；患者昏迷喉头痉挛，分泌物增多，随时吸痰，防止窒息，每次吸痰不超过 15s，以免引起反射性呼吸心跳停止；检查患者的牙齿是否脱落，有假牙应立即取下。

（2）给氧

发作期可加大氧流量和浓度，以保证脑部供氧，随时检查用氧的效果；必要时可行气管插管或气管切开，予以人工呼吸。

（3）防止受伤

加用床挡专人守护切勿用力按压患者身体；按压时注意力量强度，防止关节脱臼或骨折；按压的着力点放在患者的关节处，加上海绵垫防止皮肤损伤，防止自伤或他伤。

（4）控制发作

遵医嘱二人操作，缓慢静注抗癫痫药，密切观察患者意识、呼吸、心率、血压的变化。

（5）严格记录出入量，抽搐间隙时间，发现有脑水肿及心力衰竭的先兆反应立即通知医师。

（6）药物护理

严格遵医嘱准确、按时给药。

（7）降温

患者若伴有高热，随时可能发生呼吸、心力衰竭、急性肺水肿而死亡，应严密监护，采取积极措施降温。

3. 一般护理（间歇期护理）

（1）减少刺激

置患者于单人房间，窗户用深色窗帘遮光，床旁备急救设备和药物。

（2）活动与休息

间歇期活动时，注意安全，注意观察间歇期意识状态，出现先兆即刻卧床休息；必要时加床挡。

（3）饮食营养

清淡饮食，少进辛辣食物，禁用烟酒，避免过饱。

（4）体温测量

选择测肛温或腋温。禁止用口表测量体温。

（5）服药要求

按时服药，不能间断。

（6）口腔护理

3次/日，口唇涂甘油，防止干燥开裂，湿纱布覆盖口唇，保持口腔湿润。

（7）留置胃管

第2天开始给患者置胃管行鼻饲，以38℃流质50ml/次，6次/d为宜；注意有无胃出血现象，防止应激性溃疡的发生。

（8）预防压疮

加强皮肤护理并垫上海绵垫，保持床单清洁干燥，有大小便污染应及时更换。

（三）健康教育

1. 发作期禁止探视，保持病房绝对安静。

2. 做好心理护理，患者易出现自卑、孤独的异常心态，鼓励患者树立战胜疾病的信心，保持情绪稳定。

3. 嘱患者生活工作有规律，避免过度疲劳、便秘、停药、睡眠不足和情感冲动等诱发因素；不登高、不游泳、不驾驶车船及航空器；外出时，随身携带有注明姓名、诊断的卡片，以便急救时参考。

4. 告知长期服药者按时服药及复查，不宜自行停药或减量。

5. 指导患者适当的参加体力和脑力活动。

（张洁）

第二十节　上消化道大出血护理常规

（一）观察要点

1. 严密监测患者生命体征、意识、瞳孔、CVP、SpO_2 和心电图。

2. 评估皮肤温度、湿度、色泽及有无淤斑。

3. 定时监测血气分析、电解质和尿量、尿比重。

4. 评估呕血与便血的量、次数、性状；估计出血量：

（1）大便潜血试验阳性，提示出血量5ml以上。

（2）出现黑便，提示出血量在50～70ml甚至更多。

（3）胃内出血量达250～300ml，可引起呕血。

（4）柏油便提示出血量为500～1000ml。

5. 注意观察腹部体征。

6. 观察有无再出血先兆，如头晕、心悸、出汗、恶心、腹胀、肠鸣音活跃等。

7. 观察有无窒息的先兆症状，及时采取措施。

（二）护理措施

1. 出血期的护理

（1）保持呼吸道通畅

立即清除口腔、咽喉部呕吐物、分泌物和血液，予以面罩吸氧；必要时床旁紧急行气管插管，呼吸机辅助呼吸。

（2）体位

采用头抬高15°～30°，下肢抬高30°～45°卧位。

（3）遵医嘱置入胃管，用温盐水洗胃后，在30～60min内，用1°～4℃冰盐水冲洗胃。

（4）床旁合血，建立两根以上静脉通路；必要时协助医生进行深静脉置管和动脉插管，连接测压装置。

（5）若患者出现失血性休克表现，立即予以快速、加压输血、输液，维持收缩压在100mmHg以上，脉率100次/min以下，CVP 0.8～1.2kPa，尿量25ml/h。

（6）遵医嘱定时向胃内注入去甲肾上腺素和冰盐水，注入硫糖铝等制酸剂；及时准确静脉应用止血药、制酸剂、抗菌素等。

（7）做好护理记录，严格记录出入量，严密监测24h尿量。

2. 并发症期的护理

（1）肝昏迷的护理

①肝昏迷先兆：主要是发现并及时报告病情。

②中度和深度昏迷：主要是注意患者烦躁不安，以免造成意外伤害。

③并发肝昏迷患者，反复性较大，所以必须延长观察时间。

（2）防止褥疮的护理：长期卧床，必然有发生褥疮的可能，因此强调定时更换体位。

（三）健康教育

1. 保持良好的心境和乐观主义精神，正确对待疾病。

2. 生活要规律，避免过饥、过饱，避免粗糙、酸辣刺激性食物，如醋、辣椒、蒜、浓茶等，避免食用过冷、过热食物。

3. 戒烟、禁酒。

4. 遵医嘱服药，避免服用阿司匹林、消炎痛、激素类药物。

5. 定期复查，如出现呕血、黑便，立即到医院就诊。

（张洁）

第二十一节　呼吸衰竭护理常规

（一）观察要点

1. 观察患者神志、血压、呼吸、脉搏、体温、皮肤色泽等。

2. 注意观察有无肺性脑病症状及休克。

3. 监测动脉血气分析和各项化验指数变化。

4. 观察用药情况：药物作用和副作用（尤其是呼吸兴奋剂）。

（二）护理措施

1. 饮食护理

鼓励患者多进高蛋白、高维生素食物（不能自行进食者予以鼻饲饮食）。

2. 保持呼吸道通畅

（1）鼓励患者咳嗽、咳痰，更换体位和多饮水。

（2）危重患者每 2 ~ 3h 翻身拍背一次，帮助排痰。如建立人工气道患者，应加强气道管理，必要时机械吸痰。

（3）神志清醒者可做雾化吸入，每日 2 ~ 3 次，每次 10 ~ 20min。

3. 合理用氧

对 II 型呼吸衰竭患者应给予低浓度（25% ~ 29% 。）流量（1 ~ 2L/min）鼻导管持续吸氧。如何配合使用呼吸机和呼吸中枢兴奋剂可稍提高给氧浓度。

4. 危重患者或使用机械通气者应做好特护记录，并保持床单位平整、干燥，预防发生褥疮。

5. 使用鼻罩或口鼻面罩加压辅助机械通气者，做好该项护理有关事项。

6. 病情危重患者建立人工气道（气管插管或气管切开）应按人工气道护理要求。

7. 建立人工气道接呼吸机进行机械通气时应按机械通气护理要求。

8. 用药护理

（1）遵医嘱选择使用有效的抗生素控制呼吸道感染。

（2）遵医嘱使用呼吸兴奋剂，必须保持呼吸道通畅。注意观察用药后反应，以防药物过量；对烦躁不安、夜间失眠患者，慎用镇静剂，以防引起呼吸抑制。

（三）健康教育

1. 教会患者做缩唇腹式呼吸以改善通气。

2. 鼓励患者适当家务活动，尽可能下床活动。

3. 预防上呼吸道感染，保暖、季节交换和流感季节少外出，少去公共场所。

4. 劝告戒烟，如有感冒尽量就医，控制感染加重。

5. 严格控制陪客和家属探望。

（张洁）

第二十二节　心力衰竭护理常规

心力衰竭的临床类型按其发展速度可分为急性和慢性两种。按其发生的部分可分为左心衰、右心衰和全心衰。左心衰时由于肺淤血而引起不同程度的呼吸困难，最早为劳力性呼吸困难，逐渐发展为夜间阵发性呼吸困难，端坐呼吸；右心衰由于体循环淤血而表现为腹胀、水肿、肝脏肿大、颈静脉怒张。

（一）观察要点

1. 严密观察患者的心律、心率、呼吸、BP、神志等的变化，尽早发现各类型的心律失常。

2. 观察患者症状及体征，注意有无呼吸困难、心悸、晕厥等症状及有可能诱发严重后果的因素（如电解质紊乱、洋地黄中毒、心跳骤停等征兆），以便及时抢救。

3. 观察用药后的效果及有无副作用的发生。

4. 观察血气分析、电解质等与疾病相关的各种实验室指标。

（二）护理措施

1. 休息及体位：卧床休息，限制活动量；有心慌、气短、呼吸困难患者取半卧位或坐位；急性左心衰时取端坐位，双下肢下垂，以利于呼吸和减少静脉回心血量。

2. 氧疗：持续吸氧 3～4l/min 分，急性左心衰时立即予鼻异管给氧（氧流量为 6～8l/min），病情特别严重可应用面罩呼吸机加压给氧，给氧的同时在氧气湿化瓶内加入 50% 的酒精，或给予消泡净（二甲基硅油）吸入，有助于消除肺泡内的泡沫。如患者不能耐受，可降低酒精浓度或给予间断吸入。必要时行气管插管或气管切开，兼行间歇正压呼吸（IPPB）或呼吸末正压呼吸（PEEP）。

3. 严格控制输液量和补液速度，一般为每分钟 20～30 滴，以防加重心衰及诱发肺水肿发生。

4. 用药护理

遵医嘱给予利尿、强心剂和扩血管药物，并注意药物的不良反应：使用利尿剂者，应注意低钠、低钾症状的出现，如全身无力，反应差，神经反射减弱，腹胀，尿潴留等；应用洋地黄类药物时，观察有无毒性反应，如恶心、呕吐、视力模糊，黄绿视及心律失常等；使用血管扩张应密切注意血压变化。

5. 遵医嘱准确测量并记录尿量，并注意嘱咐患者不能用力排便，保持大便通畅。

6. 病情稳定后可鼓励患者做下肢自主活动或下床行走，避免深静脉血栓形成。

7. 饮食护理

给予低热量、高维生素饮食，少量多餐，禁烟酒。水肿较重患者限制钠盐和液体入量。

8. 皮肤护理

伴有水肿时应加强皮肤护理，以防感染及发生褥疮，可用温热水清洁和按摩局部皮肤。

9. 心理护理

做好心理护理，协助患者克服各种不利于疾病治疗的生活习惯和嗜好。

（三）健康教育

1. 予以饮食指导，戒烟、戒酒。

2. 注意保暖，预防感冒，避免诱发因素，指导患者注意劳逸结合。

3. 告知患者按时服药，定期复诊。

4. 指导患者学会自行记录出入量及水肿的变化情况。

5. 指导患者对疾病有正确认识，保持心情舒畅。

（张洁）

第二十三节　急性肾衰竭护理常规

（一）观察要点

1. 观察患者尿量情况。

2. 观察患者水肿情况、血压变化情况。

3. 观察患者有无呼吸困难，烦躁不安，紫绀，大汗淋漓等左心衰表现。

4. 观察患者有无高血钾症（如四肢乏力，神志淡漠和感觉异常；皮肤苍白发冷，心跳缓慢或心律不齐，血压低；甚至出现软瘫，呼吸肌麻痹，心跳骤停）。

（二）护理措施

1. 绝对卧床休息。

2. 监测患者生命体征，准确记录出入量，测每日体重。

3. 少尿时，体内常发生水过多，应控制水及盐的摄入预防心衰。

4. 给高热量、高维生素、低盐、低蛋白质、宜消化饮食，避免含钾高的食物（如香蕉、柑、橙、山楂、桃子、鲜桔汁、油菜、海带、韭菜、番茄、蘑菇、菠菜、榨菜、川冬菜、豆类及其制品等）。

5. 急性左心衰是急性肾衰的主要并发症，出现症状应立即给予纠正缺氧、镇静、利尿、行血液透析等措施。

6. 注意皮肤及口腔护理。

7. 有高钾血症时应积极控制感染，纠正酸中毒，输血选用新鲜血液，给予高糖，胰岛素静脉滴入或输入氯化钙，配合血液透析。

（三）健康教育

1. 向患者及家属介绍治疗的重要性，特别是限制液体及饮食的目的，争取患者及家属对治疗、护理的配合。

2. 指导患者合理饮食，少尿期对水、高钾、高钠及高蛋白食物摄入的限制，多尿期则注意水、含钠、钾的食物及适量蛋白的补充。

3. 督促患者少尿期应绝对卧床休息，恢复期也要限制活动，避免过度劳累。

4. 告之患者避免加重肾功能恶化的因素：如妊娠、创伤、使用对肾有害的药物。

5. 告知患者定期门诊复查的重要性，以便能据病情变化及时调整用药、饮食。

（张洁）

第二十四节　高血压的护理常规

1. 一般护理

1.1 针对患者性格特征及有关社会心理因素，帮助患者调节负性情绪，教会其训练自我控制能力。

1.2 低盐、低脂、低胆固醇饮食，补充适量蛋白质，戒烟酒、咖啡、浓茶及刺激性食物，多吃蔬菜和水果。

1.3 防止便秘，必要时给与润滑剂或轻泻剂。

1.4 一、二级高血压患者保证充足睡眠，不能作重体力劳动；血压持续升高，伴有心、肾、脑并发症者，应卧床休息。

2. 病情观察及护理

2.1 监测血压：每日 1～2 次，如测出血压过高（收缩压≥200mmHg）、过低（舒张压≤60mmHg），升降幅度过大（＞40mmHg），立即告知医生。

2.2 观察症状：如发现血压急剧升高，并伴有剧烈头痛、恶心、呕吐、面色潮红、视力模糊、心悸、气促、失语偏瘫等，应立即通知医生，同时备好降压药物及采取相应的护理措施。

3. 用药护理

使用降压药后应定时测量血压以判断疗效，观察药物不良反应，避免急性低血压反应。

3.1 使用噻嗪类利尿剂如氢氯噻嗪（双氢克尿噻）等应注意检测血钾浓度，酌情补钾。

3.2 使用β受体阻滞剂如普萘洛尔（心得安）、美托洛尔、比索洛儿等应观察其抑制心肌收缩力、心动过缓、房室传导阻滞、掩盖低血糖症状（心悸）、血脂升高等不良反应；使用α受体阻滞剂如哌唑嗪等应防止体位性低血压。

3.3 使用钙拮抗剂如硝苯地平、氨氯地平、拉西地平应观察有无头痛、头晕、面潮红、胫前、踝部等外周水肿、反射性心动过速等；使用地尔硫卓（合贝爽）应观察有无心动过缓、房室传导阻滞等。

3.4 使用血管紧张素转换酶抑制剂（ACEI）如卡托普利（疏甲丙脯酸）、福辛普利等应观察有无头晕、乏力、咳嗽、肾功能损害等。

3.5 使用血管扩张剂硝普钠时，从小剂量开始，不可与其他药物配伍，配制后4h内使用，滴注宜避光，根据血压调节给药速度。用药期间须严密监测血压、血浆氰化物浓度，注意观察有无低血压、头痛、恶心、呕吐、腹部痉挛性疼痛等症状。

4. 健康教育

4.1 保持良好心理状态和稳定情绪，避免紧张焦虑及不良刺激，指导使用放松技术如音乐治疗、缓慢呼吸等。

4.2 食盐3~5g/d，少吃动物内脏，戒烟酒及多吃新鲜水果、蔬菜及含钾食物如香蕉、土豆等。

4.3 注意劳逸结合，根据年龄、病情选择适当的运动项目，当运动中出现头晕、心悸、气急等症状时应就地休息。

4.4 遵医嘱按时服药，避免随意增减药量而影响疗效或突然停药而致反弹性高血压。

4.5 教导患者或家属测量定时血压并记录，定期到医院复查，不适随诊。

（张洁）